现代疾病护理与健康宣教

主编 刘秀娟 李 俊 李玉芝 刘春燕
刘元元 陈咏梅 樊志香

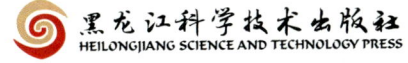

黑龙江科学技术出版社
HEILONGJIANG SCIENCE AND TECHNOLOGY PRESS

图书在版编目（CIP）数据

现代疾病护理与健康宣教 / 刘秀娟等主编. -- 哈尔滨：黑龙江科学技术出版社，2024.2

ISBN 978-7-5719-2265-8

Ⅰ．①现… Ⅱ．①刘… Ⅲ．①护理学 Ⅳ．①R47

中国国家版本馆CIP数据核字（2024）第046775号

现代疾病护理与健康宣教

XIANDAI JIBING HULI YU JIANKANG XUANJIAO

主　　编	刘秀娟　李　俊　李玉芝　刘春燕　刘元元　陈咏梅　樊志香
责任编辑	包金丹
封面设计	宗　宁
出　　版	黑龙江科学技术出版社
	地址：哈尔滨市南岗区公安街70-2号　邮编：150007
	电话：（0451）53642106　传真：（0451）53642143
	网址：www.lkcbs.cn
发　　行	全国新华书店
印　　刷	山东麦德森文化传媒有限公司
开　　本	787 mm×1092 mm　1/16
印　　张	21.75
字　　数	547千字
版　　次	2024年2月第1版
印　　次	2024年2月第1次印刷
书　　号	ISBN 978-7-5719-2265-8
定　　价	238.00元

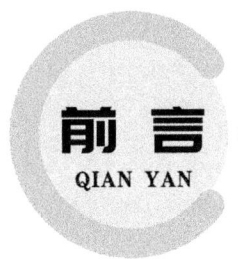

前言
QIAN YAN

护理学是一门自然学科、社会学科、人文学科等多学科相互渗透的综合性学科，主要研究如何维护、促进、恢复人类健康，是临床医学的重要组成部分。护理工作贯穿临床工作的始终，其范围包括健康的全过程，即从维护最佳的健康状态到帮助濒临死亡的人平静、安宁、有尊严的离世，在这期间有条理、有目的、有计划地完成基础护理，根据病情变化监测或获取病情数据，配合医生完成对患者的治疗，及时处理医疗纠纷，防止医疗事故的发生。可以说，护理工作很好地将科学、艺术、人道主义结合了起来，直接影响着医疗质量的好坏。

当今世界，医疗技术有了日新月异的发展，护理学的性质和内容也发生了变化。新理论、新技术的涌现使得护理学的内涵得到了极大的丰富，加之人们对疾病认识的加深和健康需求的提高，护理观念随之更新，由原来单纯的疾病护理转向了身心整体护理，护理内容不断延伸和拓宽。这就要求护理工作者必须具备扎实的理论基础、过硬的业务能力，才能跟上时代发展的步伐，更好地服务于患者。因此，为了更加全面、深入、系统地总结当前护理内涵，规范护理流程，编者编写了《现代疾病护理与健康宣教》一书。

本书结合编者长期的实践和研究，对一些临床疾病护理的关键性问题提出了可供大家参考的观点和方法。首先，介绍了护理学的基础知识，打开了护理学的大门，能够帮助读者深刻理解护理工作的意义；然后，从疾病的病因、临床表现、辅助检查、诊断与治疗等方面入手，讲解了临床各科室常见疾病的护理操作，强调了个体化护理、规范护理操作流程的重要性。本书内容丰富、易懂易学，适合各级医院的护理人员参考阅读。

由于护理学是一门正在发展和壮大的学科，但编者的理论知识和实践经验有限，加之编写时间仓促，书中难免存在不足之处，敬请广大读者批评指正，以便本书日臻完善。

《现代疾病护理与健康宣教》编委会
2023 年 8 月

目 录
MU LU

第一章 护理学绪论

第一节 护理学新概念

一、基本概念的转变

护理学是医学的重要组成部分,医学模式直接影响着护理学的指导思想、工作性质、任务以及学科发展的方向。生物-心理-社会医学模式的出现,毫无疑问地对护理专业(从理论和实践各个方面)产生了巨大的影响,首先表现在一些基本概念的转变上。

(一)关于人的概念

新的医学模式对人的认识直接影响了现代护理学中有关人的概念。由于护理学研究和服务的对象是人,对人的认识是护理理论和实践等的核心和基础,它影响了整个护理概念的发展,并决定了护理工作的任务和性质。许多护理理论家都对人有过不同的论述,概括起来,有以下三个共同点。

1.人是有生物和社会双重属性的一个整体

人是有生物和社会双重属性的一个整体,而不是各个器官单纯的集合体。人这个整体包含了生理、心理、精神、社会等各个方面。任何一个方面的疾病、不适和功能障碍都会对整体造成影响。生理的疾病会影响人的功能和情绪,心理的压力和精神抑郁又会导致或加重生理的不适而致病。从这个概念出发,就没有单纯的疾病护理,而是对患病的人的护理。

2.人是一个开放的系统

人既受环境的影响又可以影响环境——适应环境和改造环境。人作为自然系统中的一个次系统,是一个开放系统,与周围环境不断地进行着物质、信息和能量的交换。人的基本目标是保持机体的平衡,包括机体内部各次系统间及机体与环境间(自然环境和社会环境)的平衡。人必须不断调节自身的内环境,以适应外环境的变化,应对应激,避免受伤。强调人是一个整体的、开放的系统,是要让护士重视调节服务对象的机体内环境,使之适应周围环境,同时也要创造一个良好的外环境,以利于人的健康。

1

3.人对自身的健康负有重要的责任

生物-心理-社会医学模式强调人是一个整体,强调人的心理、社会状态对人的健康的影响。因此,人不是被动地等待治疗和护理,而对自身良好的健康状态有所追求,并有责任维持健康和促进健康,在患病后努力恢复健康。充分调动人的这一内在的主观能动性,对预防疾病促进康复是十分重要的。这个概念对护理工作提出了新的要求,患者不仅仅需要照顾,更需要指导和教育,以便最大限度地进行自我护理。

(二)关于健康的概念

世界卫生组织(WHO)关于健康的概念指出:"所谓健康就是在身体上、精神上、社会适应上完全处于良好的状态,而不是单纯地指疾病或病弱。"也就是说,它不仅涉及人的心理,而且涉及社会道德方面的问题,生理健康、心理健康、道德健康三方面构成健康的整体概念。这标志着以健康和疾病为研究中心的医学科学进入了一个崭新的发展时期。对健康的概念一直是医学模式的焦点。在新的医学模式下,护理学对健康的概念主要包含以下基本思想。

(1)健康是动态的过程,没有绝对静止的健康状态。健康和疾病也没有绝对的分界线,而是一个连续的过程。护理工作要参与健康全过程的护理,包括从维持健康的最佳状态直到让患病的濒死的人平静、安宁地死去。

(2)健康是指个人机体内各个系统内部、系统之间,以及机体和外部环境之间的和谐与平衡。最良好的平衡与和谐就是最佳的健康状态。包括所有生理、心理、精神、社会方面的平衡与协调。

(3)健康是有不同水平的。没有绝对的唯一的"健康"标准。某些没有生理疾病的人,但心情抑郁、精神不振、对周围的事情麻木不仁,可认为是很不健康的。而某些已经患了较严重的生理疾病的人,心胸开朗、精神乐观,在其可能范围内最大限度地发挥机体的潜能,可以认为在这种情况下,这些患者是比较健康的。

(4)健康的概念是受社会和文化观念影响的。不同的人会对自己的健康有不同定义。观念转变会影响人对健康的理解。护理工作可以通过宣传教育,改变人们对健康的理解。

(三)关于环境的概念

生物-心理-社会医学模式重视人与环境的相互影响。不仅是自然环境,同样包括社会环境。现代护理学对环境有以下认识。

1.人与环境是紧密联系的

人的环境分为内环境——人的生理、心理活动,外环境——自然环境和社会环境。自然环境包括人生存的自然空间、水、空气、食物等。社会环境则是指经济条件、劳动条件、卫生和居住条件、生活方式、人际关系、社会安全、健康保健条件等。

2.环境影响人的健康

良好的环境可以促进人的健康,而不良的环境则可能对人的健康造成危害。护理人员有责任帮助自己的服务对象正确认识个体所处的环境,并且尽可能地利用良好的环境,改造不良环境,以利于健康。

3.人体应与环境协调和统一

环境是动态的、变化的,人体必须不断地调整机体内环境,使其适应周围环境的变化。如果人体不能很好地与环境相适应和协调,机体的功能就会发生紊乱,以致引起疾病。

4.环境是可以被人改造的

新模式认为人与环境这一对矛盾中,人不完全是被动的。人可以通过自身的力量来创造和改变某一环境。护士的任务则是为患者创造一个有利于康复的环境。

（四）关于护理的概念

对护理的定义,反映了一个人、一个团体和一个社会对护理的认识。这种认识随着医学模式的转变及社会所赋予护理的任务而不断变化。自从南丁格尔创立护理工作以来,世界范围内有各种各样有关护理的定义,从不同的侧面阐述了对护理及护理学的认识。现代护理学对护理的概念大致包含以下内容。

(1)护理是一个帮助人,为人的健康服务的专业。护理的任务是促进健康,预防疾病,帮助患者康复,协助濒死的人平静地、安宁地死去。这些都是在满足人们不同的健康需求。

(2)护理的服务对象是整体的人,包括已经患病的和尚未患病的人,因此护理工作不仅仅限于医院。

(3)护理学是一门综合自然科学和社会科学知识的科学,是一门独立的应用性学科。护理工作研究和服务的对象是具有自然和社会双重属性的人,不仅要有自然科学(如数学、物理、化学、生物医学等)方面的知识,也要了解社会科学(如心理学、美学、伦理学、行为学、宗教信仰等)方面的知识,才能很好地了解自己的服务对象并为其提供恰当的、优质的服务。

(4)护理既是一门科学,又是一门艺术。护理的科学性表现在护理工作是以科学为指导的。如各种护理操作,消毒无菌的概念。药物的浓度、剂量和使用方法,各种疾病的处理原则等都必须严格遵循客观规律,不可以有丝毫的"创造"和盲干,这是人命关天的大事。而护理又是一门艺术,它不仅表现在护士优雅的举止、整洁的仪表和轻盈的动作能给人以舒适的美感,更主要的是表现在每个患者的情况是千差万别的,护士必须综合地、创造性地应用所掌握的知识,针对每个患者的具体情况提供不同的护理,特别是对不同年龄、不同文化背景、不同心理状态的人,使他们都恢复到各自的最佳状态,这本身就是一项非常精美的艺术。

(5)护理学是一门正在逐渐完善和发展的专业。现代护理学的发展,产生了护理学独特的理论,并且综合和借鉴了相关专业的知识和理论,正在形成护理学独立的知识体系和研究方向。护理学的研究重点和工作重心已经同传统模式下的护理有了很大的不同,但是作为一门专业,目前还不十分完善。护理学的不断发展,将有助于整个医疗保健事业的发展。我们相信,在新的模式下,护理学将会有更快的发展。

二、护理工作内容和护士角色的扩展

医学模式的转变带来了护理模式、护理工作内容及护士角色的重大的变化,同以往相比,护理工作内容和护士角色都较传统模式下有了相当大的扩展。

（一）护理模式的变化

在生物医学模式下,护理模式是以疾病为中心的。协助医师诊断和治疗疾病、执行医嘱是护理工作的主要内容。无论护理教育还是临床护理,强调的都只是对不同疾病的护理。在这种模式下,护理没有自己的理论体系,医疗的理论基本就是护理的理论。在护理教育上,教材基本上是医疗专业的压缩本,教师多数是临床医师。在以疾病为中心的模式下,护理工作强调的是疾病的护理常规,而不太考虑作为患病的人是什么样的人。护理操作技术是护士独特的本领。因此,在这一模式下,护理仅是一门技术,而不可能成为专业。护理工作也只能是医疗工作的附属,而没有自己独特的研究领域。

生物-心理-社会医学模式的出现,使护理模式由以疾病为中心转向以整体的人的健康为中心,强调了疾病是发生在人体上的。由于对人、健康、环境、护理等概念的转变,提出了整体护理的思想。

整体护理的思想包括以下几项。

(1)疾病与患者是一个整体。

(2)生物学的人和心理、社会学的人是一个整体。

(3)患者和社会是一个整体。

(4)患者和生物圈是一个整体。

(5)患者从入院到出院是一个连贯的整体。

这一新的模式的形成,改变了护士的工作重点和工作内容,也改变了护理教育的课程设置结构,以及护理管理的重点。除了完成医嘱指定任务之外,护理注重人的心理、社会状态,注重调动患者的内因来战胜疾病。

生物-心理-社会医学模式不仅改变了护理以疾病为中心的模式,建立了以患者为中心的模式。还促使护理模式向更新的阶段——以人的健康为中心的模式发展。在这种模式下,护士的服务对象不仅仅是已经患病的人(不论是住在医院的还是回到家中的),而是所有的人,包括尚未患病的人。世界上一些发达国家的护理工作正由医院内扩展到社区,我国的护理工作正在朝着这个方向努力前进。

(二)护理工作内容的变化

在旧的模式下,护士工作的重点是执行医嘱、协助医师诊治疾病和进行各项技术操作,帮助患者料理生活和促进其康复。护理工作的主要场所是诊所和医院。

在新的模式下,护士的工作除了执行医嘱、协助医师诊治疾病以外,扩大了对患者心理、社会状况的了解,进行心理和精神的护理;健康宣教和指导,使患者尽快恢复健康,减少并发症,最大限度地发挥机体的潜能;教育人们改变不良的生活习惯,主动调节个人的情绪等来预防疾病;及时针对患者的情况与医师和家属进行沟通等。

护士工作任务的扩大还导致了护士工作场所的扩大。由于对健康和疾病是连续和动态过程的理解,对环境的重视,使护理工作从医院扩展到社区,从对患急性疾病的人的护理扩大到对患慢性病和老年患者的护理,从对患病人的护理扩大到对尚未患病人的护理;从对个体的护理扩大到对群体的护理。这些任务的扩展为护理工作提供了更为广阔的天地和研究领域,也使护理工作在医疗卫生保健队伍中发挥越来越大的作用。

(三)护士角色的变化

由于护理模式和护理工作任务的变化,护士的角色也由原来传统模式中单纯的照顾者扩大到多重角色。在现代护理学中,护理工作要求护士除了是照顾者(照顾生病的人)之外,还是教育指导者(对患病的人和尚未患病的人)、沟通交流者(医师和患者之间、患者和家属之间、患者和社区保健机构之间、其他辅助人员和患者之间)、组织管理者(病房、诊断、社区)和研究者。

三、现代护理学的研究范围

护理工作任务和功能的转变向护理学的研究范围提出了新的要求。就致力于人类健康这一总目标来说,护理学作为医学科学的组成部分,仍然是始终如一的。一百多年来,护理学在各种疾病的护理和常规护理方面积累了相当丰富的经验,形成了较为完整的内容体系。但在生物-心理-社会医学模式下,护理内容和任务日益扩展。把护理学的研究范围仅限于疾病护理(虽然目前我国在这方面的研究仍不够),显然是不能满足科学发展要求的。为适应新的情况,现代护理学的研究范围应包括以下方面。

(1)各种疾病的护理技术和要求:探索新技术应用对护理所提出的新课题。如现代社会常见疾病:心理精神方面疾病、免疫及器官移植、老年病、慢性病、长期依赖药物或某些人工装置存活(如心脏起搏器、瓣膜置换)等患者的护理中的问题。

(2)精神和心理的护理:如患者心理变化的规律、心理平衡的训练与建立,患者心理状态同疾病愈后的关系,护士(医师)行为对患者心理环境的影响,特殊心理护理措施与方法等方面的研究。

(3)社会护理:如社会环境对健康的影响,社会保健体系的构成和建立,家庭护理的体制,健康人成为患者(角色改变后)使社会关系发生变化,建立公众健康指导对预防疾病或慢性患者康复的作用等。

(4)护理管理中的科学化、知识化,以及与其他专业人员的协调配合等问题的研究。

(5)人们的健康概念,寻求健康的行为和方式,以及在此过程中可能存在的问题。

(6)护理教育方面知识结构、能力要求,在职人员教育等方面问题。

(7)健康宣教方面的问题:对不同年龄、不同健康状态(智力和精神)的人的教育策略和手段等方面的研究。

(8)高科技发展对护理的要求:如器官移植、影像技术和遗传技术的应用、航天等环境中有关人的健康的护理问题等。

由于医学科学、心理学、行为科学、社会学的巨大进步,特别是医学模式的转变,为各种护理行为提供了理论支持。护理学发展到今天,已经或正在形成护理学本身的学说和观点。护理学已经发展为既包括护理理论又包括实现理论的各种手段(技术)的一门科学。护理学已经逐渐形成一门独立的专业。虽然作为一门科学和专业,护理学所面临的研究课题还有很多,特别是在我国,还需要进一步丰富、完善、补充和发展。但是树立护理是一门科学、一个专业,而不仅是一个职业这一观点,必将有利于推动我国护理学的发展,有利于提高护理工作的社会地位,有利于人民的健康保障。

(张　爽)

第二节　医学模式的转变

一、医学模式的概念

医学模式是人们对医学(同人的健康有关的科学)的总的看法和观点,是指用什么观点和方法来研究和处理健康和疾病问题,是人们宇宙观、世界观在医学领域的应用和反映。医学模式说明了医学科学的指导思想、理论框架,决定着人们对生命、生理、病理、预防、治疗等问题的基本观点,指导人们的医学实践活动。医学模式也可称为"医学观"。

医学模式不是人们主观臆定的,也不是少数学者头脑中的产物,而是人们在防病治病的实践中逐渐形成而由学者们提炼、概括出来的。因此,医学模式对医学的实际状况起着形象化、符号化和理想化的认识功能,是通过理想的形式近似地反映客观事物及其内在联系的一种形式。医学模式是客观医学状况的反映,具有客观性特征。

既然医学模式是医学状况的客观反映,医学模式的形成和转变自然离不开医学科学的发展。随着人们对自然界和人类自身的了解和认识的不断加深,医学模式也会发生相应的转变。因此,医学模式是人们在一定的历史条件下对疾病和健康各种具体认识的抽象和概括,具有历史性和时代性的特征。一定历史条件下形成的医学模式,标志着人们对疾病、健康认识的水平和发展阶段,反映人们对自身认识的进程。从这个意义上讲,医学模式从来都不是固定不变的,医学模式的更替,是人们对生命、健康、疾病认识不断前进的必然结果。

医务工作者在从事医疗护理实践中,常常自觉不自觉地遵循一定的医学模式,这是一种认识和处理健康与疾病问题的思维习惯。这种习惯一方面是从老师那里学来的,另一方面也是由个人在医疗护理实践中体会产生的,久而久之,便成了一种相对固定的模式。如果医务工作者不了解医学模式的特点,不愿意随着医学模式的发展和转变来改变自己的思维习惯是很不明智的。

研究医学模式可以帮助医疗卫生人员更好地把握医学的时代特征,从整体上认识医学发展的来龙去脉,了解和预见医学的未来,促进医学理论体系的发展和建设。特别是对于正在形成和发展的护理专业来说,研究医学模式,有助于确定更为理想的护理工作模式,完善和发展护理理论,把握时代对护理工作的要求。

二、整体医学模式

西方著名的"医学之父"希波克拉底的主要观点包括以下几项。

(1)唯物主义辩证观点:虽然当时医学主要由宗教控制,但希波克拉底已经提出某些不同的看法。他有朴素的整体观。他反对轻视或依赖理论,认为应该"把哲学运用于医学,把医学运用于哲学"。

(2)四体液学说:他认为生物体的生命决定于4种体液,即血、黏液(痰)、黄胆和黑胆,4种性质(热、冷、干、湿)的各种不同配合是这4种体液的基础。每种体液又与生物体的一定型的"气质"相适应。

(3)医师必须精通医术和技术操作:注重观察实际,重视患者及其外在环境和生活条件。

(4)医师必须了解当地的气候、土壤、水及居民的生活方式,并对该城市中的生活条件进行研究后,才能做好人群的预防工作。

(5)强调医师的品行和道德。

在大致相同的历史时期,希波克拉底和《黄帝内经》的学者们在世界的东西方,不约而同地借助古代朴素的唯物论和辩证法,对各自的医学理论和实践经验,从整体角度上进行了总结和阐发,形成了大致相同的以整体观点为特点的医学模式。

三、生物医学模式

近代医学时期,占据绝对统治地位的医学模式就是生物医学模式。生物医学渗透到医学的各个角落,支配着医学实践的一切活动。基础医学、临床医学、预防医学、护理学、药物学等都遵循着生物医学模式进行学术研究、医疗护理实践和预防保健工作。

(一)生物医学模式的产生和特点

17世纪以前,无论是古典的中国医学还是希腊医学,都缺乏实证基础。1628年,英国的哈维(Harvey)建立了血液循环学说,揭开了近代医学的序幕。在其后的两百多年中,随着社会的进步和科学的发展,人们逐渐认识到生物因素和疾病的关系,特别是细菌学(包括后来形成的微生物学)、病理解剖学等学科的发展,加深了对疾病的理解和认识,使医学从神学转到生物科学的基础上来,从唯心主义转到了唯物主义的基础上来,逐渐形成了以生物科学来解释健康和疾病这一模式,也称为生物医学模式。可以说,生物医学模式的出现是医学发展过程中的必然阶段,也是人们对自然界和人类自身认识不断加深的结果。生物医学模式的产生,极大地促进了医学科学的发展,为人类的健康和疾病的预防作出了巨大的贡献。

(二)生物医学模式的基本特征

(1)生物医学模式的基础是生物学。目前生物学已经从细胞生物学发展到了分子生物学的阶段,也就是说从分子水平来研究疾病的变化和发展。

(2)生物医学模式认为人体的各种不适、疼痛等一切疾病都可以从躯体上找到相应的变化的依据。这种模式认为任何疾病都可以用偏离正常的、可测量的生物学(躯体)变量来说明,并根据躯体(生物、生理)过程的紊乱来解释行为的障碍。因此,生物医学模式认为生理正常,找不到生物学上异常的根据的疾病是不存在的。

(3)生物医学模式认为社会和心理因素对于人体的健康是无关紧要的,把身与心视为互不相干的各自独立的部分。

(4)生物医学模式的方法论基础是还原论。认为一切疾病都可以还原为人体生物学的变量,而人体的生理、生化过程也可以还原为物理的与化学的客观过程。单纯用物理、化学改变来说明人体的疾病。

(三)生物医学模式的局限性

尽管生物医学模式对于医学的发展和人类的健康有过不可磨灭的巨大贡献,并且仍将继续作出贡献,但它不可避免地具有一定的局限性。

任何一种医学模式都是人们在一定历史条件下对疾病和健康的总的认识,这种认识会随着社会的进步、科学的发展而不断变化加深。在医学科学发展到今天这个时期,生物医学模式已不能适应人们对健康和疾病认识的新的要求。生物医学模式的局限性也日益被人们发现和认识。

(1)生物医学模式排除了社会和心理因素对健康和疾病的影响。单纯强调生物致病因素和药物、手术治疗的作用,因此无法解释相同疾病和治疗手段会产生不同效果这一现象。

(2)生物医学模式强调疾病的生物学异常变量,否认有找不到异常变量的疾病存在。用这种模式无法诊断、治疗、护理和预防各种精神疾病、心因性和功能性疾病。而在现代化工业发达的社会中,这一类患者正在逐渐增多,生物医学模式则无法适应这一要求。

(3)由于生物医学模式常采用分解还原的方法研究机体的功能和疾病的变化,把自然界的事物和过程孤立起来,用静止不变的观点考查人体,把人体看成一架精密的"机器",或是各个器官的组合。这种形而上学的认识方式,妨碍了对实际过程众多因素综合变化的全面认识,忽略了内因和外因相互作用的重要因素,不能辩证地看待内因和外因、局部和整体、平衡和运动等。

(4)生物医学模式只从生物学的角度利用还原方法分析和研究人,忽视人有社会属性这一重要事实,对人的心理、精神、社会等因素不太关心,这就导致了医患、护患关系的疏远,关心患者、了解患者、尊重患者权利等伦理观念也淡漠了。

由于存在以上种种局限性,迫使人类在谋求自身健康的努力中,寻求更为理想和科学的医学模式。

四、生物-心理-社会医学模式

(一)产生的背景与条件

关于心理、社会因素对健康和疾病的影响,古代的东西方医学都曾有过广泛的讨论,特别是传统的中医学,一直认为人是一个整体,十分重视人的心理、情绪及周围环境(包括自然的和社会的)对健康的影响。而西方医学是从神学统治下解放出来并开始走上实验的现代医学发展道路的,它忽略和排除了心理、社会因素。

20世纪30年代以来,精神病学和心理学有了迅速的发展,人们越来越感到,人类的健康和疾病摆脱不开心理和社会因素的影响。美国罗切斯特大学医学院精神病学教授恩格尔在1977年首次提出了"生物-心理-社会模型",即生物-心理-社会医学模式。

生物-心理-社会医学模式的形成背景和主要条件:①生物-心理-社会医学模式是在生物医学得到充分发展的条件下出现的。②医学心理学、社会医学的成就为新的医学模式形成准备了重要条件。许多精神病学家和心理学家都就健康与疾病、社会关系、疾病与心理等方面做了大量研究,使得生物单一因素致病的观点难以坚持下去。③系统论的诞生为新模式提供了方法论的基础。系统论认为人是一个开放系统,人体同环境(自然的和社会的)、人体各系统之间都存在信息、物质和能量的交换,是相互作用和相互影响的。恩格尔特别强调系统论在新模式中的重要作用。

生物-心理-社会医学模式的产生,为人们提供了认识健康和疾病的新的角度和新的观念。恩格尔特别指出,生物-心理-社会医学模式不是对生物医学模式的全盘否定,而是一种扩展和补充,是把"这种框架推广到包括以前被忽视的领域"。也就是说在研究健康和疾病时,除了考虑生物因素之外,同时还要注意心理与社会的因素。

生物-心理-社会医学模式是人类对疾病和健康认识的重大进步和飞跃,是医学科学发展的新的里程碑。有人认为:"新的医学模式的产生不是偶然的,而是在心身医学、临床心理学、行为医学、社会科学等有关边缘学科基础上建立起来的。"

(二)生物-心理-社会医学模式的特点

(1)生物-心理-社会医学模式的基本出发点是把研究对象和服务对象看作既是生物学的人,又是社会的人,强调人是一个整体。因此认为人的心理、社会因素会影响人的健康。生物-心理-社会医学模式强调要研究疾病不能离开整体的有主观意识的患者,不能不研究患者。

(2)生物-心理-社会医学模式对健康与疾病持有特殊的观点,即把生物因素、社会因素、心理因素综合起来考虑,以确认一个人是否健康。世界卫生组织对健康的定义,表达了生物-心理-社会医学模式对健康的认识。

(3)在诊断思想上,生物-心理-社会医学模式不是单纯依据生物学变量,而是要求用科学上合理的方法既做必要的理化或某些特殊检查,又要研究患者的行为、心理和社会情况。

(4)在治疗观上,新的模式重视患者的主观能动作用,特别是在护理工作上,重视患者的社会心理因素的调整,促使患者康复。

(5)在方法论上,生物-心理-社会医学模式是以系统论为基础的,重视各系统之间、各系统内部的相互作用和影响,重视局部和整体、内因和外因、静止和运动等的统一和协调,使医学科学更加符合辩证唯物主义。

(6)生物-心理-社会医学模式重视医护人员同患者的关系,尊重患者的权利,尊重文化传统、价值观念等影响其健康的因素,关心患者的心理、社会状态,不再认为患者仅是"各个组织器官的组合体"。从这个角度出发,新模式更重视护理工作的重要意义,以及护士在调动患者内因促进机体康复方面所发挥的重要作用。

(樊志香)

第三节 护患沟通

护患沟通从狭义来讲是指护士与患者的沟通,从广义来讲是指护理人员与患者、患者家属亲友等的沟通。护患关系是一种帮助性的人际关系,良好的护患关系可帮助患者获得或维持理想的健康状态。而良好的护患沟通,则是建立和发展护患关系的基础,它贯穿于护理工作的每个步骤中,良好的护患沟通有助于加强护患之间的配合,增强患者对护理工作的满意度。在护患沟通中,抱怨沟通占据着主导地位。本节将重点介绍护理人员沟通技能的培养,建立良好护患沟通的途径,护理实践中的常用语,沟通在健康促进中的作用。

一、护患沟通在健康促进中的作用

随着社会的进步,人们对健康的需求越来越高,医学科学发展的目标也是尽可能地去解决人群的健康问题和满足人们的健康需求。但在实际医疗护理服务中,需求与满足需求之间存在着矛盾,如果处理不好,轻者将影响医患、护患关系,重者可能导致医疗纠纷。主要表现在人们对健康需求的无止境性与医学科学的局限性之间的矛盾,从而形成医学责任的有限性。目前在卫生服务系统存在的现象:①人们的健康问题并没有随着医学的进步而减少。②医患纠纷并没有随医学的发展而下降。③人们对健康的需求永不满足,但医学研究的范围并不能涵盖人类所有的健康问题,医学自身有限的理论和技术能力只能解决部分的健康问题,并非所有的健康问题都能通过医学技术手段解决,人们的期望和实际的结果有差异时,容易出现医疗纠纷。面对医疗护理服务的现实情况,迫切需要卫生服务提供者与被服务对象之间的支持与理解,而沟通则是双方理解的桥梁。

古希腊著名医师希波克拉底曾经说过:"医师有两种东西能治病,一种是药物,另一种是语言。"医务人员和患者及其家属之间的沟通、理解和信任则是有效建立和维持医务人员与患者及其家属之间良好人际关系的关键。

医疗护理服务系统中的沟通将从以下几个方面发挥作用。

(一)沟通有利于建立帮助性人际关系

护患关系是一种帮助性的人际关系,表现在患者寻求医疗护理帮助以获得理想的健康状态,护理人员的中心工作就是最大限度地帮助人们获得健康。护理人员的许多帮助性照顾行为就是通过与患者的沟通来完成和实现的。

(二)沟通有利于提高临床护理质量

良好的护患沟通是做好一切护理工作的基础。由于护理的对象是人,很多的护理工作都需要患者的密切配合,发挥患者的主观能动性,使医疗护理活动能顺利地进行。护患之间的良好配合能增强护理效果,利于患者尽快地恢复健康,从而增强患者对护理工作的满意度。

(三)沟通有利于营造良好的健康服务氛围

人与人之间良好的沟通会产生良好的社会心理氛围,使护患双方心情愉悦。在这种环境中,护患双方相互理解、相互信任,患者和医护人员双方的心理需求得到满足,医护人员会投入更高的热情到工作中,患者会更主动地配合治疗和护理,促使患者早日康复。

(四)沟通有利于健康教育

健康教育是护理活动中全面促进人群健康的一个重要的方面。护士可以通过与患者进行评估性沟通,了解其现有的健康知识需求,并针对患者的个体情况向患者传递有关的健康知识和技能,提高患者及家属自我保健的能力。

(五)沟通有利于适应医学模式的转变

生物医学模式是从局部和生物的角度去界定健康与疾病,忽略了人的社会属性,不利于护理工作的进行。现代医学模式不仅把患者看成是生物的人,也看成是心理的社会的人。参与社会活动与他人交往和沟通是人类重要的心理社会需求,要求护理人员从整体的观念出发,主动关心患者,与患者进行良好的沟通,了解患者的心理精神状态,从整体的角度满足患者的综合要求。

二、护理活动中的治疗性沟通

护士与患者之间的沟通成功与否,除了护患双方本身的因素外,还存在沟通技能的问题。护理活动中的沟通必须是双向的,既需要接收信息,又需要发送信息,才能达到预期的沟通效果。人与人之间由于年龄、性别、背景、受教育程度、生活环境、种族文化差异等因素,使人形成不同的价值观念和生活方式,这些价值观念和生活方式的差异,将直接影响护患之间的沟通效果。认识这些因素,将有助于沟通的成功。

(一)治疗性沟通的含义与特点

治疗性沟通是指护患之间、护理人员之间、护理人员与医师及其他医务人员之间,围绕患者的治疗问题并能对治疗起积极作用而进行的信息传递和理解。治疗性沟通是一般沟通在护理实践中的应用,除一般沟通的特征外,还具有自身的特征。

1.以患者为中心

在日常生活中,沟通的双方处于平等互利的地位,沟通的双方能关注对方的动机、情绪,并能根据对方的反应做出相应的改变。在这种沟通中,双方是平等的,无主动与被动之分。而在治疗性沟通中信息传递的焦点是围绕着患者进行的,在护理服务过程中,应以满足患者的需求为主要沟通目的。

2.治疗性沟通有明确的目的性

治疗性沟通的目的在于:①建立和维护良好的护患关系,有利于护理工作的顺利进行。②收集患者的资料,进行健康评估,确定患者的健康问题。③针对患者存在的健康问题实施护理活动。④了解患者的心理精神状态,对患者实施心理护理,促进患者的心理健康。⑤共同讨论确定解决患者的护理问题。医疗护理活动中所有的沟通内容都是为了解决患者的健康问题,达到恢复、促进、维持患者健康的目的,这是治疗性沟通的一个重要特征。

3.沟通过程中的护患自我暴露的要求

这是与一般性沟通的重要区别。一般说来,在社交性沟通中,沟通双方都会有一定程度和内容的自我暴露,虽然在暴露的量和程度上不一定对等,而在治疗性沟通中,比较注重的是促进患者的自我暴露,以增加患者对自我问题的洞察和便于护理人员了解患者实际情况,评估患者的需

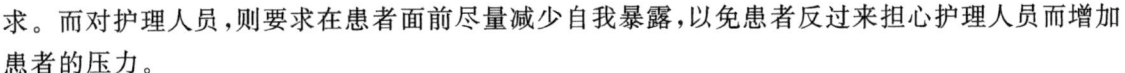

求。而对护理人员,则要求在患者面前尽量减少自我暴露,以免患者反过来担心护理人员而增加患者的压力。

(二)评估患者的沟通能力

评估患者的沟通能力是有效进行治疗性沟通的基础条件。人的沟通能力是不同的,影响患者沟通能力的因素很多,除了不同的经济文化背景、价值观因素外,患者自身的生理、心理状况等因素也会影响患者的沟通能力。护理人员只有充分了解患者沟通能力方面的有关信息,才能有的放矢地进行沟通,达到预期目的。患者沟通能力评估主要包括以下几方面。

1.听力

一定程度的听力是语言沟通应具备的基本条件。当患者的听觉器官受到损伤后,会出现听力的缺陷,直接影响与患者进行有声语言的沟通。除了各种原因引起的耳聋外,老年人随着年龄的增长,也会出现听力下降。

2.视力

据统计,人的信息80%以上是通过视觉获得,视力的好坏直接影响患者对非语言的沟通,良好的视力能提高沟通的效率。

3.语言表达能力

每个人的语言表达能力不同。如对同一件事情的陈述,有些人描述得很清楚,而有些人却不知道怎样叙述。语言表达能力还受到个体年龄、教育文化背景、个体患病经验等因素影响。

4.语言的理解能力

良好的沟通,不仅仅需要良好的表达能力,而且需要良好的理解能力。如有些人听不懂外语、方言,容易造成沟通困难。人的理解能力同样受到文化教育等因素的影响。

5.病情和情绪

患者病情的轻重和情绪直接影响沟通的效果。患者病重时无兴趣和精力进行,甚至不能进行语言沟通。护士可以通过观察患者的身体语言获取信息,评估患者,制订护理计划,进行护理干预。

(三)如何引导患者谈话

1.护士要有同情心

护士是否关心患者,对患者是否有同情心,是患者是否愿意与护士沟通的基础和关键。对患者而言,患病后总认为自己的病情很严重,希望护士特别关注、关心、照顾,以他为中心,一切以他为重。但事实上护士不能满足患者的所有要求。因为一个护士不仅要照顾这个特定的患者,同时还要护理其他患者。但护士要从态度和行为上表现出对患者的关心和同情,并对患者作适当的解释,如"请稍候,等我把手里的事处理完就来"。

2.使用开放式谈话方式

开放式谈话原则上是向患者提出问题,即询问患者,患者根据其实际情况回答。而不是由护士提供答案,让患者在几个答案中选择。

例如,患者:"我可以留陪护吗?"护士:"不行,这是医院的规定。"这样,患者与护士的谈话就结束了。这是一种封闭式谈话,护士只能获取少量信息。如果改变问话方式,谈话就会进行下去,并且能获取更多信息。

护士:"按医院规定是不能留陪护的,请问你为什么想留陪护?"患者:"我明天手术,心里有些紧张,希望家属能陪伴我。"这样,护士就可以获得患者紧张的信息,并采取相应措施缓解患者的

11

紧张情绪。

3.学会询问

在医疗护理实践中护理人员可向患者提出一些问题,并采用鼓励的语言促使患者把自己的真实感受讲出来,询问可帮助医护人员获取信息和确认有关健康问题,以保证医疗护理措施的有效进行。

(四)其他常用护患沟通策略

1.了解患者的价值观、情感和态度

患者的文化程度、生活环境、文化背景、信仰和价值观,直接影响患者对某些事件的看法和采取的行为。护理人员只有在充分了解患者情况的基础上,才能与患者进行很好的沟通,避免误解。

2.尊重患者

每个患者都有尊严,护士应该以礼貌、尊重的态度对待他们,以真心、爱心赢得患者的信任。尊重患者是与患者进行良好沟通并建立良好护患关系的先决条件。病重或视力差的患者,存在生活部分或完全不能自理等问题,易产生孤独、焦虑、自卑的感觉,护士应主动关心患者,多与其沟通,了解和满足患者的需要。

3.掌握谈话节奏

不同的患者,其谈话和反应的节奏不同,有快有慢,护士应根据患者的具体情况,注意掌握沟通的节奏,尽量与患者保持一致,而不能强迫患者与护士保持一致。如与某患者的沟通一直都很顺利,按计划今天护士要与患者进行某个问题的沟通,但患者拒绝回答,或干脆不理睬。这时,护士就要考虑是否交谈进行得太快,患者不能适应,是否应该调整谈话节奏或进程。

4.合理分配时间

与患者的沟通需要进行时间安排,如果是比较正式的沟通,如对患者进行评估,进行健康教育,则要有一定的时间计划。如这个话题将要花多长时间,是否需要事先约定。如对糖尿病患者实施胰岛素的自我注射方法教育,在时间安排上注意与主要的治疗和其他护理的时间错开,有足够的时间实施教育计划而不被打断,才能保证健康教育顺利和有效。

5.积极的倾听态度

护士认真、积极的倾听态度,表示出对患者的谈话感兴趣,愿意听患者诉说,是鼓励患者继续交谈下去的动力。如果是正式谈话,需事先安排合适的时间,不要让其他事情分散自己的注意力。仔细倾听患者的诉说,不轻易打断患者的陈述,护士应用自己的眼睛、面部表情、话语传递出对患者的关注。在与患者交谈的过程中,护士注意观察患者的面部表情、姿势、动作、说话的语调等,有时患者的身体语言更能表达患者的真实意思。沟通中最重要的技巧是关注对方,关注患者的需要,而不是关注护士的需要。谈话过程中注意不要有东张西望和分散注意力的小动作,如不停地看表、玩弄手指或钥匙等,这些会使对方认为你心不在焉,影响沟通的进行。同时,护士应时回应患者,对视力好或有残余视力的患者,可用点头等身体语言示意;对视力差的患者应给予口头上的反应,如"是吗""你说得对"等话语,以促进沟通的继续进行。

6.传递温暖的感觉

护士在与患者沟通时,尽量在各方面使患者感到舒适,如安排谈话的时间、地点、沟通的方式等。在日常护理工作中,护士应表现出愿意与患者接触,愿意帮助他,关心他的行为和态度,使患者感到被尊重、被关心和被重视。真诚对待患者,赢得患者的信任。护患之间只有建立较深的信

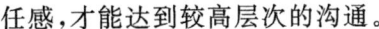

任感,才能达到较高层次的沟通。

7.巧用非语言沟通

护士的手势、面部表情、语调等也能传递出对患者的关心和对沟通的关注等信息。在患者行走时搀扶他,痛苦时抚慰他,紧张时握住他的双手以及帮助患者整理用物,将其用物放在患者易于取拿之处,这些行为都是无声的语言,传递着护士的关心和爱心。

8.注意观察患者的非语言表达方式

护士可通过观察患者的面部表情、姿势、眼神等,了解患者的真实信息。患者可能并没有用语言表达自己的情绪,但从患者的表情中护士也可以得到一些信息,如从患者捂住腹部的姿势上,护士能判断出患者可能有腹部不适等。

9.保护患者的隐私

如谈话的内容涉及患者的隐私,不要传播给与治疗和护理无关的医务人员,更不能当笑料或趣闻四处播散。如有必要转达给他人时,应告诉患者并征得其同意。如患者告诉护士她的人工流产情况,若与治疗方案的选择有关,需转告医师时,护士要向患者说明将把这一信息告诉医师并解释转告医师的必要性。

10.理解患者的感觉

人是经验主义的,对于人和事的理解高度依赖于自己的直接经验。人的思维常常以自我为中心,没有切身体验过的事往往觉得难以理解。只有当别人经历的情感是自己曾经体验过或正在体验的,才能真正理解。因此,自我经验的丰富无疑是护理人员理解和同情患者的前提。但是,由于受年龄、阅历和生活视野等因素的限制,人们亲身体验、亲眼所见的事物总是不够的,这就需要靠"移情"来补偿。移情不是指情感的转移,而是对人更高一层的理解与同情。它的含义包括:①用对方的眼光来看待对方世界。②用对方的心灵来体会对方的世界。在护理队伍中,绝大多数护士都不曾体会过疾病缠身对人的身心折磨,也未曾遭遇更多的人生坎坷与磨难,故对患者的某些要求及表现缺乏同情和理解。如果我们能设身处地地从患者的角度理解患者的疾苦,倾听他们的诉说并给予真诚的关怀,就能使护理工作更有成效。

11.对患者的需要及时做出反应

在绝大多数情况下,护士与患者交谈都带有一定的目的性。患者的一般需要和情感需要将得到回应。如患者诉说某处疼痛,护士应立即评估患者的疼痛情况,并给予及时处理;如问题严重,护士不能单独处理时,应及时通知医师进行处理,不能因有其他事情而怠慢患者。

12.向患者提供健康有关的信息

护理活动中,护士应尽量利用和患者接触的时间,向患者提供有关信息,解答患者的疑问。在向患者提供信息时,应使用通俗易懂的语言,尽量不用或少用医学专业术语。

对一时不能解答的问题,护士应如实告诉患者并及时、努力地寻求答案,切忌对患者说谎或胡乱解答,对一些可能医师才了解的信息,护士可告诉患者会去问医师,或建议患者直接去问医师。

三、建立良好的护患沟通途径

由于护患之间存在个体差异和群体差异,如儿童与老年患者就有其年龄特点,在沟通过程中既具有一般人际沟通共同的特点,也具有护患沟通独有的特点和途径,了解和掌握好这些特殊年龄段患者的特点,将有利于进行护患沟通,提高护理措施的有效性,促进患者的康复。

(一)儿童与青少年的特点及沟通要求

与儿童进行沟通需要一些特别的考虑,才能与儿童及其家长建立良好的治疗性人际关系。不同年龄段的儿童有不同的沟通特点,护士只有了解这些特殊年龄段患者的特点,才能与他们进行有效的沟通。

1.婴儿的特点和沟通技巧

婴儿阶段的患者不具备用语言进行沟通和表达个体感受的能力,常以哭、笑动作等非语言形式表达自己的舒适与否、好恶等。护士在与婴儿沟通时应避免过大和刺耳的声音,不要突然移动,动作应轻缓,轻柔的抚摸有助于使婴儿安静下来。沟通时,护士应面带微笑、在婴儿的视野范围内。多与婴儿接触,特别是将他们抱在胸前,让他们熟悉护士,使他们感到安全和温暖。

2.幼儿或学龄前儿童的特点和沟通技巧

此年龄段的幼儿能用语言和非语言的形式简单地表达自己的意见和感受,他们自我中心意识较强,说话和思维是具体的、不抽象。与这个年龄段的儿童沟通,重点是关注孩子的个人需要和兴趣。告诉孩子他应该怎样做、怎样去感觉,允许孩子自己去探索周围环境(如玩听诊器、压舌板等,但须注意安全)。在与孩子谈话时注意用简单的短句、熟悉的词汇和具体形象的解释。注意避免使用含糊不清的话语,直截了当的语言更利于他们的理解,如直接对孩子说:"现在该吃药了。"

3.学龄期儿童的特点和沟通技巧

学龄期儿童能使用语言进行沟通。他们有较强的求知欲,对周围世界感兴趣,关心自己身体的完整性。在与学龄期儿童交往时,护士应对其感兴趣的事物给予简单的说明和解释,必要时给他们示范怎样操作一些仪器和设备,如给洋娃娃打针,以帮助他们克服对打针的恐惧;鼓励他们表达自己的兴趣、爱好、恐惧等,便于护士有针对性地进行护理。

4.少年的特点和沟通技巧

少年人群的抽象思维、逻辑判断能力和行为介于成人和儿童之间,喜欢独立行事。护士应允许他们有自己的想法,不要强迫他们;认真倾听他们的诉说,了解他们的想法。在这个阶段的孩子可能有他们年龄段的一些独特的词汇,所以护士应熟悉并且能运用这些独特的词汇,以利于更好地与孩子进行沟通。

值得注意的是,儿童特别是年龄较小的儿童,对非语言信息比语言信息更敏感,他们往往对一定的姿势和移动的物体更有兴趣,突然的移动或威胁的动作可能会使儿童害怕,所以护士的任何动作都必须轻缓,温柔、友善和平缓的语调能使患儿感到舒适和容易接受。

儿童也有被尊重的需要,当大人以俯视姿势与他们谈话时,他们会感到不高兴。所以在与儿童交谈时,护士的眼睛应尽量与他们的眼睛处于一个水平面。当孩子患病后,他们会感到无助,护士在与他们交谈时,应坐在矮椅子上或蹲下身来,有时甚至可以将他们抱在怀里或放在腿上。

任何时候,护士在给患儿做解释或指导时,都应使用简单的和直接的语言,并且告诉儿童你希望他怎样做。为了减少儿童的恐惧和焦虑,给儿童的一些解释应该在操作前进行,一般不提早告知。

绘画和游戏是与幼儿有效沟通的两种重要方式。绘画给儿童提供了非语言表达(绘画)和语言表达(解释画面)的机会。儿童的绘画通常能显示出他们自己的经历、喜好等信息,有时候可以作为心理分析的资料。护士也可以从儿童的绘画上开始与他们的交谈。游戏是一种独特的沟通方式。在游戏过程中,儿童与护士逐渐熟悉,戒备和恐惧心理得到缓解,护士就能了解儿童的真实情况。治疗性的游戏能减轻患儿的焦虑和因疾病引起的不适。在给患儿进行体格检查前,先与他们游戏,再进行体格检查,可取得他们的配合。

儿童与他们的父母接触的时间最多,如果患儿不能表达或表达不清,患儿的相关信息就可以从他们的家长处得到核实或由家长提供。

(二)老年人的特点及沟通要求

老年人是社会中一个特殊的群体,随着社会的老龄化,老年人口会越来越多。老年人患病率和住院率也高于其他人群,所以与老年人的沟通是做好老年患者护理服务的关键。

1.老年人的沟通特点

老年人随着机体的生理性老化,感觉器官的功能也逐渐减退或出现病变,如老年性白内障、青光眼、黄斑变性、糖尿病视网膜病变、眼底血管性病变以及老年聋等,加上老年患者的记忆力下降,将严重影响患者与他人的沟通。一般老年人的共同特点如下。

(1)视力差:老年人视力减退的程度和持续时间各异,但都不同程度地影响与他人沟通的能力,特别是患者对他人身体语言的感受。人从外界环境接受各种信息时,有80%以上的信息是从视觉通道输入。由于视力受损,患者接受信息的能力减弱和变慢,所以老年患者对护士所给信息的反应速度不及正常人或年轻人快。

(2)反应变慢:老年人对外界事物的灵敏性和反应速度下降,会不同程度地影响老年人与他人的沟通。

(3)记忆力下降:会直接影响老年人对某些信息的记忆和回忆,从而影响沟通效果。

(4)听力下降:也会直接影响沟通双方口头语言信息的传递和理解。

2.与老年人沟通时的注意事项

(1)选择适当的沟通方式:通过评估老年人的沟通能力,选择适当的方式与老年人进行沟通。如交谈、表情与手势、书写等,强化沟通效果。

(2)语速要慢:因为老年人的反应速度减慢,在与老年人进行沟通时,要适当减缓语言速度,说完一句话后应给一定的时间让老年人反应,切忌催促。

(3)创造一个适宜沟通的环境:如患者舒适的体位,安静的环境,没有人打断,时间充裕。

(4)简短、重复:在与老年人沟通时,注意语句简短,一次交代一件事情,以免引起老年人的混淆。对重要的事情,有必要重复交代,直到老年人理解、记住为止,必要时可用书面记录提示或告知其家属,协助老年人完成。

(姜华丽)

第二章　护理程序

第一节　概　述

护理程序是一种系统而科学地安排护理活动的工作方法,目的是确认和解决护理对象对现存或潜在健康问题的反应,是指在护理服务活动中,通过一系列有目的、有计划、有步骤的行动,为护理对象提供生理、心理、社会、文化及发展的整体护理。

一、护理程序的特征

护理程序作为护理人员照顾护理对象的独特工作方法,具有以下几个方面的特征。

(一)个体性

根据患者的具体情况和需求设计护理活动,满足不同的需求。

(二)目标性

以识别及解决护理对象的健康问题,以及对健康问题的反应为特定目标,全面计划及组织护理活动。

(三)系统性

以系统论为理论框架,指导护理工作的各个步骤系统而有序地进行,每一项护理活动都是系统中的一个环节,保证了护理活动的连续性。

(四)连续性

不限于某特定时间,而是随着护理对象反应的变化随时进行。

(五)科学性

综合了现代护理学的理论观点和其他学科的相关理论,如控制论、需要论等学说为理论基础。

(六)互动性

在整个过程中,护理人员与护理对象、同事、医师及其他人员密切合作,以全面满足服务对象的需要。

(七)普遍性

护理程序适合在任何场所、为任何护理服务对象安排护理活动。

二、护理程序的理论基础

护理程序在现代护理理论基础上产生,通过一系列目标明确的护理活动为服务对象的健康服务,可作为框架运用到面向个体、家庭和社区的护理工作中。相关的理论基础主要包括系统论、需要层次论、生长发展理论、应激适应理论、沟通理论等,具体见表 2-1。

表 2-1　护理程序的理论基础与应用

理论	应用
一般系统论	理论框架、思维方法、工作方法
需要层次论	指导分析资料、提出护理问题
生长发展理论	制订计划
应激适应理论	确定护理目标、评估实施效果
沟通理论	收集资料、实施计划、解决问题过程

三、护理程序的步骤

护理程序由评估、诊断、计划、实施和评价 5 个步骤组成,这 5 个步骤之间相互联系,互为影响(图 2-1)。

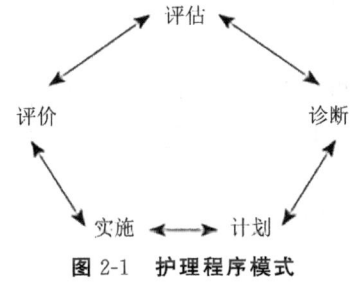

图 2-1　护理程序模式

(一)护理评估

护理评估是护理程序的第一步,收集护理对象生理、心理、社会方面的健康资料并进行整理,以发现和确认服务对象的健康问题。

(二)护理诊断

在评估基础上确定护理诊断,以描述护理对象的健康问题。

(三)护理计划

对如何解决护理诊断涉及的健康问题作出决策,包括排列护理诊断顺序、确定预期目标、制定护理措施和书写护理计划。

(四)护理实施

护理实施即按照护理计划执行护理措施的活动。

(五)护理评价

护理评价即将护理对象对护理的反应与预期目标进行比较,根据预期目标达到与否,评定护理计划实施后的效果。必要时,应重新评估服务对象的健康状况,引入护理程序的下一个循环(图 2-1)。

（汪　苗）

第二节 护 理 评 估

护理评估是有目的、有计划、有步骤地收集有关护理对象生理、心理、社会文化和经济等方面的资料,对此进行整理与分析,以判断服务对象的健康问题,为护理活动提供可靠的依据。具体包括收集资料、整理资料和分析资料3部分。

一、收集资料

(一)资料的来源

1.直接来源

护理对象本人,是第一资料来源也是主要来源。

2.间接来源

(1)护理对象的重要关系人,也就是社会支持性群体,包括亲属、关系亲密的朋友、同事等。

(2)医疗活动资料,如既往实验室报告、出院小结等健康记录。

(3)其他医护人员、放射医师、化验师、药剂师、营养师、康复师等。

(4)护理学及其他相关学科的文献等。

(二)资料的内容

在收集资料的过程中,各个医院均有自己设计的收集资料表,无论依据何种框架,基本内容主要包括一般资料、生活状况及自理程度、健康检查及心理社会状况等。

1.一般资料

一般资料包括患者姓名、性别、出生日期、出生地、职业、民族、婚姻、文化程度、住址等。

2.现在的健康状况

现在的健康状况包括主诉、现病史、入院方式、医疗诊断及目前用药情况。目前的饮食、睡眠、排泄、活动、健康管理等日常生活型态。

3.既往健康状况

既往健康状况包括既往史、创伤史、手术史、家族史、有无过敏史、有无传染病。既往的日常生活型态、烟酒嗜好、女性还包括月经史和婚育史。

4.护理体检

护理体检包括体温、脉搏、呼吸、血压、身高、体重、生命体征、各系统的生理功能及有无疼痛、眩晕、麻木、瘙痒等,有无感觉(视觉、听觉、嗅觉、味觉、触觉)异常,有无思维活动、记忆能力障碍等认知感受型态。

5.实验室及其他辅助检查结果

实验室及其他辅助检查结果包括最近进行的辅助检查的客观资料,如实验室检查、X线、病理检查等。

6.心理方面的资料

心理方面的资料包括对疾病的认知和态度、康复的信心,病后情绪、心理感受、应对能力等变化。

7.社会方面的资料

社会方面的资料包括就业状态、角色问题和社交状况;有无重大生活事件,支持系统状况等;有无宗教信仰;享受的医疗保健待遇等。

(三)资料的分类

1.按照资料的来源划分

按照资料的来源包括主观资料和客观资料。主观资料指患者对自己健康问题的体验和认识。包括患者的知觉、情感、价值、信念、态度、对个人健康状态和生活状况的感知。主观资料的来源可以是患者本人,也可以是患者家属或对患者健康有重要影响的人。客观资料指检查者通过观察、会谈、体格检查和实验等方法得到或被检测出的有关患者健康状态的资料。客观资料获取是否全面和准确主要取决于检查者是否具有敏锐的观察能力及丰富的临床经验。

当护士收集到主观资料和客观资料后,应将两方面的资料加以比较和分析,可互相证实资料的准确性。

2.按照资料的时间划分

按照资料的时间划分包括既往资料和现时资料。既往资料是指与服务对象过去健康状况有关的资料,包括既往病史、治疗史、过敏史等。现时资料是指与服务对象现在发生疾病有关的状况,如现在的体温、脉搏、呼吸、血压、睡眠状况等。

护士在收集资料时,需要将既往资料和现时资料结合起来分析。

(四)收集资料的方法

1.观察

观察是指护理人员运用视、触、叩、听、嗅等感官获得患者、家属及患者所处环境的信息并进行分析判断,是收集有关服务对象护理资料的重要方法之一。观察贯穿在整个评估过程中,可以与交谈同时进行。护士应及时、敏锐、连续的对服务对象进行观察,如果患者出现面容痛苦、呈强迫体位,就提示患者可能有疼痛,由此进一步询问持续时间、部位、性质等。观察作为一种技能,护理人员在实践中需要不断培养和锻炼,以期得到发展和提高。

2.交谈

护患之间的交谈是一种有目的的医疗活动,使护理人员获得有关患者的资料和信息。一般可分为以下两种。

(1)正式交谈:是指事先通知患者,有目的、有计划的交谈,如入院后的采集病史。

(2)非正式交谈:是指护士在日常护理工作中与患者随意自然的交谈,不明确目的,不规定主题、时间,是一种"开放式交流",以便及时了解到服务对象的真实想法和心理反应。交谈时护士应注意沟通技巧的运用,对一些敏感性话题应注意保护患者的隐私。

3.护理体检

护理人员运用体检技能,为护理对象进行系统的身体评估,获取与护理有关的生命体征、身高、体重等,以便收集与护理诊断、护理计划有关的患者方面的资料,及时了解病情变化和发现护理对象的健康问题。

4.阅读

阅读包括查阅护理对象的医疗病历(门诊和住院)、各种护理记录及实验室和辅助检查结果,以及有关文献等。也可以用心理测量及评定量表对服务对象进行心理社会评估。

二、整理资料

为了避免遗漏和疏忽相关和有价值的资料,得到完整全面的资料,常依据某个护理理论模式设计评估表格,护理人员依据表格全面评估,整理资料。

(一)按戈登的功能性健康型态整理分类

1.健康感知-健康管理型态

健康感知-健康管理型态指服务对象对自己健康状态的认识和维持健康的方法。

2.营养代谢型态

营养代谢型态包括食物的利用和摄入情况。如营养、液体、组织完整性、体温调节以及生长发育等的需求。

3.排泄型态

排泄型态主要指肠道、膀胱的排泄状况。

4.活动-运动型态

活动-运动型态包括运动、活动、休闲与娱乐状况。

5.睡眠-休息型态

睡眠-休息型态指睡眠、休息以及精神放松的状况。

6.认知-感受型态

认知-感受型态包括与认知有关的记忆、思维、解决问题和决策以及与感知有关的视、听、触、嗅等功能。

7.角色-关系型态

家庭关系、社会中角色任务及人际关系的互动情况。

8.自我感受-自我概念型态

自我感受-自我概念型态指服务对象对于自我价值与情绪状态的信念与评价。

9.性-生殖型态

性-生殖型态主要指性发育、生殖器官功能及对性的认识。

10.应对-压力耐受型态

应对-压力耐受型态指服务对象压力程度、应对与调节压力的状况。

11.价值-信念型态

价值-信念型态指服务对象的思考与行为的价值取向和信念。

(二)按马斯洛需要层次进行整理分类

1.生理需要

体温 39 ℃,心率 120 次/分,呼吸 32 次/分,腹痛等。

2.安全的需要

对医院环境不熟悉,夜间睡眠需开灯,手术前精神紧张,走路易摔倒等。

3.爱与归属的需要

患者害怕孤独,希望有亲友来探望等。

4.尊重与被尊重的需要

如患者说:"我现在什么事都不能干了""你们应该征求我的意见"等。

5.自我实现的需要

担心住院会影响工作、学习,有病不能实现自己的理想等。

(三)按北美护理诊断协会的人类反应型态分类

1.交换

交换包括营养、排泄、呼吸、循环、体温、组织的完整性等。

2.沟通

沟通主要指与人沟通交往的能力。

3.关系

关系指社交活动、角色作用和性生活型态。

4.价值

价值包括个人的价值观、信念、宗教信仰、人生观及精神状况。

5.选择

选择包括应对能力、判断能力及寻求健康所表现的行为。

6.移动

移动包括活动能力、休息、睡眠、娱乐及休闲状况,日常生活自理能力等。

7.感知

感知包括感知能力等。

8.知识

知识包括自我概念,感知和意念;包括对健康的认知能力、学习状况及思考过程。

9.感觉

感觉包括个人的舒适、情感和情绪状况。

三、分析资料

(一)检查有无遗漏

将资料进行整理分类之后,应仔细检查有无遗漏,并及时补充,以保证资料的完整性及准确性。

(二)与正常值比较

收集资料的目的在于发现护理对象的健康问题。因此护士应掌握常用的正常值,将所收集到的资料与正常值进行比较,并在此基础上进行综合分析,以发现异常情况。

(三)评估危险因素

有些资料虽然目前还在正常范围,但是由于存在危险因素,若不及时采取预防措施,以后很可能会出现异常,损害服务对象的健康。因此,护士应及时收集资料评估这些危险因素。

护理评估通过收集服务对象的健康资料,对资料进行组织、核实和分析,确认服务对象对现存的或潜在的健康问题或生命过程的反应,为作出护理诊断和进一步制定护理计划奠定了基础。

四、资料的记录

(一)原则

书写全面、整洁、简练、流畅,客观资料运用医学术语,避免使用笼统、模糊的词,主观资料尽量引用护理对象的原话。

(二)记录格式

根据资料的分类方法,根据各医院,甚至各病区的特点自行设计,多采用表格式记录。与患者第一次见面收集到的资料记录称入院评估,要求详细、全面,是制定护理计划的依据,一般要求入院后 24 小时内完成。住院期间根据患者病情天数,每天或每班记录,反映了患者的动态变化,用以指导护理计划的制定、实施、评价和修订。

(刘秀娟)

第三节　护 理 诊 断

护理诊断是护理程序的第二个步骤,是在评估的基础上对所收集的健康资料进行分析,从而确定服务对象的健康问题及引起健康问题的原因。护理诊断是一个人生命过程中的生理、心理、社会文化发展及精神方面健康状况或问题的一个简洁、明确的说明,这些问题都是属于护理职责范围之内,能够用护理的方法解决的问题。

一、护理诊断的概念

1990 年,北美护理诊断协会提出并通过了护理诊断的定义:护理诊断是关于个人、家庭、社区对现存或潜在的健康问题及生命过程反应的一种临床判断,是护士为达到预期的结果选择护理措施的基础,这些预期结果应能通过护理职能达到。

二、护理诊断的组成部分

护理诊断有 4 个组成部分:名称、定义、诊断依据和相关因素。

(一)名称

名称是对服务对象健康状况的概括性的描述。应尽量使用按北美护理诊断协会认可的护理诊断名称,以有利于护士之间的交流和护理教学的规范。常用改变、受损、缺陷、无效或低效等特定描述语。例如,排便异常:便秘;有皮肤完整性受损的危险。

(二)定义

定义是对名称的一种清晰的、正确的表达,并以此与其他诊断相鉴别。一个诊断的成立必须符合其定义特征。有些护理诊断的名称虽然十分相似,但仍可从定义中发现彼此的差异。例如:"压力性尿失禁"的定义是"个人在腹内压增加时立即无意识地排尿的一种状态""反射性尿失禁"的定义是"个体在没有要排泄或膀胱满胀的感觉下可以预见的不自觉地排尿的一种状态"。虽然二者都是尿失禁,但前者的原因是腹内压增高,后者的原因是无法抑制的膀胱收缩。因此,确定诊断时必须认真区别。

(三)诊断依据

诊断依据是作出护理诊断的临床判断标准。诊断依据常常是患者所具有的一组症状和体征,以及有关病史,也可以是危险因素。对于潜在的护理诊断,其诊断依据则是原因本身(危险因素)。

诊断依据依其在特定诊断中的重要程度分为主要依据和次要依据。

1.主要依据

主要依据是指形成某一特定诊断所应具有的一组症状和体征及有关病史,是诊断成立的必要条件。

2.次要依据

次要依据是指在形成诊断时,多数情况下会出现的症状、体征及病史,对诊断的形成起支持作用,是诊断成立的辅助条件。

例如:便秘的主要依据是"粪便干硬,每周排大便不到 3 次",次要依据是"肠鸣音减少,自述肛门部有压力和涨满感,排大便时极度费力并感到疼痛,可触到肠内嵌塞粪块,并感觉不能排空"。

(四)相关因素

相关因素是指造成服务对象健康状况改变或引起问题产生的情况。常见的相关因素包括以下几个方面。

1.病理生理方面的因素

病理生理方面的因素指与病理生理改变有关的因素。例如:"体液过多"的相关因素可能是右心衰竭。

2.心理方面的因素

心理方面的因素指与服务对象的心理状况有关的因素。例如:"活动无耐力"可能是由疾病后服务对象处于较严重的抑郁状态引起。

3.治疗方面的因素

治疗方面的因素指与治疗措施有关的因素(用药、手术创伤等)。例如:"语言沟通障碍"的相关因素可能是使用呼吸机时行气管插管。

4.情景方面的因素

情景方面的因素指环境、情景等方面的因素(陌生环境、压力刺激等)。例如:"睡眠型态紊乱"可能与住院后环境改变有关。

5.年龄因素

年龄因素指在生长发育或成熟过程中与年龄有关的因素。如婴儿、青少年、中年、老年各有不同的生理、心理特征。

三、护理诊断与合作性问题及医疗诊断的区别

(一)合作性问题——潜在并发症

在临床护理实践中,护士常遇到一些无法完全包含在按北美护理诊断协会制定的护理诊断中的问题,而这些问题也确实需要护士提供护理措施,因此,1983 年 Lynda Juall Carpenito 提出了合作性问题的概念。她把护士需要解决的问题分为两类:一类经护士直接采取措施可以解决,属于护理诊断;另一类需要护士与其他健康保健人员尤其是医师共同合作解决,属于合作性问题。

合作性问题需要护士承担监测职责,以及时发现服务对象身体并发症的发生和情况的变化,但并非所有并发症都是合作性问题。有些可通过护理措施预防和处理,属于护理诊断;只有护士不能预防和独立处理的并发症才是合作性问题。合作性问题的陈述方式是"潜在并发症:XXXX"。如"潜在并发症:脑出血"。

(二)护理诊断与合作性问题及医疗诊断的区别

1.护理诊断与合作性问题的区别

护理诊断是护士独立采取措施能够解决的问题；合作性问题需要医师、护士共同干预处理，处理决定来自医护双方。对合作性问题，护理措施的重点是监测。

2.护理诊断与医疗诊断的区别

明确护理诊断和医疗诊断的区别对区分护理和医疗两个专业、确定各自的工作范畴和应负的法律责任非常重要。二者主要区别见表2-2。

表 2-2　护理诊断与医疗诊断的区别

项目	护理诊断	医疗诊断
临床判断的对象	对个体、家庭、社会的健康问题/生命过程反应的一种临床判断	对个体病理生理变化的一种临床判断
描述的内容	描述的是个体对健康问题的反应	描述的是一种疾病
决策者	护士	医疗人员
职责范围	在护理职责范围内进行	在医疗职责范围内进行
适应范围	适用于个体、家庭、社会的健康问题	适用于个体的疾病
数量	往往有多个	一般情况下只有一个
是否变化	随病情的变化而改变	一旦确诊则不会改变

四、护理诊断的陈述

戈登主张护理诊断的陈述应包括3部分：健康问题、症状或体征、原因。

(一)健康问题

健康问题包括服务对象现存的和潜在的健康问题。

(二)症状或体征

症状或体征是指与健康问题有关的症状或体征。临床症状或体征往往提示服务对象有健康问题存在，例如急性心肌梗死时心前区疼痛是此人健康问题的重要特征。

(三)原因

原因是指影响服务对象健康状况的直接因素、促发因素或危险因素。疾病的原因往往是比较明确的，而健康问题的原因往往因人而异，如失眠，其原因可能有焦虑、饥饿、环境改变、体位不舒适等，而且不同的疾病可能有相同的健康问题。

一个完整的护理诊断通常由三部分构成，即：①健康问题(problem)；②原因(etiology)；③症状或体征(symptoms or signs)，又称PES公式，如营养失调：高于机体需要量(P)，肥胖(S)，与进食过多有关(E)。

但目前临床上趋向于将护理诊断简化为两部分，即：P＋E或S＋E。如皮肤完整性受损(P)，与局部组织长期受压有关(E)。便秘(S)，与生活方式改变有关(E)。

无论三部分陈述还是两部分陈述，原因的陈述不可或缺，只有明确原因才能为制定护理计划指明方向，而且原因的陈述常用"与……有关"来连接，准确表述健康问题与原因之间的关系，有助于护士确定该诊断是否成立。

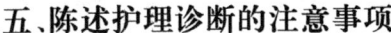

五、陈述护理诊断的注意事项

(1)名称清楚:护理诊断所列名称应明确、简单易懂。

(2)护理诊断并非医疗诊断,应是由护理措施能够解决的问题。

(3)勿将医学诊断当作导致问题的相关因素,如"潜在性皮肤受损:与糖尿病有关"。

(4)勿将护理对象的症状或体征当作问题,如"尿少:与水的摄入不足有关"。

(5)勿将护理诊断的问题与相关因素相混淆,如"糖尿病知识不足:与缺乏糖尿病知识有关"。

(6)全面诊断:列出的护理诊断应贯彻整体的观点,做全面的诊断。故一个患者可有多个护理诊断,并随病情发展而变化。

(7)避免作出带有价值判断的护理诊断,如"卫生不良与懒惰有关""社交障碍与缺乏道德有关"。

(8)避免使用可能引起法律纠纷的语句,如"有受伤的危险与护士未加床档有关"。

护理诊断对服务对象的健康状况进行了准确的描述,界定了护理工作的范畴,指出了护理的方向,为护理计划的制订提供了依据。

(刘秀娟)

第四节 护 理 计 划

护理计划是护理程序的第三个步骤,是制定护理对策的过程。护理人员在评估及诊断的基础上,对患者的健康问题、护理目标及护士所要采取的护理措施的一种书面说明,通过护理计划,可以使护理活动有组织、有系统地满足患者的具体需要。

一、护理计划的种类

护理计划从与服务对象刚接触开始,直到因服务对象离开医疗机构终止护患关系而结束。计划的类型可分为入院护理计划、住院护理计划和出院护理计划。

(一)入院护理计划

入院护理计划指护士经入院评估后制订的综合护理计划。评估资料不仅来源于书面数据,而且来源于服务对象的身体语言和直觉信息。由于住院期有逐渐缩短的趋势,因此计划应在入院评估后尽早开始,并根据情况及时修改。

(二)住院护理计划

护士根据获取的新评估资料和服务对象对护理的反应,制订较入院计划更为个体化的住院护理计划。住院护理计划也可在护士接班后制订,主要确定本班为服务对象所提供的护理项目。根据住院评估资料,护士每天制订护理计划,以达到以下目的:①确定服务对象的健康状况是否发生改变。②排列本班护理活动的优先顺序。③决定本班需要解决的核心问题。④协调护理活动,通过一次护理活动解决服务对象多个问题。

(三)出院护理计划

随着平均住院期的缩短,患者出院后仍然需要护理。因此,出院护理计划是总体护理计划的重要组成部分。有效出院护理计划的制定从第一次与服务对象接触开始,护士以全面而及时的满足服务对象需要的信息为基础,根据服务对象住院和出院时的评估资料,推测如何满足服务对象出院后的需要而制定。

二、护理计划的过程

护理计划包括4方面的内容:①排列护理诊断的顺序;②制定预期目标;③制定护理措施;④书写护理计划。

(一)排列护理诊断的顺序

由于护理诊断往往不只是一个,因此,在拟定计划时首先应明确处理护理诊断提出问题的先后次序。一般对护理诊断的排序按首优、中优、次优进行排列,分出轻重缓急,先解决主要问题或以主要问题为重点,再依次解决所有问题,做到有条不紊。

1.首优问题

涉及的问题是直接威胁生命,需要立即采取行动予以解决的问题。如心排血量减少、气体交换受损、清理呼吸道无效、不能维持自主呼吸、严重体液不足、组织灌流量改变等问题。

2.中优问题

涉及的问题不直接威胁生命,但对护理对象的身心造成痛苦并严重影响健康的问题。如急性疼痛、组织或皮肤完整性受损、体温过高、睡眠型态紊乱、有受伤的危险、有感染的危险、焦虑、恐惧等。

3.次优问题

涉及的问题需要护理人员的少量支持就可以解决或可以考虑暂时放后面的问题,虽然不如生理需要和安全需要问题迫切,但并非不重要,同样需要护士给予帮助,使问题得到解决,以便对象达到最佳健康状态。如社交孤立、家庭作用改变、角色冲突、精神困扰等。

首优、中优、次优的顺序在护理的过程中不是固定不变的,随着病情的变化,威胁生命的问题得以解决,生理需要获得一定程度的满足后,中优或次优的问题可以上升为"首优问题"。

(二)排列护理诊断顺序应遵循的原则

1.结合护理理论模式

常用的有马斯洛的人类基本需要层次论。先考虑满足基本生活的需要,再考虑高水平的需要。即将对生理功能平衡状态威胁最大的问题排在最前面。如对氧气的需要优先于对水的需要,对水的需要优先于对食物的需要。

2.紧急情况

危及生命的问题始终摆在护理行动的首位。

3.与治疗计划相一致

要考虑不与医疗措施相抵触。

4.取得护理对象的信任与合作

注重服务对象的个人需求,尊重护理对象的意愿,共同讨论达成一致,即服务对象认为最为迫切的问题,如果与治疗、护理原则无冲突,可考虑优先解决。

5.尊重服务对象的健康价值观和信仰

根据服务对象的健康价值观和信仰排列护理诊断顺序。

6.考虑设备资源及所需的时间

一定要考虑在现有的条件下能否实施,否则计划形同虚设,措施无法实施,问题也就得不

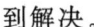

到解决。

7.潜在的问题要全面评估

一般认为现存问题应优先解决,但有时潜在的和需协同处理的问题并非首优问题,有时后者比前者更重要。护士应根据理论知识和临床经验对潜在的问题全面评估。例如大面积烧伤处于休克期时,有体液不足的危险,如果不及时预防,就会危及服务对象生命,应列为首优问题。

(三)制定预期目标

预期目标也称预期结果,是期望的护理结果。指在护理措施实施之后,期望能够达到的健康状态或行为的改变,其目的是为制定的护理措施提供方向及为护理效果评价提供标准。

1.分类

根据实现目标所需的时间分为短期目标和长期目标。

(1)短期目标:是指在较短的时间内(几天、几小时)能够达到的目标,适合于住院时间较短、病情变化快者。例如,"3天后,服务对象下床行走50米""用药2小时后服务对象自述疼痛消失"等都是短期目标。

(2)长期目标:是指需要相对较长时间(数周、数月)才能够达到的目标。可以分为两类:一类是需要护士针对一个长期存在的问题采取连续性行动才能达到的长期目标,例如,一个长期卧床的服务对象需要护士在整个卧床期间给予精心的皮肤护理以预防发生压疮,长期目标可以描述为"卧床期间皮肤完整无破损";另一类是需要一系列短期目标的实现才能达到的长期目标,例如:"半年内体重减轻12千克",最好通过一系列短期目标来实现,可以定为"每周体重减轻0.5 kg"。短期目标的实现使人看到进步,增强实现长期目标的信心。

2.陈述

目标的陈述方式:主语+谓语+行为标准+条件状语。

(1)主语:是指服务对象或服务对象的一部分或与服务对象有关的因素。如护理对象的血压、脉搏、体重等。主语为护理对象本人时可以省略。

(2)谓语:是指主语将要完成且能被观察到的行为,用行为动词陈述。如说明、解释、走、喝等。

(3)行为标准:是指主语完成该行为将要达到的程度。如时间、距离、速度、次数、重量、计量单位(个、件等)、容量等。

(4)条件状语:是指服务对象完成该行为所必须具备的条件状况,即在什么样的条件下达到目标,并非所有目标陈述都包括此项。如在护士的帮助下、在学习后、在借助扶手后等。

3.制定预期目标的注意事项

(1)目标应以服务对象为中心:目标陈述的是服务对象的行为,而非护理活动本身。目标应说明服务对象将要做什么、怎么做、什么时候做、做到什么程度,而不是描述护士的行为或护士采取的护理措施。

(2)目标应切实可行:既应在护理对象的能力范围之内,又要能激发服务对象的能动性,且与医疗条件相匹配。

(3)目标应有明确的针对性:一个预期目标只能针对一个护理诊断,一个护理诊断可有多个预期目标。

(4)目标应具体:预期目标应是可观察、可测量的,避免使用含糊不清、不明确的词,如活动适量、饮酒量减少等,不易被观察和测量,难以进行评价。

（5）目标应有时间限制：预期目标应注明具体时间，如：3 天后，2 小时内、出院时等，为确定何时评价提供依据。

（6）目标必须有据可依：护士应根据医学、护理知识、个人临床经验及服务对象的实际情况制定目标，以保证目标的可行性。

（7）关于潜在并发症的目标：潜在并发症是合作性问题，仅通过护理往往无法阻止，护士只能监测并发症的发生与发展。因此，潜在并发症的目标可这样书写：并发症被及时发现并得到及时处理。

（四）制定护理措施

护理措施是有助于实现预期目标的护理活动及其具体实施方法。护理措施的制定必须围绕已明确的护理诊断和拟定的护理目标，针对护理诊断提出的原因，结合服务对象的具体情况，运用护理知识和经验作出决策。

1.护理措施的分类

（1）独立性护理措施：是指护士运用护理知识和技能可独立完成的护理活动，即护嘱。

（2）合作性护理措施：是指护士与其他医护人员共同合作完成的护理活动。例如：与营养师一起制定符合服务对象病情的饮食计划。

（3）依赖性护理措施：是指护士执行医嘱的护理活动，例如：给药。然而护士不是盲目地执行医嘱，应能够判别医嘱的正确与否。

2.制定护理措施的原则

（1）护理措施必须具有一定的理论依据，对护理对象是安全的。

（2）护理措施针对护理诊断提出的原因而制订，其目的是为了达到预期的护理目标。

（3）应用现有资源，护理措施切实可行、因人而异，与个体情况相适应，与护理对象的价值观和信仰不相违背。

（4）与其他医护人员的处理方法不冲突，相辅相成。

（5）护理措施的描述应准确、明了。一项完整的护理措施应包括日期、具体做什么、怎样做、执行时间和签名。

（6）鼓励服务对象参与制订护理措施，保证护理措施的最佳效果。

（五）护理计划的书写

护理计划的书写就是将已明确的护理诊断、目标、措施书写成文，以便指导和评价护理活动。各个医疗机构护理计划的书写格式不尽相同，一般都有护理诊断、预期目标、护理措施和评价 4 个栏目。

书写时注意应用标准医学术语，包括护理活动的合作者，包括出院和家庭护理的内容，制定日期和责任护士要书写完整。

标准护理计划的出现，简化了护理计划的书写工作。标准护理计划是根据临床经验。推测出在一个特定的护理诊断或健康状态下，服务对象所具有的共同的护理需要，根据需要预先印刷好的护理计划表格。护士只需在一系列护理诊断中勾画出与服务对象有关的护理诊断，按标准计划去执行。对于标准护理计划上没有列出，而服务对象却具备的护理诊断，须按护理计划格式填写附加护理计划单，补充服务对象特殊的护理诊断、预期目标、护理措施和评价。

随着计算机在病历管理中的应用，护理计划也逐渐趋向计算机化。标准护理计划被输入存储器后，护士可以随时调阅标准护理计划或符合服务对象实际情况的护理计划。制定某服务对象具体的护理计划,步骤如下:①将护理评估资料输入计算机,计算机将会显示相应的护理诊断。②选定护理诊断后,计算机即可显示与护理诊断相对应的原因、预期目标。③在预期目标后,计算机即提示可行的护理措施。④选择护理措施,制定出一份个体化的护理计划。⑤打印护理计划。

护理计划明确了服务对象健康问题的轻重缓急及护理工作的重点,确定了护理工作的目标,制定了实现预期目标的护理措施,为护士解决服务对象健康问题,满足服务对象健康需要的护理活动提供了行动指南。

(刘秀娟)

第五节 护理实施

护理实施是护理程序的第四个步骤,是将护理计划付诸实施的过程。通过实施,可以解决护理问题,并可以验证护理措施是否切实可行。其工作内容包括:实施措施、写出记录、继续收集资料。这一步不仅要求护士具备丰富的专业知识,还要具备熟练的操作技能和良好的人际沟通能力,才能保证患者得到高质量的护理。

一、实施的过程

(一)实施前思考

要求护士在护理实施前思考以下问题。

1.做什么(what)

回顾已制订好的护理计划,保证计划内容是合适的、科学的、安全的、符合患者目前情况。然后,组织所要实施的护理措施。这样一次接触患者时可以根据计划有顺序地执行数个护理措施。

2.谁去做(who)

确定哪些护理措施是护士自己做,哪些是由辅助护士执行,哪些是由其他医护人员共同完成,需要多少人。一旦护士为患者制订好了护理计划,计划可由下列几种人员完成。①护士本人:由制订护理计划的护理人员将计划付诸行动。②其他医护人员:包括其他护理人员、医师和营养师。③患者及其家属:有些护理措施,需要患者及其家属参与或直接完成。

3.怎么做(how)

实施时将采取哪些技术和技巧,并回顾技术操作、仪器操作的过程。如果需要运用沟通交流,则应考虑在沟通中可能遇到的问题,可以使用的沟通技巧。

4.何时做(when)

根据患者的具体情况、健康状态,选择执行护理措施的时间。

(二)实施过程

1.落实

将所计划的护理活动加以组织,任务落实。

2.执行

执行医嘱,保持医疗和护理有机结合。

3.解答

解答服务对象及家属的咨询问题。

4.评价

及时评价实施的质量、效果,观察病情,处理突发急症。

5.收集资料

继续收集资料,及时、准确地完成护理记录,不断补充和修正护理计划。

6.协作

与其他医护人员保持良好关系,做好交班工作。

二、实施护理计划的常用方法

(一)提供专业护理

护士运用各种相应的护理技巧来执行护理计划,直接给护理对象提供护理服务。

(二)管理

将护理计划的先后次序进行安排、排序,并委托其他护士、其他人员执行护理措施,使护理活动能够最大限度地发挥护士的作用,使患者最大程度地受益。

(三)健康教育

对患者及其家属进行疾病的预防、治疗、护理等方面的知识教育。

(四)咨询指导

提供有助于健康的信息,指导患者进行自我护理或家属、辅助护士对患者的护理。

(五)记录

记录护理计划的执行情况。

(六)报告

及时向医师报告患者出现的身心反应、病情的进展情况。

三、护理实施的记录

护理记录是护理实施阶段的重要内容,是交流护理活动的重要形式。做好护理记录可以保存重要资料,为下一步治疗护理提供可靠依据。护理记录要求及时、准确、可靠地反映患者的健康问题及其进展状况;描述确切客观、简明扼要、重点突出;体现动态性和连续性。

(一)护理记录的内容

护理记录的主要内容包括:实施护理措施后服务对象、家属的反应及护士观察到的效果,服务对象出现的新的健康问题与病情变化,所采取的临时性治疗、护理措施,服务对象的身心需要及其满足情况,各种症状、体征,器官功能的评价,服务对象的心理状态等。

(二)护理记录的方法

护理文件记录与护理程序的实施同样重要。护理管理者提倡在临床实践中使用具体而统一的护理实践及程序表格,护士只需记录护理中所遇到的特殊问题。然而,这种方法有一定的法律争议,认为如果在表格中没有相应的记录,就证明护士没有做相应的工作。因此,医院及其他的健康机构要求护士认真、详细、完整地记录护理过程。

临床护理记录的方式很多,目前在以患者为中心的整体护理实践中,多采用 PIO 护理记录格式,这是一种简明而又能体现护理程序的记录法(表 2-3)。

表 2-3 护理病程记录单

科别	病区	床号	姓名	年龄	住院号	
日期	护理诊断/问题(P)	护理目标(G)	护理措施(I)	签名	护理评价(O)	日期/签名

(1)P(problem,问题),指护理诊断或护理问题。

(2)I(intervention,措施),是针对患者的问题进行的护理活动。

(3)O(outcome,结果),护理措施完成后的结果。

在护理实践中,护士需准确及时记录护理程序的实施过程,我国护理界也根据有关法律规定及护理专业组织的具体要求建立相应的记录标准。在执行护理措施的过程中,需要随时观察,继续收集资料,评估服务对象的变化,以便根据服务对象的动态变化修改护理计划。

护理实施是落实护理计划的实际行动,计划实施以后服务对象的健康状况是否达到了预期结果,下一步的护理活动应如何进行,还需要护理评价来完成。

(刘秀娟)

第六节 护理评价

护理评价是护理程序的最后一个步骤,是确定护理目标是否实现或判断实现的程度。护理评价按预期目标所规定的时间,将护理后服务对象的健康状况与预期目标进行比较并做出评定和修改,了解服务对象对健康问题的反应,验证护理效果,调控护理质量,积累护理经验。

一、列出已制定的护理目标

计划阶段所确定的预期目标可作为护理效果评价的标准。预期目标对评价的作用有以下两个方面。

(1)确定评价阶段所需收集资料的类型。

(2)提供判断服务对象健康资料的标准。

例如,预期结果:①每天液体摄入量不少于 2 500 mL;②尿液排出量与液体摄入量保持平衡;③残余尿量低于 100 mL。根据以上预期目标,任何一名护士都能明确护理评价时所应收集资料的类型。

二、收集与目标有关的资料

为评价预期目标是否达到,护士应收集服务对象的相关主客观资料。有些主客观资料需要证实,如确认主观资料恶心或疼痛时,护士需依据服务对象的主诉,或该主观资料的客观指标(如脉搏、呼吸频率减慢,面部肌肉放松等可作为疼痛缓解的客观指标)。所收集资料应简明、准确地记录,以备与计划中的预期目标进行比较。

三、比较收集到的资料和预期目标

评价预期目标是否实现,即评价通过实施护理措施后,原定计划中的预期目标是否已经达到。评价分两步进行。

(一)服务对象实际行为的变化

列出实施护理措施后服务对象的反应。

(二)将服务对象的反应与预期目标比较,了解目标是否实现

预期目标实现的程度可分为 3 种:①预期目标完全实现;②预期目标部分实现;③预期目标未实现。为便于护士之间的合作与交流,护士在对预期目标实现与否作出评价后,应记录结论。记录内容为结论及支持资料,然后签名并注明评价的时间。结论即预期目标达到的情况,支持资料是支持评价结论的服务对象的反应。

四、重审护理计划

(一)分析原因

在评价的基础上,对目标部分实现或未实现的原因进行分析,找出问题之所在,可询问的问题包括:①所收集的基础资料是否欠准确;②护理诊断是否正确;③预期目标是否合适;④护理措施是否适当,是否得到了有效落实;⑤服务对象的态度是否积极,配合良好;⑥病情是否已经改变或有新的问题发生,原定计划是否失去了有效性。

(二)全面决定

对健康问题重新估计后,做出全面决定,一般有以下 4 种可能。①继续:问题仍然存在,目标与措施恰当,计划继续进行。②停止:问题已经解决,停止采取措施。③确认或排除:对可能的问题,通过进一步的收集资料,给予确认或排除。④修订:对诊断、目标、措施中不适当之处加以修改。

护理程序是护士通过科学的解决问题的方法确定服务对象的健康状态,明确健康问题的身心反应,并以此为依据,制定适合护理对象的护理计划,采取适当的护理措施以解决确认的问题的过程。其目的是帮助护理对象满足其各种需要,恢复或达到最佳的健康状态。运用护理程序不仅能提高护理质量,促进服务对象健康得到恢复,而且能培养护士的逻辑思维,增强其发现问题和解决问题的能力,使业务知识和技能水平得以提高,护患关系也会因此得到改善,同时运用护理程序中完整的护理记录将为护理科研与护理理论的发展奠定基础。

(刘秀娟)

第三章　常用护理操作

第一节　铺　床　法

病床是病室的主要设备,是患者睡眠与休息的必须用具。患者,尤其是卧床患者与病床朝夕相伴,因此,床铺的清洁、平整和舒适,可使患者心情舒畅,增强治愈疾病的自信心,并可预防并发症的发生。

铺床总的要求为舒适、平整、安全、实用、节时、节力。常用的病床有3种。①钢丝床:有的可通过支起床头、床尾(二截或三截摇床)而调节体位,有的床脚下装有小轮,便于移动。②木板床:为骨科患者所用。③电动控制多功能床:患者可自己控制升降或改变体位。

病床及被服类规格要求具体为以下几点。①一般病床:高 60 cm,长 200 cm,宽 90 cm。②床垫:长宽与床规格同,厚 9 cm。以棕丝制作垫芯为好,也可用橡胶泡沫、塑料泡沫制作垫芯;垫面选帆布制作。③床褥:长宽同床垫,一般以棉花制作褥芯,棉布制作褥面。④棉胎:长 210 cm,宽 160 cm。⑤大单:长 250 cm,宽 180 cm。⑥被套:长 230 cm,宽 170 cm,尾端开口缝四对带。⑦枕芯:长 60 cm,宽 40 cm,内装木棉或高弹棉、锦纶丝绵,以棉布制作枕面。⑧枕套:长 65 cm,宽 45 cm。⑨橡胶单:长 85 cm,宽 65 cm,两端各加白布 40 cm。⑩中单:长 85 cm,宽 170 cm。以上各类被服均以棉布制作。

一、备用床

(一)目的
铺备用床为准备接受新患者和保持病室整洁美观。

(二)用物准备
床、床垫、床褥、枕芯、棉胎或毛毯、大单、被套或衬单及罩单、枕套。

(三)操作方法
1.被套法
(1)将上述物品置于护理车上,推至床前。
(2)移开床旁桌,距床 20 cm,并移开床旁椅置床尾正中,距床 15 cm。

（3）将用物按铺床操作的顺序放于椅上。

（4）翻床垫，自床尾翻向床头或反之，上缘紧靠床头。床褥铺于床垫上。

（5）铺大单，取折叠好的大单放于床褥上，使中线与床的中线对齐，并展开拉平，先铺床头后铺床尾。①铺床头：一手托起床头的床垫，一手伸过床的中线将大单塞于床垫下，将大单边缘向上提起呈等边三角形，下半三角平整塞于床垫下，再将上半三角翻下塞于床垫下。②铺床尾：至床尾拉紧大单，一手托起床垫，一手握住大单，同法铺好床角。③铺中段：沿床沿边拉紧大单中部边沿，然后，双手掌心向上，将大单塞于床垫下。④至对侧：同法铺大单。

（6）套被套。①S形式套被套法（图3-1）：被套正面向外使被套中线与床中线对齐，平铺于床上，开口端的被套上层倒转向上约1/3。棉胎或毛毯竖向三折，再按S形横向三折。将折好的棉胎置于被套开口处，底边与被套开口边平齐。拉棉胎上边至被套封口处，并将竖折的棉胎两边展开与被套平齐（先近侧后对侧）。盖被上缘距床头15 cm，至床尾逐层拉平盖被，系好带子。边缘向内折叠与床沿平齐，尾端掖于床垫下。同上法将另一侧盖被理好。②卷筒式套被套法（图3-2）：被套正面向内平铺于床上，开口端向床尾，棉胎或毛毯平铺在被套上，上缘与被套封口边齐，将棉胎与被套上层一并由床尾卷至床头（也可由床头卷向床尾），自开口处翻转，拉平各层，系带，余同S形式。

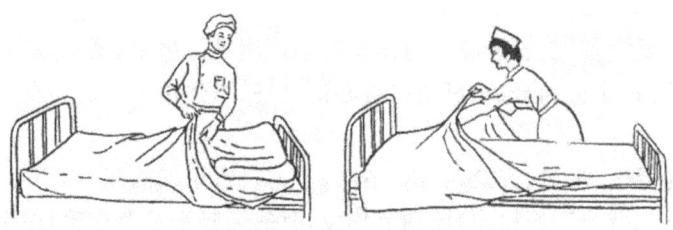

图3-1　S形式套被套法

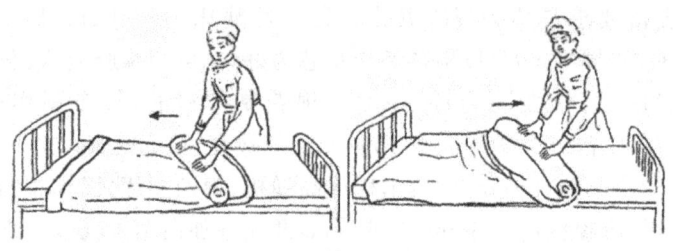

图3-2　卷筒式套被套法

（7）套枕套，于椅上套枕套，使四角充实，系带子，平放于床头，开口背门。

（8）移回桌椅，检查床单，保持整洁。

2.被单法

（1）移开床旁桌、椅，翻转床垫、铺大单，同被套法。

（2）将反折的大单（衬单）铺于床上，上端反折10 cm，与床头齐，床尾按铺大单法铺好。

（3）棉胎或毛毯平铺于衬单上，上端距床头15 cm，将床头衬单反折于棉胎或毛毯上，床尾大单铺法。

（4）铺罩单，正面向上对准床中线，上端与床头齐，床尾处则折成斜45°，沿床边垂下。转至对侧，先后将衬单、棉胎及罩单同上法铺好。

（5）余同被套法。

(四)注意事项

(1)铺床前先了解病室情况,若患者进餐或做无菌治疗时暂不铺床。

(2)铺床前要检查床各部分有无损坏,若有则修理后再用。

(3)操作中要使身体靠近床边,上身保持直立,两腿前后分开稍屈膝以扩大支持面增加身体稳定性,既省力又能适应不同方向操作。同时手和臂的动作要协调配合,尽量用连续动作,以节省体力消耗,并缩短铺床时间。

(4)铺床后应整理床单及周围环境,以保持病室整齐。

二、暂空床

(一)目的

铺暂空床供新入院的患者或暂离床活动的患者使用,保持病室整洁美观。

(二)用物准备

同备用床,必要时备橡胶中单、中单。

(三)操作方法

(1)将备用床的盖被四折叠于床尾。若被单式,在床头将罩单向下包过棉胎上端,再翻上衬单做 25 cm 的反折,包在棉胎及罩单外面。然后将罩单、棉胎、衬单一并四折,叠于床尾。

(2)根据病情需要铺橡胶中单、中单。中单上缘距床头 50 cm,中线与床中线对齐,床沿的下垂部分一并塞床垫下。至对侧同上法铺好。

三、麻醉床

(一)目的

(1)铺麻醉床便于接受和护理手术后患者。

(2)使患者安全、舒适和预防并发症。

(3)防止被褥被污染,并便于更换。

(二)用物准备

1.被服类

同备用床,另加橡胶中单、中单两条。弯盘、纱布数块、血压计、听诊器、护理记录单、笔。根据手术情况备麻醉护理盘或急救车上备麻醉护理用物。

2.麻醉护理盘用物

治疗巾内置张口器、压舌板、舌钳、牙垫、通气导管、治疗碗、镊子、输氧导管、吸痰导管、纱布数块。治疗巾外放电筒、胶布等。必要时备输液架、吸痰器、氧气筒、胃肠减压器等。天冷时无空调设备应备热水袋及布套各 2 只、毯子。

(三)操作方法

(1)拆去原有枕套、被套、大单等。

(2)按使用顺序备齐用物至床边,放于床尾。

(3)移开床旁桌椅等同备用床。

(4)同暂空床铺好一侧大单、中段橡胶中单、中单及上段橡胶中单、中单,上段中单与床头齐。转至对侧,按上法铺大单、橡胶中单、中单。

(5)铺盖被。①被套式:盖被头端两侧同备用床,尾端系带后向内或向上折叠与床尾齐,将向门口一侧的盖被三折叠于对侧床边。②被单式:头端铺法同暂空床,下端向上反折和床尾齐,两侧边缘向上反折同床沿齐,然后将盖被折叠于一侧床边。

(6)套枕套后将枕头横立于床头,以防患者躁动时头部碰撞床栏而受伤(图3-3)。

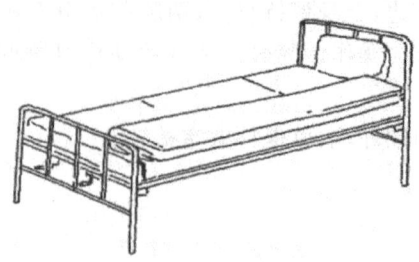

图3-3　麻醉床

(7)移回床旁桌,椅子放于接受患者对侧床尾。

(8)麻醉护理盘置于床旁桌上,其他用物放于妥善处。

(四)注意事项

(1)铺麻醉床时,必须更换各类清洁被服。

(2)床头一块橡胶中单、中单可根据病情和手术部位需要铺于床头或床尾。若下肢手术者将床单铺于床尾,头胸部手术者铺于床头。全麻手术者为防止呕吐物污染床单则铺于床头。一般手术者,只铺床中部中单即可。

(3)患者的盖被根据医院条件增减。冬季必要时可置热水袋两只加布套,分别放于床中部及床尾的盖被内。

(4)输液架、胃肠减压器等物放于妥善处。

四、卧有患者床

(一)扫床法

1.目的

(1)使病床平整无皱褶,患者睡卧舒适,保持病室整洁美观。

(2)随扫床操作协助患者变换卧位,又可预防压疮及坠积性肺炎。

2.用物准备

护理车上置浸有消毒液的半湿扫床巾的盆,扫床巾每床一块。

3.操作方法

(1)备齐用物,推护理车至患者床旁,向患者解释,以取得合作。

(2)移开床旁桌椅,半卧位患者,若病情许可,暂将床头、床尾支架放平,以便操作。若床垫下滑,须上移与床头齐。

(3)松开床尾盖被,助患者翻身侧卧背向护士,枕头随患者翻身移向对侧。松开近侧各层被单,取扫床巾分别扫净中单、橡胶中单后搭在患者身上。然后自床头至床尾扫净大单上碎屑,注意枕下及患者身下部分各层应彻底扫净,最后将各单逐层拉平铺好。

(4)助患者翻身侧卧于扫净一侧,枕头也随之移向近侧。转至对侧,以上法逐层扫净拉平铺好。

(5)助患者平卧,整理盖被,将棉胎与被套拉平,掖成被筒,为患者盖好。

(6)取出枕头,揉松,放于患者头下,支起床上支架。

(7)移回床旁桌椅,整理床单位,保持病室整洁美观,向患者致谢意。

(8)清理用物,归回原处。

(二)更换床单法

1.目的

(1)使病床平整无皱褶,患者睡卧舒适,保持病室整洁美观。

(2)随扫床操作协助患者变换卧位,又可预防压疮及坠积性肺炎。

2.用物准备

清洁的大单、中单、被套、枕套,需要时备患者衣裤。护理车上置浸有消毒液的半湿扫床巾的盆,扫床巾每床一块。

3.操作方法

(1)适用于卧床不起,病情允许翻身者(图3-4)。①备齐用物推护理车至患者床旁,向患者解释,以取得合作。移开床旁桌椅,半卧位患者,若病情许可,暂将床头、床尾支架放平,以便操作。若床垫已下滑,须上移与床头齐。清洁的被服按更换顺序放于床尾椅上。②松开床尾盖被,助患者侧卧,背向护士,枕头随之移向对侧。③松开近侧各单,将中单卷入患者身下,用扫床巾扫净橡胶中单上的碎屑,搭在患者身上再将大单卷入患者身下,扫净床上碎屑。④取清洁大单,使中线与床中线对齐。将对侧半幅卷紧塞于患者身近侧,半幅自床头、床尾、中部先后展平拉紧铺好,放下橡胶中单,铺上中单(另一半卷紧塞于患者身下),两层一并塞入床垫下铺平。移枕头并助患者翻身面向护士。转至对侧,松开各单,将中单卷至床尾大单上,扫净橡胶中单上的碎屑后搭于患者身上,然后将污大单从床头卷至床尾与污中单一并丢入护理车污衣袋或护理车下层。⑤扫净床上碎屑,依次将清洁大单、橡胶中单、中单逐层拉平,同上法铺好。助患者平卧。⑥解开污被套尾端带子,取出棉胎盖在污被套上,并展平。将清洁被套铺于棉胎上(反面在外),两手伸入清洁被套内,抓住棉胎上端两角,翻转清洁被套,整理床头棉被,一手抓棉被下端,一手将清洁被套往下拉平,同时顺手将污棉套撤出放入护理车污衣袋或护理车下层。棉被上端可压在枕下或请患者抓住,然后至床尾逐层拉平后系好带子,掖成被筒为患者盖好。⑦一手托起头颈部,一手迅速取出枕头,更换枕套,助患者枕好枕头。⑧清理用物,归回原处。

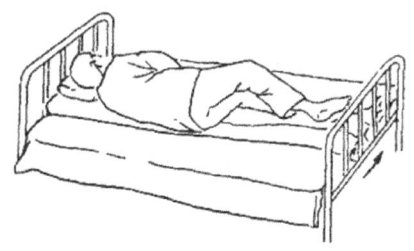

图3-4 卧有允许翻身患者床换单法

(2)适用于病情不允许翻身的侧卧患者(图3-5)。①备齐用物推护理车至患者床旁,向患者解释,以取得合作。移开床旁桌椅,半卧位患者,若病情许可,暂将床头、床尾支架放平,以便操作。若床垫已下滑,需上移与床头齐。清洁的被服按更换顺序放于床尾椅上。②2人操作。一人一手托起患者头颈部,另一人一手迅速取出枕头,放于床尾椅上。松开床尾盖被,大单、中单及橡胶中单。从床头将大单横卷成筒式至肩部。③将清洁大单横卷成筒式铺于床头,大单中线与床中线对齐,铺好床头大单。一人抬起患者上半身(骨科患者可利用牵引架上拉手,自己抬起身躯),将污大单、橡胶中单、中单一起从床头卷至患者臀下,同时另一人将清洁大单也随着污单拉至臀部。④放下上半身,一人托起臀部,一人迅速撤出污单,同时将清洁大单拉至床尾,橡胶中单放在床尾椅背上,污单丢入护理车污衣袋或护理车下层,展平大单铺好。⑤一人套枕套为患者枕好。一人备橡胶中单、中单,并先铺好一侧,余半幅塞患者身下至对侧,另一人展平铺好。⑥更换被套、枕套同方法一,两人合作更换。

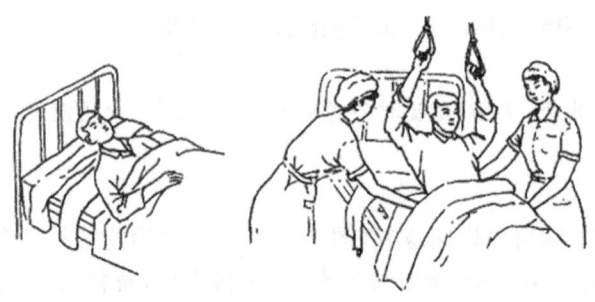

图 3-5　卧有不允许翻身患者床换单法

(3)盖被为被单式更换衬单和罩单的方法:①将床头污衬单反折部分翻至被下,取下污罩单丢入污衣袋或护理车下层。②铺大单(衬单)于棉胎上,反面向上,上端反折 10 cm,与床头齐。③将棉胎在衬单下由床尾退出,铺于衬单上,上端距床头 15 cm。④铺罩单,正面向上,对准中线,上端和床头齐。⑤在床头将罩单向下包过棉胎上端,再翻上衬单做 25 cm 的反折,包在棉胎和罩单的外面。⑥盖被上缘压于枕下或请患者抓住,在床尾撤出衬单,并逐层拉平铺好床尾,注意松紧,以防压迫足趾。

4.注意事项

(1)更换床单或扫床前,应先评估者及病室环境是否适宜操作。需要时应关闭门窗。

(2)更换床单时注意保暖,动作敏捷,勿过多翻动和暴露患者,以免患者过劳和受凉。

(3)操作时要随时注意观察病情。

(4)患者若有输液管或引流管,更换床单时可从无管一侧开始,操作较为方便。

(5)撤下的污单切勿丢在地上或他人床上。

(刘秀娟)

第二节　休息与睡眠护理

休息与睡眠是人类最基本的生理需要。良好的休息和睡眠如同充分的营养和适度的运动一样,对保持和促进健康起着重要作用。作为护士,必须了解睡眠的分期、影响睡眠的因素及患者的睡眠习惯,切实解决患者的睡眠问题,帮助患者达到可能的最佳睡眠状态。

一、休息

休息是指在一段时间内,通过相对地减少机体活动,使身心放松,处于一种没有紧张和焦虑

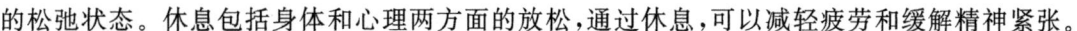

的松弛状态。休息包括身体和心理两方面的放松,通过休息,可以减轻疲劳和缓解精神紧张。

(一)休息的意义和方式

1.休息的意义

对健康人来说,充足的休息是维持机体身心健康的必要条件;对患者来说,充足的休息是促进疾病康复的重要措施。休息对维护健康具有重要的意义,具体表现如下:①休息可以减轻或消除疲劳,缓解精神紧张和压力。②休息可以维持机体生理调节的规律性。③休息可以促进机体正常的生长发育。④休息可以减少能量的消耗。⑤休息可以促进蛋白质的合成及组织修复。

2.休息的方式

休息的方式是因人而异的,取决于个体的年龄、健康状况、工作性质和生活方式等因素。对不同的人而言,休息有着不同的含义。例如,对从事脑力劳动的人而言,他的休息方式可以是散步、打球、游泳等;而对于从事这些活动的运动员来讲,他的休息反而是读书、看报、听音乐。无论采取何种方式,只要达到缓解疲劳、减轻压力、促进身心舒适和精力恢复的目的,就是有效的休息。在休息的各种形式中,睡眠是最常见也是最重要的一种。

(二)休息的条件

要想得到充足的休息,应满足以下 3 个条件,即充足的睡眠、生理上的舒适和心理上的放松。

1.充足的睡眠

休息的最基本的先决条件是充足的睡眠。充足的睡眠可以促进个体精力和体力的恢复。虽然每个人所需要的睡眠时间有较大的区别,但都有最低限度的睡眠时数,满足了一定的睡眠时数,才能得到充足的休息。护理人员要尽量使患者有足够的睡眠时间和建立良好的睡眠习惯。

2.生理上的舒适

生理上的舒适也就是身体放松,是保证有效休息的前提。因此,在休息之前必须将患者身体上的不适降至最低程度。护理人员应为患者提供各种舒适服务,包括祛除或控制疼痛、提供舒适的体位或姿势、协助患者搞好个人卫生、保持适宜的温湿度、调节睡眠时所需要的光线等。

3.心理上的放松

要得到良好的休息,必须有效地控制和减少紧张和焦虑,心理上才能得到放松。由于生病、住院时个体无法满足社会上、职业上或个人角色在义务上的需要,加之住院时对医院环境及医务人员感到陌生,对自身疾病的担忧等,患者常常会出现紧张和焦虑。因此,护理人员应耐心与患者沟通,恰当地运用知识和技能,提供及时、准确的服务,尽量满足患者的各种需要,才能帮助患者减少紧张和焦虑。

二、睡眠

睡眠是各种休息中最自然、最重要的方式。人的一生中有 1/3 的时间要用在睡眠上。任何人都需要睡眠,通过睡眠可以使人的精力和体力得到恢复,可以保持良好的觉醒状态,这样人才能精力充沛地从事劳动或其他活动。睡眠对于维持人的健康,尤其是促进疾病的康复,具有重要的意义。

(一)睡眠的定义

现代医学界普遍认为睡眠是一种主动过程,是一种知觉的特殊状态。睡眠时,人脑并没有停止工作,只是换了模式,虽然对周围环境的反应能力降低,但并未完全消失。通过睡眠,人的精力和体力得到恢复,睡眠后可保持良好的觉醒状态。

由此,可将睡眠定义为周期性发生的持续一定时间的知觉的特殊状态,具有不同的时相,睡眠时可相对地不做出反应。

（二）睡眠原理

睡眠是与较长时间的觉醒交替循环的生理过程。目前认为,睡眠由睡眠中枢控制。睡眠中枢位于脑干尾端,它向上传导冲动,作用于大脑皮质（也称上行抑制系统）,与控制觉醒状态的脑干网状结构上行激动系统的作用相拮抗,引起睡眠和脑电波同步化,从而调节睡眠与觉醒的相互转化。

（三）睡眠分期

通过脑电图（EEG）测量大脑皮质的电活动,眼电图（EOG）测量眼睛的运动,肌电图（EMG）测量肌肉的状况,发现睡眠的不同阶段,脑、眼睛、肌肉的活动处于不同的水平。正常的睡眠周期可分为两个相互交替的不同时相状态,即慢波睡眠和快波睡眠。成人进入睡眠后,首先是慢波睡眠,持续 80～120 分钟后转入快波睡眠,维持 20～30 分钟后,又转入慢波睡眠。整个睡眠过程中有 4 或 5 次交替,越近睡眠的后期,快波睡眠持续时间越长。两种睡眠时相状态均可直接转为觉醒状态,但在觉醒状态下,一般只能进入慢波睡眠,而不能进入快波睡眠。

1. 慢波睡眠

脑电波呈现同步化慢波时相,伴有慢眼球运动,肌肉松弛但仍有一定张力,亦称正相睡眠或非快速眼球运动睡眠（NREM）。在这段睡眠期间,大脑的活动下降到最低,使得人体能够得到完全的舒缓。此阶段又可分为 4 期。

（1）第 I 期:为入睡期,是所有睡眠时相中睡得最浅的一期,常被认为是清醒与睡眠的过渡阶段,仅维持几分钟,很容易被唤醒。此期眼球有着缓慢的运动,生理活动开始减少,同时生命体征和新陈代谢逐渐减缓,在此阶段的人们仍然认为自己是清醒的。

（2）第 II 期:为浅睡期。此期的人们已经进入无意识阶段,不过仍可听到声音,仍然容易被唤醒。此期持续 10～20 分钟,眼球不再运动,机体功能继续变慢,肌肉逐渐放松,脑电图偶尔会产生较快的宽大的梭状波。

（3）第 III 期:为中度睡眠期,持续 15～30 分钟。此期肌肉完全放松,心搏缓慢,血压下降,但仍保持正常,难以唤醒并且身体很少移动,脑电图显示梭状波与 δ 波（大而低频的慢波）交替出现。

（4）第 IV 期:为深度睡眠期,持续 15～30 分钟。此期全身松弛,无任何活动,极难唤醒,生命体征比觉醒时明显下降,体内生长激素大量分泌,人体组织愈合加快,遗尿和梦游可能发生,脑电波为慢而高的 δ 波。

2. 快波睡眠

快波睡眠亦称异相睡眠或快速眼球运动睡眠（REM）。此期的睡眠特点是眼球转动很快,脑电波活跃,与觉醒时很难区分。其表现与慢波睡眠相比,各种感觉功能进一步减退,唤醒阈值提高,极难唤醒,同时骨骼肌张力消失,肌肉几乎完全松弛。此外,这一阶段还会有间断的阵发性表现,如眼球快速运动、部分躯体抽动,同时有心排血量增加、血压上升、心率加快、呼吸加快而不规则等交感神经兴奋的表现。多数在醒来后能够回忆的生动、逼真的梦境都是在此期发生的。

睡眠中的一些时相对人体具有特殊的意义,如在 NREM 第 IV 期的睡眠中,机体会释放大量的生长激素来修复和更新上皮细胞和某些特殊细胞,如脑细胞,故慢波睡眠有利于促进生长和体力的恢复。而 REM 睡眠则对于学习记忆和精力恢复似乎很重要。因为在快波睡眠中,脑耗氧量增加,脑血流量增多,且脑内蛋白质合成加快,有利于建立新的突触联系,可加快幼儿神经系统成熟。同时快波睡眠对保持精神和情绪上的平衡最为重要。因为这一时期的梦境都是生动的、充满感情色彩的,此梦境可减轻、缓解精神压力,使人将忧虑的事情从记忆中消除。非快速眼球运动睡眠与快速眼球运动睡眠的比较见表3-1。

表 3-1　非快速眼球运动睡眠与快速眼球运动睡眠的比较

项目	非快速眼球运动睡眠	快速眼球运动睡眠
脑电图	第Ⅰ期:低电压 α 节律 8～12 次/秒 第Ⅱ期:宽大的梭状波 14～16 次/秒 第Ⅲ期:梭状波与 δ 波交替 第Ⅳ期:慢而高的 δ 波 1～2 次/秒	去同步化快波
眼球运动	慢的眼球转动或没有	阵发性的眼球快速运动
生理变化	呼吸、心率减慢且规则 血压、体温下降 肌肉渐松弛 感觉功能减退	感觉功能进一步减退 肌张力进一步减弱 有间断的阵发性表现:心排血量增加,血压升高,呼吸加快且不规则,心率加快
合成代谢	人体组织愈合加快	脑内蛋白质合成加快
生长激素	分泌增加	分泌减少
其他	第Ⅳ期发生夜尿和梦游	做梦且多为充满感情色彩、稀奇古怪的梦
作用	有利于个体体力的恢复	有利于个体精力的恢复

(四)睡眠周期

对大多数成人而言,睡眠是每24小时循环一次的周期性程序。一旦入睡,成人平均每晚经历4～6个完整的睡眠周期,每个睡眠周期由不同的睡眠时相构成,分别是 NREM 睡眠的 4 个时相和 REM 睡眠,持续 60～120 分钟,平均为 90 分钟。睡眠周期各时相按一定的顺序重复出现。这一模式总是从 NREM 第Ⅰ期开始,依次经过第Ⅱ期、第Ⅲ期、第Ⅳ期之后,返回 NREM 的第Ⅲ期然后到第Ⅱ期,再进入 REM 期,当 REM 期完成后,再回到 NREM 的第Ⅱ期(图 3-6),如此周而复始。在睡眠时相周期的任一阶段醒而复睡时,都需要从头开始依次经过各期。

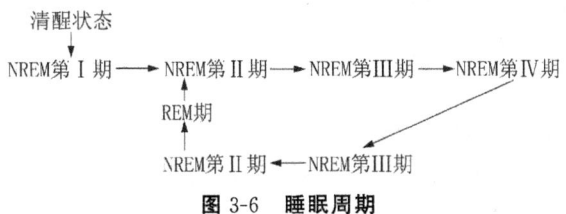

图 3-6　睡眠周期

在睡眠周期中,每一时相所占的时间比例随睡眠的进行而有所改变。一般刚入睡时,个体进入睡眠周期约 90 分钟后才进入 REM 睡眠,随睡眠周期的进展,NREM 第Ⅲ、Ⅳ时相缩短,REM 阶段时间延长。在最后一个睡眠周期中,REM 睡眠可达到 60 分钟。因此,大部分 NREM 睡眠发生在上半夜,REM 睡眠则多在下半夜。

(五)影响睡眠的因素

1.生理因素

(1)年龄:通常人睡眠的需要量与其年龄成反比,但有个体差异。新生儿期每天睡眠时间最长,可达 16～20 小时,成人 7～8 小时。

(2)疲劳:适度的疲劳,有助于入睡,但过度的精力耗竭反而会使入睡发生困难。

(3)昼夜节律:"睡眠-觉醒"周期具有生物钟式的节律性,如果长时间频繁地夜间工作或航空时差,就会造成该节律失调,从而影响入睡及睡眠质量。

(4)内分泌变化:妇女月经前期和月经期常出现嗜睡现象,绝经期妇女常失眠,与内分泌变化有关。

(5)寝前习惯:睡前的一些行为习惯,如看报纸杂志、听音乐、喝牛奶、洗热水澡或泡脚等,当这些习惯突然改变或被阻碍进行时,可能使睡眠发生障碍。

(6)食物因素:含有较多 L-色氨酸的食物,如肉类、乳制品和豆类都能促进入睡,缩短入睡时间,是天然的催眠剂;少量饮酒能促进放松和睡眠,但大量饮酒会干扰睡眠,使睡眠变浅;含有咖啡因的浓茶、咖啡及可乐饮用后使人兴奋,即使入睡也容易中途醒来,且总睡眠时间缩短。

2.病理因素

(1)疾病影响:几乎所有疾病都会影响睡眠。例如,各种原因引起的疼痛未能及时缓解时严重影响睡眠,精神分裂症、强迫性神经症等患者常处于过度觉醒状态。生病的人需要更多时间的睡眠来促进机体康复,却往往因为多种症状困扰或特殊的治疗限制而无法获得正常的睡眠。

(2)身体不适:身体的舒适是获得休息与安睡的先决条件,饥饿、腹胀、呼吸困难、憋闷、身体不洁、皮肤瘙痒、体位不适等都是常见的影响睡眠的原因。

3.环境因素

睡眠环境影响睡眠状况,适宜的温湿度、安静、整洁、舒适、空气清新的环境常可增进睡眠,反之则会对睡眠产生干扰。

4.心理因素

焦虑不安、强烈的情绪反应(如恐惧、悲哀、激动、喜悦)、家庭或人际关系紧张等常常影响患者的睡眠。

5.其他

食物摄入多少、体育锻炼情况、某些药物等也会影响睡眠形态。

(六)促进睡眠的护理措施

1.增进舒适

人们在感觉舒适和放松时才能入睡。为了使患者放松,对于一些遭受病痛折磨的患者采用有效镇痛的方法;做好就寝前的晚间护理,如协助患者洗漱、排便;帮助患者处于正确的睡眠姿势,妥善安置身体各部位的导管、引流管以及牵引、固定等特殊治疗措施。

2.环境控制

人们睡眠时需要的环境条件包括适宜的室温和通风、最低限度的声音、舒适的床和适当的照明。一般冬季室温 18～22 ℃,夏季 25 ℃左右,湿度以 50%～60% 为宜;根据患者需要,睡前开窗通风,清除病房内异味,使空气清新;保持病区尽可能地安静,尽量减少晚间交谈;提供清洁、干燥的卧具和舒适的枕头、被服;夜间调节住院单元的灯光。

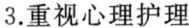

3.重视心理护理

多与患者沟通交流,找出影响患者休息与睡眠的心理社会因素,通过鼓励倾诉、正确指导,消除患者紧张和焦虑情绪,恢复平静、稳定的状态,提高休息和睡眠质量。

4.建立休息和睡眠周期

针对患者的不同情况,帮助患者建立适宜的休息和睡眠周期。患者入院后,原有的休息和睡眠规律被打乱,护士应在患者醒时进行评估、治疗和常规护理工作,避免因一些非必要任务而唤醒患者,同时鼓励患者合理安排日间活动,适当锻炼。

5.尊重患者的睡眠习惯

病情允许的情况下,护理人员应尽可能根据患者就寝前的一些个人习惯,选择如提供温热饮料,允许短时间的阅读、听音乐,协助沐浴或泡脚等方式促进睡眠。

6.健康教育

使患者了解睡眠对健康与康复的重要作用,心、身放松的重要意义和一些促进睡眠的常用技巧。与患者一起讨论有关休息和睡眠的知识,分析困扰患者睡眠的因素,针对具体情况给予相应指导,帮助患者建立有规律的生活方式,养成良好的睡眠习惯。

(樊志香)

第三节 口腔护理

一、卧床患者

(一)目的

保持患者口腔清洁,预防口腔感染,观察口腔黏膜和舌苔有无异常,便于了解病情变化。

(二)操作前准备

1.告知患者或家属

告知患者或家属操作目的、方法、注意事项、指导配合。

2.评估患者

(1)病情、意识状态、自理能力、治疗情况、合作程度。

(2)口唇、口腔黏膜、牙龈、舌苔状况;有无活动性义齿。

3.操作护士

操作护士应着装整洁、修剪指甲、洗手、戴口罩。

4.物品准备

准备治疗车、治疗盘、口腔护理包、口腔护理液、温开水、一次性多用巾(或毛巾)、手电筒、隔离衣、快速手消毒剂、消毒桶、污物桶;遵医嘱准备口腔用药。

5.环境

保持环境整洁、安静。

(三)操作过程

(1)穿隔离衣,携带用物至患者床旁,核对腕带及床头卡。

(2)协助患者取适宜体位、头偏向操作者。

(3)患者颌下垫多用巾,放置弯盘。

(4)用温水棉球湿润口唇。

(5)用药液棉球擦拭牙齿表面、颊部、舌面、舌下及硬腭部。

(6)清点棉球,温开水漱口。

(7)擦净面部,观察口腔情况,必要时遵医嘱用药。

(8)撤去多用巾。

(9)整理床单位,协助患者恢复舒适体位。

(10)整理用物,按医疗垃圾分类处理用物。

(11)脱隔离衣。

(12)擦拭治疗车。

(13)洗手、记录、确认医嘱。

(四)注意事项

(1)擦拭过程中,动作应轻柔,特别是对有凝血功能障碍的患者,应防止碰伤黏膜及牙龈。

(2)协助有活动性义齿的患者清洗义齿。

(五)评价标准

(1)患者或家属知晓护士告知的事项,对服务满意。

(2)患者感觉舒适,口腔清洁,黏膜、牙齿无损伤。

(3)遵循查对制度,符合标准预防原则。

(4)操作过程规范、安全,动作轻柔。

二、昏迷患者

(一)目的

为昏迷患者行口腔护理,使患者感觉舒适,预防感染。

(二)操作前准备

1.告知家属

告知家属操作目的、方法。

2.评估患者

(1)病情、意识状态、自理能力、治疗情况、合作程度。

(2)口唇、口腔黏膜、牙龈、舌苔状况;有无活动性义齿。

3.操作护士

操作护士应着装整洁、修剪指甲、洗手、戴口罩。

4.物品准备

准备治疗车、口腔护理包、口腔护理液、手电筒,遵医嘱选择口腔药物、开口器、温开水、快速手消毒剂、隔离衣、消毒桶、污物桶。

(三)操作步骤

(1)穿隔离衣,携带用物至患者床旁,核对腕带、床头卡。

(2)协助患者取安全、适宜体位。

(3)颌下垫治疗巾,放置弯盘。

(4)用温水棉球湿润嘴唇,牙关紧闭者使用开口器。

(5)用药液棉球擦洗方法同口腔护理。

(6)用温水棉球再次擦洗。

(7)清点棉球,观察口腔情况。

(8)协助患者取舒适卧位。

(9)整理用物及床单位,按医疗垃圾分类处理用物。

(10)脱隔离衣,擦拭治疗车。

(11)洗手、记录、确认医嘱。

(四)注意事项

(1)操作时避免弯钳触及牙龈或口腔黏膜。

(2)棉球不宜过湿,操作中注意夹紧棉球,防止棉球遗留在口腔内,禁止漱口。

(3)协助有活动性义齿的患者清洗义齿。

(4)使用开口器时从第二臼齿处放入。

(五)评价标准

(1)家属知晓护士告知的事项,对服务满意。

(2)遵循查对制度,消毒隔离、标准预防原则。

(3)护士操作过程规范、熟练,动作轻柔。

三、气管插管患者

(一)目的

为气管插管患者行口腔护理,使患者舒适、预防感染。

(二)操作前准备

1.告知患者或家属

告知患者或家属操作目的、方法。

2.评估患者

(1)病情、生命体征、意识状态与合作程度。

(2)口腔黏膜有无出血点、溃疡、异味,以及口腔卫生状况。

(3)气管导管外露部分距门齿的长度。

3.操作护士

操作护士应着装整洁、修剪指甲、洗手、戴口罩。

4.物品准备

准备治疗车、口腔护理包、一次性密闭式吸痰管、快速手消毒剂、隔离衣、消毒桶、污物桶等。

5.环境

保持环境整洁、安静。

(三)操作步骤

(1)穿隔离衣,携带用物至患者床旁,核对腕带、床头卡。

(2)根据患者的病情,协助患者摆好体位。

(3)检查气囊压力,进行气管插管吸痰,并吸净口腔内的分泌物。

(4)测量气管导管外露部分距门齿的长度。

(5)两人配合,一人固定导管,另一人进行口腔护理(同昏迷患者口腔护理操作)。

(6)操作完毕后,将牙垫置于导管的一侧并固定,定期更换牙垫位置。

(7)再次测量气管导管外露长度和气囊压力。

(8)观察胸廓起伏情况,听诊双肺呼吸音。

(9)整理用物及床单位,按医疗垃圾分类处理用物。

(10)脱隔离衣,擦拭治疗车。

(11)洗手、记录、确认医嘱。

(四)注意事项

(1)操作前测量气囊压力。

(2)操作前后认真清点棉球数量,禁止漱口,可采取口鼻腔冲洗。

(3)检查气管导管深度和外露长度,避免移位和脱出。

(4)适当约束躁动者或对其应用镇静药。

(五)评价标准

(1)患者或家属能够知晓护士告知的事项,对服务满意。

(2)遵循查对制度,符合无菌技术、标准预防原则。

(3)操作过程规范、安全,动作娴熟。

(刘元元)

第四节　氧　疗　技　术

一、鼻导管/面罩吸氧

(一)目的

鼻导管/面罩吸氧可以纠正各种原因造成的缺氧状态,提高患者血氧含量及动脉血氧饱和度。

(二)操作前准备

1.告知患者

告知患者操作目的、方法、注意事项、配合方法。

2.评估患者

(1)病情、意识、呼吸状态、缺氧程度、心理反应、合作程度。

(2)鼻腔状况:有无鼻息肉、鼻中隔偏曲或分泌物阻塞等。

3.操作护士

操作护士应着装整洁、修剪指甲、洗手、戴口罩。

4.物品准备

准备治疗车、一次性吸氧管或吸氧面罩、湿化瓶、蒸馏水、氧流量表、水杯、棉签、吸氧卡、笔、快速手消毒剂、污物桶、消毒桶。

5.环境

保持环境安全、安静、整洁。

(三)操作过程

(1)携带用物至患者床旁,核对腕带及床头卡。

(2)协助患者取适宜体位。

(3)清洁双侧鼻腔。

(4)正确安装氧气装置,管路或面罩连接紧密,确定氧气流出通畅。

(5)根据病情调节氧流量。

(6)固定吸氧管或面罩。

(7)填写吸氧卡。

(8)用氧过程中密切观察患者呼吸、神志、氧饱和度及缺氧程度改善情况等。

(9)整理床单位,协助患者取舒适卧位。

(10)整理用物,按医疗垃圾分类处理用物。

(11)擦拭治疗车。

(12)洗手、记录、确认医嘱。

(四)注意事项

(1)保持呼吸道通畅,注意气道湿化。

(2)保持吸氧管路通畅,无打折,分泌物堵塞或扭曲。

(3)面罩吸氧时,检查面部、耳郭皮肤受压情况。

(4)吸氧时先调节好氧流量再与患者连接,停氧时先取下鼻导管或面罩,再关闭氧流量表。

(5)注意用氧安全,尤其是使用氧气筒给氧时注意防火、防油、防热、防震。

(6)长期吸氧患者,每天更换一次湿化瓶内蒸馏水,每周浸泡消毒一次湿化瓶,每次30分钟,然后洗净、待干、备用。

(7)新生儿吸氧应严格控制用氧浓度和用氧时间。

(五)评价标准

(1)患者能够知晓护士告知的事项,对服务满意。

(2)操作过程规范、安全,动作娴熟。

二、一次性使用吸氧管

(一)目的

一次性使用吸氧管可以纠正各种原因造成的缺氧状态,提高患者血氧含量及动脉血氧饱和度。

(二)操作前准备

1.告知患者或家属

告知患者或家属操作目的、方法、注意事项、配合方法。

2.评估患者

(1)病情、意识、缺氧程度、呼吸、自理能力、合作程度。

(2)鼻腔状况。

3.操作护士

操作护士应着装整洁、修剪指甲、洗手、戴口罩。

4.物品准备

准备治疗车、氧流量表、人工肺、水杯、棉签、快速手消毒剂、吸氧卡、笔,必要时备吸氧面罩。

5.环境

保持环境安静、整洁。

(三)操作过程

(1)携带用物至患者床旁,核对腕带及床头卡。

(2)协助患者取舒适卧位。

(3)正确安装氧气装置。

(4)清洁鼻腔。

(5)根据病情调节氧流量。

(6)吸氧并固定吸氧管或面罩。

(7)观察患者缺氧改善情况。

(8)整理床单位,协助患者取舒适、安全卧位。

(9)整理用物,按医疗垃圾分类处理用物。

(10)擦拭治疗车。

(11)洗手、签字、确认医嘱。

(四)注意事项

(1)保持呼吸道通畅,注意气道湿化。

(2)保持吸氧管路通畅,无打折、分泌物堵塞或扭曲。

(3)面罩吸氧时,检查面部、耳郭皮肤受压情况。

(4)吸氧时先调节好氧流量再与患者连接,停氧时先取下鼻导管或面罩,再关闭氧流量表。

(5)注意用氧安全,尤其是使用氧气筒给氧时注意防火、防油、防热、防震。

(6)新生儿吸氧应严格控制用氧浓度和用氧时间。

(五)评价标准

(1)患者或家属能够知晓护士告知的事项,并能配合,对服务满意。

(2)操作过程规范、安全,动作娴熟。

(李 俊)

第五节 雾 化 吸 入

一、操作目的

(1)用于止咳平喘,帮助患者解除支气管痉挛。

(2)改善肺通气功能。

(3)湿化气道。

(4)预防和控制呼吸道感染。

二、操作流程

（一）评估

（1）患者的心理状态，合作程度。

（2）对氧气雾化吸入法的认识。

（3）环境整齐、安静，用氧安全的认识。

（二）准备

（1）按需备齐用物，根据医嘱备药。

（2）环境：四防（火、油、热、震）。

（3）查对、解释。

（三）雾化实施

（1）取坐位、半坐卧位。

（2）将氧气雾化吸入器与氧气连接，调节氧气流量（8～10 L/min），检查出雾情况。

（3）协助患者将喷气管含入口中并嘱其紧闭双唇做深慢呼吸。

（四）处理

（1）吸毕，取下雾化器，关闭氧气开关，擦净面部，询问感觉，采取舒适卧位。

（2）观察记录：雾化吸入的情况。

（3）用物：妥善清理，归原位。

三、操作关键环节提示

（1）每次雾化吸入时间不应超过 20 分钟，如用液体过多应计入液体总入量内。若盲目用量过大有引起肺水肿或水中毒的可能。

（2）有增加呼吸道阻力的可能。当雾化吸入完几小时后，呼吸困难反而加重，除警惕肺水肿外，还可能是由于气道分泌物液化膨胀阻塞加重的原因。

（3）预防呼吸道再感染。由于雾滴可带细菌入肺泡，故有可能继发革兰阴性杆菌感染，不但要加强口、鼻、咽的卫生护理，还要注意雾化器、室内空气和各种医疗器械的消毒。

（4）长期雾化吸入治疗的患者，所用雾化量必须适中。如果湿化过度，可致痰液增多，对危重患者神志不清或咳嗽反射减弱时，常可因痰不能及时咳出而使病情恶化甚至死亡。如果湿化不够，则很难达到治疗目的。

（5）注意防止药物吸收后引起的不良反应。

（6）过多长期使用生理盐水雾化吸入，会因过多的钠吸收而诱发或加重心力衰竭。

（7）雾化器应垂直拿，用面罩罩住口鼻或用口含嘴，在吸入的同时应作深吸气，使药液充分到达支气管和肺内。

（8）氧流量调至 4～5 L/min，请不要擅自调节氧流量，禁止在有氧环境附近吸烟或燃明火。

（9）雾化前半小时尽量不进食，避免雾化吸入过程中气雾刺激，引起呕吐。

（10）每次雾化完后要及时洗脸或用湿毛巾抹干净口鼻部留下的雾珠，防止残留雾滴刺激口鼻皮肤，以免引起皮肤过敏或受损。

（11）每次雾化完后要协助患者饮水或漱口，防止口腔黏膜感染。

（樊志香）

第六节　机械吸痰法

一、目的

清除呼吸道分泌物,保持呼吸道通畅,预防并发症发生。适用于排痰无力、痰液黏稠、意识不清、危重、老年体弱及身体各脏器衰竭者。可通过患者口腔、鼻腔、气管插管或气管切开处进行负压吸引。

二、准备

(一)用物准备

治疗盘外:电动吸引器或中心吸引器包括马达、偏心轮、气体过滤器、压力表、安全瓶、贮液瓶、开口器、舌钳、压舌板、电源插座等。

治疗盘内:带盖缸2只(1只盛消毒一次性吸痰管若干根、1只盛有消毒液的盐水瓶)、消毒玻璃接管、治疗碗2个(1只内盛无菌生理盐水、1只内盛消毒液用于消毒玻璃接管)、弯盘、消毒纱布、无菌弯血管钳1把、消毒镊子1把、棉签1包、液状石蜡、冰硼散等,急救箱1个备用。

(二)患者、护理人员及环境准备

患者取舒适体位,稳定情绪,了解吸痰目的、方法、注意事项及配合要点。护理人员应衣帽整齐,修剪指甲,洗手,戴口罩。环境安静、整洁、光线、温湿度适宜。

三、操作步骤

(1)携用物至病床旁,接通电源,打开开关,调节负压,检查吸引器性能。

(2)检查患者口腔(昏迷患者可借助压舌板及开口器)、鼻腔,有无义齿,如有应先取下活动义齿,患者头部转向一侧,面向操作者。

(3)连接吸痰管,先吸少量生理盐水。用于检查吸痰管是否通畅,并润滑吸痰管前端。

(4)一手反折吸痰管末端,另一手持无菌弯血管钳或无菌镊子夹取吸痰管前端,插入口咽部10~15 cm(过深可触及支气管处,易堵塞呼吸道)后,放松吸痰管末端,先吸口咽部分泌物,再吸气管内分泌物。吸痰时采取上下左右旋转向上提吸痰管的方法,有利于呼吸道分泌物吸出,避免损伤呼吸道黏膜。每次吸引时间少于15秒,防止缺氧。

(5)吸痰管拔出后,用生理盐水抽吸。防止分泌物堵塞吸痰管。

(6)观察患者呼吸道是否畅通及面部、呼吸、心率、血压等情况及吸出液的色、质、量。

(7)协助患者擦净面部分泌物,整理床单位,取舒适体位。

(8)处理用物,吸痰管玻璃接头清洁后,放入盛有消毒液的治疗碗中浸泡,或清洁后,置低温消毒箱内消毒备用。

(9)洗手,观察并记录治疗效果与反应。

四、注意事项

(1)严格无菌操作,吸痰管应即吸即弃。

(2)吸痰动作应轻柔,以防呼吸道黏膜损伤。

(3)痰液黏稠者可配合叩击、雾化吸入,提高治疗效果。

(4)储液瓶内的液体不得超过 2/3。

(5)每次吸痰时间不超过 15 秒,以免缺氧。

(6)两次吸痰间隔不少于 30 分钟。

(7)气管隆嵴处不宜反复刺激,避免引起咳嗽反射。

(徐晓蕾)

第七节 导 尿 技 术

一、女患者导尿

(一)目的

为昏迷、尿潴留、尿失禁或会阴部有损伤者留置尿管,以保持局部干燥清洁,协助临床诊断、治疗、手术。

(二)操作前准备

(1)告知患者或家属操作目的、方法、注意事项、配合方法及可能出现的并发症。

(2)签知情同意书。

(3)评估患者:病情、意识状态、自理能力、合作程度、耐受力、膀胱充盈度、会阴部清洁程度及皮肤黏膜状况。

(4)操作护士:着装整洁、修剪指甲、洗手、戴口罩。

(5)物品准备:治疗车、一次性导尿包、一次性多用巾、快速手消毒剂、隔离衣、污物桶、消毒桶;必要时备会阴冲洗包、冲洗液、便盆。

(6)环境:整洁、安静、温度适宜、私密。

(三)操作过程

(1)穿隔离衣,携带用物至患者床边,核对患者腕带及床头卡。

(2)关闭门窗。

(3)协助患者摆好体位,脱去对侧裤腿,盖在近侧腿部,取仰卧屈膝位。

(4)两腿外展,暴露会阴部。

(5)多用巾铺于患者臀下,打开导尿包外包装,初步消毒物品置于两腿之间。

(6)一手戴手套,将碘伏棉球放入消毒弯盘内,另一手持镊子,依次消毒阴阜、双侧大阴唇、双侧小阴唇外侧、内侧和尿道口(每个棉球仅用 1 次),顺序为由外向内、自上而下。

(7)脱手套,处理用物,使用快速手消毒剂洗手。

(8)将导尿包置于患者双腿之间,打开形成无菌区。

(9)戴无菌手套,铺孔巾。

(10)检查气囊,将导尿管与引流袋连接备用,将碘伏棉球放于无菌盘内,用液状石蜡纱布润滑尿管前端至气囊后 4～6 cm。

(11)用纱布分开并固定小阴唇,再次按照无菌原则消毒尿道口,左、右小阴唇内侧,最后1个棉球在尿道口停留10秒。

(12)更换镊子,夹住导尿管插入尿道内4～6 cm,见尿后再插入5～7 cm,夹闭尿管开口。

(13)按照导尿管标明的气囊容积,向气囊内缓慢注入无菌生理盐水,轻拉尿管至有阻力后,连接引流袋。

(14)摘手套,妥善固定引流管及导尿袋,使其位置低于膀胱,尿管标识处注明置管日期。

(15)整理床单位,协助患者取舒适卧位。

(16)整理用物,按医疗垃圾分类处理用物。

(17)脱隔离衣,擦拭治疗车。

(18)洗手,记录置管日期,尿液的量、性质、颜色等,确认医嘱。

(四)注意事项

(1)严格执行查对制度和无菌操作技术原则。

(2)保护患者隐私。

(3)对膀胱高度膨胀且极度虚弱的患者,第一次放尿不得超过1 000 mL,以免膀胱骤然减压,引起血尿和血压下降,导致虚脱。

(4)为女患者插尿管时,如导尿管误入阴道,应另换无菌导尿管重新插管。

(5)插入尿管的动作要轻柔,以免损伤尿道黏膜。

(6)维持密闭的尿路排泄系统于患者的膀胱水平以下,避免挤压导尿袋。

(五)评价标准

(1)患者或家属知晓护士告知的事项,对操作满意。

(2)遵循查对制度,符合无菌技术、标准预防原则。

(3)操作规范、安全,动作娴熟。

(4)尿管与尿袋连接紧密,引流通畅,固定稳妥。

二、男患者导尿

(一)目的

男患者导尿的目的同女性患者。

(二)操作前准备

评估男性患者有无前列腺疾病等引起尿路梗阻的情况,余同女性患者。

(三)操作过程

(1)穿隔离衣,携带用物至患者床边,核对患者腕带及床头卡。

(2)关闭门窗。

(3)协助患者摆好体位,脱去对侧裤腿,盖在近侧腿部,取仰卧屈膝位。

(4)两腿外展,暴露会阴部。

(5)多用巾铺于患者臀下,打开导尿包外包装,初步消毒物品置于两腿之间。

(6)一手戴手套,将碘伏棉球放入消毒弯盘内,另一手持镊子,依次消毒阴阜、阴茎、阴囊。用纱布裹住患者阴茎,使阴茎与腹壁呈60°角,将包皮向后推,暴露尿道口,用碘伏棉球由内向外螺旋式消毒尿道口、龟头及冠状沟3次,每个棉球仅用1次。

(7)脱手套,处理用物,用快速手消毒剂洗手。

（8）将导尿包置于患者双腿之间，打开形成无菌区。

（9）戴无菌手套，铺孔巾。

（10）检查气囊，将导尿管与引流袋连接备用，将碘伏棉球放于无菌盘内，用液状石蜡纱布润滑尿管前端至气囊后20～22 cm。

（11）一手持纱布，包裹阴茎后稍提起，与腹壁成60°角，将包皮后推，暴露尿道口。以螺旋方式消毒尿道口、龟头、冠状沟3次，每个棉球仅用1次，最后一个棉球在尿道口停留10秒。

（12）提起阴茎，与腹壁成60°角，更换镊子，持导尿管对准尿道口，轻轻插入20～22 cm，见尿后再插入5～7 cm。

（13）按照导尿管标明的气囊容积，向气囊内缓慢注入无菌生理盐水，轻拉尿管有阻力后，撤孔巾。

（14）摘手套，妥善固定引流管及尿袋，尿袋的位置应低于膀胱，尿管应有标识并注明置管日期。

（15）整理床单位，协助患者取舒适卧位。

（16）整理用物，按医疗垃圾分类处理用物。

（17）脱隔离衣，擦拭治疗车。

（18）洗手，记录置管日期，尿液的量、性质、颜色等，确认医嘱。

（四）注意事项

（1）严格执行查对制度和无菌操作技术原则。

（2）保护患者隐私。

（3）对膀胱高度膨胀且极度虚弱的患者，第一次放尿不得超过1 000 mL，以免膀胱骤然减压引起血尿和血压下降，导致虚脱。

（4）插入尿管的动作要轻柔，以免损伤尿道黏膜。

（5）男性患者包皮和冠状沟易藏污垢，导尿前要彻底清洁，插入导尿管前建议使用润滑止痛胶，插管遇阻力时切忌强行插入，必要时请专科医师插管。

（五）评价标准

（1）患者或家属知晓护士告知的事项，对操作满意。

（2）遵循查对制度，符合无菌技术、标准预防原则。

（3）操作规范、安全，动作娴熟。

（4）尿管与尿袋连接紧密，引流通畅，固定稳妥。

（陈咏梅）

第八节　静　脉　输　液

一、准备

（一）仪表

着装整洁，佩戴胸牌，洗手，戴口罩。

(二)用物

注射盘内放干棉球缸、一次性输液器、网套、止血带、橡皮小枕及一次性垫巾、弯盘、0.75％碘酊、棉签、胶布、启盖器、药液瓶外贴输液标签(上写患者姓名、床号、输液药品、剂量、用法、日期、时间、输液架)。

二、操作步骤

(1)根据医嘱备齐用物,携至床旁查对床号、姓名、剂量、用法、时间、药液瓶和面貌,并摇动药瓶对光检查。

(2)做好解释工作,询问大小便,备胶布。

(3)开启铝盖中心部分(如备物时加完药可省去)套网套,消毒瓶塞中心及瓶颈,挂于输液架上,检查输液器并打开,插入瓶塞至针头根部。

(4)排气,排液3～5 mL至弯盘内。

(5)选择血管、置小枕及垫巾、扎止血带、消毒皮肤,待干。

(6)再次查对床号、姓名、剂量、用法、时间、药液瓶和面貌。

(7)再次检查空气是否排尽,夹紧,穿刺时左手绷紧皮肤并用拇指固定静脉,见回血,松止血带及螺旋夹。

(8)胶布固定,干棉球遮盖针眼,调节滴速,开始15分钟应慢,无异常调节至正常速度。

(9)交代注意事项,整理床及用物。

(10)爱护体贴患者,协助卧舒适体位。

(11)洗手、消毒用物。

三、临床应用

(一)静脉输液注意事项

(1)严格执行无菌操作和查对制度。

(2)根据病情需要,有计划地安排轮流顺序,如需加入药物,应合理安排,以尽快达到输液目的,注意配伍禁忌。

(3)需长期输液者,要注意保护和合理使用静脉,一般从远端小静脉开始。

(4)输液前应排尽输液管及针头内空气,药液滴尽前要按需及时更换溶液瓶或拔针,严防造成空气栓塞。

(5)输液过程中应加强巡视,耐心听取患者的主诉,严密观察注射部位皮肤有无肿胀,针头有无脱出,阻塞或移位,针头和输液器衔接是否紧密,输液管有无扭曲受压,输液滴速是否适宜及输液瓶内溶液量等,及时记录在输液卡或护理记录单上。

(6)需24小时连续输液者,应每天更换输液器。

(7)颈外静脉穿刺置管,如硅胶管内有回血,须及时用稀释肝素溶液冲注,以免硅胶管被血块堵塞;如遇输液不畅,须注意是否存在硅胶管弯曲或滑出血管外等情况。

(二)常见输液反应及防治

1.发热反应

(1)减慢滴注速度或停止输液,及时与医师联系。

(2)对症处理,寒战时适当增加盖被或用热水袋保暖,高热时给予物理降温。

(3)按医嘱给抗过敏药物或激素治疗。

(4)保留余液和输液器,必要时送检验室做细菌培养。

(5)严格检查药液质量、输液用具的包装及灭菌有效期等,防止致热物质进入体内。

2.循环负荷过重(肺水肿)

(1)立即停止输液,及时与医师联系,积极配合抢救,安慰患者,使患者有安全感和信任感。

(2)为患者安置端坐位,使其两腿下垂,以减少静脉回流,减轻心脏负担。

(3)加压给氧,可使肺泡内压力升高,减少肺泡内毛细血管渗出液的产生,同时给予20%～30%乙醇湿化吸氧。因乙醇能降低肺泡内泡沫的表面张力,使泡沫破裂消散,从而改善肺部气体交换,迅速缓解缺氧症状。

(4)按医嘱给用镇静剂、扩血管药物和强心剂如洋地黄等。

(5)必要时进行四肢轮流结扎,即用止血带或血压计袖带做适当加压,以阻断静脉血流,但动脉血流仍通畅。每隔5～10分钟轮流放松一侧肢体的止血带,可有效地减少静脉回心血量,待症状缓解后,逐步解除止血带。

(6)严格控制输液滴速和输液量,对心、肺疾病患者及老年人、儿童尤应慎重。

3.静脉炎

(1)严格执行无菌操作,对血管壁有刺激性的药物应充分稀释后应用,并防止药物溢出血管外。同时,要有计划地更换注射部位,以保护静脉。

(2)患肢抬高并制动,局部用95%乙醇或50%硫酸镁行热湿敷。

(3)理疗。

(4)如合并感染,根据医嘱给予抗生素治疗。

4.空气栓塞

(1)立即停止输液,及时通知医师,积极配合抢救,安慰患者,以减轻恐惧感。

(2)立即为患者置左侧卧位(可使肺的位置低于右心室,气泡侧向上漂移到右心室,避开肺动脉口)和头低足高位(在吸气时可增加胸内压力,以减少空气进入静脉。由于心脏搏动将空气混成泡沫,分次小量进入肺动脉内)。

(3)氧气吸入。

(4)输液前排尽输液管内空气,输液过程中密切观察,加压输液或输血时应专人守护,以防止空气栓塞发生。

(刘　珊)

第四章 医院感染预防与控制

第一节 多重耐药菌感染的预防与控制

一、基本概念

(一)细菌耐药

抗菌药物通过杀灭细菌发挥治疗感染的作用,细菌作为一类广泛存在的生物体,也可以通过多种形式获得对抗菌药物的抵抗作用,逃避被杀灭的危险,这种抵抗作用被称为"细菌耐药",获得耐药能力的细菌就被称为"耐药细菌"。

(二)细菌耐药机制

细菌改变结构,不和抗菌药物结合,避免抗菌药物作用;细菌产生各种酶,破坏抗菌药物;细菌产生防御体系,关闭抗菌药物进入细菌的通道或将已经进入菌体的抗菌药物排出菌体。

(三)天然耐药

天然耐药指细菌对某些抗菌药物天然不敏感,是由细菌的种属特性所决定的。抗菌药物对细菌能起作用的首要条件是细菌必须具有药物的靶位,而有些细菌对某种药物缺乏作用靶位,而产生固有耐药现象。如嗜麦芽窄食单胞菌对碳青霉烯类天然耐药,肠球菌对头孢类天然耐药。

(四)获得性耐药

获得性耐药指敏感的细菌中出现了对抗菌药物有耐药性的菌株,与药物使用的剂量、细菌耐药的自发突变率和可传递耐药性的情况有关。细菌通过自身基因突变产生耐药的概率较低,而获得性耐药才是细菌耐药迅速上升的主要原因。耐药基因可通过质粒、转座子和整合子等元件在同种和不同种细菌之间传播而迅速传递耐药性。

(五)质粒

质粒是细菌染色体外的遗传物质,存在于细胞质中,具有自主复制能力,是闭合环状的双链DNA分子。质粒携带的遗传信息能赋予宿主菌某些生物学性状,有利于细菌在特定的环境条件下生存。

(六)转座子

转座子是一种复合型转座因子,除含有与转座子有关的基因外,还可含有耐药基因和接合转

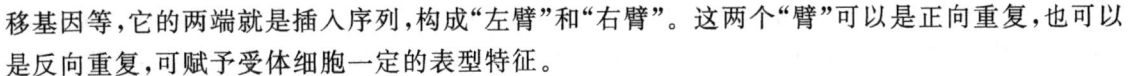

移基因等,它的两端就是插入序列,构成"左臂"和"右臂"。这两个"臂"可以是正向重复,也可以是反向重复,可赋予受体细胞一定的表型特征。

(七)插入序列

插入序列是在细菌中首先发现的一类最简单的转座因子,它除了与转座功能有关的基因外不带有任何其他基因。

(八)整合子

1989 年,Stokes 和 Hall 首次提出了一个与耐药基因水平传播有关的新的可移动基因元件:整合子。整合子是细菌基因组中的可移动遗传物质,携带位点特异性重组系统组分,可将许多耐药基因盒整合在一起,从而形成多重耐药。整合子是细菌,尤其是革兰阴性菌多重耐药迅速发展的主要原因。

(九)多重耐药

多重耐药指对通常敏感的 3 类或 3 类以上抗菌药物(每类中至少有 1 种)的获得性(而非天然的)耐药。

(十)泛耐药

泛耐药指对除了 1~2 类抗菌药物之外的所有其他抗菌药物种类(每类中至少有 1 种)不敏感,即只对 1~2 类抗菌药物敏感。

(十一)全耐药

全耐药指对目前所有抗菌药物分类中的药物均不敏感,如全耐药鲍曼不动杆菌给临床抗感染治疗带来了极大的困难与挑战。

(十二)β-内酰胺酶

β-内酰胺酶是通过水解 β-内酰胺环抑制 β-内酰胺类抗生素的抗菌活性,这是 β-内酰胺类耐药性产生的主要原因。β-内酰胺酶是能够水解 β-内酰胺类抗生素的一类酶的总称,其类型众多,底物不同,特性各异,包括青霉素酶、超广谱 β-内酰胺酶(ESBLs)、头孢菌素酶(cephalosporinase,AmpC 酶)和金属 β-内酰胺酶(MBLs)等。

(十三)青霉素酶

青霉素酶是一种 β-内酰胺酶,水解许多青霉素的 β-内酰胺键,产生一种丧失抗生素活性的物质——青霉酸。如葡萄球菌属可产青霉素酶。

(十四)头孢菌素酶

头孢菌素酶是由革兰阴性细菌(肠杆菌科细菌、铜绿假单胞菌等)的染色体或质粒介导产生的一类 β-内酰胺酶,属 Bush 分类第一群,Ambler 分类中 C 类,首选作用底物是头孢菌素,且不被克拉维酸所抑制。对多种第三代头孢菌素、单环类抗生素及头霉素耐药,一般对第 4 代头孢菌素和碳青霉烯类抗生素敏感。

(十五)金属 β-内酰胺酶

金属 β-内酰胺酶又称金属酶,是一组活性部位为金属离子且必须依赖金属离子的存在而发挥催化活性的酶类,属 Ambler 分子分类 B 组。它能水解除单环类以外的包括碳青霉烯类在内的一大类 β-内酰胺类抗生素,其活性可被离子螯合物 EDTA、菲咯啉及巯基化合物所抑制,但不被克拉维酸、舒巴坦等常见的 β-内酰胺酶抑制剂所抑制。

(十六)KPC 酶

KPC 酶指肺炎克雷伯菌产生的碳青霉烯酶,属于 Ambler 分类的 A 类、Bush 分类的 2f 亚群,是一种由质粒介导的丝氨酸 β-内酰胺酶。KPC 酶是目前引起肠杆菌科细菌对碳青霉烯类耐药的主要原因,其特点是水解除头孢霉素类以外的几乎所有 β-内酰胺类抗生素,包括青霉素类、头孢菌素类、单酰胺类和碳青霉烯类。

(十七)碳青霉烯酶

碳青霉烯酶指能够明显水解至少亚胺培南或美罗培南的一类 β-内酰胺酶,它包括 Ambler 分子结构分类的 A、B、D 三类酶。其中 B 类为金属 β-内酰胺酶,简称金属酶,属于 Bush 分类中的第三组,主要见于铜绿假单胞菌、不动杆菌和肠杆菌科细菌;A、D 类为丝氨酸酶,分别属于 Bush 分类中的第 2f 和 2d 亚组,A 类酶主要见于肠杆菌科细菌,D 类酶(OXA 型酶)主要见于不动杆菌。

(十八)Ⅰ型新德里金属 β-内酰胺酶

NDM-1 是 β-内酰胺酶的一种。β-内酰胺酶有数百种,各种酶的分子结构和对 β-内酰胺类抗菌药物的水解能力存在较大差异,一般根据分子结构分为 A、B、C、D 四大类。NDM-1 属于其中的 B 类,其活性部位结合有锌离子,因此又称为金属 β-内酰胺酶。产 NDM-1 的细菌表现为对青霉素类、头孢菌素类和碳青霉烯类等广泛耐药。产 NDM-1 的主要菌种为大肠埃希菌和肺炎克雷伯菌,也见于阴沟肠杆菌、变形杆菌、弗劳地枸橼酸菌、产酸克雷伯菌、摩根菌和普罗威登菌等。

(十九)氨基糖苷类钝化酶

氨基糖苷类钝化酶通过磷酸转移酶、乙酰转移酶、腺苷转移酸的作用,使氨基糖苷结构改变而失去抗菌活性。由于氨基糖苷类抗菌药物结构相似,故有明显的交叉耐药现象。

(二十)氯霉素乙酰转移酶

由氯霉素乙酰转移酶基因家族编码,产生乙酰转移酶,使氯霉素转化成无活性的代谢产物而失去抗菌活性。

(二十一)红霉素类钝化酶

红霉素类钝化酶主要包括红霉素酯酶和红霉素磷酸转移酶等,对红霉素具有高度耐受性的肠杆菌属、大肠埃希菌中存在红霉素钝化酶,可酯解红霉素和竹桃霉素的大环内酯结构。

(二十二)药物作用的靶位改变

为细菌在抗生素作用下产生诱导酶对菌体成分进行化学修饰,使其与抗生素结合的有效部位变异;或通过基因突变造成靶位变异,使抗生素失去作用位点。靶位改变包括亲和力降低和替代性途径的取代。

(二十三)主动外排系统

某些细菌能将进入菌体的药物泵出体外,导致细菌耐药。这种泵因需要能量,故称主动外排系统。这种主动外排系统对抗菌药物具有选择性的特点。细菌外排系统由蛋白质组成,主要为膜蛋白。

(二十四)生物膜耐药

生物膜(biofilm)是依附于某载体表面的由胞外多聚物和基质网包被的高度组织化、系统化的微生物膜性聚合物。生物膜内的细菌生长速度缓慢、代谢水平低,抗生素通过作用于代谢环节去影响细菌活性的概率也降低,从而引起细菌耐药。

(二十五)ESKAPE

ESKAPE 是 6 种耐药菌的简称。

E:E.faecium(VRE)——屎肠球菌(耐万古霉素肠球菌)。

S:S.aureus(MRSA)——金黄色葡萄球菌(耐甲氧西林金黄色葡萄球菌)。

K:ESBL-producing E.coli and Klebsiella species——产 ESBLs 的大肠埃希菌和克雷伯菌属。

A:A.baumannii——鲍曼不动杆菌。

P:P.aeruginosa——铜绿假单胞菌(可以对喹诺酮类、碳青酶烯类和氨基糖苷类耐药)。

E:Enterobacter Species——肠杆菌属细菌(包括产 ESBLs 和 KPC 肠杆菌科细菌以外的其他肠杆菌属细菌)。

美国 CDC 最新数据显示,2/3 的医院感染是由这 6 种 ESKAPE 细菌引起的。

二、防控原则

(1)行政管理:①应高度重视多重耐药菌的医院感染预防和控制管理,将预防和控制多重耐药菌的措施成为患者安全的优先考量之一。②应提供人、财、物的支持,预防和控制多重耐药菌的传播。③提供专家咨询,分析流行病学资料,辨认多重耐药微生物问题,或制定有效感染管理策略。④针对多重耐药菌医院感染的诊断、监测、预防和控制等各个环节,结合本机构实际工作,制定多重耐药菌医院感染管理的规章制度和防控措施。⑤加大对重症监护病房(ICU)、新生儿室、血液科、呼吸科、神经科、烧伤科等重点部门的患者,或接受过广谱抗菌药物治疗或抗菌药物治疗效果不佳的患者,留置各种管道以及合并慢性基础疾病的患者等重点人群的管理力度,落实各项防控措施。⑥通过多元化的培训、监测和实地演练的方式,加强医务人员对标准预防和接触隔离的依从性。⑦在注意患者隐私的情况下,标识特定多重耐药菌感染或定植患者,在转送患者前,先通知接收病区和医务人员采取防护措施。

(2)强化多重耐药菌感染危险因素、流行病学以及预防与控制措施等知识培训,确保医务人员掌握正确、有效的多重耐药菌感染预防和控制措施。

(3)医疗机构应提供有效、便捷的手卫生设施,如洗手设施和速干手消毒剂,提高医务人员手卫生依从性。严格执行手卫生规范,切实遵守手卫生的 5 个重要时机。

(4)严格实施隔离措施:①应对所有患者实施标准预防,对确诊或疑有多重耐药菌感染或定植患者,实施接触隔离。②对患者实施诊疗、护理操作时,应将确诊或疑有多重耐药菌感染或定植患者安排在最后进行。

(5)严格遵守无菌技术操作规程,特别是在实施各种侵入性操作时,有效预防感染。

(6)加强清洁和消毒工作:①应加强多重耐药菌感染或定植患者诊疗环境的清洁、消毒工作,特别要做好 ICU、新生儿室、血液科、呼吸科、神患者诊疗环境的清洁、消毒工作。②与患者直接接触的诊疗器械、器具及物品如听诊器、血压计、体温表、输液架等要专人专用,并及时消毒处理。③轮椅、担架、床旁心电图机等不能专人专用的诊疗器械、器具及物品要在每次使用后消毒处理。④对医务人员和患者频繁接触的物体表面,如心电监护仪、微量输液泵、呼吸机等诊疗器械的面板或旋钮表面、听诊器、计算机键盘和鼠标、电话机、患者床栏杆和床头桌、门把手、水龙头开关等,应经常清洁消毒。⑤出现多重耐药菌感染暴发或者疑似暴发时,应增加清洁、消毒频次。

(7)合理使用抗菌药物:①应认真落实抗菌药物临床合理使用的有关规定,严格执行抗菌药物临床使用的基本原则,切实落实抗菌药物的分级管理,正确、合理地实施个体化抗菌药物给药方案。②提高临床微生物送检率,根据临床微生物检测结果,合理选择抗菌药物。③应监测本机构致病菌耐药性,定期向临床医师提供最新的抗菌药物敏感性总结报告和趋势分析。至少每年向临床公布一次临床常见分离菌株的药敏情况,正确指导临床合理使用抗菌药物。④要严格执行围术期抗菌药物预防性使用的相关规定,避免由于抗菌药物滥用而导致多重耐药菌的产生。

(8)加强对多重耐药菌的监测:①应加强多重耐药菌监测工作,提高临床微生物实验室的检测能力,积极开展常见多重耐药菌的监测,如耐甲氧西林金黄色葡萄球菌(MRSA)、ESBLs介导的多重耐药肠杆菌科细菌、多重耐药(泛耐药)鲍曼不动杆菌(MDR/XDR-AB)和铜绿假单胞菌(MDR/XDR-PA)、产碳青霉烯酶 KPC 的肺炎克雷伯菌和其他肠杆菌科细菌、万古霉素耐药肠球菌(VRE)以及新出现的如万古霉素中介(耐药)金黄色葡萄球菌(ⅥSA/VRSA)等多重耐药菌。②必要时开展主动筛查,以便早期发现和诊断多重耐药菌感染或定植患者。③临床微生物实验室发现多重耐药菌感染或定植患者后,应及时反馈临床科室以及医院感染管理部门,以便采取有效的治疗和预防控制措施。④有条件时应制定并完善微生物实验室保存所选择的多重耐药菌,以便于进行分子生物学分型,从而可以验证是否存在医疗机构中的传播或描述其流行病学特征。⑤患者隔离期间要定期监测多重耐药菌感染情况,直至患者标本连续 2 次(每次间隔应＞24 小时)耐药菌培养阴性,感染已经痊愈但无标本可送后,方可解除隔离。

三、MRSA

(一)定义

MRSA 即耐甲氧西林金黄色葡萄球菌,指对现有 β-内酰胺类抗菌药物(青霉素类、头孢菌素类和碳青霉烯类)耐药的金黄色葡萄球菌,是最常见的多重耐药菌之一,可分为社区内 MRSA(community-associated MRSA,CA-MRSA)及医院内 MRSA(hospital-acquired MRSA,HA-MRSA)。

1.HA-MRSA

指在医疗护理机构的人员之间传播,可出现在医院或医疗护理机构内(医院发病)或出院后发生在社区内(社区发病)。HA-MRSA 除对 β-内酰胺类抗菌药物耐药以外,还会出现对非 β-内酰胺类抗菌药物(如林可霉素、喹诺酮类、利福平、磺胺甲噁唑/甲氧苄啶、氨基糖苷类和四环素类)耐药。

(1)社区发病:社区发病是指具备下列至少一项医院内感染的危险因素。①入院时带有侵入性设备。②有 MRSA 定植或感染病史。③在阳性培养结果之前 12 个月内有手术、住院、透析,或在护理机构长期居住。

(2)医院发病:从入院 48 小时后患者的正常无菌部位分离出病菌。不论这些患者是否有医院内感染的危险因素。

2.CA-MRSA

CA-MRSA 指分离自社区感染患者的一种 MRSA 菌株,其细菌耐药及临床特征等与以往 HA-MRSA 有明显不同。首例报道为 1981 年美国密歇根州一名使用注射药物的患者。CA-MRSA易感人群为先前从未直接或间接接触过医院、疗养院或其他医疗保健场所的健康人,大多仅对 β-内酰胺类抗菌药物耐药,而对非 β-内酰胺类抗菌药物(如林可霉素、喹诺酮类、利福平、磺胺甲噁唑/甲氧苄啶、氨基糖苷类和四环素类)敏感,通常产生 Panton-Valentine 杀白细胞素(Panton-Valentine leukocidin,PVL),主要引起皮肤软组织感染,少数可引起致死性的肺炎或菌血症。

诊断标准如下:①分离自门诊或入院 48 小时内的患者。②该患者在 1 年内无医院、护理机构、疗养院等医疗机构接触史,无手术及透析史。③无长期留置导管或人工医疗装置。④无 MRSA

定植或感染的病史。

由于患者和病原菌在医院与社区之间的不断流动,CA-MRSA 可由患者带入医院导致医院内暴发,HA-MRSA 也可由感染或定植患者带入社区导致社区内传播。目前仅依据临床和流行病学来区分两者是困难的,而进行 MRSA 遗传类型和表型检测有助于二者的鉴别,见表 4-1。

表 4-1　HA-MRSA 与 CA-MRSA 的主要特点

特点	HA-MRSA	CA-MRSA
临床特征	外科感染,侵入性感染	皮肤感染,"昆虫叮咬样",多发,反复,很少侵入性感染
耐药特点	多重耐药	仅对 β-内酰胺类耐药
分子标志	PVL 常阴性,SCCmec Ⅰ～Ⅲ	PVL 常阳性,SCCmec Ⅳ～Ⅶ

(二)流行病学

(1)MRSA 自 1961 年英国首次发现至今已经几乎遍布全球,成为严重公共卫生威胁。1999—2003 年美国 ICU 病房 MRSA 的流行率由 50% 上升到 59.5%,部分地区高达 64%。一些亚洲地区 MRSA 的检出率也在大幅增长,1986—2001 年台湾地区 MRSA 的检出率从 26% 增长到 77%;1999—2001 年韩国三级甲等医院中 MRSA 的流行率为 64%。

(2)我国 MRSA 检出率总体呈增长趋势。我国卫健委全国细菌耐药监测网(MOHNARIN)数据显示,2009—2010 年 MRSA 的检出率为 51.6%。

(3)MRSA 由于其高发病率和高致死率,已被列为三大最难解决感染性疾病的首位。

(4)MRSA 并非只局限于医院感染,CA-MRSA 在全球的流行范围也在逐步扩大,欧美国家较严重,部分地区 CA-MRSA 占 MRSA 引起的皮肤软组织感染的 75%。我国 CA-MRSA 的流行情况尚不清楚。

(5)MRSA 定植和感染患者是医院内 MRSA 的最重要宿主。在长期护理机构、脊柱科、烧伤科和 ICU 等科室,MRSA 定植率比较高。没有明显感染征象的 MRSA 带菌者,是重要的传染源,可以把 MRSA 传播给其他患者或医护人员。

(三)对临床常用药物的敏感性

MRSA 对临床常用药物的敏感性见表 4-2。

表 4-2　2010 年中、美两国 MRSA 对临床常用抗菌药物的敏感率和耐药率(%)

抗菌药	中国		美国	
	敏感率	耐药率	敏感率	耐药率
头孢吡肟	14.1	82.1	ND	ND
红霉素	9.3	87.8	10.8	88.5
克林霉素	85.9	10.3	71.4	28.6
左氧氟沙星	11.2	86.7	32.4	65.5
利奈唑胺	100.0	0	100.0	0
替加环素	100.0	0	100.0	ND
万古霉素	100.0	0	100.0	0

(四)防控措施

(1)对重点科室如 ICU、血液透析室等,重点人群如心脏手术患者、老年患者等进行鼻拭子筛查 MRSA,建议对阳性患者进行接触隔离。

(2)对重点岗位医护人员,如鼻腔携带 MRSA,建议短期局部应用抗菌药物。

(3)制定 MRSA 监测计划,进行 MRSA 监测,监测要点包括:保持监测标准的一致性;保持实验室检验结果报告系统完整性和一致性;保持与微生物实验室的协作;MRSA 监测结果反馈、通告相关人员。

(4)医务人员培训、环境消毒、手卫生与合理使用抗菌药物等参见"防控原则"。

四、VRE

(一)定义

VRE 即耐万古霉素肠球菌,指对万古霉素等糖肽类抗生素获得性耐药的肠球菌,常见于屎肠球菌和粪肠球菌,以 VanA、VanB 耐药基因簇编码最常见。

(二)流行病学

(1)VRE 自 1988 年伦敦某医院首次分离至今已经在世界各地流行。美国 CDC 医院感染监测系统报道,VRE 已经成为第二位的医院感染菌。1990－1996 年 VRE 在血中的分离率从不到1‰增加至 39‰,VRE 菌血症的发生率从 3.2/10 万增加至 131/10 万;VRE 的暴发流行多为屎肠球菌。

(2)我国 VRE 的分离率<5%。卫健委全国细菌耐药监测网(MOHNARIN)数据显示,VRE 在屎肠球菌中的检出率为 1.1%～6.4%,以华北和西南地区较高;在粪肠球菌中的检出率为 0.5%～2.6%。

(3)易感人群包括:①严重疾病,长期入住 ICU 病房的患者。②严重免疫抑制,如肿瘤患者。③外科胸腹腔大手术后的患者。④侵袭性操作,留置中央导管的患者。⑤长期住院患者、有VRE 定植的患者。⑥接受广谱抗菌药物治疗,曾口服、静脉接受万古霉素治疗的患者。

(三)对临床常用药物的敏感性

VRE 对临床常用药物的敏感性见表 4-3。

表 4-3　2010 年中、美两国粪肠球菌对抗菌药物的敏感率和耐药率(%)

抗菌药	中国		美国	
	敏感率	耐药率	敏感率	耐药率
氨苄西林	11.0	89.0	100.0	0
红霉素	4.0	92.1	12.3	50.3
左氧氟沙星	13.9	82.4	69.7	29.2
利奈唑胺	100.0	0	99.5	0.5
万古霉素	94.7	3.8	96.4	3.6
替考拉宁	97.0	2.3	96.9	3.1
四环素	51.0	46.4	23.6	75.4
磷霉素	73.2	19.1	ND	ND

(四)防控措施

(1)合理掌握万古霉素使用适应证。在医院内应用万古霉素已确证是 VRE 产生和引起暴发流行的危险因素。因此,所有医院均应制订一个全面的抗菌药物使用计划。严格掌握万古霉

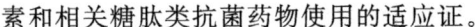

素和相关糖肽类抗菌药物使用的适应证。

（2）提高临床微生物室在检测、报告和控制 VRE 感染中的作用。临床微生物室是预防 VRE 感染在医院流行的第一道防线，即时、准确地鉴定和测定肠球菌对万古霉素耐药的能力，对诊断 VRE 定植和感染、避免问题复杂化都有极其重要的作用。

（3）加强重点部门的主动监测，尽早发现 VRE 定植或感染者，并第一时间进行干预。

（4）告知工作人员和患者有关注意事项，减少工作人员和患者在病房内的传播，患者医疗护理物品专用。

（5）携带 VRE 的手术医师不得进行手术，直至检出转为阴性。

（6）接触隔离、医护人员培训、消毒和手卫生措施参见"防控原则"。

五、MDR-AB

（一）定义

1.MDR-AB

即多重耐药鲍曼不动杆菌，指对下列 5 类抗菌药物中至少 3 类耐药的菌株，包括抗假单胞菌头孢菌素、抗假单胞菌碳青霉烯类、含有 β-内酰胺酶抑制剂的复合制剂（包括哌拉西林/他唑巴坦、头孢哌酮/舒巴坦、氨苄西林/舒巴坦）、喹诺酮类、氨基糖苷类。

2.XDR-AB

即泛耐药鲍曼不动杆菌，指仅对 1～2 种潜在有抗不动杆菌活性的药物［主要指替加环素和/或多黏菌素］敏感的菌株。

3.PDR-AB

即全耐药鲍曼不动杆菌，指对目前所能获得的潜在有抗不动杆菌活性的抗菌药物（包括多黏菌素、替加环素）均耐药的菌株。

（二）流行病学

（1）鲍曼不动杆菌具有在体外长期存活能力，易造成克隆播散。

（2）美国 NNIS 以及卫健委细菌耐药监测结果均显示，鲍曼不动杆菌的分离率在非发酵菌中占第 2 位，仅次于铜绿假单胞菌。是我国院内感染的主要致病菌之一，占临床分离革兰阴性菌的 16.1%，仅次于大肠埃希菌与肺炎克雷伯杆菌。

（3）鲍曼不动杆菌可引起医院内肺炎、血流感染、腹腔感染、中枢神经系统感染、泌尿系统感染、皮肤软组织感染等。最常见的部位是肺部，是医院内肺炎（HAP），尤其是呼吸机相关肺炎（VAP）重要的病原菌。

（4）长时间住院、入住监护室、接受机械通气、侵入性操作、抗菌药物暴露以及严重基础疾病等是鲍曼不动杆菌感染的危险因素。常合并其他细菌和/或真菌的感染。

（5）鲍曼不动杆菌感染患者病死率高，但目前缺乏其归因病死率的大规模临床研究。

（6）鲍曼不动杆菌不仅是医院内感染的重要病原菌，同时也是社区获得性肺炎的重要致病菌。

（三）对临床常用药物的敏感性

MDR-AB 对临床常用药物的敏感性见表 4-4。

表 4-4　2010 年鲍曼不动杆菌对抗菌药物的敏感率(%)

抗菌药物	中国	美国
氨苄西林/舒巴坦	38.8	54.0
哌拉西林/他唑巴坦	33.6	43.0
头孢他啶	35.7	46.0
头孢噻肟	12.9	24.0
头孢唑肟	33.6	ND
亚胺培南	45.1	55.3
美罗培南	45	62.0
阿米卡星	50.7	60.0
庆大霉素	34.3	53.0
妥布霉素	41.5	54.0
环丙沙星	33.3	54.0
左氧氟沙星	35.3	ND
磺胺甲噁唑/甲氧苄啶	29.9	56.0
多黏菌素 B	97.2	ND
米诺环素	62.7	ND

(四)防控措施

鲍曼不动杆菌医院感染大多为外源性医院感染,其传播途径主要为接触传播;耐药鲍曼不动杆菌的产生是抗菌药物选择压力的结果。因此,其医院感染的预防与控制至关重要。需要从以下几个方面考虑。

(1)加强抗菌药物临床管理,延缓和减少耐药鲍曼不动杆菌的产生。医疗机构通过建立合理处方集、制定治疗方案和监测药物使用,同时联合微生物实验人员、传染病专家和医院感染管理人员对微生物耐药性增加的趋势进行干预,至少可以延缓鲍曼不动杆菌多重耐药性的迅速发展。如针对目前碳青霉烯耐药鲍曼不动杆菌不断增加现状,可考虑限制碳青霉烯类抗菌药物的使用,并加强临床微生物室对碳青霉烯耐药鲍曼不动杆菌的检出能力。

(2)严格遵守无菌操作和感染控制规范。医务人员应当严格遵守无菌技术操作规程,特别是实施中央导管插管、气管插管、导尿管插管、放置引流管等操作时,应当避免污染,减少感染的危险因素。对于留置的医疗器械要严格实施感染控制指南提出的有循证医学证据的干预组合策略,包括呼吸机相关肺炎、导管相关血流感染、导管相关尿路感染等。

(3)环境筛查。对多重耐药鲍曼不动杆菌暴发或流行的部门,应对患者周围的环境或设备进行微生物标本采样和培养,明确感染来源。

(4)必要时进行多重耐药菌主动监测培养。

(5)手卫生、隔离、环境清洁与消毒等措施参见"防控原则"。

六、MDR-PA

(一)定义

1.MDR-PA

MDR-PA 即多重耐药铜绿假单胞菌,指对下列 5 类抗菌药中的 3 类及以上耐药的菌株,包括头孢菌素类(如头孢他啶或头孢吡肟)、碳青霉烯类(如亚胺培南)、含 β-内酰胺酶抑制剂的复合制剂(如头孢哌酮/舒巴坦)、喹诺酮类(如环丙沙星)和氨基糖苷类(如阿米卡星)。

2.XDR-PA

即泛耐药铜绿假单胞菌,指对以下抗菌药物均耐药的菌株,包括头孢吡肟、头孢他啶、亚胺培南、美罗培南、哌拉西林/他唑巴坦、环丙沙星、左氧氟沙星。

3.铜绿假单胞菌

通过获得各种 β-内酰胺酶编码基因、广谱或超广谱 β-内酰胺酶、氨基糖苷类修饰酶、借助整合子 qacE△1 基因对抗菌药物耐药。

(二)流行病学

(1)铜绿假单胞菌广泛分布于周围环境及正常人的皮肤、呼吸道和消化道等部位,是医院感染最常见的条件致病菌之一。

(2)铜绿假单胞菌适宜在潮湿环境中生长,氧气湿化瓶、沐浴头、牙科治疗台水系统等常有铜绿假单胞菌的污染,常常成为造成医院内感染暴发的主要原因。

(3)卫生部 2010 年细菌耐药监测结果显示,铜绿假单胞菌分离率为 16.7%,仅次于大肠埃希菌,在革兰阴性菌中排名第二。

(4)近年来,由于 β-内酰胺类抗菌药物、免疫抑制剂、肿瘤化学治疗(简称化疗)等药物的广泛使用以及各种侵入性操作的增多,该菌引起的医院感染日益突出。

(三)对临床常用抗生素的敏感性

MDR-PA 对临床常用抗生素的敏感性见表 4-5。

表 4-5　2010 年铜绿假单胞菌对临床常用抗菌药物的敏感率(%)

抗菌药物	中国	美国
哌拉西林/他唑巴坦	77.5	77.0
头孢他啶	71.8	81.0
头孢噻肟	10	24.0
头孢吡肟	68.5	ND
亚胺培南	71.8	ND
美罗培南	75	62.0
阿米卡星	80.2	60.0
庆大霉素	68.7	53.0
妥布霉素	72.9	54.0
环丙沙星	68.9	54.0
左氧氟沙星	65.3	ND
磺胺甲噁唑/甲氧苄啶	ND	56.0
多黏霉素 B	96.4	ND

(四)防控措施

(1)主动监测医院内 MDR-PA。

(2)隔离 MDR-PA 感染或定植的患者。

(3)制定抗生素治疗指南,对某些抗生素的使用加以限制。

(4)手卫生、环境清洁与消毒等措施参见"防控原则"。

七、产 ESBLs 肠杆菌科细菌

(一)定义

(1)肠杆菌科细菌是一大群形态、生物学性状相似的革兰阴性杆菌。这类细菌多数有周身鞭毛,有动力,均能发酵利用葡萄糖,需氧或厌氧生长。在自然界中广泛分布,大多数寄生于人和动物的肠道中,也可存在于水、土壤或腐败的物质上,多数为条件致病菌,少数为致病菌。其主要包含的菌种为埃希菌属、克雷伯菌属、志贺菌属、沙门菌属、枸橼酸杆菌属、肠杆菌属、沙雷菌属和变形杆菌属等。

(2)超广谱 β-内酰胺酶(extended-spectrum β-lactamases,ESBLs)是指能够水解第三代头孢菌素的 β-内酰胺酶,由质粒介导的广谱酶如 TEM、SHV、CTX 和 OXA 酶发生点突变而形成。能够介导对青霉素类、头孢菌素类和氨曲南耐药。产 ESBLs 的菌株常同时对氨基糖苷类、磺胺类、喹诺酮类和/或四环素类耐药,呈多重耐药。

(3)ESBLs 主要在大肠埃希菌和肺炎克雷伯菌中发现,也见于肠杆菌属、枸橼柠檬酸菌属、变形杆菌属、沙雷菌属等其他肠杆菌科细菌。不动杆菌属和铜绿假单胞菌等非发酵菌也可产 ESBLs。

(二)流行病学

(1)卫生部 2010 年全国细菌耐药监测结果显示,头孢噻肟耐药的大肠埃希菌和肺炎克雷伯菌均＞50％。各个国家和地区产 ESBLs 细菌的发生率明显不同。日本、欧盟等国家产 ESBLs 细菌的发生率很低,而印度等国家产 ESBLs 细菌的发生率很高,而且具有较严重的耐药性。

(2)产 ESBLs 细菌可以发生克隆传播,也可通过质粒或转座子将产酶基因水平传播给敏感的非产酶细菌,引起更多的细菌产生 ESBLs,从而引起院内感染的暴发流行,还可以向院外传播,使流行范围扩大。

(3)危险因素:①入住 ICU。②住院时间长(≥7 天)。③机械通气。④留置有导尿管和/或中央导管。⑤有严重基础疾病(如糖尿病等)。⑥不适当联合使用抗菌药物或第三代头孢菌素。⑦年龄≥60 岁等。

(三)对临床常用药物的敏感性

2010 年以前 CLSI 规定,产 ESBLs 菌株对青霉素类和第一、第二、第三代头孢菌素均耐药。即使体外试验对某些青霉素类、头孢菌素敏感,临床上也可能治疗无效。2010 年 1 月,基于药代动力学(药效学)(PK/PD)和临床实践,CLSI 对肠杆菌科的头孢唑林、头孢噻肟、头孢唑肟、头孢曲松、头孢他啶和氨曲南的判读折点进行了修订,临床医师应结合药敏试验结果和临床表现严重性,确定抗生素治疗方案。2009 年监测产 ESBLs 菌株对药物的敏感性见表 4-6。

(四)防控措施

1.加强检测

实验室检测有助于明确产 ESBLs 细菌感染,便于采取消毒隔离措施。住院患者中常规监测产 ESBLs 细菌定植,可能有助于产 ESBLs 肠杆菌科的预防和管理。

2.合理使用抗菌药物

有证据表明,不适当的抗菌治疗是产 ESBLs 细菌的独立预测因素。第三代头孢菌素经验用药可导致更多产 ESBLs 细菌的出现,从而引起产 ESBLs 细菌的流行。抗菌药物控制策略必须强制执行以减少细菌的耐药。具体措施包括严格抗菌药物的使用指征,尽量少用第三代头孢菌素类及青霉素类抗菌药物。

表 4-6 2009 年我国 Mohnarin 监测产 ESBLs 菌株对临床常用药物的敏感率和耐药率(%)

抗菌药物	产 ESBLs 大肠埃希菌		产 ESBLs 肺炎 克雷伯菌		产 ESBLs 产酸 克雷伯菌	
	耐药率	敏感率	耐药率	敏感率	耐药率	敏感率
氨苄西林/舒巴坦	73.7	8.6	83.0	6.4	85.5	6.8
哌拉西林/他唑巴坦	5.4	85.0	19.6	61.0	27.7	59.6
阿莫西林/克拉维酸	23.2	35.5	45.8	20.3	47.7	23.8
头孢哌酮/舒巴坦	8.9	64.2	16.2	54.2	27.0	51.3
头孢西丁	15.3	75.6	28.4	68.4	31.7	65.2
亚胺培南	0.3	99.4	1.3	98.4	1.3	98.4
美罗培南	0.2	99.8	1.4	98.3	1.0	99.0
庆大霉素	68.3	30.2	63.9	34.3	65.0	33.2
妥布霉素	43.2	37.4	43.3	42.6	53.4	33.9
阿米卡星	11.0	85.3	22.8	75.3	19.8	76.7
四环素	80.6	18.7	62.8	34.6	67.1	30.5
米诺环素	34.9	53.6	51.7	30.2	42.6	42.6
氯霉素	48.4	41.5	58.1	38.3	55.9	44.1
呋喃妥因	6.0	82.9	48.1	21.7	30.1	56.6
磺胺甲噁唑/甲氧苄胺	78.5	20.7	74.4	23.9	72.7	26.9
环丙沙星	80.2	17.4	48.2	39.9	53.1	37.8
左氧氟沙星	76.3	21.0	41.3	53.1	45.3	45.3

八、CRE

(一)定义

CRE 即耐碳青霉烯类肠杆菌科细菌,指对多利培南、美罗培南或亚胺培南等碳青霉烯类药物之一不敏感,而且对包括头孢曲松、头孢噻肟和头孢他啶在内所测试的第三代头孢菌素类均耐药的肠杆菌科细菌。

(二)流行病学

(1)近年来 CRE 呈迅速上升趋势,具有从单一菌株扩散至其他不同种属的细菌,从单一流行区域扩散至多区域流行的传播特点。

(2)我国 CRE 发生率较低(<5%),但呈逐年上升趋势,最常见的是产 KPC 酶,且已有全耐药产 KPC 酶菌株报道。目前产 KPC 酶的细菌逐渐形成全球播散的趋势,现已报道过产 KPC 酶细菌的国家横跨美洲、欧洲和亚洲等十几个国家和地区。

(3)主要感染类型包括泌尿道感染、伤口感染、医院内肺炎、呼吸机相关肺炎、血流感染、导管相关感染等。

(4)CRE 与其他多重耐药菌感染相似,易感人群为疾病危重、入住 ICU、长期使用抗菌药物、插管、机械通气的患者。

(5)CRE 感染患者病死率高,有研究报道高达 40%~50%。

（三）对临床药物的敏感性

由于碳青霉烯酶的基因多为质粒所介导,这些质粒同时又携带其他多种耐药基因,CRE往往表现为泛耐药(XDR)甚至是全耐药(PDR)表型,此类菌株一旦暴发流行将对患者生命构成极大威胁。

（四）防控措施

(1)加强监测。医疗机构应明确入院48小时内的住院患者是否已有CRE(至少是大肠埃希菌属和克雷伯菌属)检出。若已有CRE检出,医疗机构应明确:①是否有院内传播。②哪些科室最严重,若不知晓这些信息,则应量化评估CRE的临床发病率,如回顾CRE检出前一段时间(如6～12个月)微生物实验室的检验结果中CRE的数量和/或构成比。此外,还应收集CRE感染或定植患者的基本流行病学信息,以了解其共有特征,如人口学特征、入院时间、疾病转归、用药史和既往史(例如科室、手术、操作)等。

(2)最大限度地减少侵入性器械的使用,确有必要时,应定期评估侵入性器械是否有必要继续使用,若无必要应尽快拔除。

(3)微生物实验室应建立预警机制,当检出CRE时应尽快告知临床和医院感染管理人员。

(4)加强抗菌药物临床合理使用管理,碳青霉烯类抗菌药物应严格按照特殊类抗菌药物进行管理,使用抗菌药物时应尽可能确保使用指征和使用疗程合理;针对临床具体情况选用最窄谱的抗菌药物。

(5)CRE主动筛查:对于具有CRE定植或感染高风险的患者,采用主动筛检有助于发现CRE定植患者,主动筛查培养通常包括粪便、直肠或肛周培养,还可养通常包括粪便、直肠或肛周培养,还可包括伤口分泌物或尿培养(有导尿管的患者)。

(6)氯己定沐浴:当常规措施不能有效降低CRE感染或定植时,可考虑采取氯己定沐浴措施。一般采用2%氯己定稀释液或湿巾进行擦浴,通常不可用于下颌以上部位或开放性伤口。使用该项措施时,一般用于所有患者而不仅限于CRE感染或定植患者。沐浴的频率可根据日常沐浴方案进行调整。

(7)手卫生、接触隔离和员工教育培训等参见“防控原则”。

（李玉芝）

第二节　呼吸机相关肺炎感染的预防与控制

一、定义

呼吸机相关肺炎(VAP)是指气管插管或气管切开患者接受机械通气48小时后发生的肺炎,机械通气撤机、拔管后48小时内出现的肺炎也属于VAP范畴。

二、流行病学

VAP属于医院获得性感染,我国大规模的医院感染横断面调查结果显示,住院患者中医院获得性感染的发生率为3.22%～5.22%,其中医院获得性下呼吸道感染为1.76%～1.94%。国内外研究结果均显示,包括 VAP 在内的下呼吸道感染居医院获得性感染构成比之首。

我国一项调查结果显示,46 所医院的 17 358 例 ICU 住院患者,插管总天数为 91 448 天,VAP 的发病率为 8.9/1 000 机械通气日。机械通气患者中 VAP 的发病率为 9.7%～48.4%,或为(1.3～28.9)/1 000 机械通气日,病死率为 21.2%～43.2%。国内外的研究结果均表明,若病原菌为多重耐药(MDR)或全耐药(PDR)病原菌,归因病死率可高达 38.9%～60.0%。VAP 的病死率与高龄、合并糖尿病或慢性阻塞性肺疾病(慢阻肺)、感染性休克(脓毒症休克)及高耐药病原菌感染等相关。

三、危险因素和发病机制

(一)危险因素

发生 VAP 的危险因素涉及各个方面,可分为宿主自身和医疗环境两大类因素,主要危险因素见表 4-7。患者往往因多种因素同时存在或混杂,导致 VAP 的发生、发展。

表 4-7 医院获得性肺炎/呼吸机相关肺炎反生的危险因素

分类	危险因素
宿主自身因素	高龄
	误吸
	基础疾病(慢性肺部疾病、糖尿病、恶性肿瘤、心功能不全等)
	免疫功能受损
	意识障碍、精神状态失常
	颅脑等严重创伤
	电解质紊乱、贫血、营养不良或低蛋白血症
	长期卧床、肥胖、吸烟、酗酒等
医疗环境因素	ICU 滞留时间、有创机械通气时间
	侵袭性操作,特别是呼吸道侵袭性操作
	应用提高胃液 pH 的药物(H₂-受体阻断剂、质子泵抑制剂)
	应用镇静剂、麻醉药物
	头颈部、胸部或上腹部手术
	留置胃管
	平卧位
	交叉感染(呼吸器械及手感染)

(二)发病机制

VAP 的发病机制是病原体到达支气管远端和肺泡,突破宿主的防御机制,从而在肺部繁殖并引起侵袭性损害。致病微生物主要通过两种途径进入下呼吸道。

(1)误吸。

(2)致病微生物以气溶胶或凝胶微粒等形式通过吸入进入下呼吸道,其致病微生物多为外源性,如结核分枝杆菌、曲霉和病毒等。此外,VAP 也有其他感染途径,如感染病原体经血行播散至肺部、邻近组织直接播散或污染器械操作直接感染等。

气管插管使得原来相对无菌的下呼吸道直接暴露于外界,同时增加口腔清洁的困难,口咽部定植菌大量繁殖,含有大量定植菌的口腔分泌物在各种因素(气囊放气或压力不足、体位变动等)作用下通过气囊与气管壁之间的缝隙进入下呼吸道;气管插管的存在使得患者无法进行有效咳嗽,干扰了纤毛的清除功能,降低了气道保护能力,使得 VAP 发生风险明显增高;气管插管内外表面容易形成生物被膜,各种原因(如吸痰等)导致形成的生物被膜脱落,引起小气道阻塞,导致VAP。此外,为缓解患者气管插管的不耐受,需使用镇痛镇静药物,使咳嗽能力受到抑制,从而增加 VAP 的发生风险。

VAP 可自局部感染逐步发展到脓毒症,甚至感染性休克。其主要机制是致病微生物进入血液引起机体失控的炎症反应,导致多个器官功能障碍,除呼吸系统外,尚可累及循环、泌尿、神经和凝血系统,导致代谢异常等。

四、病原学

非免疫缺陷患者的 VAP 通常由细菌感染引起,由病毒或真菌引起者较少,常见病原菌的分布及其耐药性特点随地区、医院等级、患者人群及暴露于抗菌药物的情况不同而异,并且随时间而改变。我国 VAP 常见的病原菌包括鲍曼不动杆菌、铜绿假单胞菌、肺炎克雷伯菌、金黄色葡萄球菌及大肠埃希菌等。但需要强调的是,了解当地医院的病原学监测数据更为重要,在经验性治疗时应根据及时更新的本地区、本医院甚至特定科室的细菌耐药特点针对性选择抗菌药物。

(一)病原谱

我国 VAP 患者主要见于 ICU。VAP 病原谱中,其中鲍曼不动杆菌分离率高达 35.7%~50.0%,其次为铜绿假单胞菌和金黄色葡萄球菌,二者比例相当(表 4-8)。≥65 岁的患者中铜绿假单胞菌的分离率高于其他人群。

表 4-8　我国呼吸机相关肺炎患者常见细菌的分辨率(%)

菌种	≥18 岁	≥65 岁
鲍曼不动杆菌	12.1~50.5	10.3~18.5
铜绿假单胞菌	12.5~27.5	27.7~34.6
肺炎克雷伯菌	9~16.1	5.1~13.9
金黄色葡萄球菌	6.9~21.4	5.8~15.4
大肠埃希菌	4~11.5	1.3~6.2
阴沟肠杆菌	2~3.4	3.1
嗜麦芽窄食单胞菌	1.8~8.6	4.6~9.6

由于我国二级及以下医院高质量前瞻性的 VAP 流行病学研究尚不足,目前查到的文献绝大部分为回顾性研究,以上数据仅供参考。

(二)常见病原菌的耐药性

细菌耐药给 VAP 的治疗带来了严峻挑战。临床上 MDR 的定义是指对 3 类或 3 类以上抗菌药物(除天然耐药的抗菌药物)耐药,广泛耐药(XDR)为仅对 1~2 类抗菌药物敏感而对其他抗菌药物耐药,PDR 为对能得到的、在常规抗菌谱范围内的药物均耐药。

VAP 常见的耐药细菌包括碳青霉烯类耐药的鲍曼不动杆菌(CRAB)、碳青霉烯类耐药的铜绿假单胞菌(CRPA)、产超广谱 β-内酰胺酶(ESBLs)的肠杆菌科细菌、甲氧西林耐药的金黄色葡萄球菌(MRSA)及碳青霉烯类耐药的肠杆菌科细菌(CRE)等。我国多中心细菌耐药监测网中的中国细菌耐药监测网(CHINET)和中国院内感染的抗菌药物耐药监测(CARES)数据均显亦,在各种标本中(血、尿、痰等)CRAB的分离率高达 60%~70%,CRPA 的分离率为 20%~40%,产 ESBLs 的肺炎克雷伯菌和大肠埃希菌的分离率分别为 25%~35% 和 45%~60%,MRSA 的分离率为 35%~40%,CRE 的分离率为 5%~18%。而来自痰标本中的某些耐药菌,如 MRSA 的发生率往往更高。

五、诊断

(一)临床诊断标准

VAP 的临床表现及病情严重程度不同,从单一的典型肺炎到快速进展的重症肺炎伴脓毒症、感染性休克均可发生,目前尚无临床诊断的"金标准"。肺炎相关的临床表现满足的条件越多,临床诊断的准确性越高。

胸部 X 线或 CT 显示新出现或进展性的浸润影、实变影或磨玻璃影,加上下列 3 种临床症候中的 2 种或以上,可建立临床诊断:①发热,体温>38 ℃。②脓性气道分泌物。③外周血白细胞计数>10×10^9/L 或<4×10^9/L。

影像学是诊断 VAP 的重要基本手段,应常规行 X 线胸片,尽可能行胸部 CT 检查。对于危重症或无法行胸部 CT 的患者,有条件的单位可考虑床旁肺超声检查。

(二)病原学诊断

在临床诊断的基础上,若同时满足以下任一项,可作为确定致病菌的依据。

(1)合格的下呼吸道分泌物(中性粒细胞数>25 个/低倍镜视野,上皮细胞数<10 个/低倍镜视野,或二者比值>2.5∶1)、经支气管镜防污染毛刷(PSB)、支气管肺泡灌洗液(BALF)、肺组织或无菌体液培养出病原菌,且与临床表现相符。

(2)肺组织标本病理学、细胞病理学或直接镜检见到真菌并有组织损害的相关证据。

(3)非典型病原体或病毒的血清 IgM 抗体由阴转阳或急性期和恢复期双份血清特异性 IgG 抗体滴度呈 4 倍或 4 倍以上变化。呼吸道病毒流行期间且有流行病学接触史,呼吸道分泌物相应病毒抗原、核酸检测或病毒培养阳性。

六、VAP 的预防与控制措施

(一)管理要求

(1)应将 VAP 的预防与控制工作纳入医疗质量和医疗安全管理。

(2)应明确医务人员在 VAP 预防与控制工作中的责任,制订并落实 VAP 预防与控制工作的各项规章制度和标准操作规程。

(3)医院感染管理、医务、护理及其他有关部门应在各自专业范围内负责 VAP 预防与控制工作的监督管理,制订 VAP 循证措施依从性核查表,并督促落实。

(4)应制订 VAP 预防与控制知识和技能岗位培训计划,培训内容应定期根据最新循证医学证据和当地流行病学资料进行更新,并对计划的实施进行考核、评价与反馈。

(5)开展呼吸机诊疗活动的临床科室,应配备受过专业训练,具备独立工作能力的医务人员。

(6)医务人员在诊疗活动中应严格执行《医务人员手卫生规范》WS/T313 的要求,遵循洗手与卫生手消毒的原则、指征和方法。

(7)医务人员在诊疗活动中应严格执行《医院隔离技术规范》WS/T311 的要求,遵循"标准预防"和"基于疾病传播途径"的原则。患有呼吸道传染性疾病时,应避免直接接触患者。

(8)医务人员宜每年接种流感疫苗。

(二)预防措施

(1)若无禁忌证,应将患者床头抬高 30°～45°。

(2)应定时对患者进行口腔卫生,至少每 6～8 小时 1 次。

(3)宜使用 0.12%～2.00%氯己定消毒液对患者口腔黏膜、牙龈等部位擦拭或冲洗,意识清醒的患者可采取漱口的方式。

(4)对患者实施肠内营养时,应避免胃过度膨胀,条件许可时应尽早拔除鼻饲管。

(5)对患者实施肠内营养时,宜采用远端超过幽门的鼻饲管,注意控制输注容量和速度。

(6)应积极预防深静脉血栓形成。

(7)对多重耐药菌如甲氧西林耐药金黄色葡萄球菌(MRSA)、多重耐药或泛耐药鲍曼不动杆菌(MDR/XDR-AB)、耐碳青霉烯肠杆菌科细菌(CRE)、多重耐药或泛耐药铜绿假单胞菌(MDR/XDR-PA)等具有重要流行病学意义的病原体感染或定植患者,应采取隔离措施。

(8)应规范人工气道患者抗菌药物的预防性使用,避免全身静脉使用或呼吸道局部使用抗菌药物预防 VAP。

(9)不宜常规使用口服抗菌药物进行选择性消化道脱污染。

(三)气道管理

(1)严格掌握气管插管指征。对于需要辅助通气的患者,宜采用无创正压通气。

(2)宜选择经口气管插管。两周内不能撤除人工气道的患者,宜尽早选择气管切开。

(3)应选择型号合适的气管插管,并常规进行气囊压力监测,气囊压力应保持在 2.45～2.94 kPa(25～30 cmH$_2$O)。

(4)预计插管时间超过 72 小时的患者,宜选用带声门下分泌物吸引气管导管。

(5)对于留置气管插管的患者,每天停用或减量镇静剂 1 次,评估是否可以撤机或拔管,应尽早拔除气管插管。

(6)应定时抽吸气道分泌物。当转运患者、改变患者体位或插管位置、气道有分泌物积聚时,应及时吸引气道分泌物。吸引气道分泌物时,应遵循无菌操作,每次吸引应更换吸痰管,先吸气管内,再吸口鼻处,每次吸引应充分。气管导管气囊上滞留物的清除方法包括以下内容。①清除方法:操作前先清除呼吸机管路集水杯中的冷凝水。协助患者取头低脚高位或平卧位。先吸引下呼吸道分泌物,再吸引口鼻腔内分泌物。将简易呼吸器与气管插管连接,操作者在患者吸气末轻轻挤压简易呼吸器,在患者呼气初用力挤压简易呼吸器,另操作者同时放气囊。再次吸引口鼻腔内分泌物。如此反复操作 2～3 次,直到完全清除气管导管气囊上滞留物为止。②注意事项:操作前应充分做好用物准备。操作时断开的呼吸机管路接头应放在无菌巾上。操作时医务人员应戴无菌手套,不宜使用镊子等替代方式。戴无菌手套持吸痰管的手应避免污染。冲洗吸痰管分泌物的无菌溶液,应分别注明"口鼻腔""气管内"的字样,不应交叉使用。

(7)对多重耐药病原体感染或定植患者、呼吸道传染性疾病患者或疑似患者,宜采用密闭式吸痰管。

(8)连续使用呼吸机机械通气的患者,不应常规更换呼吸机管路,遇污染或故障时及时更换。

(9)呼吸机管路集水杯应处于管路最低位置,患者翻身或改变体位前,应先清除呼吸机管路集水杯中的冷凝水,清除冷凝水时呼吸机管路应保持密闭。

(10)应在呼吸机管路中采用加热湿化器或热湿交换器等湿化装置,不应使用微量泵持续泵入湿化液进行湿化,加热湿化器的湿化用水应为无菌水。

(11)热湿交换器的更换频率不宜<48小时,遇污染或故障时及时更换。

(12)雾化器应一人一用一消毒。

(13)雾化器内不宜添加抗菌药物。

(14)不应常规使用细菌过滤器预防VAP。呼吸道传染性疾病患者或疑似患者,可使用细菌过滤器防止病原体污染呼吸机内部。

(四)消毒灭菌

(1)应遵循《医疗机构消毒技术规范》WS/T367的管理要求和消毒灭菌基本原则。

(2)高度危险性物品应一人一用一灭菌,中度危险性物品应一人一用一消毒。应遵循《医院消毒供应中心 第1部分:管理规范》WS310.1的管理要求,呼吸机螺纹管、雾化器、金属接头、湿化罐等,应由消毒供应中心(CSSD)回收,集中清洗、消毒、灭菌和供应。

(3)使用中的呼吸机外壳、按钮、面板等应保持清洁与干燥,每天至少擦拭消毒1次,遇污染应及时进行消毒;每位患者使用后应终末消毒。发生疑似或者确认医院感染暴发时应增加清洁消毒频次。

(4)应使用细菌过滤器防止麻醉机、呼吸机内部污染。复用的细菌过滤器清洁消毒应遵循生产厂家的使用说明,一次性细菌过滤器应一次性使用。感染性疾病患者使用后应立即更换。加热湿化器、活瓣和管路应一人一用一消毒,遇污染或故障时应及时更换。

(5)频繁接触的诊疗环境表面,如床栏杆、床头桌、呼叫按钮等,应保持清洁与干燥,每天至少消毒1次,遇污染时及时消毒,每位患者使用后应终末消毒。

(6)病床隔帘应保持清洁与干燥,遇污染时应及时更换。多重耐药菌如MRSA、MDR/XDR-AB、CRE、MDR/XDR-PA等具有重要流行病学意义的病原体感染或定植患者使用后应及时更换。

(五)监测

(1)应遵循《医院感染监测规范》WS/T312的要求,开展VAP的目标性监测,包括发病率、危险因素和常见病原体等,定期对监测资料进行分析、总结和反馈。

(2)应定期开展VAP预防与控制措施的依从性监测、分析和反馈,并有对干预效果的评价和持续质量改进措施的实施。

(3)出现疑似医院感染暴发时,特别是多重耐药菌或不容易清除的耐药菌、真菌感染暴发以及发生军团菌医院感染时,应进行人员与环境的目标性微生物监测,追踪确定传染源,分析传播途径,并评价预防控制措施效果。

(李玉芝)

第五章　神经内科护理

第一节　面神经炎

一、概念和特点

面神经炎是由茎乳孔内面神经非特异性炎症所致的周围性面瘫，又称为特发性面神经麻痹，或称贝尔麻痹，是一种最常见的面神经瘫痪疾病。

二、病理生理

其早期病理改变主要为神经水肿和脱髓鞘病变，严重者可出现轴突变性，以茎乳孔和面神经管内部分尤为显著。

三、病因与诱因

面神经炎的病因尚未完全阐明。受凉、感染、中耳炎、茎乳孔周围水肿及面神经在面神经管出口处受压、缺血、水肿等均可引起发病。

四、临床表现

(1)本病任何年龄、任何季节均可发病，男性比女性略多。一般为急性发病，常于数小时或1～3天症状达到高峰。

(2)主要表现为一侧面部表情肌瘫痪，额纹消失，不能皱额蹙眉；眼裂闭合不能或闭合不完全；病侧鼻唇沟变浅，口角歪向健侧(露齿时更明显)；吹口哨及鼓腮不能等。

(3)病初可有侧耳后麻痹或下颌角后疼痛。少数人可有茎乳孔附近及乳突压痛。面神经病变在中耳鼓室段者可出现说话时回响过度和病侧舌前2/3味觉缺失。影响膝状神经节者，除上述表现外，还出现病侧乳突部疼痛，耳郭与外耳道感觉减退，外耳道或鼓膜出现疱疹，称为 Hunt 综合征。

五、辅助检查

面神经传导检查对早期(起病 5~7 天)完全瘫痪者的预后判断是一项有用的检查方法,肌电图(EMG)检查表现为病侧诱发的肌电动作电位 M 波波幅明显下降,如为正常的 30% 或以上者,则可望在 2 月内完全恢复。如为 10%~29% 者则需要 2~8 月才能恢复,且有一定程度的并发症;如仅为 10% 以下者则需要 6~12 月才有可能恢复,并常伴有并发症(面肌痉挛等);如病后10 天内出现失神经电位,恢复时间将延长。

六、治疗

改善局部血液循环,减轻面部神经水肿,促使功能恢复。

(1)急性期应尽早使用糖皮质激素,可用泼尼松 30 mg 口服,1 次/天,或地塞米松静脉滴注 10 mg/d,疗程 1 周左右,并用大剂量维生素 B_1、维生素 B_{12} 肌内注射,还可以采用红外线照射或超短波透热疗法。若为带状疱疹引起者,可口服阿昔洛韦 7~10 天。眼裂不能闭合者,可根据情况使用眼膏、眼罩,或缝合眼睑以保护角膜。

(2)恢复期可进行面肌的被动或主动运动训练,也可采用碘离子透入理疗、针灸、高压氧等治疗。

(3)2~3 个月后,对自愈较差的高危患者可行面神经减压手术,以争取恢复的机会。发病后 1 年以上仍未恢复者,可考虑整容手术或面-舌下神经或面-副神经吻合术。

七、护理评估

(一)一般评估

1.生命体征

一般无特殊。体温升高常见于感染。

2.患者的主诉

(1)诱因:发病前有无受凉、感染、中耳炎。

(2)发作症状:发作时有无侧耳后麻痹或下颌角后疼痛,一侧面部表情肌瘫痪,额纹消失,不能皱额蹙眉;眼裂闭合不能或闭合不完全;病侧鼻唇沟变浅,口角歪向健侧(露齿时更明显);不能吹口哨及鼓腮。

(3)发病形式:是否急性发病,持续时间,症状的部位、范围、性质、严重程度等。

(4)既往检查、治疗经过及效果,是否有遵医嘱治疗。目前情况包括使用药物的名称、剂量、用法和有无不良反应。

3.其他

体重与身高(BMI)、体位、皮肤黏膜、饮食状况及排便情况的评估和/或记录结果。口腔卫生评估:评估患者的口腔卫生清洁程度,患侧脸颊是否留有食物残渣。疼痛的评估:使用口诉言词评分法、数字等级评定量表、面部表情测量图对疼痛程度、疼痛控制及疼痛不良作用的评估。

(二)身体评估

1.头颈部

(1)外观评估:患侧额皱纹是否浅,眼裂是否增宽。鼻唇沟是否浅,口角是否低,口是否向健侧㖞斜。

(2)运动评估:让患者做皱额、闭眼、吹哨、露齿、鼓气动作,比较两侧是否相等。

（3）味觉评估：让患者伸舌，检查者以棉签或毛笔蘸少许试液（醋、盐、糖等），轻擦于舌的前部，如有味觉可以手指预定符号表示，不能伸舌和讲话。先试可疑一侧再试健侧。每种味觉试验完毕时，需用温水漱口，一般舌尖对甜、咸味最敏感，舌后部对酸味最敏感。

2.胸部

无特殊。

3.腹部

无特殊。

4.四肢

无特殊。

（三）心理-社会评估

（1）了解患者对疾病知识（特别是预后）的了解。

（2）观察患者有无心理异常的表现，患者面部肌肉出现瘫痪，自身形象改变，容易导致其焦虑和急躁的情绪。

（3）了解其患者家庭经济状况，家属及社会支持程度。

（四）辅助检查结果的评估

1.常规检查

一般无特殊，注意监测体温、血常规有无异常。

2.面神经传导检查

评估患者面神经传导功能检查有无异常。

（五）常用药物治疗效果的评估

以糖皮质激素为主要用药。

（1）服用药物的具体情况：是否餐后服用，主要剂型、剂量与持续用药时间。

（2）胃肠道反应评估：这是口服糖皮质激素最常见的不良反应，主要表现为上腹痛、恶心及呕吐等。

（3）出血评估：糖皮质激素可诱发或加剧胃和十二指肠溃疡的发生，严重时引起出血甚至穿孔。患者服药期间，应定期检测血常规和异常出血的情况。

（4）体温变化及其相关感染灶的表现：糖皮质激素对机体免疫反应有多个环节的抑制作用，削弱机体的抵抗力。容易诱发各种感染的发生，尤其是上呼吸道、泌尿道、皮肤（含肛周）的感染。

（5）神经、精神症状的评估：小剂量糖皮质激素可引起精神欣快感，而大剂量则出现兴奋、多语、烦躁不安、失眠、注意力不集中和易激动等精神症状，少数尚可出现幻觉、谵妄、昏睡等症状，也有企图自杀者，这种精神失常可迅速恶化。

八、主要护理诊断/问题

（1）身体意象紊乱：与面神经麻痹所致口角㖞斜等有关。

（2）疼痛：下颌角或乳突部疼痛，与面神经病变累及膝状神经节有关。

九、护理措施

（一）心理护理

患者突然出现面部肌肉瘫痪，自身形象改变，害怕遇见熟人，不敢出现在公共场所。容易导致焦虑、急躁情绪。应观察有无心理异常的表现,鼓励患者表达对面部形象改变后的心理感受和对疾病预后担心的真实想法;告诉患者本病大多预后良好,并介绍治愈病例,指导克服焦躁情绪和害羞心理,正确对待疾病,积极配合治疗;同时护士在与患者谈话时应语言柔和、态度和蔼亲切,避免任何伤害患者自尊的言行。

(二)休息与修饰指导

急性期注意休息,防风、防寒,尤其患侧耳后茎乳孔周围应予保护,预防诱发。外出时可戴口罩,系围巾,或使用其他改善自身形象的恰当修饰。

(三)饮食护理

选择清淡饮食,避免粗糙、干硬、辛辣食物,有味觉障碍的患者应注意食物的冷热度,以防烫伤口腔黏膜;指导患者饭后及时漱口,清除口腔患侧滞留食物,保持口腔清洁,预防口腔感染。

(四)预防眼部并发症

眼睑不能闭合或闭合不全者予以眼罩、眼镜遮挡及点眼药等保护,防止角膜炎、溃疡。

(五)功能训练

指导患者尽早开始面肌的主动运动与被动运动。只要患侧面部能运动,就应进行面肌功能训练,可对着镜子做皱眉、举额、闭眼、露齿、鼓腮和吹口哨等运动,每天数次,每次5～15分钟,并辅以面肌按摩,以促进早日康复。

(六)就诊指标

受凉、感染、中耳炎后出现一侧面部表情肌瘫痪,额纹消失,不能皱额蹙眉;眼裂闭合不能或闭合不完全;病侧鼻唇沟变浅,口角歪向健侧(露齿时更明显);不能吹口哨及鼓腮及侧耳后麻痹或下颌角后疼痛,及时就医。

十、护理效果评价

(1)患者能够正确对待疾病,积极配合治疗。

(2)患者能够掌握相关疾病知识,做好外出的自我防护。

(3)患者口腔清洁舒适,无口腔异物、异味及口臭,无烫伤。

(4)患者无角膜炎、溃疡的发生。

(5)患者积极参与康复锻炼,坚持自我面肌功能训练。

(6)患者对治疗效果满意。

(姜华丽)

第二节 三叉神经痛

一、概念和特点

三叉神经痛是一种原因未明的三叉神经分布区内闪电样反复发作的剧痛,不伴三叉神经功能破坏的症状,又称为原发性三叉神经痛。

二、病理生理

三叉神经感觉根切断术活检可见神经节细胞消失、炎症细胞浸润、神经鞘膜不规则增厚、髓鞘瓦解、轴索节段性蜕变、裸露、扭曲、变形等。

三、病因与诱因

原发性三叉神经痛病因尚未完全明了,周围学说认为病变位于半月神经节到脑桥间部分,是由于多种原因引起的压迫所致;中枢学说认为三叉神经痛为一种感觉性癫痫样发作,异常放电部位可能在三叉神经脊束核或脑干。

发病机制迄今仍在探讨之中。较多学者认为是各种原因引起三叉神经局部脱髓鞘产生异位冲动,相邻轴索纤维伪突触形成或产生短路,轻微痛觉刺激通过短路传入中枢,中枢传出冲动亦通过短路传入,如此叠加造成三叉神经痛发作。

四、临床表现

(1)70%～80%的病例发生在 40 岁以上,女性稍多于男性,多为一侧发病。

(2)以面部三叉神经分布区内突发的剧痛为特点,似触电、刀割、火烫样疼痛,以面颊部、上下颌或舌疼痛最明显;口角、鼻翼、颊部和舌等处最敏感,轻触、轻叩即可诱发,故有"触发点"或"扳机点"之称。严重者洗牙、刷牙、谈话、咀嚼都可以诱发,以致不敢做这些动作。发作时患者常常双手紧握拳或握物,或用力按压痛部,或用手擦痛部,以减轻疼痛。因此,患者多出现面部皮肤粗糙,色素沉着、眉毛脱落等现象。

(3)每次发作从数秒至 2 分钟不等。其发作来去突然,间歇期完全正常。

(4)疼痛可固定累及三叉神经的某一分支,尤以第二、三支多见,也可以同时累及两支,同时三支受累者少见。

(5)病程可呈周期性,开始发作次数较少,间歇期长,随着病程进展使发作逐渐频繁,间歇期缩短,甚至整天疼痛不止。本病可以缓解,但极少自愈。

(6)原发性三叉神经痛者神经系统检查无阳性体征。继发性三叉神经疼痛,多伴有其他脑神经及脑干受损的症状及体征。

五、辅助检查

(一)螺旋 CT 检查

螺旋 CT 检查能更好地显示颅底三孔区正常和病理的颅脑组织结构和骨质结构。对于发现和鉴别继发性三叉神经痛的原因及病变范围尤为有效。

(二)MRI 综合成像

快速梯度回波(FFE)加时间飞跃法即 TOF 法技术。它可以同时兼得三叉神经和其周围血管的影像,已作为 MRI 对于三叉神经痛诊断和鉴别诊断的首选检查。

六、治疗

(一)药物治疗

首选卡马西平,开始为 0.1 g,2 次/天,以后每天增加 0.1 g,最大剂量不超过 1.0 g/d。直到

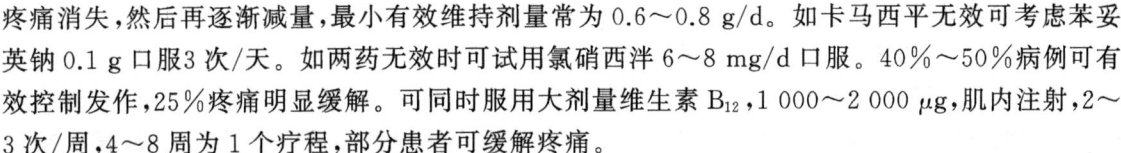

疼痛消失,然后再逐渐减量,最小有效维持剂量常为 0.6～0.8 g/d。如卡马西平无效可考虑苯妥英钠 0.1 g 口服3 次/天。如两药无效时可试用氯硝西泮 6～8 mg/d 口服。40%～50%病例可有效控制发作,25%疼痛明显缓解。可同时服用大剂量维生素 B_{12},1 000～2 000 μg,肌内注射,2～3 次/周,4～8 周为 1 个疗程,部分患者可缓解疼痛。

(二)经皮半月神经节射频电凝治疗法

采用射频电凝治疗对大多数患者有效,可缓解疼痛数月至数年。但可致面部感觉异常、角膜炎、复视、咀嚼无力等并发症。

(三)封闭治疗

药物治疗无效者可行三叉神经纯乙醇或甘油封闭治疗。

(四)手术治疗

以上治疗长达数年无效且又能耐受开颅手术者可考虑三叉神经终末支或半月神经节内感觉支切断术,或行微血管减压术。手术治疗虽然止痛疗效良好,但也有可能失败,或产生严重的并发症,术后复发,甚至有生命危险等。因此,只有经过上述几种治疗后仍无效且剧痛难忍者才考虑手术治疗。

七、护理评估

(一)一般评估

1.生命体征

一般无特殊。

2.患者的主诉

患者有无三叉神经痛的临床表现。

3.相关记录

患者神志、年龄、性别、体重、体位、饮食、睡眠、皮肤等记录结果。尤其疼痛的评估,包括对疼痛程度、疼痛控制及疼痛不良作用的评估。主要包括以下 3 个方面。

(1)疼痛强度的单维测量。

(2)疼痛分成感觉强度和不愉快两个维度来测量。

(3)对疼痛经历的感觉、情感及认知评估方面的多维评估。

(二)身体评估

1.头颈部

(1)角膜反射:患者向一侧注视,用捻成细束的棉絮由外向内轻触角膜,反射动作为双侧直接和间接的闭眼活动。角膜反射可以受多种病变的影响。如一侧三叉神经受损造成角膜麻木时,刺激患侧角膜则双侧均无反应,而在做健侧角膜反射时,仍可引起双侧反应。

(2)腭反射:用探针或棉签轻刺软腭弓、咽腭弓边缘,正常时可引起腭帆上提,伴恶心或呕吐反应。当一侧反射消失,表明检查侧三叉神经、舌咽神经和迷走神经损害。

(3)眉间反射:用叩诊锤轻轻叩击两眉之间的部位,可出现两眼轮匝肌收缩和两眼睑闭合。一侧三叉神经及面神经损害,均可使该侧眉间反射减弱或消失。

(4)运动功能的评估:检查时,首先应注意观察患者两侧颞部及颌部是否对称,有无肌萎缩,然后让患者用力反复咬住磨牙,检查时双手掌按触两侧咬肌和颞肌,如肌肉无收缩,或一侧有明显肌收缩减弱,即有判断价值。另外可嘱患者张大口,观察下颌骨是否有偏斜,如有偏斜证明三叉神经运动支受损。

(5)感觉功能的评估:检查时,可用探针轻划(测触感)与轻刺(测痛感)患侧的三叉神经各分布区的皮肤与黏膜,并与健侧相比较。如果痛觉丧失时,需再做温度觉检查,以试管盛冷、热水测试。可用两支玻璃管分盛 0~10 ℃的冷水和 40~50 ℃温水交替地接触患者的皮肤,请其报出"冷"和"热"。

2.胸部

无特殊。

3.腹部

无特殊。

4.四肢

无特殊。

(三)心理-社会评估

1.疾病知识

患者对疾病的性质、过程、防治及预后知识的了解程度。

2.心理状况

了解疾病对其日常生活、学习和工作的影响,患者能否面对现实、适应角色转变,有无人格改变、反应迟钝、记忆力及计算力下降或丧失等精神症状。

3.社会支持系统

了解家庭的组成、经济状况、文化教育背景;家属对患者的关心、支持及对患者所患疾病的认识程度;了解患者的工作单位或医疗保险机构所能承担的帮助和支持情况;患者出院后的继续就医条件,居住地的社区保健资源或继续康复治疗的可能性。

(四)辅助检查结果的评估

1.常规检查

一般无特殊,注意监测肝、肾功能有无异常。

2.头颅 CT

颅底三孔区的颅脑组织结构和骨质结构有无异常。

3.MRI 综合成像

三叉神经和其周围血管的影像有无异常。

(五)常用药物治疗效果的评估

1.卡马西平

(1)用药剂量、时间、方法的评估与记录。

(2)不良反应的评估:头晕、嗜睡、口干、恶心、消化不良等,多可消失。出现皮疹、共济失调、昏迷、肝功能受损、心绞痛、精神症状时需立即停药。

(3)血液系统毒性反应的评估:本药最严重的不良反应,但较少见,可产生持续性白细胞计数减少、单纯血小板计数减少及再生障碍性贫血。

2.苯妥英钠

(1)服用药物的具体情况:是否餐后服用,主要剂型、剂量与持续用药时间。

(2)不良反应的评估:本品不良反应小,长期服药后常见眩晕、嗜睡、头晕、恶心、呕吐、厌食、失眠、便秘、皮疹等反应,亦可有变态反应。有时有牙龈增生(儿童多见,使用钙盐可减轻),偶有共济失调、白细胞数减少、巨细胞贫血、神经性震颤;严重时有视力障碍及精神错乱、紫癜等。长期服用可引起骨质疏松,孕妇服用有可能致胎儿畸形。

3.氯硝西泮

(1)服用药物的具体情况:是否按时服用,主要剂型、剂量与持续用药时间。

(2)不良反应的评估:最常见的不良反应为嗜睡和步态不稳及行为紊乱,老年患者偶见短暂性精神错乱,停药后消失。偶有一过性头晕、全身瘙痒、复视等不良反应。对孕妇及闭角性青光眼患者禁用。对肝、肾功能有一定的损害,故对肝、肾功能不全者应慎用或禁用。

八、主要的护理诊断/问题

(1)疼痛:面颊、上下颌及舌疼痛,与三叉神经受损(发作性放电)有关。

(2)焦虑:与疼痛反复、频繁发作有关。

九、护理措施

(一)避免发作诱因

由于本病为突然、反复发作的阵发性剧痛,患者非常痛苦,加之咀嚼、哈欠和讲话均可能诱发,患者常不敢洗脸、刷牙、进食和大声说话等,故表现为面色憔悴、精神抑郁和情绪低落,应指导患者保持心情愉快,生活有规律、合理休息、适度娱乐;选择清淡、无刺激的饮食,严重时可进食流质;帮助患者尽可能减少刺激因素,如保持周围环境安静、室内光线柔和,避免因周围环境刺激而产生焦虑情绪,以致诱发或加重疼痛。

(二)疼痛护理

观察患者疼痛的部位、性质,了解疼痛的原因与诱因;与患者讨论减轻疼痛的方法与技巧,鼓励患者运用指导式想象、听轻音乐、阅读报纸杂志等分散注意力,以达到精神放松、减轻疼痛的目的。

(三)用药护理

指导患者遵医嘱正确服用止痛药,并告知药物可能出现的不良反应,如服用卡马西平应先行血常规检查以了解患者的基本情况,用药2个月内应每2周检查血常规1次。如无异常情况,以后每3个月检查血常规1次。

(四)就诊指标

出现头晕、嗜睡、口干、恶心、步态不稳、肝功能损害、皮疹和白细胞计数减少及时就医;患者不要随意更换药物或自行停药。

十、护理效果评价

(1)患者疼痛程度得到有效控制,达到预定疼痛控制目标。

(2)患者能正确认识疼痛并主动参与疼痛治疗护理。

(3)患者不舒适被及时发现,并予以相应处理。

(4)患者掌握相关疾病知识,遵医行为好。

(5)患者对治疗效果满意。

(姜华丽)

第三节 癫 痫

一、概念和特点

癫痫是由不同病因导致脑部神经元高度同步化异常放电所引起的,以短暂性中枢神经系统功能失常为特征的慢性脑部疾病,是发作性意识丧失的常见原因。因异常放电神经元的位置和异常放电波及的范围不同,患者可表现为感觉、运动、意识、精神、行为、自主神经功能障碍。每次发作或每种发作的过程称为痫性发作。

癫痫是一种常见病,流行病学调查显示其发病率为 5‰～7‰,全国有 650 万～910 万患者。癫痫可见于各个年龄组,青少年和老年是癫痫发病的两个高峰年龄段。

二、病理生理

癫痫的病理改变呈现多样化,我们通常将癫痫病理改变分为两类,即引起癫痫发作的病理改变和癫痫发作引起的病理改变,这对于明确癫痫的致病机制及寻求外科手术治疗具有十分重要的意义。

海马硬化肉眼可见海马萎缩、坚硬,组织学表现为双侧海马硬化病变多呈现不对称性,往往发病一侧有明显的海马硬化表现,而另一侧海马仅有轻度的神经元脱失。镜下典型表现是神经元脱失和胶质细胞增生,且神经元的脱失在癫痫易损区更为明显。

三、发病机制

神经系统具有复杂的调节兴奋和抑制的机制,通过反馈活动,使任何一组神经元的放电频率不会过高,也不会无限制地影响其他部位,以维持神经细胞膜电位的稳定。无论是何种原因引起的癫痫,其电生理改变是一致的,即发作时大脑神经元出现异常的、过度的同步性放电。其原因为兴奋过程的过盛、抑制过程的衰减和/或神经膜本身的变化。脑内最重要的兴奋性递质为谷氨酸和天门冬氨酸,其作用是使钠离子和钙离子进入神经元,发作前,病灶中这两种递质显著增加。不同类型癫痫的发作机制可能与异常放电的传播有关:异常放电被局限于某一脑区,表现为局灶性发作;异常放电波及双侧脑部,则出现全面性癫痫;异常放电在边缘系统扩散,引起复杂部分性发作;异常放电传至丘脑神经元被抑制,则出现失神发作。

四、病因与诱因

癫痫病根据其发病原因的不同通常分原发性(也称特发性)癫痫、继发性(也称症状性)癫痫及隐源性癫痫。

原发性癫痫病指病因不清楚的癫痫,目前临床上倾向于由基因突变和某些先天因素所致,有明显遗传倾向。继发性癫痫病是由多种脑部器质性病变或代谢障碍所致,这种癫痫病比较常见。

(一)年龄

特发性癫痫与年龄密切相关。婴儿痉挛症在 1 岁内起病,6～7 岁为儿童失神发作的发病高峰期,肌阵挛发作在青春期前后起病。

(二)遗传因素

在特发性和症状性癫痫的近亲中,癫痫的患病率分别为 1‰~6‰ 和 1.5‰,高于普通人群。

(三)睡眠

癫痫发作与睡眠-觉醒周期关系密切,全面强直-阵挛发作常发生于晨醒后,婴儿痉挛症多于醒后和睡前发作。

(四)环境因素

睡眠不足、疲劳、饥饿、便秘、饮酒、情绪激动等均可诱发癫痫发作,内分泌失调、电解质紊乱和代谢异常均可影响神经元放电阈值而导致癫痫发作。

五、临床表现

(一)共性

所有癫痫发作都有的共同特征,包括发作性、短暂性、重复性、刻板性。

(二)个性

不同类型癫痫所具有的特征,如全身强直-阵挛性发作的特征是意识丧失、全身强直性收缩后有阵挛的序列活动;失神发作的特征是突然发生、迅速终止的意识丧失;自动症的特征是伴有意识障碍的,看似有目的,实际无目的的行动,发作后遗忘是自动症的重要特征。

评估癫痫的临床表现时,需了解癫痫整个发作过程如发作方式、发病频率、发作持续时间,包括当时环境,发作时姿态,面色、声音、有无阵挛性抽搐和喷沫,有无自主神经症状、自动症或行为失常、精神失常及发作持续时间等。

癫痫每次发作及每种发作的短暂过程称为痫性发作。依据发作时的临床表现和脑电图特征可将痫性发作分为不同临床类型(表 5-1)。

表 5-1　国际抗癫痫联盟癫痫发作分类

分类	发作形式
部分性发作	单纯部分性:无意识障碍
	复杂部分性:有意识障碍
	部分性继发全身发作:部分性发作起始发展为全面性发作
全面性发作	失神发作
	强直性发作
	阵挛性发作
	强直性阵挛性发作
	肌阵挛发作
	失张力发作
不能分类的发作	起源不明

1.部分性发作

部分性发作包括单纯部分性发作、复杂部分性发作、部分性继发全身性发作 3 类。

(1)单纯部分性发作:除具有癫痫的共性外,发作时意识始终存在,发作后能复述发作的生动细节是单纯部分性发作的主要特征。①运动性发作:身体某一局部发生不自主抽动,多见于一侧眼睑、口角、手指或足趾也可波及一侧面部肢体。②感觉性发作:一侧肢体麻木感和针刺感,多发生于口角、手指、足趾等部位,特殊感觉性发作可表现为视觉性(闪光、黑矇)、听觉性、嗅觉性和味觉性发作。③自主神经性发作:全身潮红、多汗、呕吐、腹痛、面色苍白、瞳孔散大等。④精神性发作:各种类型的记忆障碍(似曾相识、强迫思维)、情感障碍(无名恐惧、忧郁、愤怒等)、错觉(视物变形、声音变强或变弱)、复杂幻觉等。

(2)复杂部分性发作:占成人癫痫发作的50%以上,有意识障碍,发作时对外界刺激无反应,以精神症状及自动症为特征,病灶多在颞叶,故又称颞叶癫痫。①自动症:指在癫痫发作过程中或发作后意识模糊状态下出现的具有一定协调性和适应性的无意识活动。自动症均在意识障碍的基础上发生,表现为反复咀嚼、舔唇、反复搓手、不断穿衣、解衣扣,也可表现为游走、奔跑、乘车上船,还可以出现自言自语、唱歌或机械重复原来的动作。②仅有意识障碍。③先有单纯部分性发作,继之出现意识障碍。④先有单纯部分性发作,后出现自动症。

(3)部分性继发全身性发作:先出现部分性发作,随之出现全身性发作。

2.全面性发作

最初的症状学和脑电图提示发作起源于双侧脑部者,这种类型的发作多在发作初期就有意识丧失。

(1)强直-阵挛发作:意识丧失和全身抽搐为特征,表现全身骨骼肌持续性收缩,四肢强烈伸直,眼球上翻,呼吸暂停,喉部痉挛,发出叫声,牙关紧闭,意识丧失。持续10～20秒后出现细微的震颤,继而出现连续、短促、猛烈的全身屈曲性痉挛,阵挛的频率达到高峰后逐渐减慢至停止,一般持续30秒左右。阵挛停止后有5～8秒的肌肉弛缓期,呼吸先恢复,心率、血压、瞳孔等恢复正常,可发现大小便失禁,5～10分钟意识才完全恢复。

(2)强直性发作:表现为与强直-阵挛性发作中强直期的表现,常伴有明显的自主神经症状如面色苍白等。

(3)阵挛性发作:类似全身强直-阵挛性发作中阵挛期的表现。

(4)失神发作:儿童期起病,青春期前停止发作。发作时患者意识短暂丧失,停止正在进行的活动,呼之不应,两眼凝视不动,可伴咀嚼、吞咽等简单的不自主动作,或伴失张力如手中持物坠落等。发作过程持续5～10秒,清醒后无明显不适,继续原来的活动,对发作无记忆。每天发作数次至数百次不等。

(5)肌阵挛发作:表现为头、颈、躯干和四肢突然短暂单次或反复肌肉抽动,累及一侧或两侧肢体的某一肌肉的一部分或整块肌肉,甚至肌群。发作常不伴有意识障碍,睡眠初醒或入睡过程中易发作,还可呈成串发作。累及全身时常突然倒地或从椅子中弹出。

(6)失张力发作:部分或全身肌肉张力突然降低导致垂颈、张口、肢体下垂和跌倒。持续数秒至1分钟。

六、辅助检查

脑电图、脑电地形图、动态脑电图监测:可见明确病理波、棘波、尖波、棘-慢波或尖-慢波。如为继发性癫痫应进一步行头颅CT、头颅MRI、磁共振血管成像(MRA)、数字减影血管造影(DSA)、正电子发射断层显像(PET)等检查评估,发现相应的病灶。

脑电生理检查是诊断癫痫的首选检查,脑电图检查(EEG)是将脑细胞微弱的电活动放大10^6倍而记录下来,癫痫波常为高波幅的尖波、棘波、尖慢波或棘慢综合波。

应用视频脑电图系统可进行较长时间的脑电图记录和患者的临床状态记录,使医师能直接观察到脑电图上棘波发放的情况及患者临床发作的情况,可记录到多次睡眠 EEG,尤其是在浅睡状态下发现异常波较清醒状态可提高 80%,为癫痫的诊断、致痫灶的定位及癫痫的分型提供可靠的依据。

影像学检查是癫痫定位诊断的最佳手段。CT 检查和 MRI 检查可以了解脑组织形态结构的变化,进而做出病变部位和性质的诊断。

七、治疗

(一)治疗原则

药物治疗为主,达到控制发作或最大限度地减少发作次数;没有或只有轻微的不良反应;尽可能不影响患者的生活质量。

(二)病因治疗

有明确病因者首先进行病因治疗,如手术切除颅内肿瘤、药物治疗寄生虫感染、纠正低血糖、低血钙等。

(三)发作时治疗

立即让患者就地平卧;保持呼吸道通畅,吸氧;防止外伤及其他并发症;应用地西泮或苯妥英钠预防再次发生。

发作间歇期治疗:服用抗癫痫药物。

八、护理评估

(一)一般评估

1.生命体征

癫痫发作时心率增快,血压升高。由于患者意识障碍,牙关紧闭,呼吸道分泌物增多等因素影响,很可能导致呼吸减慢甚至暂停,引起缺氧。

2.患者主诉

(1)诱因:发病前有无疲劳、饥饿、便秘、经期、饮酒、感情冲动、一过性代谢紊乱和变态反应等因素影响;过去是否患有什么重要疾病,如颅脑外伤、脑炎、脑膜炎、心脏疾病;家族成员是否有癫痫患者或与之相关疾病者。

(2)发作症状:发作时有无意识障碍、时间和地点的定向障碍、记忆丧失,身体或局部的不自主抽动程度及持续时间。

(3)发病形式:发作的频率,持续时间及复发的时间,症状的部位、范围、性质、严重程度等。

(4)既往检查、治疗经过及效果,是否有遵医嘱治疗。目前情况包括使用药物的名称、剂量、用法和有无不良反应。

3.相关记录

患者年龄、性别、体重、体位、饮食、睡眠、皮肤、液体出入量、NIHSS 评分、GCS 评分、Norton 评分、吞咽功能障碍评定、癫痫发作评估表等。

(二)身体评估

1.头颈部

患者意识是否清楚,是否存在感觉异常和幻觉现象。眼睑是否抬起,眼球是否上窜或向一侧偏转,两侧瞳孔是否散大、瞳孔对光反射是否消失;角膜反射是否正常。面部表情是否淡漠、颜色是否发绀,有无面肌抽动。有无牙关紧闭,口舌咬伤,吞咽困难、饮水呛咳,有无声音嘶哑或其他语言障碍。咽反射是否存在或消失。

2.胸部

肺部听诊是否异常,防止舌后缀或口鼻分泌物阻塞呼吸道。

3.腹部

患者有无腹胀,有无大、小便失禁,并观察大小便的颜色、量和性质,听诊肠鸣音有无减弱。

4.四肢

四肢有无震颤、抽搐、肌阵挛等不自主运动或瘫痪,四肢有无外伤等;四肢肌力及肌张力,痛刺激有无反应;抽搐后肢体有无脱臼。

(三)心理-社会评估

癫痫是一种慢性疾病,且顽固性癫痫长期反复发作,严重影响日常工作学习,降低生活质量,加之担心随时可能发作,患者不但忍受着躯体的痛苦,还忍受着家庭的歧视、社会的偏见,而这一切深深地影响患者的身心健康,患者有时会感到恐惧、焦虑、紧张、情绪不稳等,因此对癫痫患者进行心理-社会评估,进行思想上的疏导,使其生活在一个良好的生活环境里,从而保持愉快的心情、良好的情绪以积极的态度面对疾病。

目前癫痫患者心理-社会评估主要包括语言能力测试、记忆能力测试、智力水平测试,以及生活质量评估。

(四)用药评估

癫痫患者用药评估包含以下几个方面:用药依从性(包括漏服情况和按时用药情况)、对药品知识的知晓程度、患者用药的合理性(包括平均用药品种数和按等间隔用药情况)、癫痫症状的控制情况,以治疗前3个月内患者的各种发作类型、发作频度记录为基线,与治疗后6个月的发作频度进行比较,以发作频度减少50%为有效标准、患者用药的安全性(包括出现药品不良反应和血药浓度监测)情况、患者的复诊率及对用药教育的满意度。

九、主要护理诊断/问题

(1)有窒息的危险:与癫痫发作时意识丧失、喉痉挛、口腔和气道分泌物增多有关。

(2)有受伤的危险:与癫痫发作时意识突然丧失,判断力失常有关。

(3)知识缺乏:缺乏长期、正确服药的知识。

(4)气体交换受损:与癫痫持续状态、喉头痉挛所致呼吸困难或肺部感染有关。

(5)潜在并发症:脑水肿,酸中毒,水、电解质紊乱。

十、护理措施

(一)保持呼吸道通畅

置患者于头低侧卧位或平卧位头偏向一侧;松开领带和衣扣,解开腰带;取下活动性义齿,及时清除口腔和鼻腔分泌物;立即放置压舌板,必要时用舌钳将舌拖出,防止舌后坠阻塞呼吸道;癫痫持续状态者插胃管鼻饲,防止误吸,必要时备好床旁吸引器和气管切开包。

(二)病情观察

密切观察生命体征及意识、瞳孔变化,注意发作过程中有无心率增快、血压升高、呼吸减慢或

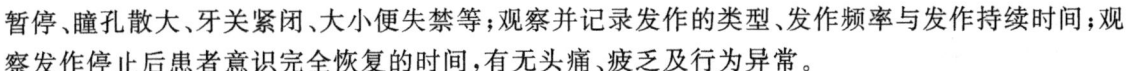

暂停、瞳孔散大、牙关紧闭、大小便失禁等;观察并记录发作的类型、发作频率与发作持续时间;观察发作停止后患者意识完全恢复的时间,有无头痛、疲乏及行为异常。

(三)发作期安全护理

告知患者有前驱症状时立即平卧;活动状态时发作,陪伴者应立即将患者缓慢置于平卧位,防止外伤,切忌用力按压患者抽搐肢体,以防骨折和脱臼;将压舌板或筷子、纱布、手绢、小布卷等置于患者口腔一侧上下白齿之间,防止舌、口唇和颊部咬伤;用棉垫或软垫对跌倒时易擦伤的关节加以保护;癫痫持续状态、极度躁动或发作停止后意识恢复过程中有短时躁动的患者,应由专人守护,加保护性床栏,必要时用约束带适当约束。遵医嘱立即缓慢静脉注射地西泮,快速静脉滴注甘露醇,注意观察用药效果和有无出现呼吸抑制,肾脏损害等不良反应。

(四)发作间期安全护理

给患者创造安全、安静的休息环境,保持室内光线柔和,无刺激;床两侧均安装带床栏套的床栏;床旁桌上不放置热水瓶,玻璃杯等危险物品。对于有癫痫发作病史并有外伤病史的患者,在病室内显著位置放置"谨防跌倒,小心舌咬伤"的警示牌,随时提醒患者、家属及医护人员做好防止发生意外的准备。

(五)心理护理

对癫痫患者心理问题疏导应从其原因入手,建立良好的沟通技巧,通过鼓励、疏导的方式解除其精神负担,进行情感交流,提高自尊和自信,以积极配合治疗。同时消除患者家属的偏见和歧视,使患者得到家庭的支持,以提高治疗效果。

(六)健康教育

1.服药指导

向患者家属讲解按医嘱规范用药的重要意义,特别强调按期限、按时间、按用量服药对病情控制的重要性,擅自停、换药物和私自减量对机体的危害,强化患者或家属重视疾病及服药的意识,使之积极配合治疗,如有漏服,一般在下一次服药时补上。定期检测血药浓度,并调整药物剂量。

2.生活指导

对患者和家属进行癫痫知识的宣教,如疾病的病因、发病机制、症状、治疗等,宣教中与患者建立良好的护患关系,进行全程健康教育、个体化教育。癫痫患者生活中要注意生活规律、注意休息、保持充足的睡眠、适当运动、增强机体抵抗力,避免剧烈运动,尽量避免疲劳和减少参加一些带电磁辐射的娱乐活动。不宜从事高空、水上作业、驾驶等带有危险性的工作。饮食宜清淡,不吃辛辣刺激性食物和兴奋性食品(如可乐、浓茶等),戒烟酒,保持大便通畅。告知患者外出时随身携带写有姓名、年龄、所患疾病、住址、家人联系方式的信息卡。在病情未得到良好控制时,室外活动或外出就诊时应有家属陪伴,佩戴安全帽。特发性癫痫且有家族史的女性患者,婚后不宜生育,双方均有癫痫,或一方有癫痫,另一方有家族史者不宜结婚。

3.就诊指标

患者出现意识障碍、精神障碍,某一局部如眼睑、口唇、面部甚至四肢肌肉不自主抽动,口吐白沫等症状时应立即就诊;服药期间应定期复诊,查血常规、肝功能和血药浓度,监控药物疗效及不良反应,调整用药。

十一、护理效果评估

(1)患者呼吸道通畅,无窒息发生。

（2）患者无跌倒、无损伤发生。

（3）患者癫痫控制良好，且无药物不良反应发生。

（姜华丽）

第四节 帕金森病

一、概念和特点

帕金森病（Parkinson's disease，PD）又称震颤麻痹，是中老年常见的神经系统变性疾病，以静止性震颤、运动减少、肌强直和体位不稳为临床特征，主要病理改变是黑质多巴胺能神经元变性和路易小体形成。

二、病理生理

黑质多巴胺能神经元通过黑质-纹状体通路将多巴胺输送到纹状体，参与基底节的运动调节。由于 PD 患者的黑质多巴胺能神经元显著变性丢失，黑质-纹状体多巴胺能通路变性，纹状体多巴胺递质浓度显著降低，出现临床症状时纹状体多巴胺浓度一般降低 80% 以上。多巴胺递质降低的程度与患者的症状严重程度相一致。

三、病因与发病机制

本病的病因未明，发病机制复杂。目前认为 PD 非单因素引起，可能为多因素共同参与所致，可能与以下因素有关。

（一）年龄老化

本病多见于中老年人，60 岁以上人口的患病率高达 1%，应用氟多巴显影的 PET 检查也显示多巴胺能神经元功能随年龄增长而降低，并与黑质细胞的死亡数成正比。

（二）环境因素

流行病学调查显示，长期接触杀虫剂、除草剂或某些工业化学品等可能是 PD 发病的危险因素。

（三）遗传因素

本病在一些家族中呈聚集现象，包括常染色体显性遗传或常染色体隐性遗传，细胞色素 $P450_2D_6$ 型基因可能是 PD 的易感基因之一。

高血压脑动脉硬化、脑炎、外伤、中毒、基底核附近肿瘤及吩噻嗪类药物等所产生的震颤、强直等症状，称为帕金森综合征。

四、临床表现

本病常在 60 岁以后发病，男性稍多，起病缓慢，进行性发展。首发症状多为震颤，其次为步行障碍、肌强直和运动迟缓。

（一）静止性震颤

静止性震多从一侧上肢开始，呈现有规律的拇指对掌和手指屈曲的不自主震颤，类似"搓丸"样动作。具有静止时明显震颤，动作时减轻，入睡后消失等特征，故称为"静止性震颤"；随病程进展，震颤可逐步涉及下颌、唇、面和四肢。少数患者无震颤，尤其是发病年龄在70岁以上者。

（二）肌强直

肌强直多从一侧的上肢或下肢近端开始，逐渐蔓延至远端、对侧和全身的肌肉。肌强直与锥体束受损时的肌张力增高不同，后者被动运动关节时，阻力在开始时较明显，随后迅速减弱，呈所谓"折刀"现象，故称"折刀样肌强直"多伴有腱反射亢进和病理反射。

（三）运动迟缓

患者随意动作减少，减慢。多表现为开始的动作困难和缓慢，如行走时起动和终止均有困难。面肌强直使面部表情呆板，双眼凝视和瞬目动作减少，笑容出现和消失减慢，造成"面具脸"。手指精细动作很难完成，系裤带、鞋带等很难进行；有书写时字越写越小的倾向，称为"写字过小症"。

（四）姿势步态异常

早期走路拖步，迈步时身体前倾，行走时步距缩短，颈肌、躯干肌强直而使患者站立时呈特殊屈曲体姿，行走时上肢协同摆动的联合动作减少或消失；晚期由坐位、卧位起立困难。迈步后碎步、往前冲，越走越快，不能立刻停步，称为"慌张步态"。

五、辅助检查

（1）一般检查无异常。

（2）CT 检查：头颅 CT 可显示脑部不同程度的脑萎缩表现。

（3）功能性脑影像：采用 PET 或单光子发射计算机体层成像（SPECT）检查有辅助诊断价值。

（4）基因检测：DNA 印记技术、聚合酶链反应、DNA 序列分析等，在少数家族性 PD 患者中可能发现基因突变。

（5）生化检测：采用高效液相色谱（HPLC）可检测到脑脊液和尿中高香草酸含量降低。

六、治疗

（一）综合治疗

应采取综合治疗，包括药物治疗、手术治疗、康复治疗、心理治疗等，药物治疗是首选且主要的治疗手段。

（二）用药原则

药物治疗应从小剂量开始，缓慢递增，以较小剂量达到较满意疗效。达到延缓疾病进展、控制症状，尽可能延长症状控制的年限，同时尽量减少药物的不良反应和并发症。

（三）药物治疗

早期无须药物治疗，当疾病影响患者日常生活和工作能力时，适当的药物治疗可不同程度地减轻症状，并可因减少并发症而延长生命。以替代药物如复方左旋多巴、多巴受体激动剂等效果较好。

（四）外科治疗

采用立体定向手术破坏丘脑腹外侧核后部可以控制对侧肢体震颤；破坏其前部则可制止对

侧肌强直。采用 γ 刀治疗本病近期疗效较满意,远期疗效待观察。

(五)康复治疗

进行肢体运动、语言、进食等训练和指导,可改善患者的生活质量,减少并发症。

(六)干细胞治疗

干细胞治疗是正在探索中的一种较有前景的新疗法。

七、护理评估

(一)一般评估

1.生命体征

一般无特殊。

2.患者主诉

(1)症状:有无静止性震颤,类似"搓丸"样动作;折刀样肌强直及铅管样肌强直;面具脸;写字过小症以及慌张步态。

(2)发病形式:何时发病,持续时间,症状的部位、范围、性质、严重程度等。

(3)既往检查、治疗经过及效果,是否有遵医嘱治疗。目前情况包括使用药物的名称、剂量、用法和有无不良反应。

3.相关记录

患者认知功能、日常生活能力、精神行为症状、年龄、性别、体重、体位、饮食、睡眠、皮肤、液体出入量、跌倒风险评估、吞咽功能障碍评定等记录结果。

(二)身体评估

1.头颈部

患者意识是否清楚,睁眼运动是否正常。两侧瞳孔是否等大、等圆、瞳孔对光反射是否灵敏;角膜反射是否正常。头颅大小、形状,注意有无头颅畸形。面部表情是否淡漠、颜色是否正常,有无畸形、面肌抽动、眼睑水肿、眼球突出、眼球震颤、巩膜黄染、结膜充血,额纹及鼻唇沟是否对称或变浅,鼓腮、示齿动作能否完成,伸舌是否居中,舌肌有无萎缩。有无吞咽困难、饮水呛咳,有无声音嘶哑或其他语言障碍。咽反射是否存在或消失。有无头部活动受限、不自主活动及抬头无力;颈动脉搏动是否对称。颈椎、脊柱、肌肉有无压痛。颈动脉听诊是否闻及血管杂音。

2.胸部

无特殊。

3.腹部

无特殊。

4.四肢

四肢有无震颤、肌阵挛等不自主运动,患者站立和行走时步态是否正常。肱二头肌、肱三头肌反射,桡反射、膝腱反射、跟腱反射是否阳性。

(三)心理-社会评估

1.疾病知识

患者对疾病的性质、过程、防治及预后知识的了解程度。

2.心理状况

了解疾病对其日常生活、学习和工作的影响,患者能否面对现实、适应角色转变,有无人格改

变、反应迟钝、记忆力及计算力下降或丧失等精神症状。

3.社会支持系统

了解家庭的组成、经济状况、文化教育背景;家属对患者的关心、支持及对患者所患疾病的认识程度;了解患者的工作单位或医疗保险机构所能承担的帮助和支持情况;患者出院后的继续就医条件,居住地的社区保健资源或继续康复治疗的可能性。评估患者居住的环境舒适程度及其安全性;评估患者的决策能力,决定患者是否需要代理人;评估服药情况和护理评测需求,是否需要制订临终护理计划;确认患者的主要照料者,并对照料者的心理和生理健康也予以评价。

(四)辅助检查结果的评估

(1)常规检查:一般无特殊。

(2)头颅 CT:脑部有无脑萎缩表现。

(3)功能性脑影像、基因检测、生化检测有无异常。

(五)常用药物治疗效果的评估

1.应用抗胆碱能药物评估

(1)用药剂量、时间、方法的评估与记录

(2)不良反应的评估:观察并询问患者有无头晕、视物模糊、口干、便秘、尿潴留、抽搐症状。

(3)精神症状的评估:有无出现幻觉等。

2.应用金刚烷胺药物评估

(1)用药剂量、时间、方法的评估与记录。

(2)不良反应的评估:有无神志模糊、下肢网状青斑、踝部水肿。

(3)精神症状的评估:有无出现幻觉等。

3.应用左旋多巴制剂评估

(1)用药剂量、时间、方法的评估与记录。

(2)有无"开-关"现象、异动症及剂末现象。

(3)有无胃肠道症状:初期可出现胃肠不适,表现为恶心、呕吐等。

八、主要护理诊断/问题

(1)躯体活动障碍:与黑质病变、锥体外系功能障碍所致震颤、肌强直、体位不稳、随意运动异常有关。

(2)长期自尊低下:与震颤、流涎、面肌强直等身体形象改变和言语障碍及生活依赖他人有关。

(3)知识缺乏:缺乏本病相关知识与药物治疗知识。

(4)营养失调:低于机体需要量,与吞咽困难、饮食减少和肌强直、震颤所致机体消耗量增加等有关。

(5)便秘:与消化功能障碍或活动量减少等有关。

(6)语言沟通障碍:与咽喉部、面部肌肉强直,运动减少、减慢有关。

(7)无能性家庭应对:与疾病进行性加重,患者长期需要照顾、经济或人力困难有关。

(8)潜在并发症:外伤、压疮、感染。

九、护理措施

(一)生活护理

加强巡视,主动了解患者的需要,既要指导和鼓励患者自我护理,做自己力所能及的事情,又要协助患者洗漱、进食、淋浴、大小便料理和做好安全防护,增进患者的舒适,预防并发症。主要是个人卫生、皮肤护理、提供生活方便、采取有效沟通方式、保持大小便通畅。

(二)运动护理

告知患者运动锻炼的目的在于防止和推迟关节强直与肢体挛缩,与患者和家属共同制订切实可行的具体锻炼计划。

1.疾病早期

应指导患者维持和增加业余爱好,鼓励患者尽量参加有益的社交活动,坚持适当运动锻炼,注意保持身体和各关节的活动强度与最大活动范围。

2.疾病中期

告诉患者知难而退或简单的家人包办只会加速其功能衰退。平时注意做力所能及的家务,尽量做到自己的事情自己做。起步困难和步行时突然僵住不能动时,应思想放松,尽量跨大步伐;向前走时脚要抬高,双臂要摆动,目视前方,不要目视地面;转弯时,不要碎步移动,否则易失去平衡;护士或家人在协助患者行走时,不要强行拉着走;当患者感到脚粘在地上时,可告诉患者先向后退一步,再往前走,这样会比直接向前容易得多。

3.疾病晚期

应帮助患者采取舒适体位,被动活动关节,按摩四肢肌肉,注意动作轻柔,勿造成患者疼痛和骨折。

(三)安全护理

(1)对于上肢震颤未能控制、日常生活动作笨拙的患者,应谨防烧伤、烫伤等。为端碗持筷困难者准备带有大把手的餐具,选用不易打碎的不锈钢饭碗、水杯和汤勺,避免玻璃和陶瓷制品等。

(2)对有幻觉、错觉、欣快、抑郁、精神错乱、意识模糊或智能障碍的患者应特别强调专人陪护。护士应该认真查对患者是否按时服药,有无错服或误服,药物代为保管,每次送服到口;严格交接班制度,禁止患者自行使用锐利器械和危险品;智能障碍患者应安置在有严密监控区域,避免自伤、坠床、坠楼、走失、伤人等意外发生。

(四)心理护理

护士应细心观察患者的心理反应,鼓励患者表达并注意倾听他们的心理感受,与患者讨论身体健康状况改变所造成的影响、不利于应对的因素,及时给予正确的信息和引导,使其能够接和适应自己目前的状态并能设法改善。鼓励患者尽量维持过去的兴趣与爱好,多与他人交往;指导家属关心体贴患者,为患者创造好的亲情氛围,减轻他们心理压力。告诉患者本病病程长、进展缓慢、治疗周期长,而疗效的好坏常与患者精神情绪有关,鼓励他们保持良好心态。

(五)用药指导

告知患者本病需要长期或终身服药治疗,让患者了解常用的药物种类、用法、服药注意事项、疗效及不良反应的观察和处理。告诉患者长期服药过程中可能会突然出现某些症状加重或疗效减退,让患者了解用药过程可能出现的"开-关现象""剂末现象"以及应对方法。

（六）饮食指导

告知患者及家属导致营养低下的原因、饮食治疗的原则与目的,指导合理选择饮食和正确进食。给予高热量、高维生素、高纤维素、低盐、低脂适量优质蛋白的易消化饮食,并根据病情变化及时调整和补充各种营养素,戒烟、酒。

（七）健康教育

（1）对于被迫退休或失去工作的患者,应指导或协助其培养新的嗜好。

（2）教会家属协助患者计划每天的益智活动及参与社会活动。

（3）就诊指标:症状加重或者出现精神症状及时就诊。

十、护理效果评价

（1）患者能够接受和适应目前的状态并能设法改善。

（2）患者积极参与康复锻炼,尽量能够坚持自我护理。

（3）患者坚持按时服药,无错服、误服及漏服。

（4）患者未发生跌倒或跌倒次数减少。

（5）患者及家属合理选择饮食和正确进食,进食水时不发生呛咳。

（6）患者大便能维持正常。

（7）患者及家属的焦虑症状减轻。

（姜华丽）

第六章　呼吸内科护理

第一节　急性呼吸道感染

急性呼吸道感染通常包括急性上呼吸道感染和急性气管-支气管炎。急性上呼吸道感染是鼻腔、咽或喉部急性炎症的总称，常见病原体为病毒，仅有少数由细菌引起。本病全年皆可发病，但冬春季节多发，具有一定的传染性，有时引起严重的并发症，应积极防治。急性气管-支气管炎是指感染、物理、化学、过敏等因素引起的气管-支气管黏膜的急性炎症，可由急性上呼吸道感染蔓延而来。多见于寒冷季节或气候多变时。

一、病因及发病机制

(一)急性上呼吸道感染

急性上呼吸道感染有 70％～80％由病毒引起，其中主要包括流感病毒、副流感病毒、呼吸道合胞病毒、腺病毒、鼻病毒等。由于感染病毒类型较多，又无交叉免疫，人体产生的免疫力较弱且短暂，同时在健康人群中有病毒携带者，故一个人可有多次发病。细菌感染占 20％～30％，可直接或继病毒感染之后发生，以溶血性链球菌最为多见，其次为流感嗜血杆菌、肺炎球菌和葡萄球菌等，偶见革兰阴性杆菌。当全身或呼吸道局部防御功能降低时，尤其是年老体弱或有慢性呼吸道疾病者更易患病，原先存在于上呼吸道或外界侵入的病毒和细菌迅速繁殖，引起本病。通过含有病毒的飞沫或被污染的用具传播，引起发病。

(二)急性气管-支气管炎

急性气管-支气管炎由病毒、细菌直接感染，或急性上呼吸道病毒(如腺病毒、流感病毒)、细菌(如流感嗜血杆菌、肺炎链球菌)感染迁延而来，也可在病毒感染后继发细菌感染，亦可为衣原体和支原体感染。过冷空气、粉尘、刺激性气体或烟雾的吸入使气管-支气管黏膜受到急性刺激和损伤，引起本病。花粉、有机粉尘、真菌孢子等的吸入以及对细菌蛋白质过敏等，均可引起气管-支气管的变态反应。寄生虫(如钩虫、蛔虫的幼虫)移行至肺，也可致病。

二、临床表现

(一)急性上呼吸道感染

主要症状和体征个体差异大,根据病因不同可有不同类型,各型症状、体征之间无明显界定,也可互相转化。

1.普通感冒

普通感冒又称急性鼻炎或上呼吸道卡他,以鼻咽部卡他症状为主要表现,俗称"伤风"。成人多为鼻病毒所致,起病较急,初期有咽干、咽痒或咽痛,同时或数小时后有打喷嚏、鼻塞、流清水样鼻涕,2～3天后分泌物变稠,伴咽鼓管炎可引起听力减退,伴流泪、味觉迟钝、声嘶、少量咳嗽、低热不适、轻度畏寒和头痛。检查可见鼻腔黏膜充血、水肿、有分泌物,咽部轻度充血。如无并发症,一般经5～7天痊愈。

2.流行性感冒

流行性感冒(简称流感)则由流感病毒引起,起病急,鼻咽部症状较轻,但全身症状较重,伴高热、全身酸痛和眼结膜炎症状。而且常有较大或大范围的流行。

3.病毒性咽炎和喉炎

临床特征为咽部发痒、不适和灼热感、声嘶、讲话困难、咳嗽、咳嗽时咽喉疼痛,无痰或痰呈黏液性,有发热和乏力,伴有咽下疼痛时,常提示有链球菌感染,体检发现咽部明显充血和水肿、局部淋巴结肿大且触痛,提示流感病毒和腺病毒感染,腺病毒咽炎可伴有眼结膜炎。

4.疱疹性咽峡炎

主要由柯萨奇病毒A引起,夏季好发。有明显咽痛、常伴有发热,病程约一周。体检可见咽部充血,软腭、腭垂、咽和扁桃体表面有灰白色疱疹及浅表溃疡,周围有红晕。多见儿童,偶见于成人。

5.咽结膜热

咽结膜热常由柯萨奇病毒、腺病毒等引起。夏季好发,游泳传播为主,儿童多见。表现为发热、咽痛、畏光、流泪、咽及结膜明显充血。病程为4～6天。

6.细菌性咽-扁桃体炎

细菌性咽-扁桃体炎多由溶血性链球菌感染所致,其次为流感嗜血杆菌、肺炎球菌、葡萄球菌等引起。起病急,咽痛明显、伴畏寒、发热,体温超过39 ℃。检查可见咽部明显充血,扁桃体充血肿大,其表面有黄色点状渗出物,颌下淋巴结肿大伴压痛,肺部无异常体征。

(二)急性气管-支气管炎

急性气管-支气管炎起病较急,常先有急性上呼吸道感染的症状,继之出现干咳或少量黏液性痰,随后可转为黏液脓性或脓性痰液,痰量增多,咳嗽加剧,偶可痰中带血。全身症状一般较轻,可有发热,38 ℃左右,多于3～5天后消退。咳嗽、咳痰为最常见的症状,常为阵发性咳嗽,咳嗽、咳痰可延续2～3周才消失,如迁延不愈,则可演变为慢性支气管炎。呼吸音常正常或增粗,两肺可听到散在干、湿性啰音。

三、护理

(一)护理目标

患者躯体不适缓解,日常生活不受影响;体温恢复正常;呼吸道通畅;睡眠改善;无并发症发生或并发症被及时控制。

(二)护理措施

1.一般护理

注意隔离患者,减少探视,避免交叉感染。患者咳嗽或打喷嚏时应避免对着他人。患者使用的餐具、痰盂等用具应按规定消毒,或用一次性器具,回收后焚烧弃去。多饮水,补充足够的热量,给予清淡易消化、高热量、丰富维生素、富含营养的食物。避免刺激性食物,戒烟、酒。患者以休息为主,特别是在发热期间。部分患者往往因剧烈咳嗽而影响正常的睡眠,可给患者提供容易入睡的休息环境,保持病室适宜温度、湿度和空气流通。保证周围环境安静,关闭门窗。指导患者运用促进睡眠的方式,如睡前泡脚、听音乐等。必要时可遵医嘱给予镇咳、祛痰或镇静药物。

2.病情观察

关注疾病流行情况、鼻咽部发生的症状、体征及血常规和 X 线胸片改变。注意并发症,如耳痛、耳鸣、听力减退、外耳道流脓等提示中耳炎;如头痛剧烈、发热、伴脓涕、鼻窦有压痛等提示鼻窦炎;如在恢复期出现胸闷、心悸、眼睑水肿、腰酸和关节痛等提示心肌炎、肾炎或风湿性关节炎,应及时就诊。

3.对症护理

(1)高热护理:体温超过 37.5 ℃,应每 4 小时测体温 1 次,观察体温过高的早期症状和体征,体温突然升高或骤降时,应随时测量和记录,并及时报告医师。体温＞39 ℃时,要采取物理降温。降温效果不好可遵照医嘱选用适当的解热剂进行降温。患者出汗后应及时处理,保持皮肤的清洁和干燥,并注意保暖。鼓励多饮水。

(2)保持呼吸道通畅:清除气管、支气管内分泌物,减少痰液在气管、支气管内的聚积。指导患者采取舒适的体位进行有效咳嗽。观察咳痰情况,如痰液较多且黏稠,可嘱患者多饮水,或遵照医嘱给予雾化吸入治疗,以湿润气道、利于痰液排出。

4.用药护理

(1)对症治疗:选用抗感冒复合剂或中成药减轻发热、头痛,减少鼻、咽部充血和分泌物,如对乙酰氨基酚(扑热息痛)、银翘解毒片等。干咳者可选用右美沙芬、喷托维林(咳必清)等;咳嗽有痰可选用复方氯化铵合剂、溴己新(必嗽平)或雾化祛痰。咽痛者可含服喉片或草珊瑚片等。气喘者可用平喘药,如特布他林、氨茶碱等。

(2)抗病毒药物:早期应用抗病毒药有一定疗效,可选用利巴韦林、奥司他韦、金刚烷胺、吗啉胍和抗病毒中成药等。

(3)抗菌药物:如有细菌感染,最好根据药物敏感试验选择有效抗菌药物治疗,常可选用大环内酯类、青霉素类、氟喹诺酮类及头孢菌素类。

根据医嘱选用药物,告知患者药物的作用、可能发生的不良反应和服药的注意事项,如按时服药;应用抗生素者,注意观察有无迟发变态反应发生;对于应用解热镇痛药者注意避免大量出汗引起虚脱等。发现异常及时就诊等。

5.心理护理

急性呼吸道感染预后良好,多数患者于一周内康复,仅少数患者可因咳嗽迁延不愈而发展为慢性支气管炎,患者一般无明显心理负担。但如果咳嗽较剧烈,加之伴有发热,可能会影响患者的休息、睡眠,进而影响工作和学习,个别患者产生急于缓解咳嗽等症状的焦虑情绪。护理人员

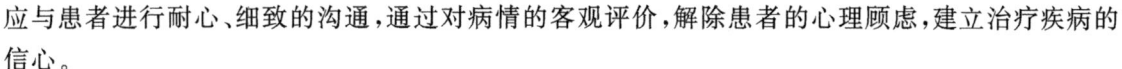

应与患者进行耐心、细致的沟通,通过对病情的客观评价,解除患者的心理顾虑,建立治疗疾病的信心。

6.健康指导

(1)疾病知识指导:帮助患者和家属掌握急性呼吸道感染的诱发因素及本病的相关知识,避免受凉、过度疲劳,注意保暖;外出时可戴口罩,避免寒冷空气对气管、支气管的刺激。积极预防和治疗上呼吸道感染,症状改变或加重时应及时就诊。

(2)生活指导:平时应加强耐寒锻炼,增强体质,提高机体免疫力。有规律生活,避免过度劳累。室内空气保持新鲜、阳光充足。少去人群密集的公共场所。戒烟、酒。

(三)护理评价

患者舒适度改善;睡眠质量提高;未发生并发症或发生后被及时控制。

(李玉芝)

第二节　支气管扩张

支气管扩张是指直径大于 2 mm 支气管由于管壁的肌肉和弹性组织破坏引起的慢性异常扩张。临床表现为慢性咳嗽,咳大量脓性痰和/或反复咯血。患者多有童年麻疹、百日咳或支气管肺炎等病史。由于生活条件的改善,麻疹和百日咳疫苗的预防接种及抗生素的应用等,本病的发病率已明显减少。

一、病因及发病机制

(一)支气管-肺组织感染和阻塞

婴幼儿期支气管-肺组织感染是支气管扩张最常见的原因。由于儿童支气管管腔细和管壁薄,易阻塞,反复感染导致支气管壁各层组织,尤其是平滑肌和弹性纤维的破坏,削弱了对管壁的支撑作用。支气管炎症使支气管黏膜充血、水肿,分泌物阻塞管腔,致使引流不畅而加重感染。另外,支气管内膜结核引起管腔狭窄和阻塞、肺结核纤维组织增生和收缩牵拉、吸入腐蚀性气体、支气管曲真菌感染等均可损伤支气管壁,反复继发感染也可引起支气管扩张。肿瘤、异物、感染、支气管周围肿大的淋巴结或肺癌的压迫可使支气管阻塞导致肺不张,胸腔负压直接牵拉支气管管壁,导致支气管扩张。感染引起支气管阻塞,阻塞又加重感染,两者互为因果,促使支气管扩张的发生与发展。

(二)支气管先天性发育障碍和遗传因素

支气管先天发育障碍,如巨大气管-支气管症、Kartagener 综合征(支气管扩张、鼻窦炎及内脏转位),先天性软骨缺失症、支气管肺隔离症、肺囊性纤维化、遗传性 α1-抗胰蛋白酶缺乏症、先天性免疫缺乏症等与发育和遗传因素有关的疾病也可伴有支气管扩张。

(三)全身性疾病

全身性疾病如类风湿关节炎、克罗恩病、溃疡性结肠炎、系统性红斑狼疮、人免疫缺陷病毒(HIV)感染等疾病可同时伴有支气管扩张。心肺移植术后也可因移植物慢性排斥发生支气管扩张。有些不明原因的支气管扩张患者体液免疫和/或细胞免疫功能有不同程度的改变,提示支气管扩张可能与机体免疫功能失调有关。

二、临床表现

(一)症状

1.慢性咳嗽、大量脓痰

痰量与体位改变有关,这是由于分泌物积储于支气管的扩张部位,改变体位时分泌物刺激支气管黏膜引起咳嗽和排痰。严重度可用痰量估计:<10 mL/d 为轻度;10~50 mL/d 为中度;>150 mL/d 为重度。感染急性发作时,黄绿色脓痰量明显增加,每天可达数百毫升。感染时痰液静置后出现分层的特征:上层为泡沫,下悬脓性成分,中层为浑浊黏液,下层为坏死组织沉淀物。厌氧菌感染时痰有臭味。

2.反复咯血

50%~70%的患者有不同程度的咯血,可为痰中带血或大量咯血,咯血量与病情严重程度、病变范围有时不一致。部分患者无咳嗽、咳痰,仅以反复咯血为唯一症状,临床上称为"干性支气管扩张",其病变多位于引流良好的上叶支气管,常见于结核性支气管扩张。

3.反复肺部感染

其特点为同一肺段反复发生感染并迁延不愈。

4.慢性感染中毒症状

患者可出现发热、乏力、食欲缺乏、消瘦、贫血等全身中毒症状。

(二)体征

早期或干性支气管扩张肺部体征可无异常,病变重或继发感染时,在下胸部、背部可闻及固定而持久的局限性粗湿啰音,有时可闻及哮鸣音,部分慢性患者有杵状指(趾)。

三、护理

(一)护理目标

患者能掌握有效咳痰技巧,营养得到改善,未发生并发症。

(二)护理措施

1.一般护理

(1)休息与活动:休息能减少肺活动度,避免因活动诱发咯血。急性感染或病情严重者应卧床休息。保持室内空气流通,维持适宜的温湿度,注意保暖。

(2)饮食护理:提供高热量、高蛋白质、富含维生素饮食,避免冰冷食物诱发咳嗽,少食多餐。指导患者在咳痰后及进食前后漱口,祛除痰臭,保持口腔清洁,促进食欲。为了稀释痰液,利于排痰,应鼓励患者多饮水,每天不少于 1 500 mL。合并充血性心力衰竭或肾脏疾病者应指导患者低盐饮食。

2.病情观察

观察痰液的量、颜色、性质、气味,及与体位的关系,痰液静置后是否有分层现象,记录24 小时痰液排出量。观察咯血的颜色、性质及量。病情严重者需观察患者的缺氧情况,是否有呼吸困难、发绀、面色的改变。密切观察病情变化,警惕窒息的各种症状,并备好抢救药品和用品;注意患者有无发热、消瘦、贫血等全身症状。

3.体位引流

体位引流是利用重力作用促使呼吸道分泌物流入气管、支气管排出体外。应根据病变部位采取相应的体位进行引流。如体位引流排痰效果不理想可经纤维支气管镜吸痰及用生理盐水冲洗痰液,也可局部注入抗生素。

(1)引流前准备:引流前向患者说明体位引流的目的、过程和注意事项,消除顾虑,取得合作。同时监测生命体征和肺部听诊,明确病变部位。对于痰液黏稠者,可先用生理盐水雾化吸入。

(2)引流体位:根据病变部位和患者耐受程度采取适当的体位。原则上应使病变部位处于高处,引流支气管开口在下,利于痰液流入大支气管和气管排出。

(3)引流时间:要视病变部位、患者身体状况而定,一般每天1～3次,每次15～20分钟;在空腹下进行。

(4)引流时的观察:引流时应有护士或家人协助,观察患者有无出汗、脉搏细弱、头晕、疲劳、面色苍白等症状,如出现咯血、头晕、发绀、心悸、呼吸困难等情况,应及时停止引流。评估患者对体位引流的耐受程度,在体位引流过程中,鼓励并指导患者作腹式深呼吸,辅以胸部叩击或震荡等措施。同时指导患者进行有效咳嗽,以提高引流效果。

(5)引流后的护理:引流后,协助患者休息,给予漱口,并记录痰量和性质,复查生命体征和肺部呼吸音及啰音变化。评价体位引流的效果。

4.咯血的护理

(1)饮食护理:大量咯血者暂时禁食,小量咯血者或大咯血停止后,宜进少量凉或温的流质饮食,多饮水、多食含纤维素食物,保持大便通畅,避免排便时增加腹压而引起再度咯血。

(2)休息与体位:小量咯血者应静卧休息,中量和大量咯血者需绝对卧床休息,保持病室安静,避免搬动患者。协助患者取平卧位,头偏向一侧,及时咯出或吸出呼吸道积血,防止血块阻塞呼吸道;或取患侧卧位(如肺结核),减少患侧活动度,防止病灶向健侧扩散,有利于健侧肺的通气功能。如若有窒息征象立即采取头低脚高体位,轻叩背部,排出血块,必要时做好气管插管或气管切开的准备。

(3)其他:告诉患者咯血时不能屏气,以免诱发喉头痉挛,血液引流不畅形成血块,导致窒息。保持呼吸道的通畅,嘱患者轻轻将气管内存留的积血咯出。及时为患者擦净血迹,漱口,保持口腔清洁、舒适,以防口腔异味刺激,再度引起咯血。

5.防止窒息的护理

(1)备好抢救物品,如吸引器、氧气、鼻导管、气管切开包、止血药、呼吸兴奋剂、升压药等抢救设备和药品。

(2)注意观察患者有无胸闷、气急、发绀、烦躁、面色苍白、大汗淋漓等异常表现,监测生命指征。

(3)痰液黏稠咳痰无力者,可经鼻腔吸痰,为防止吸痰引起低氧血症,重症患者应在吸痰前后加大吸氧浓度。

(4)咯血时劝告患者身心放松,不要屏气,防止声门痉挛,应将气管内痰液和积血轻轻咳出,保持气道通畅。

(5)大咯血出现窒息征象时,立即取头低脚高45°俯卧位,面部偏向一边,轻拍背部以利血块排出,迅速清除口鼻腔血凝块,必要时行气管插管或气管切开。

6.用药护理

治疗原则:保持呼吸道引流通畅,控制感染,处理咯血,必要时手术治疗。

(1)保持呼吸道通畅：遵医嘱应用祛痰药及支气管舒张药稀释脓痰和促进排痰，再经体位引流清除痰液，痰液引流和抗生素治疗同等重要，以减少继发感染及减轻全身中毒症状。祛痰药可选用溴己新或盐酸氨溴索。支气管舒张药在支气管痉挛时，用β_2受体激动剂、异丙托溴铵喷雾吸入或口服氨茶碱及其缓释制剂。

(2)控制感染：是急性感染期的主要治疗措施。轻症者可口服阿莫西林或第一、二代头孢菌素，喹诺酮类药物、磺胺类药物。重症患者特别是假单胞菌属细菌感染者，常选用抗假单胞菌抗生素，常需静脉给药，如头孢他啶、头孢吡肟和亚胺培南等。如有厌氧菌混合感染，加用甲硝唑、替硝唑或克林霉素。雾化吸入庆大霉素或妥布霉素可改善气道分泌和炎症。

(3)抗生素、祛痰剂、支气管舒张药，掌握药物的疗效、剂量、用法和不良反应。

7.心理护理

该病迁延不愈，患者易产生悲观、焦虑心理；咯血时，又感到对生命造成严重威胁，会出现恐惧，甚至绝望的心理。医护人员态度应亲切，多与患者交谈，说明支气管扩张反复发作的原因及治疗进展，来帮助患者树立战胜疾病的信心，消除焦虑不安心理。咯血时，医护人员应陪伴及安慰患者，使患者情绪稳定，避免因情绪波动加重出血。

8.健康指导

(1)预防呼吸道感染：支气管扩张与感染密切相关。积极防治百日咳、麻疹、支气管肺炎、肺结核等呼吸道感染；及时治疗上呼吸道慢性病灶（如龋齿、扁桃体炎、鼻窦炎），避免受凉，预防感冒；减少刺激性气体吸入等措施。戒烟、避免烟雾和灰尘刺激有助于避免疾病的复发，防止病情恶化。

(2)疾病及保健知识的指导：帮助患者和家属了解疾病发生、发展与治疗、护理过程。与患者及家属共同制订长期防治的计划。指导患者自我监测病情，患者和家属应学会识别病情变化的征象，学会识别支气管扩张典型的临床表现；一旦发现症状加重，如痰量增多、血痰、呼吸困难加重、发热、寒战和胸痛等，应及时就诊。掌握有效咳嗽、雾化吸入、体位引流方法，以及抗生素的作用、用法、不良反应等。

(3)生活指导：讲明营养对机体康复的作用，使患者能主动摄取必需的营养素，以增加机体抗病能力。鼓励患者参加体育锻炼，建立良好的生活习惯，劳逸结合，消除紧张心理，防止病情进一步恶化。以维护心、肺功能状态。

(三)护理评价

患者能进行有效的咳嗽，将痰液咳出，保持呼吸道的通畅。能识别咯血的先兆，并采取有效的预防措施。症状消失或明显改善，未发生窒息。

(李玉芝)

第三节 支气管哮喘

支气管哮喘（简称哮喘）是由多种细胞（如嗜酸性粒细胞、肥大细胞、T淋巴细胞、中性粒细胞、气道上皮细胞等）和细胞组分参与的气道慢性炎症性疾病。这种慢性炎症导致气道高反应性和广泛多变的可逆性气流受限，并引起反复发作性的喘息、气急、胸闷或咳嗽等症状，常在夜间和/或清晨发作和加重,多数患者可自行缓解或治疗后缓解。支气管哮喘如贻误诊治,随病程的延长可产生气道不可逆性狭窄和气道重塑。因此,合理的防治至关重要。

一、病因及发病机制

(一)病因
本病的病因不十分清楚。目前认为哮喘是多基因遗传病,受遗传因素和环境因素双重影响。

1.遗传因素

哮喘发病具有明显的家族集聚现象,临床家系调查发现,哮喘患者亲属患病率高于群体患病率,且亲缘关系越近患病率越高;病情越严重,其亲属患病率也越高。

2.环境因素

主要为哮喘的激发因素,如下。

(1)吸入性变应原:尘螨、花粉、真菌、动物毛屑、二氧化硫、氨气等各种特异和非特异性吸入物。

(2)感染:细菌、病毒、原虫、寄生虫等。

(3)食物:鱼、虾、蟹、蛋类、牛奶等。

(4)药物:普萘洛尔(心得安)、阿司匹林等。

(5)其他:气候改变、运动、妊娠等。

(二)发病机制
哮喘的发病机制非常复杂(图 6-1),变态反应、气道炎症、气道反应性增高和神经等因素及其相互作用被认为与哮喘的发病关系密切。其中气道炎症是哮喘发病的本质,而气道高反应性是哮喘的重要特征。根据变应原吸入后哮喘发生的时间,可分为速发性哮喘反应(IAR)、迟发性哮喘反应(LAR)和双相型哮喘反应(DAR)。IAR 在吸入变应原的同时立即发生反应,15～30 分钟达高峰,2 小时逐渐恢复正常。LAR 在吸入变应原 6 小时左右发作,持续时间长,症状重,常呈持续性哮喘表现,为气道慢性炎症反应的结果。

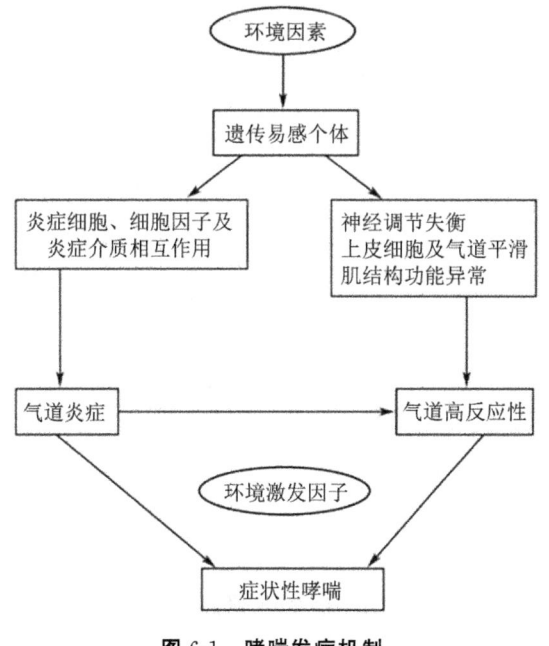

图 6-1 哮喘发病机制

二、临床表现

(一)症状

典型表现为发作性呼气性呼吸困难或发作性胸闷和咳嗽,伴有哮鸣音。严重者呈强迫坐位或端坐呼吸,甚至出现发绀等;干咳或咳大量泡沫样痰。哮喘发作前常有干咳、呼吸紧迫感、连打喷嚏、流泪等先兆表现;有时仅以咳嗽为唯一的症状(咳嗽变异性哮喘)。哮喘症状可在数分钟内发作,经数小时至数天,用支气管舒张药可缓解或自行缓解。在夜间及凌晨发作和加重常是哮喘的特征之一。有些青少年,在运动时出现咳嗽、胸闷和呼吸困难(运动性哮喘)。

(二)体征

发作时胸部呈过度充气征象,双肺可闻及广泛的哮鸣音,呼气音延长。严重者可有辅助呼吸肌收缩加强,心率加快、奇脉、胸腹反常运动和发绀。但在轻度哮喘或非常严重哮喘发作时,哮鸣音可不出现,称之为寂静胸。非发作期可无阳性体征。

三、分期

根据临床表现哮喘分为急性发作期、慢性持续期和缓解期。

(一)急性发作期

急性发作期是指气促、咳嗽、胸闷等症状突然发生,常有呼吸困难,以呼气流量降低为其特征,常因接触刺激物或治疗不当所致。哮喘急性发作时严重程度评估见表 6-1。

表 6-1　哮喘急性发作时病情严重程度的分级

病情程度	临床表现	生命体征	血气分析	支气管舒张剂
轻度	对日常生活影响不大,可平卧,说话连续成句,步行、上楼时有气短	脉搏<100 次/分	基本正常	能被控制
中度	日常生活受限,稍事活动便有喘息,喜坐位,讲话时断时续,有焦虑和烦躁,哮鸣音响亮而弥漫	脉搏 100~120 次/分	PaO_2 8.0~10.7 kPa(60~80 mmHg) $PaCO_2$<6.0 kPa(45 mmHg)	仅有部分缓解
重度	喘息持续发作,日常生活受限,休息时亦喘,端坐前弓位,大汗淋漓,常有焦虑和烦躁	脉搏明显增快,有奇脉、发绀	PaO_2<8.0 kPa(60 mmHg) $PaCO_2$>6.0 kPa(45 mmHg)	无效
危重	患者不能讲话,出现意识障碍,呼吸时,哮鸣音明显减弱或消失,胸腹部矛盾运动	脉搏＞120 次/分或脉律徐缓不规则,血压下降	PaO_2<8.0 kPa(60 mmHg) $PaCO_2$>6.0 kPa(45 mmHg)	无效

注:1 mmHg=0.13 kPa。

(二)慢性持续期

在哮喘非急性发作期,患者仍有不同程度的哮喘症状或 PEF 降低。根据临床表现和肺功能可将慢性持续期的病情程度分为 4 级,见表 6-2。

表 6-2　哮喘慢性持续期病情严重度的分级

分级	临床表现	肺功能改变
间歇发作(第一级)	症状<每周 1 次,短暂发作,夜间哮喘症状<每月 2 次	$FEV_1 \geq 80\%$预计值或 $PEF \geq 80\%$个人最佳值,PEF或 FEV_1 变异率<20%
轻度持续(第二级)	症状≥每周 1 次,但<每天 1 次,可能影响活动及睡眠,夜间哮喘症状>每月 2 次,但<每周 1 次	$FEV_1 \geq 80\%$预计值或 $PEF \geq 80\%$个人最佳值,PEF或 FEV_1 变异率 20%~30%
中度持续(第三级)	每天有症状,影响活动及睡眠,夜间哮喘症状≥每周 1 次	FEV_1 60%~79%预计值或 PEF 60%~79%个人最佳值,PEF 或 FEV_1 变异率>30%
重度持续(第四级)	每天有症状,频繁发作,经常出现夜间哮喘症状,体力活动受限	$FEV_1 <60\%$预计值或 PEF<60%个人最佳值,PEF或 FEV_1 变异率>30%

(三)缓解期

缓解期是指经过或未经过治疗症状、体征消失,肺功能恢复到急性发作前水平,并维持 4 周以上。

四、护理

(一)护理目标

患者呼吸困难缓解,能进行有效呼吸;痰液能排出;能正确使用雾化吸入器;未发生并发症。

(二)护理措施

支气管哮喘目前尚无根治的方法。护理措施和治疗的目的为控制症状,防止病情恶化,尽可能保持肺功能正常,维持正常活动能力(包括运动),避免治疗不良反应,防止不可逆气道阻塞,避免死亡。

1.一般护理

(1)环境与体位:提供安静、舒适、温湿度适宜的环境,保持室内清洁、空气流通。脱离变应原非常必要,找到引起哮喘发作的变应原或其他非特异刺激因素,并使患者迅速脱离,这是防治哮喘最有效的方法。病室不宜布置花草,避免使用羽绒或蚕丝织物。发作时,协助患者采取舒适的半卧位或坐位,或用过床桌使患者伏桌休息,以减轻体力消耗。

(2)饮食护理:大约 20%的成年人和 50%的哮喘患儿可因不适当饮食而诱发或加重哮喘。护理人员应帮助患者找出与哮喘发作的有关食物。哮喘患者的饮食以清淡、易消化、高蛋白,富含维生素 A、维生素 C、钙食物为主,如哮喘发作与进食某些异体蛋白如鱼、虾、蟹、蛋类、牛奶等有关,应忌食;某些食物添加剂如酒石黄、亚硝酸盐(制作糖果、糕点用于漂白、防腐)也可诱发哮喘发作,应当引起注意。慎用或忌用某些引起哮喘的药物,如阿司匹林或阿司匹林的复方制剂。戒酒、戒烟。哮喘发作时,患者呼吸增快、出汗,极易形成痰栓阻塞小支气管,若无心、肾功能不全时,应鼓励患者饮水 2 000~3 000 mL/d,必要时,遵医嘱静脉补液,注意输液速度。

(3)保持身体清洁舒适:哮喘患者常会大量出汗,应每天以温水擦浴,勤换衣服和床单,保持皮肤的清洁、干燥和舒适。协助并鼓励患者咳嗽后用温水漱口,保持口腔清洁。

(4)氧疗护理:重症哮喘患者常伴有不同程度的低氧血症存在,应遵医嘱给予吸氧,吸氧流量为每分钟 1~3 L,吸氧浓度一般不超过 40%。为避免气道干燥和寒冷气流的刺激而导致气道痉挛,吸入的氧气应尽量温暖湿润。

2.病情观察

观察哮喘发作的前驱症状,如鼻咽痒、喷嚏、流涕、眼痒等黏膜过敏症状;哮喘发作时,观察患者意识状态、呼吸频率、节律、深度及辅助呼吸肌是否参与呼吸运动等,监测呼吸音、哮鸣音变化,监测动脉血气分析和肺功能情况,了解病情和治疗效果。呼吸困难时遵医嘱给予吸氧,注意氧疗效果;哮喘发作严重时,如经治疗病情无缓解,做好机械通气准备工作;加强对急性期患者的监护,尤其在夜间和凌晨易发生哮喘的时间段内,严密观察有无病情变化。

3.用药护理

(1)β_2 肾上腺素受体激动剂(简称 β_2 受体激动剂):是控制哮喘急性发作症状的首选药物,短效 β_2 受体激动剂起效较快,但药效持续时间较短,一般仅维持 4～6 小时,常用药物有沙丁胺醇、特布他林等。长效 β_2 受体激动剂作用时间均在 10 小时以上,且有一定抗感染作用,如福莫特罗、沙美特罗及丙卡特罗等,用药方法可采用定量气雾剂(MDI)吸入、干粉吸入、持续雾化吸入等,也可用口服或静脉注射。首选吸入法,因药物直接作用于呼吸道,局部浓度高且作用迅速,所用剂量较小,全身性不良反应少。常用沙丁胺醇或特布他林,每天 3～4 次,每次 1～2 喷。干粉吸入方便较易掌握。持续雾化吸入多用于重症和儿童患者,方法简单易于配合。β_2 激动剂的缓(控)释型口服制剂,用于防治反复发作性哮喘和夜间哮喘。注射用药,用于严重哮喘,一般每次用量为沙丁胺醇 0.5 mg,只在其他疗法无效时使用。指导患者按医嘱用药,不宜长期规律、单一、大量使用,否则会引起气道 β_2 受体功能下调,药物减效;由于本类药物(特别是短效制剂)无明显抗炎作用,故宜与吸入激素等抗炎药配伍使用。口服沙丁胺醇或特布他林时,观察有无心悸、骨骼肌震颤等不良反应。静脉点滴沙丁胺醇注意滴速 2～4 $\mu g/min$,并注意有无心悸等不良反应。

(2)糖皮质激素:是当前控制哮喘发作最有效的药物。可分为吸入、口服和静脉用药。吸入治疗是目前推荐长期抗感染治疗哮喘的最常用的方法。常用吸入药物有倍氯米松、氟替卡松、莫米松等,起效慢,通常需规律用药一周以上方能起效。口服药物用于吸入糖皮质激素无效或需要短期加强的患者。有泼尼松、泼尼松龙,起始 30～60 mg/d,症状缓解后逐渐减量至≤10 mg/d。然后停用,或改用吸入剂。在重度或严重哮喘发作时,提倡及早静脉给药。吸入治疗药物全身性不良反应少,少数患者可出现口腔念珠菌感染、声音嘶哑或呼吸道不适,指导患者吸药后必须立即用清水充分漱口以减轻局部反应和胃肠吸收。全身用药应注意肥胖、糖尿病、高血压、骨质疏松、消化性溃疡等不良反应,口服用药宜在饭后服用,以减少对胃肠道黏膜的刺激。气雾吸入糖皮质激素可减少其口服量,当用吸入剂替代口服剂时,通常需同时使用两周后逐步减少口服量,指导患者不得自行减量或停药。

(3)茶碱类:是目前治疗哮喘的有效药物,通过抑制磷酸二酯酶,提高平滑肌细胞内的 cAMP 浓度,拮抗腺苷受体,刺激肾上腺分泌肾上腺素,增强呼吸肌的收缩;同时具有气道纤毛清除功能和抗炎作用。口服氨茶碱一般剂量每天 6～10 mg/kg,控(缓)释茶碱制剂,可用于夜间哮喘。静脉给药主要应用于危、重症哮喘,静脉注射首次剂量 4～6 mg/kg,注射速度不超过 0.25 mg/(kg·min),静脉滴注维持量为 0.6～0.8 mg/(kg·h)日注射量一般不超过 1.0 g。其主要不良反应为胃肠道、心脏和中枢神经系统的毒性反应。氨茶碱用量过大或静脉注射(滴注)速度过快可引起恶心、呕吐、头痛、失眠、心律失常,严重者引起室性心动过速,抽搐乃至死亡。静脉注射时浓度不宜过高,速度不宜过快,注射时间宜在 10 分钟以上,以防中毒症状发生,观察用

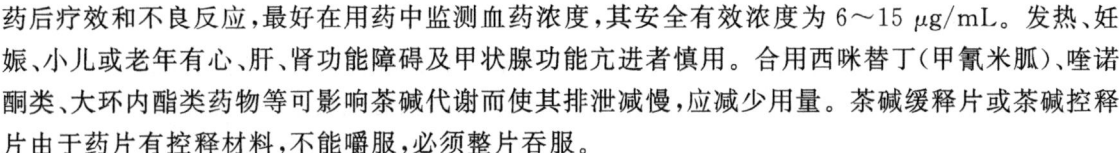

药后疗效和不良反应,最好在用药中监测血药浓度,其安全有效浓度为6～15 μg/mL。发热、妊娠、小儿或老年有心、肝、肾功能障碍及甲状腺功能亢进者慎用。合用西咪替丁(甲氰米胍)、喹诺酮类、大环内酯类药物等可影响茶碱代谢而使其排泄减慢,应减少用量。茶碱缓释片或茶碱控释片由于药片有控释材料,不能嚼服,必须整片吞服。

(4)抗胆碱药:胆碱能受体(M受体)拮抗剂,有舒张支气管及减少痰液的作用。常用异丙托溴铵吸入或雾化吸入,约10分钟起效,维持4～6小时;长效抗胆碱药噻托溴铵作用维持时间可达24小时。

(5)其他:色苷酸钠是非糖皮质激素抗炎药物。对预防运动或变应原诱发的哮喘最为有效。色苷酸钠雾化吸入3.5～7.0 mg或干粉吸入20 mg,每天3～4次。酮替酚和新一代组胺 H_1 受体拮抗剂阿司咪唑、曲尼斯特等对轻症哮喘和季节性哮喘有效,也可与 β_2 受体激动剂联合用药。色苷酸钠及尼多酸钠,少数病例可有咽喉不适、胸闷、偶见皮疹,孕妇慎用。抗胆碱药吸入后,少数患者可有口苦或口干感。白三烯(LT)拮抗剂具有抗炎和舒张支气管平滑肌的作用。白三烯调节剂的主要不良反应是较轻微的胃肠道症状,少数有皮疹、血管性水肿、转氨酶升高,停药后可恢复正常。

4.吸入器的正确使用

(1)定量雾化吸入器(MDI):MDI的使用需要患者协调呼吸动作,正确使用是保证吸入治疗成功的关键。根据患者文化层次、学习能力,提供雾化吸入器的学习资料。

MDI使用方法:打开盖子,摇匀药液,深呼气至不能再呼时,张口,将MDI喷嘴置于口中,双唇包住咬口,以慢而深的方式经口吸气,同时以手指按压喷药,至吸气末屏气10秒,使较小的雾粒沉降在气道远端,然后缓慢呼气,休息3分钟后可再重复使用一次。指导患者反复练习,医护人员演示,直至患者完全掌握。

特殊MDI的使用:对不易掌握MDI吸入方法的儿童或重症患者,可在MDI上加储物罐,可以简化操作,增加吸入到下呼吸道和肺部的药物量,减少雾滴在口咽部沉积引起刺激,增加雾化吸入疗效。

(2)干粉吸入器:较常用的有蝶式吸入器、都宝装置和准纳器。①蝶式吸入器:指导患者正确将药物转盘装进吸入器中,打开上盖至垂直部位(刺破胶囊),用口唇含住吸嘴用力深吸气,屏气数秒钟。重复上述动作3～5次,直至药粉吸尽为止。完全拉出滑盘,再推回原位(此时旋转转盘至一个新囊泡备用)。②都宝装置:使用时移去瓶盖,一手垂直握住瓶体,另一手握住底盖,先右转再向左旋转至听到"喀"的一声。吸入前先呼气,然后含住吸嘴,仰头,用力深吸气,屏气5～10秒。③准纳器:使用时一手握住外壳,另一手的大拇指放在拇指柄上向外推动至完全打开,推动滑杆直至听到"咔哒"声,将吸嘴放入口中,经口深吸气,屏气10秒。

5.心理护理

研究证明,精神因素在哮喘的发生发展过程中起重要作用,培养良好的情绪和战胜疾病的信心是哮喘治疗和护理的重要内容。哮喘患者的心理表现类型多种多样,可有抑郁、焦虑、恐惧、性格的改变(如悲观、失望、孤独、脆弱、躁动、敌对、易于冲动、神经质、自卑等)、社会工作能力的下降(如自信心及适应能力下降、交际减少等)或自主神经紊乱的表现,如多汗、头晕、眼花、食欲减退、手颤、胸闷、气短、心悸等。针对哮喘患者心理障碍的情况,护理人员应体谅和同情患者的痛苦,尤其对于慢性哮喘治疗效果不佳的患者更应关心,给予心理疏导和教育,向患者解释避免不良情绪的重要性,多用鼓励性语言,减轻患者的心理压力,提高治疗的信心和依从性。

6.健康指导

(1)疾病知识指导:通过教育使患者能懂得哮喘虽不能彻底治愈,但只要坚持充分地正规治疗,完全可以有效地控制哮喘的发作,即患者可达到没有或仅有轻度症状,能坚持日常工作和学习。

(2)识别和避免触发因素:针对个体情况,指导患者有效控制可诱发哮喘发作的各种因素,如避免摄入引起过敏的食物;室内布局力求简洁,避免使用地毯、种植花草、不养宠物;经常打扫房间,清洗床上用品;避免接触刺激性气体及预防呼吸道感染;避免进食易引起哮喘的食物;避免强烈的精神刺激和剧烈的运动;避免大笑、大哭、大喊等过度换气动作;在缓解期应加强体育锻炼、耐寒锻炼及耐力训练,以增强体质。

(3)自我监测病情:识别哮喘加重的早期情况,学会哮喘发作时进行简单的紧急自我处理方法,学会利用峰流速仪来监测最大呼气峰流速(PEFR),做好哮喘日记,为疾病预防和治疗提供参考资料。峰流速仪是一种可随身携带,能测量 PEFR 的一种小型仪器。使用方法:取站立位,尽可能深吸一口气,然后用唇齿部分包住口含器后,以最快的速度,用一次最有力的呼气吹动游标滑动,游标最终停止的刻度,就是此次峰流速值。峰流速测定是发现早期哮喘发作最简便易行的方法,在没有出现症状之前,PEFR 下降,提示早期哮喘的发生。临床试验观察证实,每天测量的 PEFR 与标准的 PEFR 进行比较,不仅能早期发现哮喘发作,还能判断哮喘控制的程度和选择治疗措施。如果 PEFR 经常地、有规律地保持在80%~100%,为安全区,说明哮喘控制理想;如果 PEFR 在 50%~80%,为警告区,说明哮喘加重,需及时调整治疗方案;如果 PEFR <50%,为危险区,说明哮喘严重,需要立即到医院就诊。

(4)用药指导:哮喘患者应了解自己所用的每种药的药名、用法及使用时的注意事项,了解药物的主要不良反应及如何采取相应的措施来避免。指导患者或家属掌握正确的药物吸入技术。一般先用 β_2 受体激动剂,后用糖皮质激素吸入剂。与患者共同制订长期管理、防止复发的计划。坚持定期随访保健,指导正确用药,使药物不良反应减至最少,受体激动剂使用量减至最小,甚至不用也能控制症状。

(5)心理-社会指导:保持有规律的生活和乐观情绪,积极参加体育锻炼,最大程度恢复劳动能力,特别向患者说明发病与精神因素和生活压力的关系。动员与患者关系密切的力量,如家人或朋友参与对哮喘患者的管理;为其身心健康提供各方面的支持,并充分利用社会支持系统。

(三)护理评价

患者呼吸平稳,肺部听诊呼吸音正常,哮鸣音消失。动脉血气检测结果维持在正常范围;患者能摄入足够的液体,痰液稀薄,容易咳出;患者能描述使用吸入器的目的、注意事项、正确掌握使用方法。

(李玉芝)

第四节 肺 脓 肿

肺脓肿是由多种病原菌引起肺实质坏死的肺部化脓性感染。早期为肺组织的化脓性炎症,继而坏死、液化,由肉芽组织包绕形成脓肿。高热、咳嗽和咳大量脓臭痰为其临床特征。本病可

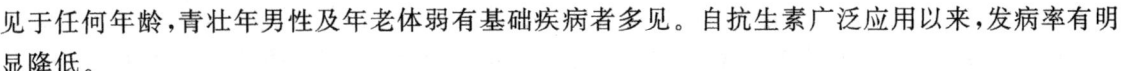

见于任何年龄,青壮年男性及年老体弱有基础疾病者多见。自抗生素广泛应用以来,发病率有明显降低。

一、病因及发病机制

急性肺脓肿的主要病原体是细菌,常为上呼吸道、口腔的定植菌,包括需氧、厌氧和兼性厌氧菌。厌氧菌感染占主要地位,较重要的厌氧菌有核粒梭形杆菌、消化球菌等。常见的需氧和兼性厌氧菌为金黄色葡萄球菌、化脓链球菌(A 组溶血性链球菌)、肺炎克雷伯菌和铜绿假单胞菌等。免疫力低下者,如接受化疗、白血病或艾滋病患者其病原菌也可为真菌。根据不同病因和感染途径,肺脓肿可分为以下三种类型。

(一)吸入性肺脓肿

吸入性肺脓肿是临床上最多见的类型,病原体经口、鼻、咽吸入致病,误吸为最主要的发病原因。正常情况下,吸入物可由呼吸道迅速清除,但当由于受凉、劳累等诱因导致全身或局部免疫力下降时;在有意识障碍,如全身麻醉或气管插管、醉酒、脑血管意外时,吸入的病原菌即可致病。此外,也可由上呼吸道的慢性化脓性病灶,如扁桃体炎、鼻窦炎、牙槽脓肿等脓性分泌物经气管被吸入肺内致病。吸入性肺脓肿发病部位与解剖结构有关,常为单发性,由于右主支气管较陡直,且管径较粗大,因而右侧多发。病原体多为厌氧菌。

(二)继发性肺脓肿

继发性肺脓肿可继发于某些肺部疾病如细菌性肺炎、支气管扩张、空洞型肺结核、支气管癌、支气管囊肿等感染;支气管异物堵塞也是肺脓肿尤其是小儿肺脓肿发生的重要因素;邻近器官的化脓性病变蔓延至肺,如食管穿孔感染、膈下脓肿、肾周围脓肿及脊柱脓肿等波及肺组织引起肺脓肿。阿米巴肝脓肿可穿破膈肌至右肺下叶,形成阿米巴肺脓肿。

(三)血源性肺脓肿

血源性肺脓肿是因皮肤外伤感染、痈、疖、骨髓炎、静脉吸毒、感染性心内膜炎等肺外感染病灶的细菌或脓毒性栓子经血行播散至肺部引起小血管栓塞,产生化脓性炎症、组织坏死导致肺脓肿。金黄色葡萄球菌、表皮葡萄球菌及链球菌为常见致病菌。

二、临床表现

(一)症状

急性肺脓肿患者,起病急,寒战、高热,体温高达 39~40 ℃,伴有咳嗽、咳少量黏液痰或黏液脓性痰,典型痰液呈黄绿色、脓性,有时带血。炎症累及胸膜可引起胸痛。伴精神不振、全身乏力、食欲减退等全身毒性症状。如感染未能及时控制,于发病后 10~14 天可突然咳出大量脓臭痰及坏死组织,痰量可达300~500 mL/d,痰静置后分三层。厌氧菌感染时痰带腥臭味。一般在咳出大量脓痰后,体温明显下降,全身毒性症状随之减轻。约 1/3 患者有不同程度的咯血,偶有中、大量咯血而突然窒息死亡者。部分患者发病缓慢,仅有一般的呼吸道感染症状。血源性肺脓肿多先有原发病灶引起的畏寒、高热等全身脓毒血症的表现。经数天或数周后出现咳嗽、咳痰,痰量不多,极少咯血。慢性肺脓肿患者除咳嗽、咳脓痰、不规则发热、咯血外,还有贫血、消瘦等慢性消耗症状。

(二)体征

肺部体征与肺脓肿的大小、部位有关。早期病变较小或位于肺深部,多无阳性体征;病变发展较大时可出现肺实变体征,有时可闻及异常支气管呼吸音;病变累及胸膜时,可闻及胸膜摩擦音或胸腔积液体征。慢性肺脓肿常有杵状指(趾)、消瘦、贫血等。血源性肺脓肿多无阳性体征。

三、护理

(一)护理目标

体温降至正常,营养改善,呼吸系统症状减轻或消失,未发生并发症。

(二)护理措施

1.一般护理

保持室内空气流通、适宜温湿度、阳光充足。晨起、饭后、体位引流后及睡前协助患者漱口,做好口腔护理。鼓励患者多饮水,进食高热量、高蛋白、高维生素等营养丰富的食物。

2.病情观察

观察痰的颜色、性状、气味和静置后是否分层。准确记录 24 小时排痰量。当大量痰液排出时,要注意观察患者咳痰是否顺畅,咳嗽是否有力,避免脓痰引起窒息;当痰液减少时,要观察患者中毒症状是否好转,若中毒症状严重,提示痰液引流不畅,做好脓液引流的护理,以保持呼吸道通畅。若发现血痰,应及时报告医师,咯血量较多时,应严密观察体温、脉搏、呼吸、血压以及神志的变化,准备好抢救药品和用品,嘱患者患侧卧位,头偏向一侧,警惕大咯血或窒息的突然发生。

3.用药及体位引流护理

(1)抗生素治疗:吸入性肺脓肿一般选用青霉素,对青霉素过敏或不敏感者可用林可霉素、克林霉素或甲硝唑等药物。开始给药采用静脉滴注,体温通常在治疗后 3~10 天降至正常,然后改为肌内注射或口服。如抗生素有效,宜持续 8~12 周,直至胸片上空洞和炎症完全消失,或仅有少量稳定的残留纤维化。若疗效不佳,要注意根据细菌培养和药物敏感试验结果选用有效抗菌药物。遵医嘱使用抗生素、祛痰药、支气管扩张剂等药物,注意观察疗效及不良反应。

(2)痰液引流:可缩短病程,提高疗效。无大咯血、中毒症状轻者可进行体位引流排痰,每天2~3 次,每次 10~15 分钟。痰黏稠者可用祛痰药、支气管舒张药或生理盐水雾化吸入以利脓液引流。有条件应尽早应用纤维支气管镜冲洗及吸引治疗,脓腔内还可注入抗生素,加强局部治疗。

(3)手术治疗:内科积极治疗 3 个月以上效果不好,或有并发症可考虑手术治疗。

4.心理护理

向患者及家属及时介绍病情,解释各种症状和不适的原因,说明各项诊疗、护理操作目的、操作程序和配合要点。由于疾病带来口腔脓臭气味使患者害怕与人接近,在帮助患者口腔护理的同时消除患者的紧张心理。主动关心并询问患者的需要,使患者增加治疗的依从性和信心,指导患者正确对待本病,使其勇于说出内心感受,并积极进行疏导。教育患者家属配合医护人员做好患者的心理指导,使患者树立治愈疾病的信心,以促进疾病早日康复。

5.健康指导

(1)疾病知识指导:指导患者及家属了解肺脓肿发生、发展、治疗和有效预防方面的知识。积极治疗肺炎、皮肤疖、痈或肺外化脓性等原发病灶。教会患者练习深呼吸,鼓励患者咳嗽并采取有效的咳嗽方式进行排痰,保持呼吸道的通畅,促进病变的愈合。对重症患者做好监护,教育家属及时发现病情变化,并及时向医师报告。

(2)生活指导:指导患者生活要有规律,注意休息,劳逸结合,应增加营养物质的摄入。提倡健康的生活方式,重视口腔护理,在晨起、饭后、体位引流后、晚睡前要漱口、刷牙,防止污染分泌物误吸入下呼吸道。鼓励平日多饮水,戒烟、酒。保持环境整洁、舒适,维持适宜的室温与湿度,注意保暖,避免受凉。

(3)用药指导:抗生素治疗非常重要,但需要时间较长,为防止病情反复,应遵从治疗计划。指导患者及家属根据医嘱服药,向患者讲解抗生素等药物的用药疗程、方法、不良反应,发现异常及时向医师报告。

(4)加强易感人群护理:对意识障碍、慢性病、长期卧床者,应注意指导家属协助患者经常变换体位、翻身、拍背促进痰液排出,疑有异物吸入时要及时清除。有感染征象时应及时就诊。

(三)护理评价

患者体温平稳,呼吸系统症状消失,营养改善,无并发症发生或发生后及时得到处理。

(李玉芝)

第五节 慢性阻塞性肺疾病

一、概述

慢性阻塞性肺疾病(COPD)是一种可以预防、可以治疗的疾病,以不完全可逆的气流受限为特点。气流受限常呈进行性加重,且多与肺部对有害颗粒或气体,主要是吸烟的异常炎症反应有关。虽然 COPD 累及肺,但也可以引起显著的全身效应。

慢性支气管炎是指气管、支气管黏膜及其周围组织的慢性非特异性炎症。临床上以咳嗽、咳痰或伴有喘息及反复发作的慢性过程为特征。

阻塞性肺气肿简称肺气肿,是由于吸烟、感染、大气污染等因素的刺激,引起终末细支气管远端(呼吸细支气管、肺泡管、肺泡囊和肺泡)的气道弹性减退,过度膨胀、充气和肺容积增大,并伴有气道壁的破坏。

(一)流行病学

COPD 是呼吸系统疾病中的常见病和多发病,患病率和病死率均高。在我国北部和中部地区的农村成年人调查中,COPD 的患病率为 3.17%;COPD 的死亡率居所有死因的第 4 位,且有逐年增加之势。

(二)病因

COPD 的病因有很多,主要包括吸烟、空气污染、呼吸系统感染等几方面。

1.吸烟

包括直接的和被动的吸烟,是 COPD 发生的最首要的因素。在吸烟的人群里 13.2% 患COPD,不吸烟的人群里 5.1% 患 COPD,而且随着吸烟量的增加 COPD 的患病率增加。在COPD 患者中吸烟者肺功能下降速度远大于非吸烟者,吸烟指数(每天吸烟支数×吸烟年限)与肺功能损害严重程度呈正相关。

2.空气质量指数与人群 COPD 的死亡率

空气质量指数与人群 COPD 的死亡率存在显著的正相关,此外,室内空气污染也可造成

COPD 患病率升高,有研究表明,厨房烹调产生的油烟与 COPD 发生有着密切的关系。

3.呼吸道感染

COPD 的发生有 59% 与呼吸道感染或过敏有关。有研究表明,儿童期呼吸系统感染是 COPD 发生的重要危险因素之一,儿童期反复的气道感染可导致气道高反应性,对成年后发展成慢性支气管炎起到重要作用。

二、临床表现

COPD 起病多缓慢,病程较长,大多数患者有多年的大量吸烟史,部分患者反复发生下呼吸道感染而迁延不愈,主要症状为慢性咳嗽、咳痰和呼吸困难。病情早期可无症状或仅有活动后呼吸困难,也可能只出现咳嗽、咳痰。随着病变发展,患者由于呼吸困难而活动能力下降,最后出现静息状态下呼吸困难,从而影响日常生活的自理能力。晚期患者常有体重下降、食欲减退、精神抑郁和焦虑等。

(一)有效呼吸降低

患者呼吸运动障碍,有效通气量降低,影响了气体交换功能;长期慢性炎症,呼吸道分泌物的引流不畅,加重了换气功能障碍常导致缺氧和二氧化碳潴留;不少慢性支气管炎患者年龄偏大,有不同程度的驼背,肋软骨有钙化,限制了胸廓的活动,导致肺功能进一步下降,使有效呼吸降低。

(二)病理性呼吸模式

肺通气功能明显障碍,影响了患者平静呼吸过程中膈肌的上下移动,减少了肺的通气量;患者为了弥补呼吸量的不足,加紧胸式呼吸,以增加频率来提高氧的摄入,即形成了病理式呼吸模式,造成正常的腹式呼吸模式无法建立,更限制了有效呼吸。

(三)呼吸肌无力

患者有效呼吸减少,呼吸困难及病理性呼吸模式的产生,活动量减少,均影响膈肌,肋间肌、胸大肌等呼吸肌的运动,失代偿后产生呼吸肌无力。

(四)能耗增加和活动能力减退

气短、气促常使患者精神和颈背部乃至全身肌群紧张,使机体体能消耗增加。另外,患者因惧怕出现劳累性气短,限制自己的活动,有的患者长期卧床,丧失了日常活动能力和工作能力。

三、主要功能障碍

(1)咳嗽、咳痰和呼吸困难,活动甚至休息时喘息。

(2)运动量减少,社会活动、业余生活、户内和户外活动减少。

(3)呼吸障碍、活动受限,日常生活等基本活动受限,独立性丧失。

(4)急性发作期日常生活活动能力自理障碍。

(5)心理障碍:患者因长期阻塞性肺疾病,使有效通气功能下降。机体供氧不足,造成乏力、气短、精神紧张、喘息、影响休息和睡眠,产生焦虑、压抑、恐惧心理。有些患者伴有各种神经精神症状。

四、康复评定

(一)健康状态评估

(1)患者一般情况并了解家族史。

（2）在 COPD 的各种致病因素中,吸烟是最重要的因素,应询问吸烟时间及吸烟量。

（3）了解患者过去史,是否患有慢性支气管炎、肺气肿、哮喘等。

（二）肺功能测试

第一秒用力呼气量（FEV_1）百分比预计值。

第一秒用力呼气量/用力肺活量比值（FEV_1/FVC）。

（三）COPD 严重程度评估

对确诊为 COPD 的患者,可以根据其 FEV1％预计值下降的幅度作出严重程度的分级（表 6-3）。

表 6-3　COPD 严重程度的评估表

分级			分级标准
Ⅰ级	轻度	$FEV_1/FVC < 70\%$	$FEV_1 \geqslant 80\%$预计值
Ⅱ级	中度	$FEV_1/FVC < 70\%$	$50\% \leqslant FEV_1 < 80\%$预计值
Ⅲ级	重度	$FEV_1/FVC < 70\%$	$30\% \leqslant FEV_1 < 50\%$预计值
Ⅳ级	极重度	$FEV_1/FVC < 70\%$	$FEV_1 < 30\%$预计值,伴慢性呼吸衰竭

（四）运动能力评估

（1）平板或功率车运动试验通过活动平板或功率车进行运动试验获得最大吸氧量、最大心率、最大代谢当量（MET）值、运动时间等相关量化指标来评估患者运动能力定量行走评估。

（2）对于不能进行活动平板运动试验的患者可行 6 分钟或 12 分钟行走距离测定,以判断患者的运动能力及运动中发生低氧血症的可能性。

（五）日常生活能力评估

日常生活能力评估见表 6-4。

表 6-4　日常生活能力评估

0 级	虽存在不同程度的肺气肿,但活动如常人,对日常生活无影响,活动时无气短
1 级	一般劳动时出现气短
2 级	平地步行无气短,较快行走、上坡或上下楼时气短
3 级	慢走不及百步即有气短
4 级	讲话或穿衣等轻微动作时即有气短
5 级	安静时出现气短、无法平卧

（六）影像学检查

两肺纹理增粗、紊乱。并发肺气肿时,可见肋间隙增宽,膈低平,两肺透亮度增加。心脏常呈垂直位,心影狭长。

（七）血气分析

表现为动脉血氧分压（PaO_2）下降,二氧化碳分压（$PaCO_2$）升高,pH 降低等。可出现代偿性呼吸性酸中毒。

（八）心理社会评估

详细了解患者及家庭对疾病的态度,了解疾病对患者的影响,如心情、性格、生活方式的改变,是否感到焦急、忧虑、恐惧、痛苦,是否悲观失望,是否失去自信自尊、退出社会和躲避生活。

（九）与健康相关的生活质量（HRQOL）

圣·乔治呼吸问卷（SGRQ）分为三部分：症状、活动能力、疾病对日常生活的影响。主要是询问患者咳嗽、咳痰、气喘和呼吸困难等发作情况及对日常生活和工作的影响。对生活影响越严重，权重越高，分值越大，波动范围是 0～100 分，对生活完全没有影响是 0 分，对生活极度影响是 100 分。

五、康复治疗

（一）体位

患者采取坐位或半卧位，有利于肺扩张。保持和改善呼吸道的通畅。

（二）呼吸训练

1.有效咳嗽

方法：先深吸气，然后关闭喉头增加气道内压力，再收缩腹肌（通过增加腹压抬高膈肌）同时收缩肋间肌（固定胸廓不使其扩张）以提高胸腔内压，在肺泡内压力明显增高时突然将声门打开，即可将痰液喷出气流排出。

2.胸部叩拍

将手掌微曲呈碗口状在吸气和呼气时叩击患者胸壁。叩拍力可通过胸壁传至气道将支气管壁上的分泌物松解。叩拍应沿支气管的走向从上往下拍或从下往上拍，叩拍时间 1～5 分钟。高龄或皮肤易破损者可用薄毛巾或其他保护物包盖在叩拍部位以保护皮肤。

3.体位引流

体位引流是依靠重力作用促使各肺叶或肺段气道分泌物的引流排出。适用于神志清楚体力较好，分泌物较多的老年人。原则：应将病变部位置于高处，使引流支气管的开口方向向下。体位引流方法：每天做 2～3 次，总治疗时间 30～45 分钟，每种体位维持 5～10 分钟。宜在早晨清醒后作体位引流。为了预防胃食管反流、恶心和呕吐，应在饭后 1～2 小时进行头低位引流。引流过程中需注意生命体征的变化。

4.呼吸训练

放松练习：患者可采取卧、坐、站立位，放松全身肌肉。对不易松弛的患者可以教给放松技术，还可作肌紧张部位节律性摆动或转动以利于该部肌群的放松。放松练习有利于气急、气短症状的缓解。

5.腹式呼吸

腹式呼吸是进行 COPD 康复的重要措施，腹式呼吸的关键，在于协调膈肌和腹肌在呼吸运动中的活动。呼气时，腹肌收缩帮助膈肌松弛，随腹腔内压增加而上抬，增加呼气潮气量。吸气时，膈肌收缩下降，腹肌松弛，保证最大吸气量。呼吸运动时，尽可能减少肋间肌、辅助呼吸肌的无效劳动，使之保持松弛休息。

6.腹部加压暗示呼吸法

可在卧位或坐位进行，患者用一只手按压在上腹部，呼气时腹部下沉，此时该手再稍加压用力，以使进一步增高腹内压，迫使膈肌上抬。吸气时，上腹部对抗该手的压力，将腹部徐徐隆起，该压力既可吸引患者的注意力，同时又可诱导呼吸的方向和部位。按此法进行练习，可使膈肌活动范围增加 2～3 cm，从而有效地增加通气量达 500 mL 以上。

(三)提高活动能力训练

1.氧疗

慢性肺气肿患者多存在低氧血症或潜在低氧血症,尤其夜间明显。低氧血症可致多脏器功能不全。专家已肯定,长期坚持夜间持续低流量($1\sim3$ L/min)吸氧 >12 小时,能延缓疾病进展,降低死亡率,延长生存期,改善心肺功能,提高生活质量。家庭氧疗每天吸氧时间 $14\sim16$ 小时,流量为 $0.5\sim1.0$ L/min,若能达到持续 24 小时吸氧效果更好。条件许可的患者应尽可能在活动时应用携带式氧气筒。运动吸氧能改善运动时产生的乳酸中毒。

2.步行为主的有氧训练

通常可做最简单的 12 分钟行走距离测定,了解患者的活动能力。然后采用亚极量行走和登梯练习,改善耐力。开始进行 5 分钟活动,休息适应后逐渐增加活动时间。当患者能耐受 20 分钟/次运动后,即可以增加运动。每次运动后心率至少增加 20%,并在停止运动后 $5\sim$ 10 分钟恢复至安静值。

3.提高上肢活动能力

可以用体操棒做高度超过肩部的各个方向的练习或高过头的上肢套圈练习,还可手持重物($0.5\sim3.0$ kg)作高于肩部的活动,每活动 $1\sim2$ 分钟,休息 $2\sim3$ 分钟。每天 2 次。

(四)饮食调整

营养不良是慢性阻塞性肺气肿患者的常见并发症。营养不良还影响通气驱动力,降低呼吸中枢对氧的反应,营养不良使呼吸肌贮备下降易于疲劳。由于呼吸负荷加重或呼吸频率增加使呼吸功能增加,致使能量消耗增高。此外,饮食摄入不足也是一个因素。指导患者多食一些有营养价值的饮食,如肉类、蛋类、奶类,注意补充维生素和矿物质。同时创造良好的进食环境以增进食欲,吃饭的时间必须充足,在放松的心情下非常愉快的进食。

(五)心理治疗

焦虑和抑郁是 COPD 患者常伴随的情绪障碍,神经敏感及抑郁可引起呼吸短促。COPD 患者由于对呼吸困难和窒息的恐惧,可引起紧张和焦虑,心理指导及治疗在 COPD 患者康复中的治疗十分重要。

1.药物

选择性 5-羟色胺再吸收抑制剂是公认治疗 COPD 相关性焦虑一线用药。

2.心理社会干预

心理社会干预包括心理社会支持和行为干预策略,如戒烟、改变饮食、保持运动锻炼等。

3.认知-行为治疗模式

认知-行为治疗模式是目前心理社会干预策略中的重要模式,对治疗 COPD 相关性焦虑和抑郁有效,包括对不现实和有害思维模式的矫正(如灾祸性气短),采取一些技术,如引导性意象、放松和呼吸操练习。

六、康复护理

(一)康复护理目标

(1)提高患者的生活质量,减少急性发作次数和住院期,延长生存时期,使患者能够带病延年。预防呼吸系统的并发症,增进呼吸功能,增强心理健康。

(2)制订个体化护理方案,在制订康复护理方案时要全面了解患者的病情,按病情的不同阶段分步骤教导,向患者宣传有关本病康复护理的知识。调动其主观能动性,积极配合康复治疗与护理,让患者做循序渐进的运动,提高对运动的耐力,并逐步进行耐寒锻炼,有条件者可进行氧疗,劝告患者戒烟并注意饮食的调整。

(二)康复护理

COPD 患者呼吸浅速,若有膈肌疲劳可出现胸腹矛盾呼吸,这些呼吸模式异常可降低通气效率,腹式呼吸、缩唇呼吸和我国传统医学中的气功锻炼可以改善 COPD 患者呼吸模式,提高呼吸效率。慢性阻塞性肺气肿患者以呼吸系统康复为主,以提高呼吸肌肉的耐力和力量,增加呼吸的有效性,改善通换气功能。

1.指导呼吸训练

(1)腹式呼吸做法,全身放松,采取上身前倾位,吸气时有意识鼓腹,呼吸时收缩腹部,可以用自己的手置于腹部,略加压力,加大腹腔压力。长期锻炼可增加膈肌运动幅度。

(2)臀高位呼吸,患者取臀高位,类似胸膝位,利用内脏对横膈的压力,在呼气时增加横膈运动幅度。

(3)吹蜡烛、吹瓶练习:即对一排蜡烛吹气,从近到远,逐渐增加吹灭蜡烛的根数;串连两个瓶子,瓶内置水,用力将甲瓶内水吹向乙瓶。

(4)缩唇呼吸:用鼻吸气,用口呼气,呼气时口唇收拢,作吹口哨样,呼吸须按节律进行,吸与呼的时间之比为 1:(2~3)。这使肺内残留气减少,吸气量增加,肺泡内氧分压增进,使氧气吸入增加,提高气道内压,防止气道过早闭合,增加呼吸的有效性。

(5)深呼吸技术的指导:深呼吸通常指胸式呼吸,目的是增加肺容量,使胸腔充分扩张。方法:患者处于放松体位,经鼻深吸一口气,在吸气末,憋气几秒钟,以便使部分塌陷的肺泡有机会重新扩张。然后经口腔将气体缓慢呼出,可以配合缩唇呼吸,使气体充分排出。

2.运动训练指导

运动可以改善心肺功能,恢复活动能力。运动训练是呼吸功能康复的重要组成部分,包括下肢训练、上肢训练及呼吸肌训练。

3.保持和改善呼吸道的通畅

有效咳嗽、体位引流排痰。

4.吸氧疗法

休息时 $PaO_2 < 6.7$ kPa(50 mmHg)应予以吸氧。改善低氧血症引起的神经精神症状及呼吸困难。减轻肺动脉高压,减轻右心负荷,改善呼吸功能不全。做好持续低流量吸氧护理。

5.劝告戒烟

慢性阻塞性肺气肿疾病的发生 70%~80% 由于长期吸烟引起的,吸烟能引起咳嗽、咳痰、气短等呼吸系统症状和呼吸功能减退,应耐心对患者讲解吸烟与疾病的关系,劝告患者戒烟,室内要保持适宜的温度、湿度,空气流通。

6.心理康复护理

患者长期缺氧、气短、气促且疾病反复发作,消耗体能,疾病带来较大的心理压力和精神负担。鼓励及支持患者进行力所能及的各种社会活动和正常交往,积极配合功能锻炼,提高战胜疾病的信心。坚持运动训练,提高机体免疫力,减少发病,延缓疾病的进展。

7.康复健康教育

(1)呼吸道相关知识,如呼吸道的解剖结构、呼吸肌的功能。

（2）COPD病因、病理生理、症状的正确评估。

（3）康复治疗的意义、方法和注意事项。

（4）长期低流量吸氧可提高患者生活质量。

（5）感冒的预防，戒烟。增加营养的重要性。

七、社区家庭康复指导

（一）饮食

因慢性阻塞性肺疾病是消耗较大的疾病，饮食应富含营养、易消化、高热量、高蛋白、高维生素饮食，多食新鲜水果、蔬菜，养成定时、定量进食的习惯。急性期一般给半流质，缓解期给普食，鼓励多饮水。要时刻注意"八分饱"，不要吃得太饱，因为吃多了容易腹胀而影响膈肌的运动，引起呼吸困难。通过补充和调整饮食来提高摄入量，从而改善营养状况和呼吸肌功能。

（二）坚持呼吸训练及活动

根据具体情况安排适当活动，将腹式呼吸练习和一般性全身运动相结合，如气功、太极拳、医疗步行等，在疾病缓解期坚持康复运动。

（三）注重疾病预防，提高机体抗病能力

防止感冒及呼吸道感染，可采取：①耐寒锻炼，入冬前坚持冷水洗鼻，每天2～3次，每次2～3分钟，还可以用冷水洗脸，自我按摩鼻部、迎香穴、揉风池穴等预防感冒。②提高呼吸道免疫功能：核酪、卡介苗定期注射。③冬病夏治，中医治疗。

（四）家庭用药指导

COPD患者稳定期仍然要用多种药物维持治疗，正确的用药非常重要。

（1）抗生素类药物：告诉患者不要随便服用，以免引起细菌耐药。当出现呼吸困难加重，咳嗽伴有脓痰量增加时，应及时就医。

（2）祛痰药：患者呼吸道内产生黏液较多，痰液不及时咳出可继发感染，增加气道阻力，应及时咳出。氯化铵容易引起胃肠道反应、皮疹等，若有不适应及时调整药物。

（3）平喘药：可松弛支气管平滑肌，扩张支气管，缓解气流受限。茶碱的主要不良反应有胃部不适、恶心、心悸、头痛、失眠等，指导患者严格按照医嘱服用，教会患者正确使用沙丁胺醇和沙美特罗等气雾剂，做到定时、等量使用。

（4）家庭内应备有支气管解痉药、抗生素、痰液溶解剂，必要时应备有氧气，掌握正确使用方法。

（五）定期到呼吸门诊随访

出现上呼吸道感染时应及时去医院就诊，外出随带急救药。

（李玉芝）

第七章 泌尿外科护理

第一节 肾 结 石

结石病是现代社会最常见的疾病之一,并在古代已有所描述。肾结石男性发病率是女性的3倍。肾结石发病高峰年龄为 20～30 岁,手术虽可以去除结石,但结石形成的趋势往往是终生的。

一、病因

肾结石形成原因非常复杂,人们对尿石症发病机制的认识仍未完全明了,可能包括的危险因素有外界环境、职业因素和泌尿系统因素等。

(一)外界环境

外界环境包括自然环境和社会环境、气候和地理位置等,而社会环境包括社会经济水平和饮食文化等。相关研究表明结石病的季节性变化很可能与温度有关,通过出汗导致体液丧失,进而促进结石形成。

(二)个体因素

种族遗传因素、饮食习惯、职业因素、代谢性疾病等。其中职业环境中暴露于热源和脱水同样是结石病的危险因素。水分摄入不足可导致尿液浓缩,结石形成的概率增加。大量饮水导致尿量增多,可显著降低易患结石患者的结石发病率。

(三)泌尿系统因素

因素包括肾损伤、感染、泌尿系统梗阻、异物等。梗阻可以导致感染和结石形成,而结石本身也是尿中异物,会加重梗阻与感染程度,所以两者会相互促进疾病发展程度。

上述因素最终都导致人类尿液中各种成分过饱和、滞留因素和促进因素的增加等机制,进而导致肾结石形成。

二、分类

泌尿系统结石最常见的成分是钙,以草酸钙为主,多在肾脏和膀胱处形成。肾结石按照结石晶体的成分,主要分为 4 类,即钙结石、感染性结石、尿酸结石和胱氨酸结石。

三、临床表现

(一)症状

1.疼痛

肾结石最常见的症状是肾绞痛,经常突然起病,这通常是结石阻塞输尿管引起的。最常见的是从腰部开始,可辐射到腹股沟。肾盂内大结石和肾盏结石可无明显临床症状,患者活动后会出现上腹或腰部钝痛。40%～50%的肾结石患者有腰痛的症状,发生的原因是结石造成肾盂梗阻。通常可表现为腰部酸胀、钝痛。

2.血尿

绝大多数尿路结石患者存在血尿,通常为镜下血尿,少数也可见肉眼血尿。常常在腰痛后发生。有时患者活动后出现镜下血尿是上尿路结石的唯一临床表现,但当结石完全阻塞尿路时也可以没有血尿。血尿产生的原因是结石移动或结石对集合系统的损伤。血尿的多少取决于结石对尿路黏膜损伤程度大小。

3.发热

由于结石、梗阻和感染可互相促进,所以肾结石造成梗阻可继发或加重感染,出现腰痛伴高热、寒战。出现脓尿的患者很少见,若出现需要行尿培养,检测是否存在尿路感染。结石继发急性肾盂肾炎或肾积脓时可有畏寒、发热、寒战等全身症状出现。

4.无尿和急性肾功能不全

双侧肾结石、功能性或解剖孤立肾结石阻塞导致尿路急性梗阻,可以出现无尿和急性肾后性肾功能不全的症状。

(二)体征

肾结石典型体征是患侧肾区叩击痛。患者脊肋角和腹部压痛也可不明显,一般不伴有腹部肌紧张。肾结石慢性梗阻时引起巨大肾积水,这时可出现腹部包块。

四、辅助检查

(一)实验室检查

1.血常规检查

肾绞痛时可伴血 WBC 短时轻度增高。结石合并感染或发热时,血中 WBC 可明显增高。结石导致肾功能不全时,可有贫血表现。

2.尿液检查

常能见到肉眼或镜下血尿;脓尿很少见,伴感染时有脓尿、感染性尿路结石患者应行尿液细菌培养;尿液分析也可测定尿液 pH、钙、磷、尿酸、草酸等。

(二)影像学检查

1.超声检查

肾钙化和尿路结石都可通过超声诊断,可显示结石梗阻引起的肾积水及肾实质萎缩等。可发现尿路平片不能显示的小结石和 X 线透光结石,当肾脏显示良好时,超声还可检测到 5 mm 的小结石。超声作为无创检查应作为首选影像学检查,适合于所有患者包括肾功能不全患者、孕妇、儿童及对造影剂过敏者。

2.X 线检查

由于大约 90％尿路结石不透 X 线，腹部 X 线片对于怀疑尿路结石的患者，是一种非常有用的检查。

3.KUB 平片

KUB 是《CUA 尿路结石诊疗指南》推荐的常规检查方法，KUB 平片上结合可显示出致密影。KUB 平片可初步判断肾结石是否存在，以及肾结石的位置、数目、形态和大小，并且可以初步地提示结石的化学性质。

4.CT 检查

螺旋 CT 平扫对肾结石的诊断准确、迅速。有助于鉴别不透光的结石、肿瘤、凝血块等，以及了解有无肾畸形。

5.内镜检查

内镜检查包括经皮肾镜、软镜、输尿管和膀胱镜检查。通常在尿路平片未显示结石时，静脉尿路造影有充盈缺损不能确诊时，借助于内镜可以明确诊断和进行治疗。

6.肾盂造影像

可以确定透 X 线结石的存在，可以确诊引起患者形成结石的解剖部位。

五、诊断要点

任何评估之前都应先明确是否有与结石复发有关的代谢性疾病。至少应进行筛选性评估，包括远端肾小管性酸中毒、原发性甲状旁腺功能亢进症、痛风体质等疾病。只有明确了相关疾病才可以从根本上纠正治疗。

尿路结石与腹膜后和腹腔内病理状态引起的症状相似，所以应与急腹症进行全面的鉴别诊断，其中包括急性阑尾炎异位或未被认识的妊娠，卵巢囊肿蒂扭转等，体检时应注意检查有无腹膜刺激征。

六、治疗原则

肾结石治疗的总体原则：解除疼痛和梗阻、保护肾功能、有效祛石、治疗病因、预防复发。由于约 80％的尿路结石可自发排出，因此可能没必要进行干预，有时多饮水就能自行排出结石。其他结石的性质、形态、大小部位不同，患者个体差异等因素，治疗方法的选择和疗效也大不相同。因此，对尿石症的治疗应该实施患者个体化治疗，通常需要各种方法综合治疗，来保证治疗效果。

(一)病因治疗

少数患者能找到结石成因如甲状腺旁腺功能亢进(主要是甲状旁腺瘤)，只有积极治疗原发病防止尿路结石复发；尿路梗阻的患者，需要解除梗阻，这样可以避免结石复发，因此此类患者积极治疗病因即可。

(二)非手术治疗

1.药物治疗

结石小于 0.6 cm 且表面光滑、结石以下尿路无梗阻时可采用药物排石治疗。多选择口服 α 受体拮抗剂(如坦索罗辛)或钙通道阻滞剂。尿酸结石选用枸橼酸氢钾钠，碳酸氢钠碱化尿液。口服别嘌醇及饮食调节等方法治疗也可取得良好的效果。

2.增加液体摄入量

机械性多尿可以预防有症状结石的形成和滞留,每天饮水 2 000～3 000 mL,尽量保持昼夜均匀。限制蛋白、钠摄入,避免草酸饮食摄入和控制肥胖都可防止结石的发病概率。

(三)微创碎石

1.体外冲击波碎石

体外冲击波碎石(extracorporeal shock wave lithotripsy,ESWL)通过 X 线或超声对结石进行定位,利用高能冲击波聚焦后作用于结石,将结石粉碎成细沙,然后通过尿液排出体外。实践证明它是一种创伤小、并发症少、安全有效的非侵入性治疗,大多数上尿路结石可采用此方法治疗。ESWL 碎石术后可能形成"石街"。引起患者的腰痛不适,也可能合并继发感染,患者病程也将相应延长。

2.经皮肾镜碎石取石术

经皮肾镜碎石取石术(percutaneous nephrolithotomy,PCNL)是通过建立经皮肾操作通道,击碎结石并同时通过工作通道冲出结石及取出肾结石。本手术通常在超声或 X 线定位下操作,在肾镜下取石或碎石。较小的结石通过肾镜用抓石钳取出,较大的结石将结石粉碎后用水冲出。

3.输尿管肾镜取石术

输尿管肾镜取石术(ureteroscope lithotripsy,URL)适用于中、下段输尿管结石,泌尿系统平片不显影结石,因结石硬、停留时间长、患者自身因素(肥胖)而使用 ESWL 困难者,也可用于 ESWL 治疗所致的"石街"。下尿路梗阻、输尿管狭窄或严重扭曲等不宜采用此法。

(四)开放手术

由于 ESWL 及内镜技术的普遍开展,现在上尿路结石大多数已不再开放手术。

七、临床护理

(一)评估要点

1.术前评估

(1)健康史:了解患者基本情况,包括年龄、职业、生活环境、饮食饮水习惯等。

(2)相关因素:了解患者的既往史和家族史;有无可能引起结石的相关疾病(如泌尿系统梗阻、感染和异物史),有无甲状旁腺功能亢进症、肾小管酸中毒等。了解用药史如止痛药物、钙通道阻滞剂等药物的应用情况。

(3)心理和社会支持状况:结石复发率较高,患者可能产生焦躁心理,故应了解患者及家属对相关知识的掌握程度和多治疗的期望,及时了解患者及家属心理状况。

2.术后评估

(1)术后恢复:结石排出、尿液引流和切口愈合情况,有无尿路感染。

(2)肾功能状态:梗阻解除程度,肾功能恢复情况,残余结石对泌尿系统功能的影响。

(二)护理诊断/问题

1.疼痛

疼痛与疾病、排石过程、损伤及平滑肌痉挛有关。

2.尿形态异常

尿形态异常与结石或血块引起梗阻及术后留置尿管有关。

3.潜在并发症

血尿、感染、结石导致阻塞、肾积水。

4.部分生活自理缺陷

部分生活自理缺陷与疾病及术后管道限制有关。

5.焦虑

焦虑与患者担心疾病预后有关。

6.知识缺乏

缺乏疾病预防及治疗相关知识。

(三)护理目标

(1)患者自述疼痛减轻,舒适感增强。

(2)患者恢复正常的排尿功能。

(3)患者无相关并发症发生,若发生能够得到及时发现和处理。

(4)患者了解相关疾病知识及预防知识。

(5)患者能满足相关活动需求。

(四)护理措施

1.缓解疼痛

(1)观察:密切观察患者疼痛的部位及相关生命体征变化。

(2)休息:发作期患者应卧床休息。

(3)镇痛:指导患者采用分散注意力、安排适当卧位、深呼吸、肌肉放松等非药物性方法缓解疼痛,不能缓解时,舒缓疼痛。

2.促进排石

鼓励非手术治疗的患者大量饮水,每天保持饮水量在 2 000 mL 以上,在病情允许的情况下,下床运动,适当做些跳跃、改变体位的活动以促进结石排出。手术治疗后患者均可出现血尿,嘱患者多饮水,以免出现血块进而堵塞尿路。

3.管道护理

(1)若患者有肾造瘘管,遵医嘱夹闭数小时开放,应保持通畅并妥善固定,密切观察引流性质及量。

(2)留置尿管应保持管路通畅,观察排石情况。

(3)留置针妥善固定,保持补液的顺利进行。

4.体外冲击波碎石的护理

采用体外冲击波碎石(ESWL)的患者,在碎石准备前告知接受治疗前三天忌食产气性食物,治疗前一天服用缓泻剂,手术当天早晨禁饮食。碎石后应注意观察结石排出效果,协助患者采取相应体位(一般采取侧卧位,肾下盏取头低位),饮水量在 3 000 mL 以上,适当活动促进结石排出。

5.并发症观察、预防和护理

(1)血尿:观察血尿变化情况。遵医嘱应用止血药物。肾实质切开者,应绝对卧床 2 周,减少出血机会。

(2)感染:①加强护理观察。监测患者生命体征,注意观察尿液颜色和性状。②鼓励患者多饮水,也有利于感染的控制。③做好创腔引流管护理。患者留置肾盂造瘘管时应注意观察记录

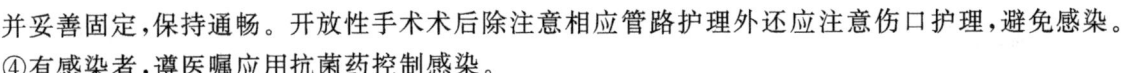

并妥善固定,保持通畅。开放性手术术后除注意相应管路护理外还应注意伤口护理,避免感染。④有感染者,遵医嘱应用抗菌药控制感染。

(五)健康教育

根据结石成分、代谢状态及流行病学因素,坚持长期预防,对减少或延迟结石复发十分重要。

1.饮食

大量饮水以增加尿量,稀释尿液,减少晶体沉积。成人保持每天尿量在2 000 mL以上,尤其是睡前及半夜饮水,效果更好。饮食以清淡易消化饮食为主,可根据结石成分调整饮食种类如含钙结石者宜食用含纤维丰富的食物;含草酸量高,避免大量摄入动物蛋白、精制糖和动物脂肪等;尿酸结石者不宜食用动物内脏、豆制品等。

2.活动与休息

病情允许的情况下适当活动,注意劳逸结合。

3.解除局部因素

尽早解除尿路梗阻、感染、异物等因素,可从根本上避免结石形成。

4.药物成分

根据结石成分,应用药物降低有害成分、碱化或酸化尿液,预防结石复发。鼓励长期卧床者适当进行功能锻炼,防止骨脱钙,减少尿钙含量。

5.定期复查

术后1个月门诊随访。以后3个月至半年复查排泄性尿路造影。

(刘秀娟)

第二节 输尿管结石

输尿管结石是泌尿系统结石中的常见疾病,发病年龄多为20～40岁,男性略高于女性。其发病率高,约占上尿路结石的65%。其中90%以上为继发性结石,即结石在肾内形成后降入输尿管。原发于输尿管的结石较少见。通常会合并输尿管梗阻、憩室等其他病变。所以输尿管结石的病因与肾结石基本相同。从形态上看,由于输尿管的塑形作用,结石进入输尿管后常形成圆柱形或枣核形,亦可由于较多结石排入,形成结石串俗称"石街"。

一、解剖

输尿管位于腹膜后间隙,上接肾脏下连膀胱,是一根细长的管道结构。输尿管全长在男性为27～30 cm,女性为25～28 cm。解剖学上输尿管的三个狭窄部将其分为上、中、下三段:①肾盂输尿管连接部;②输尿管与髂血管交叉处;③输尿管的膀胱壁内段,此三处狭窄部常为结石停留的部位。除此之外,输尿管与男性输精管或女性子宫阔韧带底部交叉处以及输尿管与膀胱外侧缘交界处管径较狭窄,也容易造成结石停留或嵌顿。结石最易停留或嵌顿的部位是输尿管的上段,约占全部输尿管结石的58%,其中又以第3腰椎水平最多见;而下段输尿管结石仅占33%。在结石下端无梗阻的情况下,直径≤0.4 cm的结石约有90%可自行降至膀胱随尿流排出,其他情况则多需要进行医疗干预。

二、临床表现

(一)症状

1.疼痛

上中段结石引起的输尿管疼痛为一侧腰痛,疼痛性质为绞痛,输尿管结石可引起肾绞痛或输尿管绞痛,典型表现为阵发性腰部疼痛并向下腹部睾丸或阴唇部放射。

2.血尿

90％的患者可出现镜下血尿也可有肉眼血尿,前者多见。血尿多发生在疼痛之后,有时是唯一的临床表现。输尿管结石急性绞痛发作时,可出现肉眼血尿。血尿的多少与结石对尿路黏膜的损伤程度有关。输尿管完全梗阻时也可无血尿。

3.恶心、呕吐

输尿管结石引起尿路梗阻时,使输尿管管腔内压力增高管壁局部扩张痉挛或缺血,由于输尿管与肠有共同的神经支配而导致恶心呕吐常等胃肠道症状。

(二)体征

结石可表现为肾区和胁腹部压痛和叩击痛,输尿管走行区可有深压痛;若伴有尿外渗时,可有腹膜刺激征。输管结石梗阻引起不同程度的肾积水,可触到腹部包块。

三、辅助检查

(一)实验室检查

1.尿液检查

尿常规检查可见尿中红细胞,伴感染时有脓细胞。感染性尿路结石患者应行尿液细菌培养。肾绞痛有时可发现晶体尿,通过观察结晶的形态可以推测结石成分。

2.血液检查

当输尿管绞痛可导致交感神经高度兴奋,机体出现血白细胞升高;当其升到 $13 \times 10^9 / L$ 以上则提示存在尿路感染。血电解质、尿素和肌酐水平是评价总肾功能的重要指标。

3.24 小时尿分析

主要用于评估结石复发危险性较高的患者,是目前常用的一种代谢评估技术。

4.结石分析

结石成分分析可以确定结石的性质,是诊断结石病的核心技术,也是选择溶石和预防疗法的重要依据。

(二)影像学检查

1.超声检查

超声是一种简便无创的检查方法,是目前最常用的输尿管结石的筛查手段。能同时观察膀胱和前列腺,寻找结石形成诱因及并发症。

2.螺旋 CT 检查

螺旋 CT 对结石的诊断能力最高,能分辨出 0.5 mm 以上任何成分的结石,准确测定结石大小。

3.尿路平片检查

尿路平片(KUB平片)可以发现 90％非 X 线透光结石,能够大致地确定结石的位置、形

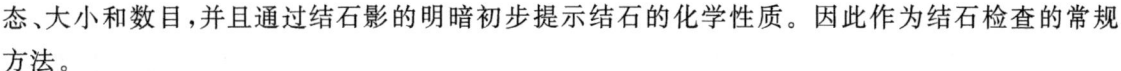

态、大小和数目,并且通过结石影的明暗初步提示结石的化学性质。因此作为结石检查的常规方法。

4.静脉尿路造影检查

静脉尿路造影(intravenous urography,IVU)应该在尿路平片的基础上进行,有助于确认结石在尿路上的位置、了解尿路解剖、发现有无尿路异常等。可以显示平片上不能显示的 X 线阴性结石,同时可以显示尿路的解剖结构,对发现尿路异常有重要作用。

5.逆行尿路造影检查

逆行尿路造影很少用于上尿路结石的初始诊断,属于有创性的检查方法,不作为常规检查手段。

6.放射性核素肾显像检查

放射性核素检查不能直接显示泌尿系统结石,主要用于确定分侧肾功能。提供肾血流灌注、肾功能及尿路梗阻情况等,因此对手术方案的选择及手术疗效的评价具有一定价值。

四、诊断要点

尿路结石应该与急腹症进行全面鉴别诊断。输尿管结石的诊断应包括:①结石部位数目、大小、形态、成分等;②并发症的诊断;③病因学的评估。通过对病史症状的和体检后发现,具有泌尿系统结石或排石病史,出现右眼或镜下血尿或运动后输尿管绞痛的患者应进一步检查确诊。

五、治疗原则

目前治疗输尿管结石的主要方法有保守治疗(药物治疗和溶石治疗)、体外冲击波碎石(ESWL)、输尿管镜(URSL)、经皮肾镜碎石术(PCNL)开放及腔镜手术。

(一)保守治疗

1.药物治疗

临床上多数尿路结石需要通过微创的治疗方法将结石粉碎并排出体外,少数比较小的尿路结石,可以选择药物排石。使用的排石药物为 α_1 受体拮抗剂如坦索罗辛等,排石治疗期间应保证有足够的尿量,每天需饮水 2 000~3 000 mL。双氯芬酸钠可以缓解症状并减轻输尿管水肿,有利于排石治疗。钙离子通道拮抗剂及一些中医中药对排石也有一定的效果。

2.溶石治疗

我国在溶石治疗方面处于领先地位。如胱氨酸结石:口服枸橼酸氢钾钠或碳酸氢钠片,以碱化尿液,维持尿液 pH 在 7.0 以上,帮助结石治疗。

3.微创手术

主要有体外冲击波碎石、经皮肾镜碎石取石术、输尿管肾镜取石术等。

(1)体外冲击波碎石:详见肾结石内容。

(2)经皮肾镜碎石取石术:详见肾结石内容。

(3)输尿管肾镜取石术(ureteroscope lithotripsy,URL):和肾结石基本相同但在治疗输尿管上段结石的过程中发现,碎石后石块容易回流至肾盂,导致术后需要再行经皮取石术,所以现在临床通常会采取输尿管镜拦截网固定下采用钬激光碎石技术治疗输尿管上段结石。

(二)开放手术治疗

随着 ESWL 及腔内治疗技术的发展,目前上尿路结石行开放手术治疗的比例已显著减少,逐渐被腹腔镜手术取代。

六、临床护理

详见肾结石的临床护理内容。

(刘秀娟)

第三节 膀 胱 结 石

膀胱结石是较常见的泌尿系统结石,好发于男性,男女比例约为 10∶1,膀胱结石的发病率有明显的地区和年龄差异。总的来说,在经济不发达地区,膀胱结石以婴幼儿为常见,主要由营养不良所致。

一、病因

膀胱结石分为原发性和继发性两种。原发性膀胱结石多发于男性,与营养不良有关。继发性膀胱结石主要继发于下尿路梗阻、膀胱异物等。

(一)营养不良

婴幼儿原发性膀胱结石主要发生于贫困饥荒年代,营养缺乏,尤其是动物蛋白摄入不足是其主要原因。

(二)下尿路梗阻

下尿路梗阻时,如良性前列腺增生、膀胱颈部梗阻、尿道狭窄、先天畸形、膀胱膨出、憩室、肿瘤等,均可使小结石和尿盐结晶沉积于膀胱而形成结石。

(三)膀胱异物

医源性的膀胱异物主要有长期留置的导尿管、被遗忘取出的输尿管支架管、不被机体吸收的残留缝线、膀胱悬吊物等,非医源性异物如子弹头、发卡、电线、圆珠笔芯等。均可作为结石的核心而使尿盐晶体物质沉积于其周围而形成结石。

(四)尿路感染

继发于尿液潴留及膀胱异物的感染,尤其是分泌尿素酶的细菌感染,由于能分解尿素产生氨,使尿 pH 升高,使尿磷酸钙、铵和镁盐的沉淀而形成膀胱结石。

(五)其他

临床手术后也可能导致膀胱结石发生如肠道膀胱扩大术、膀胱外翻-尿道上裂等。

二、病理生理

膀胱结石的继发性病理改变主要表现为局部损害、梗阻和感染。膀胱结石如表面光滑且无感染者,在膀胱内存在相当长时间,也不至造成膀胱壁明显的病理改变。由于结石的机械性刺激,膀胱黏膜往往呈慢性炎症改变。光滑且无感染者,继发感染时,可出现滤泡样炎性病变、出血

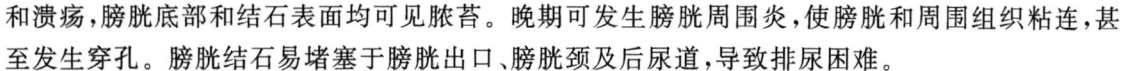

和溃疡,膀胱底部和结石表面均可见脓苔。晚期可发生膀胱周围炎,使膀胱和周围组织粘连,甚至发生穿孔。膀胱结石易堵塞于膀胱出口、膀胱颈及后尿道,导致排尿困难。

三、临床表现

(一)症状

1.疼痛

疼痛可为下腹部和会阴部钝痛,亦可为明显或剧烈疼痛,常因活动和剧烈运动而诱发或加剧。膀胱结石的典型症状为排尿突然中断,疼痛放射至远端尿道及阴茎头部,伴排尿困难和膀胱刺激症状。由结石刺激膀胱底部黏膜而引起,常伴有尿频和尿急,排尿终末时疼痛加剧。

2.血尿

膀胱壁由于结石的机械性刺激,可出现血尿,并往往表现为终末血尿。尿流中断后再继续排尿亦常伴血尿。

3.其他

因排尿费劲,腹压增加,可并发脱肛。若结石位于膀胱憩室内,可仅有尿路感染的表现。少数患者,重时发生急性尿潴留。

(二)体征

体检时下腹部有压痛。结石较大和腹壁较薄弱时,在膀胱区可触及结石。较大结石也可经直肠腹壁双合诊被触及。

四、辅助检查

(一)实验室检查

实验室检查可发现尿中有红细胞或脓细胞,伴有肾功能损害时可见血肌酐、尿素氮升高。如并发感染可见白细胞,尿培养可有细菌生长。

(二)影像学检查

1.超声检查

检查能发现膀胱及后尿道,强光团及声影,还可同时发现膀胱憩室良性前列腺增生等。

2.X线检查

X线平片亦是诊断膀胱结石的重要手段,结合B超检查可了解结石大小、位置、形态和数目,怀疑有尿路结石可能还需做泌尿系统平片及排泄性尿路系平片及排泄性尿路造影。

3.CT检查

所有膀胱中结石在CT中都为高密度,且CT可明确鉴别肿瘤钙化和结石。

4.膀胱镜检查

膀胱镜检查是最确切的诊断方法,可直接观察膀胱结石的大小、数目和形状,同时还可了解有无前列腺增生、膀胱颈纤维化、尿道狭窄等病变。但膀胱镜检查属于有创操作,一般不作常规使用。

五、诊断原则

膀胱结石的诊断,主要是根据病史、体检、B超、X线检查,必要时做膀胱镜检查。但需要注意引起结石的病因如良性前列腺增生、尿道狭窄等前尿道结石可沿尿道扪及,后尿道结石经直肠指检可触及,较大的膀胱结石可经直肠-腹壁双合诊被扪及。虽然不少病例可根据典型症状,如疼痛的特征,排尿时突然尿流中断和终末血尿,做出初步诊断。但这些症状绝非膀胱结石所独有。

六、治疗

治疗应根据结石体积大小选择合适的治疗方法。膀胱结石的治疗应遵循两个原则,一是取出结石,二是去除结石形成的病因。一般来说,直径<0.6 cm,表面光滑的膀胱结石可自行排出体外。绝大多数膀胱结石均需行外科治疗,方法包括体外冲击波碎石术、内腔镜手术和开放性手术。

(一)体外冲击波碎石术

小儿膀胱结石多为原发性结石,可首选体外冲击波碎石术;成人原发性膀胱结石≤3 cm者亦可以采用体外冲击波碎石术。

(二)内腔镜手术

几乎所有类型的膀胱结石都可以采用经尿道手术治疗。在内镜直视下经尿道碎石是目前治疗膀胱结石的主要方法,可以同时处理下尿路梗阻病变。目前常用的经尿道碎石方式包括机械碎石、液电碎石、气压弹道碎石、超声碎石、激光碎石等。

(三)开放性手术

随着腔内技术的发展,目前采用开放手术取石已逐渐减少,开放手术取石不应作为膀胱结石的常规治疗方法,仅适用于需要同时处理膀胱内其他病变或结石体积>4 cm时使用。膀胱结石采用手术治疗,并应同时治疗病因。膀胱感染严重时,应用抗生素治疗;若有排尿,则应先留置导尿,以利于引流尿液及控制感染。

七、临床护理

详见肾结石的临床护理内容。

(刘秀娟)

第四节 肾 损 伤

肾脏是实质性器官,左右各一,形似蚕豆。肾脏表面光滑,活体时呈红褐色。肾脏为腹膜后器官,解剖位置隐蔽,其前后内外均有良好的保护,不易受到损伤。但由于肾实质脆弱、包膜薄,对来自腰部、背部、下胸或上腹部受到的暴力打击也会引起损伤。肾损伤常是严重多发性损伤的一部分。肾损伤占腹部损伤的8%～10%,占全部损伤的1%～5%。根据美国报道的数据,全球每年肾损伤发生数量大约为20万例。肾损伤多见于20～40岁男性,男女比例约为3:1。儿童肾脏相对成人大且位置低,肾周围的保护作用较弱,肾创伤的发生率较高。

一、病因

按损伤病因的不同,可分为开放性损伤、闭合性损伤、医源性损伤和自发性肾破裂。

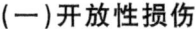

（一）开放性损伤

因刀刃、弹片、枪弹等锐器致伤,损伤复杂而严重,常伴有胸、腹部等其他组织器官损伤。

（二）闭合性损伤

因直接暴力或间接暴力所致。直接暴力引起的闭合性损伤往往是钝性外力直接撞击腹部、腰部或背部造成的肾实质损伤,如撞击、跌打、挤压、肋骨骨折或横突骨折等。

（三）医源性损伤

医源性损伤是指在疾病诊断或治疗过程中发生的肾损伤,如经皮肾穿穿刺活检、肾造瘘、经皮肾镜碎石术、体外冲击波碎石等医疗操作有可能造成不同程度的肾损伤。

（四）自发性肾破裂

无明显外伤情况下突然发生的肾损伤,如巨大肾积水、肾肿瘤、肾结核或肾囊性疾病等,有时肾区受到轻微的创伤,即可造成严重的"自发性"肾破裂。

二、分型

按肾损伤所致的病理改变,肾损伤分为轻度肾损伤和重度肾损伤。目前国内外都普遍采用美国创伤外科协会(AAST)的创伤分级系统,能够对肾损伤进行精确分度(表7-1)。

表 7-1　美国创伤外科协会肾损伤分级

分级	类型	表现
Ⅰ	挫伤	镜下或肉眼血尿,泌尿系统检查正常
	血肿	包膜下血肿,无实质损伤
Ⅱ	挫伤	肾实质裂伤深度不超过 1.0 cm,无尿外渗
	血肿	局限于腹膜后肾区的肾周血肿
Ⅲ	裂伤	肾实质裂伤深度超过 1.0 cm,无集合系统破裂或尿外渗
Ⅳ	裂伤	肾损伤贯穿肾皮质、髓质和集合系统
	血管损伤	肾动脉、静脉主要分支损伤伴出血
Ⅴ	裂伤	肾脏碎裂,肾盂输尿管连接部损伤
	血管损伤	肾门血管撕裂、离断伴肾脏无供血

注:对于Ⅲ级损伤,如双侧肾损伤,应评级为Ⅳ级

（一）轻度肾损伤

Ⅰ～Ⅱ级为轻度肾损伤,包括:①包膜下血肿;②浅表肾脏裂伤;③肾挫伤。轻度肾损伤一般不产生肾脏以外的血肿,无尿外渗。大多数患者属此类损伤,一般不需手术治疗。

（二）重度肾损伤

Ⅲ～Ⅴ级为重度肾损伤,包括:①肾实质损伤;②肾血管损伤。

三、临床表现

肾损伤的临床表现与损伤类型和程度有关,有时同一肾脏可同时存在多种病理分型损伤。在合并其他器官损伤时,轻度肾损伤的症状有时不易被察觉。

(一)症状

1.休克

由于创伤和失血引起,多发生于重度肾损伤。尤其合并其他脏器损伤时,因创伤和出血常发生休克,可危及生命。

2.血尿

血尿是提示泌尿系统损伤最重要的指标。肾损伤80%以上的患者出现血尿。肾挫伤时血尿轻微,重度肾实质损伤更容易出现肉眼血尿。血尿的严重程度与肾损伤程度并不一致。如肾盂输尿管连接部的破坏、肾蒂血管断裂、肾动脉血栓形成、肾盂破裂、输尿管断裂、血凝块阻塞输尿管时,血尿轻微不明显,甚至无血尿。血尿和休克同时存在往往提示肾损伤。

3.疼痛

往往是受到外伤后的第一症状,一般情况下疼痛部位和程度与受伤部位和程度是一致的。因肾包膜张力增高、肾周围软组织损伤可表现为患侧肾区或腰腹部疼痛,可出现钝痛。血块通过输尿管时,可出现肾绞痛。尿液、血液渗入腹腔或合并腹部脏器损伤时,可出现全腹痛和腹膜刺激症状。

4.发热

肾损伤所致血肿、尿外渗易继发感染,造成肾周脓肿或化脓性腹膜炎,引起发热等伴全身中毒症状。

(二)体征

肾周围尿外渗及血肿可使局部肿胀,可形成腰腹部肿块,有明显触痛和肌肉强直,随着病情的进展,肿块有逐渐增大的趋势。

四、辅助检查

(一)实验室检查

1.血液检查

血常规检查时发现血红蛋白和血细胞比容持续降低提示有活动性出血。若血中白细胞增多则提示有感染。

2.尿液检查

尿常规检查时可见大量红细胞。血尿为诊断肾损伤的重要依据,伤后的几次排尿由于输尿管血块堵塞可出现暂时性血尿消失的现象,因此应注意收集伤后第一次排尿进行检测。若肾组织损伤时可释放大量乳酸脱氢酶,尿中含量可增高。

(二)影像学检查

1.X线平片

严重的肾脏裂伤、肾脏粉碎性裂伤或肾盂破裂时,可见肾影像模糊不清、腰大肌影像不清晰等,还可发现脊柱、肋骨骨折等现象。

2.B超检查

能提示肾损伤的部位,有无肾内、包膜下和肾周血肿、尿外渗,其他器官损伤及对侧肾等情况。B超是常用的筛选和评价肾损伤的便捷检查,可用于对造影过敏者和不能接受X线检查的患者,其应用广泛。

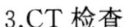

3.CT 检查

对肾周血肿及尿外渗范围的判断能力均优于静脉尿路造影,可作为肾损伤的首选检查。CT 为重度肾损伤患者是否能采用非手术治疗提供更多信息,避免过多的开放手术导致肾切除的风险。

4.MRI 检查

MRI 诊断肾损伤的作用与 CT 类似,但可以提供肾脏解剖精细细节,对血肿的显示比 CT 更具特征性,只有在造影剂过敏情况下才考虑使用 MRI。

5.其他检查

静脉尿路造影(IVU)可以显示肾脏实质的外形,更为重要的是可以显示肾脏的缺失情况以及分肾功能。肾动脉造影是作为一种辅助的影像学方法。逆行肾盂造影用于 CT 不能排除肾脏集合系统损伤、肾盂输尿管交接部撕裂的患者。这些检查在临床上一般不作为首选。

五、诊断要点

通过 CT、B 超、MRI 等检查指标可以确诊肾损伤的部位、程度、有无尿外渗,以及对侧肾的情况。

六、治疗原则

肾损伤的治疗与损伤程度直接相关。轻微肾挫伤时一般症状较轻微,经短期休息可以自行康复,大多数患者属此类损伤。大多数肾部分裂伤可行非手术治疗,仅有少数需手术治疗。

(一)保守治疗

单纯性或轻度肾损伤,如无严重的出血或休克,一般采用保守治疗。

(1)绝对卧床休息 2～4 周,待病情稳定、尿常规正常后才能允许患者离床活动。一般损伤后 4～6 周肾部分裂伤才逐渐愈合,过早过多离床活动,可能导致再度出血。保守治疗恢复后在 2～3 个月内不宜参加体力劳动或竞技运动。

(2)定时观察生命体征的变化,注意腰、腹部肿块范围有无增大和血尿进展情况,观察每次排出的尿液颜色深浅的变化。必要时进行影像学检查或复查,对肾损伤是否出现进展或并发症进行临床判断和救治。

(3)及时补充血容量和热量,维持水、电解质平衡,保持足够尿量,必要时输血。

(4)应用镇静、止痛、止血和解痉剂。

(5)因伤后组织脆弱或局部血肿,尿外渗易发生感染,因此应适量应用抗生素预防和抗感染。

(二)手术治疗

1.开放性肾损伤

几乎所有开放性肾损伤的患者都要施行手术探查,特别是枪伤或从前面进入的锐器伤,需经腹部切口进行手术包括清创、缝合及引流,并探查腹部脏器有无损伤。

2.闭合性肾损伤

一旦确定为严重肾部分裂伤、肾破裂及肾蒂血管损伤需尽早经腹进行手术。若损伤患者在保守治疗期间发生:①经抗休克治疗后,生命体征仍未改善,提示有内出血;②血尿逐渐加重,血红蛋白和血细胞比容继续降低;③腰、腹部肿块明显增大;④有腹腔脏器损伤可能。这些情况时需要及时实施手术治疗。

3.医源性肾损伤

根据损伤程度及时在原有手术基础上改变手术方式,及时进行治疗,以免延误最佳治疗时机。

七、临床护理

(一)评估要点

1.术前评估

(1)健康史:了解患者的年龄、性别、职业等;了解受伤既往史,包括受伤的原因、时间、地点、部位,受伤至就诊期间的病情发生哪些变化及就诊前采取的急救措施有哪些。

(2)身体状况:局部有无腰、腹部疼痛,肿块和血尿等情况,有无腹膜炎的症状与体征;患者的生命体征、尿量及尿色的变化情况,有无休克征象;辅助检查,血、尿常规检查结果的动态情况,影像学检查有无发现异常。

(3)心理-社会状况:患者及家属对伤情的认知度、对突发事故及预后的心理承受力、对治疗费用的承受力、对疾病治疗的知晓度。

2.术后评估

伤口愈合情况,引流管是否通畅;有无出血、感染等并发症。

(二)护理诊断/问题

1.焦虑与恐惧

与外伤打击、害怕手术和患者担心疾病发展及预后不良有关。

2.舒适的改变

与疼痛、血尿、体位受限等有关。

3.有皮肤完整性受损的危险

与术后活动受限有关。

4.组织灌流量改变

与肾裂伤、肾蒂裂伤或其他脏器损伤引起的大出血有关。

5.自理能力缺陷

与疼痛、活动受限有关。

6.知识缺乏

缺乏相关的护理知识。

7.潜在并发症

缺乏肾脏损伤相关知识。感染、出血。

(三)护理目标

(1)患者恐惧与焦虑程度减轻,情绪稳定,配合治疗及护理。

(2)患者不适感减轻或消失。

(3)患者皮肤完好,无压疮发生。

(4)患者的有效循环血量得以维持。

(5)患者基本生活需要得以满足。

(6)患者及家属了解或掌握肾损伤的相关知识。

(7)术后未发生并发症,或并发症得到及时发现和处理。

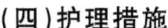

（四）护理措施

1.术前护理

（1）心理护理：术前做好患者的心理护理尤为重要，主动关心、安慰患者及其家属，稳定情绪，减轻焦虑与恐惧。耐心向患者及家属讲解肾损伤的病情发展情况、主要的治疗及护理措施，鼓励患者及家属积极配合各项治疗及护理工作，尽量减轻患者及家属的心理负担。

（2）术前准备：有手术指征者，在抗休克治疗的同时，紧急做好各项术前准备。①完善相关检查：心电图、X线片、B超、CT。②完成血液及体液检查：血常规、血生化、凝血功能试验、尿常规等。③采血样、备血，做好术中用血准备。④遵医嘱带患者术中用药。⑤做好术前处置：术区备皮，术前灌肠。告知患者术前禁食禁饮6小时以上。⑥戴好腕带，遵医嘱进行术前补液。⑦与手术室人员进行患者、药物等相关信息核对后，送患者进入手术室。

2.术后护理

（1）病情观察：①了解麻醉及手术方式、切口、引流情况等，持续心电血压血氧监测、吸氧，定时记录测量的心率、血压、血氧饱和度、呼吸数值，并观察其变化。②观察各管道情况及护理保持引流管通畅、妥善固定、防止滑脱，定时挤压引流管，避免折叠、扭曲、受压而导致引流不畅。观察引流液颜色、性质和量的变化。保持尿管通畅，观察尿液的颜色、性质、量的变化，若血尿颜色逐渐加深，说明出血加重，及时通知医师。留置尿管的患者，做好尿管护理，每天至少2次会阴护理。③做好患者的基础护理，保持患者皮肤清洁、干燥，定时翻身，做好口腔护理、会阴护理、皮肤护理等工作。④动态监测血红蛋白和血细胞比容变化，以判断出血情况。⑤感染的预防及护理，保持伤口清洁、干燥，敷料渗湿后及时更换。定时观察患者的体温和血白细胞计数，判断有无继发感染。⑥维持体液平衡、保证组织有效灌流量，合理安排输液种类，以维持水、电解质及酸碱平衡。

（2）饮食护理：①术后当天，肛门排气前，患者保持禁食禁饮。②术后第一天，一般患者会出现肛门排气，患者可流质饮食，先少量饮水，若无腹胀等不适，可少量多餐，如出现腹胀等不适立即停止进食。③肛门排气后2～3天，患者可行半流质饮食逐渐过渡至普食，少量多餐，以不引起腹胀等不适为宜。注意进食营养丰富、易消化的粗纤维食物，保持大便通畅，避免便秘。

（3）体位与活动：①患者麻醉清醒前，取平卧位，头偏向一侧。②患者麻醉清醒后，一般术后6小时后可采取患侧卧位或半卧位，以便减轻腹胀，有利于伤口引流和机体恢复。③肾修复术、肾部分切除：绝对卧床休息1～2周，以平卧位为主，鼓励患者行肢体主动运动，健侧卧位与平卧位交替。术后2周后，肾修复术、肾部分切除患者，待病情稳定、血尿消失后可床旁坐或沿床沿活动，逐渐增加活动量，避免再度出血。

（4）健康宣教：①嘱患者多食高蛋白、高热量、高纤维、易消化、粗纤维的食物，多饮水、忌辛辣刺激食物，保持排便通畅。②适当活动，避免劳累。肾修复术、肾部分切除患者出院3个月内避免剧烈运动和重体力劳动。③自我监测，观察尿液颜色、性质及量，若有异常情况，需及时就诊。④行肾切除术后的患者须注意保护健肾，防止外伤，尽量不使用对肾功能有损害的药物，如氨基糖苷类抗生素等，最好在医师指导下用药。⑤定期复查肾功能、尿常规、B超等。

（五）护理评价

通过治疗与护理，患者是否存在以下情况。

（1）恐惧与焦虑程度减轻，情绪稳定，配合治疗及护理。

（2）不适感减轻或消失。

（3）皮肤完好，无压疮发生。

（4）有效循环血量得以维持。

（5）基本生活需要得以满足。

（6）了解或掌握肾损伤的相关知识。

（7）术后未发生并发症，或并发症得到及时发现和处理。

（刘秀娟）

第五节　输尿管损伤

输尿管位于腹膜后间隙，其位置隐蔽，一般由外伤直接引起的损伤不常见，以医源性损伤多见，如手术损伤或器械损伤等。根据输尿管损伤的性质和类型，其临床表现不尽相同，主要为血尿、尿外渗、尿瘘、梗阻等。凡腹腔、盆腔手术后患者发生无尿、漏尿，腹腔或盆腔有刺激症状时，均有输尿管损伤的可能。对怀疑有输尿管损伤的患者，应进行全面的泌尿系统检查以尽早确诊。输尿管损伤的处理原则主要是手术治疗，包括输尿管置管术和输尿管吻合或再植术。

一、常见护理诊断/问题

（一）疼痛

疼痛与输尿管损伤或手术有关。

（二）潜在并发症

输尿管狭窄、尿瘘、感染。

（三）知识缺乏

缺乏输尿管损伤的相关知识。

二、护理措施

（一）非手术治疗的护理

1.缓解疼痛

嘱患者卧床休息，指导患者深呼吸、放松以减轻疼痛。

2.病情观察

观察并正确记录 24 小时尿量，注意有无血尿、少尿、无尿，并及时通知医师。

3.手术准备

备皮、配血，必要时做好手术的准备。

（二）手术治疗的护理

1.术前护理

（1）解释：向患者及家属解释手术治疗的方法、效果及配合要求。

（2）检查：协助做好术前常规检查。

2.术后护理

（1）病情观察：观察患者生命体征，尿量、颜色及性状。

（2）预防感染：尿道口护理每天1～2次,女患者每天行会阴冲洗;遵医嘱应用抗菌药物。

（3）双"J"管的护理：输尿管手术后放置双"J"管,可起到内支撑、内引流的作用,有利于损伤的修复和狭窄的改善。

要点：①术后指导患者尽早取半卧位,多饮水、勤排尿。②鼓励患者早期下床活动,但避免活动不当（四肢同时伸展的动作）引起双"J"管滑脱或上下移位。

注意：双"J"管一般留置1～3个月,经复查B超或腹部摄片确定无结石残留后拔除。

（4）盆腔引流及留置尿管护理：妥善固定;保持引流管通畅,勿压迫、折叠管道;观察并记录引流液量、颜色及性状;预防感染。

（5）饮食护理：术后应禁食、水,观察患者肠功能恢复情况,若恢复良好,即可进食流质饮食,次日可进软食或普食,指导患者多进食新鲜蔬菜水果,以保持大便通畅。

（三）术后并发症的观察及护理

1.感染

（1）观察：术后应密切观察患者体温变化,及早发现感染性征象。

（2）护理：遵医嘱合理应用抗菌药物;嘱患者多饮水;保持各引流管通畅,做好尿道口及会阴部的清洁卫生。

2.尿瘘

（1）观察：在拔除留置尿管后,若出现尿液不受控制地随时流出,须警惕尿瘘。

（2）护理：一旦发现异常应及时告知医师,并协助医师给予相应处理。

三、健康教育

（一）输尿管狭窄的预防

告知患者双"J"管的放置对于输尿管狭窄的预防至关重要,需要定期更换直至狭窄得以改善为止。

（二）双"J"管的自我观察与护理

1.自我护理

输尿管损伤患者会带双"J"管出院,期间若出现排尿疼痛、尿频、血尿时,多为双"J"管的膀胱端刺激所致,嘱患者多饮水,减少活动及对症处理后能得以缓解。术后4周回院复查,遵医嘱1～3个月后回院拔除双"J"管。

2.自我观察

如果出现无法缓解的膀胱刺激征、尿中有血块、发热等症状,应及时就诊。

（三）饮水与活动

指导患者多饮水,增加排尿次数,切勿憋尿;不宜做剧烈运动。

（四）其他

有膀胱刺激征的患者应遵医嘱给予解痉药物治疗。

（五）注意事项

（1）双"J"管放置对预防输尿管狭窄非常重要,应告知患者双"J"管需要定期回院更换至狭窄得以改善为止。

（2）带双"J"管出院的患者需严密观察,一旦出现不适症状须及时回院检查或拔管。

（刘秀娟）

第六节 膀 胱 损 伤

　　膀胱损伤是指膀胱壁在受到外力的作用时发生膀胱浆膜层、肌层、黏膜层的破裂,引起膀胱腔完整性破坏、血尿外渗。膀胱损伤有开放性和闭合性两种。开放性膀胱损伤常伴有骨盆骨折,易形成腹壁尿瘘、膀胱直肠瘘或膀胱阴道瘘;闭合性膀胱损伤主要因下腹部遭撞击、挤压所致;医源性膀胱损伤常见于膀胱镜检查或治疗。膀胱损伤的临床表现主要有腹痛、血尿和排尿困难,合并其他脏器损伤或骨盆骨折出血严重者,极易发生失血性休克。导尿试验阳性提示有膀胱破裂,影像学检查有助于诊断。膀胱损伤的主要处理原则包括:紧急处理、非手术治疗、手术治疗及并发症的处理等。

一、常见护理诊断/问题

(一)组织灌流量改变

与膀胱破裂、骨盆骨折损伤血管引起出血、尿外渗有关。

(二)排尿困难

与外伤导致的膀胱损伤有关。

(三)潜在并发症

休克、感染。

二、护理措施

(一)紧急处理

(1)积极抗休克治疗,如输液、输血、镇静、止痛等。

(2)预防感染,遵医嘱尽早使用抗菌药物。

(二)非手术治疗的护理

1.缓解排尿困难

膀胱轻度损伤,如挫伤或膀胱造影仅见少量尿液外渗、症状较轻者,可从尿道插入导尿管,持续引流尿液 7～10 天。

2.预防感染

合理使用抗菌药物。

3.病情观察

(1)严密观察体温、脉搏、呼吸、血压、神志及尿量的变化,及时发现休克征象和其他脏器的合并伤。

(2)观察排尿异常情况,尿液量、颜色、性状的变化,必要时留置尿管。

(3)观察下腹部疼痛、压痛、肌紧张情况。

(三)手术治疗的护理

1.术前准备

有手术指征者,在抗休克的同时,紧急做好各项术前准备。

2.术后护理

(1)病情观察:观察患者的生命体征,尿液颜色及尿量。

(2)膀胱造瘘管护理:术后留置膀胱造瘘管,是治疗排尿困难最直接有效的手段。

要点:①妥善固定造瘘管;②定时观察,保持管道引流通畅;③观察引流液的量、颜色、性状及气味;④保持造瘘口周围皮肤清洁、干燥,定期换药,定期更换引流袋;⑤拔管:膀胱造瘘管一般于置管后 10 天左右拔除,拔管前需先夹闭此管,观察患者排尿情况良好后再拔除,拔管后造瘘口应适当填塞纱布并覆盖。

三、健康教育

(一)膀胱造瘘管的自我护理

部分患者需要带膀胱造瘘管出院,需做好患者的指导。

(1)注意保持造瘘口周围皮肤清洁、干燥,定期换药。

(2)妥善固定引流管并防止折叠或脱落。

(3)引流管和引流袋的位置切勿高于膀胱区,防止尿流逆行导致感染。

(4)观察尿液有无沉淀物,尿液颜色淡黄为正常。

(5)增加饮水量,每天饮水量 2 500~3 000 mL 以上,起到生理性冲洗膀胱的作用。

(6)间断轻柔挤压引流管以促进沉淀物的排出,发现阻塞时不要自行冲洗,随时就诊。

(7)如果出现无法缓解的膀胱刺激征、尿中有血块、发热等症状,应及时就诊。

(二)用药指导

不随意服用对肾脏有损害的药物。

(三)注意事项

(1)带膀胱造瘘管出院者,做好患者的自我管理指导是预防感染的关键。

(2)拔除膀胱造瘘管前需先夹闭,观察患者排尿情况良好后再拔除,拔管后造瘘口应适当填塞纱布并覆盖。

（刘秀娟）

第七节 尿 道 损 伤

尿道损伤是泌尿外科常见的急症,多见于男性。男性尿道以尿生殖膈为界,分为前、后两段。前尿道损伤多发生于尿道球部,常因会阴部骑跨伤所致;后尿道损伤多发生于尿道膜部,多为骨盆骨折时尿生殖膈突然移位所致。依照尿道损伤程度可分为尿道挫伤、尿道裂伤、尿道球部断裂和尿道膜部断裂等 4 种病理类型。尿道损伤的典型症状为尿道出血、排尿困难或尿潴留。尿道损伤若早期处理不及时或处理不当,极易形成尿道狭窄。尿道损伤的主要处理原则包括:紧急抗休克、解除尿潴留,尿道挫伤及轻度裂伤者不需要特殊治疗;尿道断裂者需行手术治疗,前尿道裂伤者行经会阴尿道修补或断端吻合术,后尿道损伤作耻骨上高位膀胱造瘘或尿道会师复位术。

一、常见护理诊断/问题

(一)组织灌注量改变
组织灌注量改变与创伤、骨盆骨折引起的大出血有关。

(二)排尿困难
排尿困难与外伤导致的尿道损伤有关。

(三)潜在并发症
感染、出血、尿道狭窄等。

二、护理措施

(一)紧急处理
1.积极抗休克治疗

(1)快速输液、输血,镇静、止痛。

(2)如伴骨盆骨折,应及时进行骨折复位固定,减少骨折端的活动,防止血管的进一步损伤。

2.解除急性尿潴留

(1)对尿道损伤患者应先尝试导尿,以确定尿道是否连续或完整,导尿成功后至少留置尿管4周。

(2)如无法插入尿管,则应行膀胱穿刺造瘘术。

(二)非手术治疗的护理
1.密切观察病情

监测患者的神志、脉搏、呼吸、血压、体温、尿量、腹肌紧张度、腹痛、腹胀等的变化,并详细记录。

2.感染的预防与护理

(1)嘱患者勿用力排尿,因可引起尿外渗而导致周围组织的继发感染。

(2)保持伤口的清洁、干燥,敷料渗湿时应及时更换。

(3)遵医嘱应用抗菌药物,并鼓励患者多饮水,以起到稀释尿液、自然冲洗尿路的作用。

(4)早期发现感染征象:尿道断裂后血、尿外渗容易导致感染,表现为伤处肿胀,搏动性疼痛,体温升高。如发现异常表现,应立即通知医师处理。若患者体温升高、伤口处疼痛并伴有血白细胞计数和中性粒细胞比例升高、尿常规示有白细胞时,多提示有感染,应及时通知并协助医师处理。

3.密切观察病情

监测患者的神志、脉搏、呼吸、血压、体温、尿量、腹肌紧张度、腹痛、腹胀等的变化,并详细记录。

4.骨盆骨折患者注意事项

骨盆骨折者须卧硬板床,勿随意搬动,以免加重损伤。

5.做好术后护理

做好膀胱造瘘术后患者的护理。

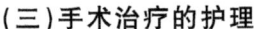

(三)手术治疗的护理

1.术前准备

对有手术指征者,做好各项术前准备。

2.术后护理

(1)病情观察:观察患者生命体征,尿量、尿液颜色和性质。

(2)饮食护理:术后禁食,待肛门排气后进流质饮食,逐渐过渡到普食,饮食要注意营养丰富;嘱患者多饮水,保持 24 小时尿量＞2 000 mL,达到生理性膀胱冲洗的作用。

(3)引流管(尿管、膀胱造瘘管)护理:①妥善固定,保持尿管及膀胱造瘘管引流通畅;②观察引流液的量、颜色、性状;③引流袋的位置切勿高于膀胱区,以防止尿液逆行导致感染;④置管时间与拔管:膀胱造瘘管留置时间需酌情决定,拔管前夹管试行排尿;根据具体手术方式,尿管需留置 7～10 天不等,必要时可延长 2～3 周;尿道会师术者,留置时间 4～8 周。

(四)术后并发症的观察与护理

1.吻合口出血

除了术中因止血不彻底和局部感染外,术后阴茎勃起、海绵体充血是导致吻合口出血的重要原因。

(1)观察:引流液是否为血性,切口是否有出血或渗血。

(2)护理:术后应遵医嘱给予口服雌激素或镇静药物,抑制阴茎勃起,同时保持大便通畅。

2.吻合口感染

(1)观察:注意观察尿道吻合口疼痛情况及体温变化。若术后早期局部疼痛逐渐加重、切口肿胀发红、体温持续升高不降,提示吻合口感染。

(2)护理:留置尿管者,做好尿道口护理 2 次/天;保持手术切口清洁、干燥;加强损伤局部的护理,严格无菌操作;遵医嘱合理使用抗菌药物。若发生吻合口感染,适当拆除伤口缝线,延期拔出引流管;若局部积液、积血或形成脓肿,则应及时切开引流。

3.尿道狭窄

局部感染和尿瘘均可导致尿道狭窄,尤其是后尿道损伤时。

(1)观察:若患者出现排尿困难、排尿时间延长、尿液分叉、尿线变细、射程变短甚至呈滴沥状等表现时,应考虑发生尿道狭窄的可能。

(2)护理:拔除尿管后要密切观察患者排尿情况,必要时定期做尿道扩张术。

三、健康教育

(一)尿道狭窄的自我观察及预防

(1)自我观察:排尿是否有困难,排尿时间是否有延长,尿液性状是否发生改变等。

(2)预防:遵医嘱定期行尿道扩张术,以避免尿道狭窄导致的排尿困难(尿道扩张间隔时间依次为1周、2周、1个月、3个月、6个月),特殊情况一般需在 3～6 个月后再次手术。

(二)性功能障碍

患者可行心理性勃起的训练加辅助治疗。

(三)复诊

定期行 X 线检查,观察有无尿道狭窄;若发生排尿困难,应及时来医院就诊。

（四）注意事项

（1）多饮水，特别是带膀胱造瘘管及定期尿道扩张的患者，大量饮水可起到生理性膀胱冲洗的作用，预防尿路感染。

（2）尿道狭窄患者定期行尿道扩张术是治疗的关键。

（刘秀娟）

第八节　阴囊及睾丸损伤

一、概述

睾丸位于阴囊内、体表外，是男性最容易被攻击的部位。两者损伤常同时存在。闭合性损伤较多见，如脚踢、手抓、挤压、骑跨等。开放性损伤除战争年代外，平时较少，如刀刺、枪弹伤等。睾丸损伤的程度可以是挫伤、破裂、扭转、脱位，严重时睾丸组织完全缺失。阴囊皮肤松弛，睾丸血液回流丰富，损伤后极易引起血肿、感染。此外睾丸或其供应血管的严重损伤可导致睾丸萎缩，坏死，可能并发阳痿或其他性功能障碍。有阴茎损伤时要注意有无合并尿道损伤，阴囊皮肤撕脱伤应尽早清创缝合，若缺损过大可行植皮术。阴茎、阴囊损伤的治疗原则与一般软组织的损伤相似。睾丸损伤最常见，本节主要介绍睾丸损伤的护理。

二、护理评估

（一）损伤的类型及临床表现

阴囊及睾丸损伤时常出现疼痛、肿胀，甚至晕厥、休克，有时可危及生命。

1.阴囊损伤

阴囊皮肤瘀斑、血肿，开放性损伤阴囊撕裂，睾丸外露。

2.睾丸损伤的类型及临床表现

（1）睾丸挫伤：睾丸肿胀、硬，剧痛与触痛。

（2）睾丸破裂：剧疼甚至昏厥，阴囊血肿，触痛明显，睾丸轮廓不清。

（3）睾丸脱位：指睾丸被挤压到阴囊以外的部位，如腹股沟管、股管、会阴等部位的皮下，局部剧痛、触痛，痛侧阴囊空虚。

（4）睾丸扭转：是指睾丸或精索发生扭转，造成睾丸急性缺血。近年报告此病在青少年中有逐渐增多趋势，睾丸下降不全或睾丸系带过长时容易发生扭转。临床表现为突然发作的局部疼痛，可以向腹股沟及下腹部放射，可伴有恶心及呕吐。其主要体征是阴囊皮肤局部水肿，患侧睾丸上缩至阴囊根部；睾丸轻度肿大并有触痛；附睾摸不清；体温轻度升高。不及时治疗，睾丸会发生缺血性坏死，颜色发黑，逐渐萎缩以致功能丧失。

（二）辅助检查

1.视诊

阴囊在体表外，损伤的部位、程度可以直接判断。

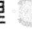

2.B超检查

彩色超声波检查可以判断睾丸及其血管损伤的程度,能鉴别睾丸破裂与睾丸挫伤,及睾丸内血肿的存在,因而可为手术探查提供客观的检查依据。

(三)护理问题

1.疼痛

疼痛与外伤有关。

2.舒适改变

舒适改变与疼痛及手术后卧床有关。

3.部分生活自理缺陷

部分生活自理缺陷与外伤及手术有关。

4.知识缺乏

缺乏疾病相关知识。

三、护理措施

(一)生活护理

(1)做好基础护理,协助患者完成"七洁"。

(2)保持会阴部皮肤的清洁,避免排尿、排便污染。

(3)满足患者的护理需求,让患者感到舒适,遵医嘱应用止痛剂。

(4)加强病房管理,创造整洁安静的休养环境。

(二)心理护理

巡视患者或做治疗时多与患者交流,用通俗易懂的语言向患者讲解损伤的治疗及保健知识,缓解患者对突如其来的损伤产生的恐惧和焦虑,认真倾听患者主诉,及时帮助患者解决问题,做好基础护理,满足患者的合理需求,向患者解释每项检查治疗的目的,使患者能积极配合治疗护理。

(三)治疗配合

1.阴囊闭合性损伤

阴囊无明显血肿时应动态观察,卧床休息,将阴囊悬吊,早期局部冷敷;血肿较大时应抽吸或切开引流,放置引流条以充分引流渗液、渗血,给予抗生素预防感染。

2.阴囊开放性损伤

局部彻底清创,除去异物还纳睾丸,注射破伤风抗毒素,给予抗生素预防感染。

3.睾丸损伤破裂

止痛,减轻睾丸张力,控制出血,当有精索动脉断裂或睾丸严重破裂无法修复时,可手术切除睾丸,阴囊放置引流条,减少局部感染。

4.睾丸扭转

睾丸固定术是可靠、有效的治疗方法,术中可将扭转的睾丸松解后,观察血液循环恢复情况,半小时以内,如果血液运行逐渐恢复,睾丸颜色逐渐变红,表示睾丸功能已经恢复,可以保留。如果手术中睾丸颜色呈黑紫色,则表示已经坏死,应该切除。

(四)护理措施

(1)患者卧床休息,注意观察伤口周围的渗出,及时更换敷料,防止感染。

(2)观察生命体征变化,及时发现出血倾向。

(3)遵医嘱给予止痛剂,缓解疼痛不适;给予抗生素治疗、预防感染。

(4)观察局部血运情况,保持尿管和引流管的通畅,多饮水。

四、健康教育

(1)手术近期避免剧烈活动,禁房事。

(2)按时复诊,有不适及时来医院,不能随便用药。

（刘秀娟）

第九节　精索静脉曲张

精索静脉曲张是指精索内蔓状静脉丛的异常伸长,扩张和迂曲。多见于青壮年,发病率为男性人群的 10%～15%,以左侧发病为多,是引起男性不育症的原因之一。精索静脉曲张病变轻时一般无症状,仅在体检时或因不育症就诊时发现。严重时主要表现为患侧阴囊肿大、坠胀、隐痛,站立或者行走过久则症状加重,平卧休息后症状可缓解或消失。B超检查可帮助诊断。无症状或症状轻者可保守治疗;治疗多以手术为主,常见手术治疗方式为经腹股沟精索静脉内高位结扎术、腹腔镜精索内静脉高位结扎等。

一、常见护理诊断/问题

（一）焦虑

与疾病可能导致不育,担心预后有关。

（二）生育功能障碍

与精索静脉曲张影响精子的产生和精子质量有关。

二、护理措施

（一）非手术治疗的护理

轻度坠胀无导致不育者可用阴囊托托起阴囊或者穿紧身内裤;无症状者可不处理,定时复查。

（二）手术治疗的护理

1.术前护理

(1)协助完善各项术前检查,术前常规准备。

(2)心理护理:适当解释病情,告知手术治疗的必要性和重要性,介绍患者认识同类手术康复者,消除患者焦虑、恐惧心理。

2.术后护理

(1)观察生命体征变化。

(2)腹股沟手术区伤口可压沙袋 6 小时。

(3)排尿观察与护理:此类手术并非常规留置尿管。观察膀胱充盈情况,协助患者改变体位,

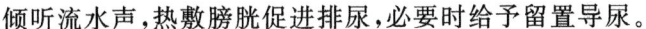

倾听流水声,热敷膀胱促进排尿,必要时给予留置导尿。

三、健康教育

(一)生活指导
保持心情舒畅;注意休息,避免劳累、久站、久坐;术后 3 个月避免剧烈活动,1 个月内禁性生活。

(二)复查
不育者定期做精液检查。

(三)注意事项
(1)避免长时间站立、久坐,预防复发。
(2)不育者需定时复查精液常规检查。

(刘秀娟)

第十节 包皮过长和包茎

包皮过长是指阴茎在非勃起状态下,包皮覆盖于整个龟头和尿道口,但包皮仍能上翻外露龟头;阴茎勃起时,需用手上推包皮才能完全露出阴茎头者,也被认为是包皮过长。

包茎是指包皮口狭窄,或包皮与龟头粘连,使包皮不能上翻外露龟头。可分为先天性包茎和后天性包茎。先天性包茎见于正常的新生儿及婴幼儿,出生后包皮内板与龟头之间即有粘连,数月后粘连被逐渐吸收,包皮内板与龟头可逐渐分离;随着年龄的增长、阴茎的生长和勃起,积聚在包皮内板与龟头之间的包皮垢可使包皮内板与龟头之间的粘连分离,包皮逐渐自行上退,至青春期前龟头自然露出,这是一种生理现象,也称为“生理性包茎”。后天性包茎多继发于阴茎包皮炎、包皮及龟头损伤者,其包皮口有瘢痕挛缩,无弹性和扩张能力,包皮不能向上退缩,可伴有尿道外口狭窄,这类包茎不会自愈,往往会引起炎症、排尿困难、甚至影响阴茎的生长发育。

一、治疗要点

包皮环切术是治疗包茎和包皮过长的主要手术方法,它是把过长的阴茎包皮切除。包皮口较紧,龟头、包皮反复发炎的包皮过长患者,以及所有的包茎患者,均需行包皮环切术。

(一)有袖套式包皮环切术
具有损伤小、恢复快、术后并发症少的特点。

(二)环扎法
使用“商环”等环扎器械的包皮环切术更是优于传统的手术方法,具有微创、简便、不开刀、无缝合、生活影响小等特点。

(三)激光包皮环切术
用激光取代手术刀,术中出血少,但伤口仍需缝合,与开放手术相比无太多优势,开展较少。

二、"商环"包皮环扎术的护理

(一)术前护理

(1)按照泌尿外科一般护理常规护理。

(2)心理护理:讲解疾病病因和手术方式,手术中、术后可能发生的情况,减轻患者焦虑、恐惧和紧张的心理,使患者树立信心,积极配合治疗。

(3)术前一周停止服用抗凝药物。

(4)手术前1天,需沐浴,会阴部尤其是包皮要翻开清洗干净,更换干净的内衣裤。

(二)术后护理

(1)按局麻护理常规护理。

(2)活动和饮食指导:局麻术后即可进普通饮食,忌辛辣刺激性食物。3天内尽量卧床休息,宜穿宽松内裤,不宜做剧烈运动。

(3)预防感染:24小时内勿洗浴,24小时后可以淋浴,但注意保持创面清洁、干燥。带环7天内,用聚维酮碘溶液行局部浸泡,每次5分钟,每天2次,自然晾干,以减少伤口渗出。术后口服抗生素。

(4)伤口护理:保持伤口敷料的清洁、干燥,避免小便污染伤口。带环期间如患者出现脱环,伤口持续出血、有较大的皮下血肿、严重水肿或伤口分泌物增多等情况,应及时就诊。

(5)心理护理:告知患者伤口完全愈合需要1个月,要有适当的心理准备。手术后部分患者可能出现心理性ED,勃起信心下降,应消除患者对手术的误解和忧虑。

(6)拆环后的观察和护理:术后7天即可到医院拆环。拆环后,若出现伤口再度裂开和感染,应及时处理。①拆环后局部浸泡:拆环后,可使用聚维酮碘溶液浸泡,每天2次,每次5分钟,待自然晾干后用商环专用创可贴或纱布加压包扎,以减轻水肿。7~10天水肿消退后,继续使用聚维酮碘溶液浸泡,每天3次,每次5分钟,直至痊愈。②拆环后换药:隔天1次。换药时,注意清理包皮内板分泌物,要用聚维酮碘溶液消毒创面,再用专用的包皮贴包裹创面。换药时,注意观察伤口的愈合情况,如果结痂处裂口较大或出血较多时,需立即给予处理。初期愈合阶段,痂面有少量的渗出物和液化的痂体会造成感染的假象,需要与感染相鉴别。③拆环后,如出现轻度水肿、少量分泌物、轻微疼痛,创面轻微开裂、结痂组织脱落都属于正常现象,患者无须紧张,伤口愈合时间因个人体质而定。

(7)排尿的观察:了解术后有无排尿异常,嘱患者多饮水,勤排尿。

(8)疼痛的护理:术后4小时是疼痛最敏感的时候,可口服非甾体抗炎药镇痛;如因夜间勃起造成剧烈疼痛而无法耐受,可口服雌激素类药物,以抑止勃起。夜间睡前少饮水,可减少因憋尿所致的睡眠勃起,对缓解疼痛有帮助。

(三)出院指导

(1)术后可以正常工作。术后5天内禁止骑自行车,避免剧烈活动4~6周。

(2)术后6周内避免性刺激,避免性交或手淫,防止勃起后伤口裂开。

(3)定期复诊。如出现伤口持续出血、阴茎部位皮下血肿、严重水肿、切口不愈合等情况,应及时就诊。

(刘秀娟)

第十一节 肾 积 水

尿液从肾盂排出受阻,蓄积后肾内压力增高,肾盂肾盏扩张,肾实质萎缩,功能减退,称为肾积水。造成肾积水的最主要的原因是泌尿系统梗阻。泌尿系统梗阻由于原发病因、梗阻部位、程度和时间长短不同,肾积水的临床表现也不相同。发展较缓慢者症状不明显或仅有腰部隐痛不适,甚至可无症状;当严重肾积水时,腹部可出现肿块和不同程度的肾功能损害。泌尿系统各部位的结石、肿瘤、炎症或结核引起的继发性肾积水,常以原发病的症状和体征为表现。肾积水如并发感染,则表现为急性肾盂肾炎症状,出现寒战、高热、腰痛及膀胱刺激征等。B超是首选的检查方法,其他辅助检查还包括尿路平片、尿路造影、MRI、CT等影像学检查,实验室检查,放射性核素肾显像及肾图检查。主要处理原则包括去除病因、恢复患肾功能。主要治疗措施包括:病因治疗,肾造瘘术,放置双"J"管等。

一、常见护理诊断/问题

潜在并发症:肾脓肿、感染性休克、肾衰竭。

二、护理措施

(一)术前护理

(1)根据病因协助做好术前检查,术前常规准备。

(2)感染的观察与预防。观察患者生命体征,尿量、尿色、尿液性状、肾功能、膀胱刺激征等。遵医嘱合理应用抗菌药物。

(3)心理护理。适当解释病情,告知手术治疗的必要性和可行性,消除患者焦虑、恐惧心理。

(二)术后护理

1.病情观察

观察患者生命体征,尿量、尿色、尿液性状;引流液颜色、量及性状;电解质、肾功能情况。合并感染的患者警惕感染性休克的发生。

注意:术后注意感染性休克的观察,早期发现、及时处理。当患者可能未见明显的感染病灶,但出现体温不升(<36 ℃)或白细胞计数下降(<$4×10^9$/L),应警惕感染性休克的发生。

2.病因治疗护理

病因治疗包括肾盂输尿管成形术、尿路结石碎石取石术、放置双J管内引流术、经皮肾穿刺造瘘术、肾切除术等,护理措施详见相关章节。

三、健康教育

(一)自我监测

教会患者自我监测尿量,观察颜面、四肢水肿。

(二)复查

定期复查肾功能、尿常规、泌尿系统B超;原发病随诊。

四、护理评价

患者是否出现并发症,若出现是否得到及时发现和处理。

五、注意事项

(1)尽早解除梗阻,积极治疗原发病。

(2)术后严密观察生命体征,警惕感染性休克的发生。

(刘秀娟)

第十二节 鞘膜积液

鞘膜囊内积聚的液体增多而形成的囊肿者,称为鞘膜积液,多发生于儿童与青少年。可分为睾丸鞘膜积液,精索鞘膜积液,睾丸、精索鞘膜积液,交通性鞘膜积液。鞘膜积液以一侧多见,一般无自觉症状,常在体查时偶然发现。积液量大时,可表现为阴囊下坠、胀痛和牵扯感;巨大鞘膜积液时,阴茎缩入包皮内,影响排尿、行走与劳动。睾丸鞘膜积液位于阴囊内,触之有囊性感;精索鞘膜积液位于睾丸上方,其下方可触及睾丸;婴儿型鞘膜积液,阴囊内有梨形肿物。积液多时B超检查有助于诊断。婴儿的鞘膜积液可自行消失,可不急于手术治疗;成人的鞘膜积液量少、无任何症状时,不需手术治疗,积液较多时可行手术。手术方式包括睾丸鞘膜翻转术,鞘膜囊肿切除术,鞘状突高位结扎术等。

一、常见护理诊断/问题

(一)焦虑、恐惧

与患者年龄较小、疾病引起的不适有关。

(二)潜在并发症

阴囊水肿及血肿,睾丸附睾炎。

二、护理措施

(一)术前护理

(1)协助完善各项术前检查,术前常规准备。

(2)心理护理。鞘膜积液常引起阴囊不适,且儿童患病较多,易对医务人员产生恐惧心理;护士应多与患者和家属沟通,取得其信任。针对小儿不同年龄层次进行心理疏导,解除患者和家属的担忧。对成年患者多倾听,减轻其焦虑。

(3)对于年龄较小的患者尽量缩短禁食禁饮时间,避免因饥饿而哭闹,注意患者保暖,预防感冒。

(二)术后护理

1.病情观察

密切观察生命体征变化,伤口渗液情况。

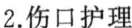

2.伤口护理

腹股沟切口可压沙袋 6 小时,保持切口敷料干洁。

(三)术后并发症的观察与护理

1.阴囊水肿或者血肿

(1)观察:阴囊大小,质地,皮肤颜色,是否有疼痛。

(2)护理:使用阴囊托托住阴囊,以减少渗液聚集、促进回流。避免热敷降低精子活力。一旦怀疑血肿,嘱患者卧床休息,阴囊可给予加压包扎,冷敷,必要时抽吸血肿液。效果不佳时需手术治疗。

2.睾丸附睾炎

(1)观察:阴囊有无肿胀,阴囊皮肤有无发红、发热、疼痛,是否有膀胱刺激征。

(2)护理:予卧床休息,并将阴囊托起,止痛等对症处理,遵医嘱用药。

三、健康教育

(一)生活指导

术后 3 个月不宜久坐、久站,避免剧烈活动。注意保持会阴部卫生。

(二)复查

自查阴囊有无增大、肿胀、疼痛及睾丸位置。3 个月到半年定期复查 B 超。

(三)注意事项

教会患者自查阴囊和定期复查。

(刘秀娟)

第十三节 肾 肿 瘤

肾肿瘤是泌尿系统常见的肿瘤之一,多为恶性,且发病率正逐年上升。在临床上常见的恶性肿瘤肾细胞癌(renal cell carcinoma,RCC)是起源于肾实质泌尿小管上皮系统的恶性肿瘤,又称肾腺癌,简称为肾癌。肾细胞癌在成人恶性肿瘤中占 2%~3%,占肾恶性肿瘤的 85% 左右,各国或各地区发病率不同,发达国家高于发展中国家,城市地区高于农村地区。男性肾细胞癌发病率是女性的两倍。任何年龄都可能发病,但高峰期在 60 岁左右。肾盂癌较少见。肾母细胞瘤是小儿最常见的恶性实体肿瘤。

一、病因

引起肾癌的病因至今尚未明确,其病因可能与以下因素有关。

(一)职业因素

有报道长期接触金属铬和铅的工人,从事石棉、皮革相关工作的人群等患病危险性会增加。

(二)吸烟

吸烟导致肾癌的发病机制并不十分明确,但国外已经有前瞻性的研究证明吸烟人群的肾癌发病率会有所上升,升高约 50% 左右。亚硝基复合物可能起到一定作用。

(三)肥胖

越来越多的流行病学研究的证据都趋向肥胖是肾癌的危险因素,机制可能与某些激素水平升高有关。

(四)其他危险因素

与高血压、饮食、遗传因素、免疫功能障碍有关。有文献报道,在饮食方面多食蔬菜可降低肾癌发病风险。

二、病理生理

绝大多数肾癌多发于一侧肾,常为单个肿瘤,10%～20%为多发病灶。多双侧先后或同时发病者占2%左右。瘤体多数为类似圆形的实性肿瘤,肿瘤的大小不等,平均为7 cm多见,与周围肾组织相隔。肾癌的组织病理多种多样,透明细胞癌是其主要构成部分,占肾癌89%,主要由肾小管上皮细胞发生。

三、分类

1977年美国癌症联合委员会(American Joint Committee on Cancer,AJCC)依据手术前影像学和/或手术后病理学将T(tumor)、N(lymph nodes)、M(metastasis)三个方面的评价结果对恶性肿瘤进行TNM分期(表7-2)。

表7-2　AJCC肾癌的TNM分期

分期	标准
原发肿瘤(T)	
T_x	原发肿瘤无法评估
T_0	未发现原发肿瘤的证据
T_1	肿瘤局限在肾内,最大径≤7 cm
	T_{1a}肿瘤局限于肾内,肿瘤最大径≤4 cm
	T_{1b}肿瘤局限于肾内,肿瘤最大径>4 cm 但≤7 cm
T_2	肿瘤局限于肾内,肿瘤最大径>7 cm
	T_{2a}肿瘤最大径>7 cm 但≤10 cm
	T_{2b}肿瘤局限于肾内,肿瘤最大径>10 cm
T_3	肿瘤侵及主要静脉、肾上腺、肾周围组织,但未超过肾周筋膜
	T_{3a}肿瘤侵及肾上腺、肾周围脂肪组织和/或肾窦脂肪组织,但未超过肾周筋膜
	T_{3b}肉眼见肿瘤侵入肾静脉或肾静脉段分支(含肌层)或膈下下腔静脉
	T_{3c}肉眼见肿瘤侵入膈上下腔静脉或侵犯腔静脉壁
T_4	肿瘤浸润超过肾周筋膜
区域淋巴结(N)	
N_x	区域淋巴结转移无法成功
N_0	无区域淋巴结转移
N_1	单个区域淋巴结转移
远处转移(M)	
M_0	无远处转移
M_1	有远处转移

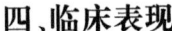

四、临床表现

有 30%～50% 的肾癌患者缺乏早期临床表现,大多在健康体检或其他疾病检查时被发现。常见的临床表现如下。

(一)"肾癌三联症"

典型的临床症状是腹部肿块、腰痛和血尿,由于早期肾癌检出增多,临床这些症状只在少数患者中出现为 6%～10%。间歇无痛肉眼血尿为常见症状,大约 50% 的患者都会发生。血尿通常为肉眼血尿,偶尔为镜下血尿。出现血尿表明肿瘤已侵入肾盏、肾盂。疼痛常为腰部钝痛或隐痛,多由于肿瘤生长牵张肾包膜或侵犯腰肌,邻近器官所致,血块通过输尿管时可发生肾绞痛。肿瘤较大时在腹部或腰部易被触及。

(二)副瘤综合征

10%～40% 有症状肾癌患者出现副瘤综合征,表现常有发热、高血压、血沉增快等。发热可能因肿瘤坏死、出血、毒性物质吸收引起,高血压可能因瘤体内动-静脉瘘或肿瘤压迫动脉及其分支,肾素分泌过多所致。20% 的肾癌患者可出现副瘤综合征,容易与其他全身性疾病症状相混淆,应注意鉴别。

(三)转移症状

约有 30% 的患者因转移症状,如病理骨折、咳嗽、咯血、神经麻痹及转移部位出现疼痛等初次就诊,40%～50% 的患者在初次诊断后出现远处转移。

五、辅助检查

肾癌的临床诊断主要依靠影像学检查,胸部 X 线片和腹部 CT 平扫加增强扫描、MRI 扫描检查是治疗前临床分期的主要依据。

(一)实验室检查

实验室检查包括血、尿、便常规检查,以及病毒指标、血生化,血液肿瘤标志物检查,目前尚没有公认的、可用于肾癌诊断、鉴别诊断及预后判断的肿瘤标志物。

(二)影像学检查

1.X 线检查

X 线检查为肾癌患者的常规检查项目,泌尿系统平片(KUB)可见肾外形增大,偶然可见肿瘤散在钙化。胸部 X 线片是术前临床分期的主要依据之一。

2.B 超检查

超声检查经济、简便、普及率高是首选的筛查方法。也是诊断肾肿瘤最常用的检查方法。B 超也可判断恶性的指征,但部分 RCC 需借助 CT 和 MRI 进行鉴别诊断。

3.MRI 检查

灵敏度与 CT 相似,MRI 检查对肾肿瘤分期的准确性略优于 CT,特别在静脉瘤栓大小、范围,以及脑转移的判定方面 MRI 优于 CT,在压脂序列中可以观察到少血供肿瘤。

4.CT 检查

具有密度及空间分辨率高的特点,对肾脏肿块的检出率近 100%,肿瘤诊断正确率达 95% 以上。

(三)组织学检查

在非肿瘤性肾病中肾穿刺活检已成为常规检测手段。但由于 CT 和 MRI 诊断肾肿瘤的准确性高达 95％以上,而肾穿刺活检有 15％假阴性率及 2.5％假阳性率,可能出现并发症对影像学诊断难以判定性质的小肾肿瘤患者,可以选择行保留肾单位手术或定期(1～3 个月)随诊检查,不推荐对能够进行保留肾单位手术的肾肿瘤患者行术前穿刺检查。同时对具有较高的特异性和敏感性,但对准备进行手术的患者一般也不推荐穿刺活检。对不能手术治疗,需系统治疗或其他治疗的晚期肾肿瘤患者,治疗前为明确诊断,可选择肾穿刺活检获取病理诊断。

六、治疗原则

(一)局限性肾癌

外科手术是局限性肾癌治疗的首选方法。

1.根治性肾切除

根治性肾切除是肾癌最主要的治疗方法。根治性切除范围包括:肾周筋膜、肾周脂肪、患肾、区域淋巴结及髂血管分叉以上的输尿管。

2.保留肾单位手术

肾癌发生于解剖性或功能性的孤立肾,根治性肾切除术将会导致肾功能不全或尿毒症的患者,也可以选择保留肾单位手术。

(二)局部进展性肾癌

首选治疗方法为根治性肾切除术。对转移的淋巴结或血管瘤栓应根据病变程度、患者身体状况等选择是否切除。术后尚无标准辅助治疗方案。

(三)转移性肾癌

一般采用综合治疗。应用生物制剂,白细胞介素等免疫治疗对预防和治疗转移癌有一定疗效。肾癌具有多药物耐药基因,对放射治疗(简称放疗)及化疗不敏感。

七、临床护理

(一)评估要点

1.术前评估

健康史及相关因素:包括家族相关疾病遗传史,了解肾癌的发生时间,有无对生活质量的影响,发病特点。

(1)一般情况:年龄、性别、婚姻和职业等。

(2)发病特点:患者血尿程度,有无排尿形态改变和经常性腰部疼痛。本次病情发现情况如发病是体检时无意发现、自己扪及包块、持续性腰痛而就医。

(3)相关因素:患者是否吸烟,吸烟的频率及数量。患者是否有饮咖啡的习惯、患者以前长期服用哪些药物等。

2.术后评估

是否有尿瘘、腹腔内脏器损伤、继发出血、感染等并发症发生。

(二)护理诊断/问题

1.营养失调

低于机体需要量:与长期血尿、癌肿消耗、手术创伤有关。

2.恐惧与焦虑

与对癌症和手术的恐惧有关。

3.疼痛

与疾病本身、手术创伤有关。

4.知识缺乏

缺乏疾病相关知识。

5.潜在并发症

出血、感染。

(三)护理目标

(1)患者营养失调得到纠正或改善。

(2)患者恐惧与焦虑程度减轻或消失。

(3)患者疼痛缓解或消失。

(4)患者了解疾病相关知识。

(5)并发症得到有效预防或发生后得到及时发现和处理。

(四)护理措施

1.改善患者的营养状况

(1)饮食:指导胃肠道功能健全的患者尽量选择高蛋白、高热量、高纤维素、低脂、易消化、少渣的食物,改善就餐环境,以促进患者食欲。

(2)营养支持:对胃肠功能障碍者,可以通过静脉途径给予营养。

2.心理护理

(1)疏导患者减轻其内在压力:对担心得不到及时有效的诊治的患者,护理人员要主动关心患者,倾听患者诉说,告知手术治疗的必要性和可行性,稳定患者情绪,鼓励患者表达自身感受。

(2)担心术后恢复的患者:应加强术前各项护理措施的落实,让患者体会到手术前的充分准备,树立战胜疾病的信心。亦可通过已手术患者的现身说法,消除患者的恐惧心理。争取患者的积极配合。

3.并发症的预防和护理

(1)预防术后出血:密切观察病情,定时监测生命体征。观察引流管引流物状况:若患者术后引流量较多,色鲜红且很快凝固,同时伴血压下降、脉搏增快,常提示有出血,应立即通知医师处理。

(2)预防感染:监测体温变化情况,保持伤口干燥,严格无菌操作。若体温升高或伤口出现红、肿、热、痛,有脓性分泌物应及时告知医师。遵医嘱应用抗菌类药物,防止感染的发生。

(五)健康教育

1.康复指导

保证充分的休息,适度身体锻炼,循序渐进运动,加强营养,饮食以清淡优质蛋白为主,增强体质。

2.用药指导

定时规律用药。由于肾癌对放、化疗均不敏感,生物素治疗可能是此类患者康复期的主要方法。在用药期间,患者不良反应如低热、乏力等,应及时就医,在医师指导下用药。

3.定期复查

本病的近、远期复发率均较高,患者需定期复查,术后 1 个月门诊随访,以后 3 个月复查一次,遵医嘱行后续治疗。

（刘秀娟）

第十四节　输尿管肿瘤

输尿管肿瘤多为恶性,下 1/3 段输尿管肿瘤占 75%,与膀胱移行细胞癌和肾盂移行细胞癌的生物学特性相似。双侧相对少见,同时或先后出现尿路其他部位癌者可达 1/2 以上。输尿管肿瘤发病年龄可从 20～90 岁不等,好发于 20～50 岁,男性比女性为多,约为 4:1 或 5:1,仅占肾盂肿瘤的 1/3 左右,占整个上尿路肿瘤约 1%。

一、病因

输尿管肿瘤的病因尚未完全明了。一般认为与输尿管局部炎症、结石、化学致癌物质等刺激或诱发因素有密切关系,诸如外源性化学物质苯胺类、内在性色氨酸代谢的异常、输尿管炎、寄生虫感染等;吸烟、饮用咖啡及镇痛剂也是相关的危险因素。

二、临床表现

(一)症状

良性肿瘤可长期无症状。

1.血尿

血尿最常见,约占 75%。通常为间歇性、无痛性、肉眼全程血尿,并可出现条索状血块。

2.疼痛

60% 左右的病例有患侧腹部疼痛,一方面与肿瘤周围组织浸润,侵犯附近的神经组织或骨转移有关,另一方面是因为肿瘤日渐增大导致输尿管梗阻。一般表现为腰部或沿输尿管方向的放射性钝痛或胀痛,血块阻塞会引起剧烈的绞痛。

(二)体征

(1)腹部肿块:多由继发肾积水所致。

(2)消瘦、骨痛等晚期症状。

三、辅助检查

(一)实验室检查

尿常规化验。

(二)尿细胞学检查

凡发现癌细胞者是诊断输尿管癌的重要线索。

(三)尿路造影

(1)在排泄性尿路造影检查中,常见的影像学表现为输尿管充盈缺损,可在 50%～75% 的患

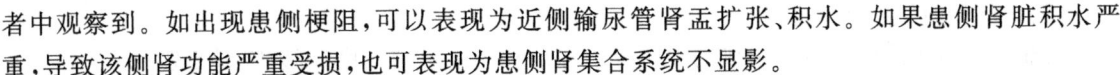

者中观察到。如出现患侧梗阻,可以表现为近侧输尿管肾盂扩张、积水。如果患侧肾脏积水严重,导致该侧肾功能严重受损,也可表现为患侧肾集合系统不显影。

（2）输尿管逆行造影:可显示肿瘤下方输尿管呈"高脚杯"状,对诊断有重要意义。随着CT影像检查技术的进步,现在利用CT进行泌尿系统造影,又称CTU,可以大幅度提高检查的准确性,也可让患者免受逆行造影检查所带来的痛苦。

（四）膀胱镜检

对于输尿管癌的患者,因为有很高的比例合并有膀胱肿瘤,因此,对于这类患者,术前均需要常规进行膀胱镜检查。膀胱镜有硬性和软性两种类型。在检查时,可以了解膀胱内是否合并有肿瘤病变,同时可以了解双侧输尿管是否有喷血,并可以在膀胱镜引导下行逆行造影检查。

（五）输尿管镜检查

输尿管镜下直视观察和活检可明确诊断。一般是在手术室麻醉状态下进行。

（六）B超

直接发现输尿管肿瘤较困难,一般只能发现肾积水和较大的转移灶。

（七）CT

目前对于上尿路肿瘤的诊断,CT的敏感性优于静脉肾盂造影,无论是影像清晰度还是敏感性都很好,是现在尿路上皮肿瘤的首选检查。

四、治疗要点

（一）内镜治疗

内镜治疗输尿管肿瘤的基本原则与膀胱肿瘤相同。孤立肾、双侧尿路受累、既往肾功能不全或并发其他严重的疾病是内镜治疗的指征。对侧肾功能正常的患者,若肿瘤体积小、级别低,也可以考虑内镜治疗。

1.输尿管镜检

输尿管下段肿瘤可以通过硬镜逆行治疗;而上段肿瘤可以选择逆行或顺行,软镜更适合逆行治疗。

2.经皮肾镜

主要治疗输尿管上段肿瘤,可以切除较大的肿瘤,能够获得更多的标本以使分期更准确。

3.电灼术

经输尿管镜借助激光或电灼等技术,对输尿管息肉及部分局限高分化浅表输尿管癌进行腔内治疗。

（二）手术治疗

1.肾、输尿管全长包括输尿管膀胱入口袖状切除术

根治性肾输尿管全长切除术及膀胱袖状切除术仍然是上尿路肿瘤治疗的"金标准"。近年来,随着腔镜技术的发展,传统的开放手术治疗已经较少采用,多被腹腔镜手术所替代。

2.输尿管局部切除

输尿管癌症病变局限,细胞分化好或双侧输尿管病变或对侧肾功能严重受损,及全身情况不佳者,可行输尿管局部切除,并恢复其连续性(输尿管-输尿管吻合,输尿管-膀胱吻合,输尿管-肾盂吻合,必要时还要游离肾脏或自体肾移植,以达到无张力情况下吻合)。

(三)局部免疫治疗和化疗

局部免疫治疗或化疗可用来成功地治疗上尿路移行上皮细胞癌,可以降低复发率。

五、内镜治疗护理

(一)术前护理

(1)按泌尿外科一般护理常规护理。

(2)皮肤及肠道准备。

(二)术后护理

(1)按泌尿外科术后一般护理常规护理。

(2)病情观察:严密监测生命体征的变化。

(3)尿管护理:保持尿管通畅,观察尿液颜色,勿挤压、扭曲、打折引流管,保持引流袋低于耻骨联合的位置,防止逆行感染。每天进行尿道口护理,预防泌尿系统感染。

(4)疼痛的护理:疼痛多由患者体内留置双J管所致。评估患者疼痛的程度,必要时遵医嘱给予解痉镇痛药。

(5)饮食护理:可进食后,应嘱患者多饮水,每天大于 2 000 mL。

(6)活动指导:麻醉清醒 6 小时后,患者可取侧卧位休息,亦可取半卧位,双下肢可行屈伸活动。术后第 1 天,可以下床活动,活动量应循序渐进。

(7)术后第 1 天晨,患者需行 KUB 检查,了解双J管的位置。检查要求患者禁食、禁饮。

(三)出院指导

(1)指导患者做好引流管的护理,确定体内双J管的拔除时间。

(2)嘱患者注意休息,适当运动,劳逸结合,生活规律。

(3)指导患者进食高蛋白、高粗纤维易消化食物,保持大便通畅。多饮水,每天饮水量大于 2 000 mL。

(4)出院后遵医嘱定期复查,如果有不适及时就诊。

(5)遵医嘱口服药物。

六、腹腔镜输尿管部分切除术护理

(一)术前护理

(1)按泌尿外科一般护理常规护理。

(2)心理护理。

(3)皮肤及肠道准备。

(二)术后护理

(1)按泌尿外科术后一般护理常规护理。

(2)病情观察:严密监测生命体征的变化。

(3)管路护理。①导尿管护理:保持尿管通畅,并妥善固定,避免打折。每天记录尿量,每天进行尿道口护理,保持尿道口清洁,预防泌尿系统感染。定期更换尿袋。②伤口引流管护理:保持引流管引流通畅,并妥善固定。密切观察引流液的颜色、性质和量的变化,并做好记录,如有异常及时通知医师给予处理。在无菌操作下,定时更换引流袋。③双J管护理:术中会在输尿管内置一个双J管,起支撑、引流作用;留置双J管期间会有不适症状,需要多饮水,每天 1 500~2 000 mL。

(4)疼痛护理:多由体内留置双 J 管引起,必要时遵医嘱给予解痉镇痛药。

(5)饮食护理:遵医嘱进食流食、半流食、逐渐过渡到普食。少食多餐,宜清淡易消化饮食,禁食辛辣食物,保持大便通畅。多饮水。

(6)活动指导:指导患者术后 6 小时床上适当活动。术后第 1 天,鼓励患者下床活动,注意先慢慢坐起,在床边稍休息,未出现头晕等不适症状后在床边站立,再在床边行走,循序渐进。下地活动时将引流袋置于低于引流管置管处。适当的活动有助于肠蠕动,促进胃肠功能恢复,预防下肢静脉血栓。

(7)并发症的观察。①术后出血:观察尿管和伤口引流液的颜色、性质和量的变化并做好记录,如有异常及时通知医师。②肺部感染:观察患者痰液情况,嘱患者有痰尽量咳出,如痰液黏稠,遵医嘱进行雾化吸入。③下肢静脉血栓形成:观察双下肢有无肿胀、疼痛感,腿围是否有变化。

(三)出院指导

(1)未拔除尿管者,指导患者做好尿管护理。遵医嘱定期拔除。

(2)体内置双 J 管者术后遵医嘱拔除或更换。

(3)嘱患者注意休息,适当运动,劳逸结合,生活规律。

(4)指导患者进食高蛋白、高粗纤维、易消化食物,保持大便通畅。多饮水,每天饮水量要大于 2 000 mL。

(5)出院后遵医嘱定期复查,如果有不适及时就诊。

(6)遵医嘱口服药物。

七、腹腔镜肾、输尿管全长包括输尿管膀胱入口袖状切除术

(一)术前护理

见根治性肾切除术前护理。

(二)术后护理

见根治性肾切除术后护理。

(三)出院指导

(1)见根治性肾切除相关内容。

(2)未拔除尿管者,指导患者做好尿管护理。遵医嘱在规定时间内拔除。

(刘秀娟)

第十五节 膀 胱 肿 瘤

膀胱肿瘤是泌尿系统最常见的肿瘤,绝大多数来自上皮组织,发病年龄多在 50～70 岁,发病率城市高于农村,男性高于女性,约为 4∶1。

一、病因

膀胱癌的发病是一个多因素混合、多基因参与、多步骤形成的过程。下列是与发病相关的危

险因素。

(一)致癌物质职业接触

如从事与芳香胺、染料、橡胶、印刷、皮革、油漆等相关的工作,发生膀胱癌的危险性显著增加。对致癌物质的易感性个体差异极大。

(二)吸烟

吸烟是目前明确的致癌因素,约 1/3 膀胱癌与吸烟有关。吸烟者患膀胱癌的危险性是不吸烟者的 2～4 倍。致癌可能与香烟中含有多种芳香胺的衍生物致癌物质有关,发病危险与吸烟数量、持续时间和吸入程度有关,并无性别差异。

(三)其他

如长期饮咖啡者、服用大量镇痛药含非那西丁、盆腔放疗、膀胱慢性感染与异物长期刺激等,均可能为膀胱癌的病因或诱因。

研究资料显示,异常基因型的积累加上外在环境的作用最终导致恶性表型的出现。

二、病理

与肿瘤组织类型、细胞分化程度、生长方式和浸润深度有关,其中细胞分化程度和浸润对预后影响最大。

(一)组织类型

膀胱癌包括尿路上皮细胞癌(移行细胞癌)、鳞状细胞癌和腺细胞癌,其次还有较少见的转移癌等。其中尿路上皮移行细胞乳头状癌超过 90％,鳞状细胞癌占 3％～7％。腺状细胞癌小于 2％。1％～5％为非上皮性肿瘤,多数为横纹肌肉瘤,可发生于任何年龄的患者但多数为儿童。

(二)膀胱癌的分级

2004 年 WHO 将膀胱等尿路上皮肿瘤分为乳头状瘤,乳头状低度恶性倾向的尿路上皮肿瘤、低级别乳头状尿路上皮癌和高级别乳头状尿路上皮癌。该分类法中肿瘤的分类主要基于光镜下的显微组织特征,相关形态特征的细胞类型和组织构型。

(三)膀胱癌的分期

膀胱癌的分期指肿瘤浸润深度及转移情况。病理分期同临床分期,是判断膀胱肿瘤预后的最有价值的参数。目前常采用国际抗癌联盟的 2010 年第 7 版 TNM 分期法(图 7-1)。

三、临床表现

(一)症状

1.血尿

血尿是膀胱癌最常见和最早出现的症状。约 85％的患者表现为间歇性肉眼无痛血尿,有时可仅为显微镜下血尿。血尿多为全程血尿,也可表现为初始或终末血尿,可自行减轻或停止,易给患者造成好转的错觉而错过治疗时机。血尿程度与肿瘤大小、数目、恶性程度可不完全一致,非上皮肿瘤血尿情况一般不是很明显。严重时伴有血凝块,可阻塞尿道内口引起尿潴留。

2.膀胱刺激症状

肿瘤坏死、溃疡、合并炎症及形成感染时,患者可出现尿频、尿急、尿痛,多为膀胱肿瘤的晚期表现。

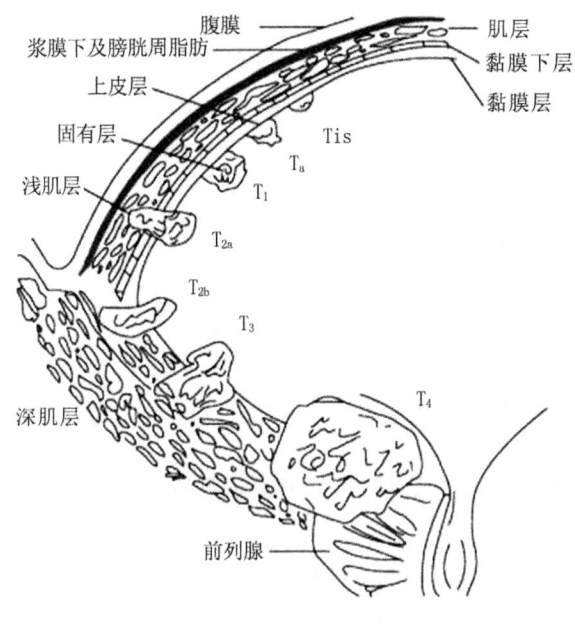

图 7-1　膀胱癌分期

3.梗阻症状

肿瘤进展引起输尿管梗阻可导致肾积水及腰肋部疼痛。

4.其他

骨转移患者有骨痛,腹膜后转移或肾积水患者可出现腰痛。晚期膀胱肿瘤患者有贫血、水肿、下腹部肿块等症状,盆腔淋包结转移可引起腰骶部疼痛和下肢水肿。

(二)体征

多数无明显体征。膀胱癌患者触及盆腔包块多是局部进展性肿瘤的证据。发生肝或淋巴结转移时,可扪及肿大的肝或锁骨上淋巴结。

四、辅助检查

(一)实验室检查

尿检中可见血尿或脓尿,故尿细胞学检查可作为血尿的初步筛选。血常规见血红蛋白值和血细胞比容下降。

(二)影像学检查

1.超声检查

简单易行,可作为患者的最初筛选且具有较高检出率的一种诊断方法。超声检查能在膀胱适度充盈下清晰显示肿瘤的部位、数目、大小、形态及基底宽窄等情况。

2.CT 和 MRI 检查

多用于浸润性癌,CT 检查能清晰地显示 1 cm 以上的膀胱肿瘤,MRI 诊断原则与 CT 相同。不过 MRI 更有助于肿瘤分期。尿细胞学(UC)检查是膀胱癌的重要检测手段。对于高危人群的筛选有较大的意义。为了防止瘤细胞的自溶漏诊及增加阳性率,一般连续检查 3 天的尿液,留取尿液标本后应及时送检。

3.尿液脱落细胞检查

膀胱镜检查对诊断具有决定性意义。是易患膀胱癌年龄范围出现血尿患者的重要检查手段。可以直接观察到肿瘤所在部位、大小、数目、形态、位置等。

五、治疗原则

以手术治疗为主。根据肿瘤的临床分析、病理并结合患者全身状况,选择合适的手术方式。

(一)手术治疗

1.经尿道膀胱肿瘤切除术

经尿道膀胱肿瘤切除术(transurethral resection of bladder tumor,TUR-BT)是非肌层浸润性膀胱癌的重要诊断方法,同时也是主要的治疗手段。

2.膀胱部分切除

适用于肿瘤比较局限、呈浸润性生长,病灶位于膀胱侧后壁、顶部等,离膀胱三角区有一定的距离。

3.根治性膀胱切除术同时行盆腔淋巴结清扫术

根治性膀胱切除术同时行盆腔淋巴结清扫术(pelvic lymph node dissection,PLND)用于肌层浸润性膀胱癌的治疗。包括根治性放疗、辅助性放疗、姑息性放疗。根据患者不同的情况做出选择。

(二)放疗

10%~15%的肌层浸润性膀胱癌患者在确诊时已出现转移。术前主要目的是控制局部病变,降低手术难度和消除微转移灶,提高手术远期生存率。也可术后进行辅助化疗。

(三)化学药物治疗

对于身体条件不能耐受根治性膀胱切除术,或不愿接受根治性膀胱切除术的浸润性膀胱癌患者,可以考虑行保留膀胱的综合治疗。包括单纯经尿道电切手术、经尿道电切手术联合化疗、经尿道电切手术联合放疗、联合放化疗。

六、临床护理

(一)评估要点

健康史家族遗传史:包括有无诱发肿瘤的原因,发病时间的初步判断,影响生存质量等。

1.术前评估

(1)基本情况:患者的年龄、性别、婚姻和职业等。患者是否有吸烟史。职业是否为长期接触联苯胺及β萘胺的橡胶行业。疾病的临床表现如排尿是否疼痛,为间歇性还是持续性血尿,有无血块等。既往史:以往是否有过血尿史,手术创伤史。

(2)相关因素。

(3)身体状况:患者营养情况,重要脏器功能状况,有无转移的表现及恶病质。患者及家属对病情、拟采取的手术方式、排尿态改变的认知程度,可能出现的并发症,以及患者家庭经济承受能力。

(4)心理和社会支持状况。

2.术后评估

有无盆腔脓肿、尿瘘、直肠损伤、肠瘘、肠梗阻、术后感染等并发症。

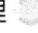

(二)护理诊断/问题

1.恐惧、焦虑

恐惧、焦虑与患者对癌症的预后缺乏信心有关。

2.舒适度改变

舒适度改变与手术留置尿管、膀胱冲洗等有关。与膀胱全切除尿流改道、造瘘口或引流装置的存在,不能主动排尿有关。

3.潜在并发症

出血、感染。

4.其他

自我形象紊乱。

(三)护理目标

(1)患者恐惧与焦虑减轻或消失,能积极配合治疗。

(2)患者不适症状减轻,舒适感增加。

(3)患者能接受自我形象改变的现实。

(4)患者未发生出血及感染。

(四)护理措施

1.心理护理

减轻患者恐惧与焦虑。对担心手术预后的患者,护士要主动向其解释病情,以消除其恐惧心理。膀胱癌属中等恶性,及时手术治疗效果肯定,5年生存率非常高。鼓励患者家属和朋友给予患者关心和支持。

2.帮助患者接受自我形象改变

(1)解释尿流改道的必要性:告知患者尿流改道是膀胱癌治疗的一部分,通过护理和训练,不影响术后生活质量。

(2)造口的护理:保证造瘘处清洁,敷料渗湿后及时更换。管路保持通畅,在回肠内留置导尿管者,需经常冲洗,防止黏液堵塞。

(3)原位排尿新膀胱的护理:术后3周内定期冲洗留置导尿管,防止黏液堵塞。拔除导尿管前训练新膀胱,待容量达300 mL以上便可以拔管。告知患者做肛门括约肌功能锻炼,有利于早日恢复控尿功能。

(4)集尿袋护理:指导患者自行定期更换集尿袋。

3.并发症的预防与护理

(1)出血:膀胱全切手术创伤大,术后可发生出血。需密切观察血压、脉搏、引流物性状,若血压下降、脉搏加快、引流管内引出鲜血,每小时超过100 mL以上且易凝固,提示有出血,应及时通知医师处理。

(2)预防感染:观察体温变化情况;加强基础护理,保持切口清洁,敷料渗湿应及时更换;保持引流管引流通畅及牢靠的固定。应用广谱抗菌类药物预防感染。如有体温升高,引物为脓性并有切口疼痛,多提示有感染,应尽快通知医师处理。

(五)健康教育

1.康复指导

适当锻炼,加强营养,多食清淡易消化食物。多饮水,保持尿量在200～300 mL,禁止吸烟,避免接触联苯胺类致癌物质,降低癌症复发风险。

2.术后坚持膀胱灌注化疗药物

定期膀胱灌注治疗,无论肿瘤是否有复发都需终身灌注。若有肿瘤复发,立即再次手术治疗,1年后若无肿瘤复发,可将膀胱灌注间隔时间延长至2个月,终身灌注,每2~3年复查膀胱镜。膀胱灌注药物后需将药物保留在膀胱内2小时,每半小时变换体位,俯、仰、左、右侧卧位各半小时。

3.定期复查

定期门诊复查,主要是全身系统检查,以便及时发现转移及复发征象。

4.自我护理

尿流改道术后腹部佩戴接尿器者,应学会自我护理。保持清洁,定期更换尿袋。定期用生理盐水及开水冲洗集尿袋,清除黏液及沉淀物。

(刘秀娟)

第十六节　前　列　腺　癌

前列腺癌(prostate cancer,PC)发病率在男性所有恶性肿瘤中位居第二。发病率有明显差异,欧洲和北美发病率最高,已成为第一位危害男性健康的肿瘤。前列腺癌发病率呈明显的地理和种族差异,亚洲前列腺癌发病率远低于欧美国家,但是近年来呈上升趋势。

一、病因

前列腺癌的发病原因尚不完全清楚,但已知危险因素包括年龄、种族、遗传、饮食等。其中遗传因素决定了临床前列腺癌的发生发展,其他危险因素可能影响潜伏型前列腺癌发展至临床型前列腺癌的进程。

(一)年龄

前列腺癌流行病学研究表明,年龄是最明显的危险因子,随着年龄增长,前列腺癌发病率也明显升高。新诊断患者中位年龄为72岁,高峰年龄为75~79岁。随着人类寿命的不断延长,人口结构呈老龄化趋势,男性罹患前列腺癌的可能性不断增加,死于前列腺癌的可能性也不断增大。

(二)遗传

遗传是前列腺癌发病的重要危险因素,一个一级亲属(兄弟或父亲)为前列腺癌,其本人发生前列腺癌的风险约是其他人的2~3倍;目前,许多有关基因多态性和前列腺癌遗传易感性的研究正在进行中,将为解释前列腺癌的发生提供遗传学证据。

(三)饮食

饮食的危险因素包括高动物脂肪饮食、饮酒和低植物摄入量等。这些危险因素并不能确定为存在因果关系的病因,不过,重视这些危险因素,在降低前列腺癌的发生率上是有一定效果的。另一方面,食用大豆制品、绿茶、番茄、红葡萄酒等有可能降低前列腺癌发病率。

(四)其他

前列腺癌发病危险因子还包括性活动和职业等社会因素。性活动方面:首次遗精年龄越小,危险性越大;职业方面:例如从事与镉相关职业的人,患前列腺癌的机会大;输卵管结扎术:有研究表明输卵管结扎术可增大前列腺癌危险性1.2~2倍。

二、病理生理

病理学诊断包括定性、分级和分期,有助于治疗方案的制订和准确的预后。

(一)组织类型

98%的前列腺癌组织类型为腺癌,其他少见的组织类型有移行细胞癌、鳞癌、黏液腺癌、小细胞癌及导管腺癌等。

(二)病理分级

目前存在大量评估前列腺癌的组织学分级系统,最广泛应用的是Gleason分级系统。根据每个区腺体分化程度和肿瘤细胞的形态给予1~5分的Gleason分值,1分组织细胞分化最好,5分最差。两区的分值相加,形成前列腺癌组织的Gleason分级常数。Gleason 2~4分属于分化良好,Gleason 5~7分属于中等分化,Gleason 8~10分为分化差或未分化癌(表7-3)。

表7-3　前列腺癌Gleason分级标准

级别	肿瘤边界	腺体结构	腺体排列	浸润
1级	清	单个、分散圆形或卵圆形规则	密、背靠背	少见
2级	欠清	同上但稍不规则	分散	可见
3级	不清	形状大小不一,含筛状或乳头状改变	更分散,成团快边缘整齐	明显
4级	重度不清	小且融合,排列成条索状	融合成不规则团块	极明显
5级	重度不清或团块	少有腺体形成,有小细胞或印戒细胞,包括粉刺癌	排列成实性片状或团块状、中心状坏死	极明显

(三)临床分期

前列腺癌分期对于治疗方案的选择和预后的评价都很重要。目前存在两种主要的临床分期方法:Whitmore-Jewett法和TNM法,推荐应用的是美国癌症联合委员会(AJCC)2002年修改的TNM法。T分期表示原发肿瘤的情况。N分期表示淋巴结情况。M分期表示肿瘤远处转移的情况(表7-4)。

表7-4　前列腺癌临床分期

分期	表现
T_1	
T_{1a}	偶发肿瘤体积<所切除体积的5%,直肠指检正常,PSA正常
T_{1b}	偶发肿瘤体积>所切除体积的5%,直肠指检正常,PSA正常
T_{1c}	偶发肿瘤体积>所切除体积的5%,直肠指检及经直肠超声检查正常,只是单纯PSA升高,穿刺活检发现肿瘤
T_2	
T_{2a}	直肠指检及经直肠超声检查能够发现肿瘤,肿瘤局限于并<单叶的1/2,但仍局限在前列腺内
T_{2b}	直肠指检及经直肠超声检查能够发现肿瘤,肿瘤局限于并>单叶的1/2,但仍局限在前列腺内

续表

分期	表现
T_{2c}	肿瘤侵犯两叶,但仍局限在前列腺内
T_3	
T_{3a}	肿瘤侵犯并突破前列腺一叶或两叶包膜
T_{3b}	肿瘤侵犯精囊
T_4	肿瘤侵及膀胱颈、尿管括约肌、直肠、肛提肌和骨盆壁

三、临床表现

早期前列腺癌的临床症状多呈隐匿性,一部分患者甚至是在接受前列腺电切术或开放手术中才被发现。

(一)症状

1.排尿功能障碍症状

前列腺体积增大压迫尿道引起进行性排尿困难,表现为尿频、排尿费力、尿线变细、排尿不尽感、夜尿增多、排尿困难、充盈性尿失禁,甚至反复尿潴留。来自尿道周围腺体的前列腺癌患者可早期出现下尿路梗阻症状。当外周带前列腺患者出现排尿障碍时,预示前列腺癌已发展至晚期。

2.转移所致症状

前列腺癌首诊时可以是转移性症状,其中以转移性骨痛最为明显,而无下尿路梗阻症状。前列腺癌向直肠方向发展时,可以压迫直肠,出现便秘、腹痛、便血或间断性腹泻等异常表现,类似直肠癌的表现。其中最常见的转移部位是盆腔内淋巴结群及全身骨骼。骨骼转移表现为持续的、剧烈的腰背髋部疼痛及坐骨神经痛,疼痛严重程度可影响预后;淋巴结转移常无明显症状;内脏转移:肝转移表现为肝大、黄疸、肝功能异常;肺转移表现为咳嗽、咯血、呼吸困难等。

(二)体征

早期无明显体征,直肠指检可触及前列腺结节、质硬。

四、辅助检查

(一)直肠指检

直肠指检对诊断具有重要价值,同时有助于前列腺癌的诊断和分期。需要注意前列腺的大小、形态、质地。但由于主观性强,对比性差。直肠指检对小于 0.5 cm 的肿瘤病灶,就难以触及;所以,现在不推荐直肠指检作为前列腺癌筛查方法。

(二)PSA 检查血清

PSA 是目前诊断前列腺癌、评估各种治疗效果和预测预后的一个重要且可靠的肿瘤标记物。直肠指诊异常、影像学检查异常或有临床征象(如骨痛、骨折等)的男性应行 PSA 检查。

(三)影像学检查

1.经直肠超声检查(transrectal ultrasonography,TRUS)

超声检查是前列腺癌影像学检查的首选方法。可初步判断肿瘤的大小。但需注意 TRUS 诊断前列腺癌特异性较低,前列腺低回声病灶需与其他疾病鉴别。

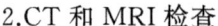

2.CT 和 MRI 检查

CT 和 MRI 对前列腺内癌灶的诊断率均不高,主要用于临床分期,了解邻近组。和器官有无肿瘤侵犯及盆腔内有无肿大淋巴结有关。

3.ECT

放射性核素骨扫描是一种无创伤性检查,可以发现前列腺癌患者的骨转移癌灶。敏感性较高但特异性较差。

4.放射免疫显像

放射免疫显像是以抗肿瘤抗体为载体,以放射性核素为"弹头",对肿瘤原发病灶和/或转移病灶进行显像的技术。

(四)经直肠前列腺穿刺活检

现在基本不采用经直肠前列腺随意穿刺活检,而是在 TRUS 引导下,不仅对明确或可疑病灶进行穿刺,还对前列腺进行分区,以便系统穿刺。检出率受前列腺体积、年龄等影响。

五、治疗原则

前列腺癌治疗方法繁多,具体选用单一治疗还是联合治疗,应根据前列腺癌发展不同阶段来制定个体化治疗方案,同时兼顾患者年龄、全身状况、经济条件、生存意愿等。

(一)局限性前列腺癌治疗方法

1.保守治疗

积极监测和观察等待。延期治疗一般用于预期寿命短于 10 年(Gleason 评分 2～5 分)的前列腺癌患者。

2.根治性前列腺切除术

根治性前列腺切除术是治愈局限性前列腺癌(T_1、T_2 期)最有效的方法之一,还可以更加准确地进行肿瘤分期,有利于肿瘤的进一步治疗和随访。

3.放疗

采用伽马射线(通常是质子射线)聚焦在前列腺及周围的组织,达到杀灭肿瘤的目的。

(二)进展期及转移性前列腺癌的治疗

1.激素治疗

正常或癌变的前列腺上皮细胞需在雄激素刺激下生长和增殖。在 T_3、T_4 期及转移性前列腺癌以激素治疗为主。

2.根治性前列腺切除术

根治性手术在 T_{3a} 期前列腺癌治疗中占有重要位置。术前或术后辅以激素治疗或放疗。

3.放疗和化疗

放疗是局部进展期前列腺癌患者的根治性治疗手段。转移性前列腺癌行姑息性放疗,也可延长生存时间,提高生活质量。前列腺癌晚期对雄激素治疗不敏感的去势抵抗前列腺癌(castration resistant prostate caner,CRPC),而化疗是 CRPC 的重要治疗手段。

六、临床护理

(一)评估要点

详见膀胱肿瘤的评估要点。

（二）护理诊断/问题

1.营养失调

低于机体需要量，与癌肿消耗，手术创伤，早期骨转移有关。

2.舒适度改变

舒适度改变与手术活动受限有关。

3.睡眠形态紊乱

睡眠形态紊乱与尿频、尿失禁、疼痛有关。

4.自我形象紊乱

自我形象紊乱与手术治疗、尿失禁有关。

5.恐惧、焦虑

恐惧、焦虑与患者害怕手术等有关。

6.潜在并发症

出血、感染等。

（三）护理目标

（1）经治疗后肿瘤进展控制，消耗减少，营养状态好转。

（2）患者主诉不适感减轻，舒适度增加。

（3）患者睡眠得到改善。

（4）患者对自我形象有健康、正确的认识。

（5）患者恐惧与焦虑减轻或消除。

（6）如出血、感染未发生或得到及时发现和有效控制。

（四）护理措施

1.改善营养

前列腺癌早期无症状，患者有症状就医时多属中晚期，且多有不同程度的机体消耗。所以应告知患者多食高蛋白、高维生素、适当热量、低脂、易消化、少渣饮食。必要时给予肠内外营养支持。

2.心理护理

多与患者沟通，解释病情，帮患者树立战胜疾病的信心。前列腺癌恶性程度属中等，经有效治疗后疗效尚可，5年生存率较高。针对个体化情况进行个体化的辅导，鼓励患者表达自身感受。

3.并发症的预防及护理

（1）出血的护理：根治手术后有继发出血的可能，严密监测生命体征，若2个小时量超过引流100 mL以上或24小时大于500 mL，提示继发出血，应立即通知医师处理。

（2）预防感染的护理：加强各项基础护理措施，保持切口清洁，若体温升高发现感染迹象时及时通知医师处理。

（五）健康教育

1.康复指导

根据体力适当锻炼，加强营养，保持情绪稳定。避免高脂肪饮食，特别是进食动物脂肪、红色肉类是前列腺癌的危险因素；适当补充维生素 D、维生素 E、豆类、谷物、蔬菜、水果对预防本病有一定作用。

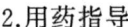

2.用药指导

雌激素、雌二醇氮芥、放疗对抑制前列腺癌的进展有作用,但也有较严重的不良反应,故用药期间应严密观察。

3.定期随诊复查

定期检测 PSA 可作为判断预后的重要指标。遵医嘱完成放疗、化疗等后续治疗。若有骨痛,应即查骨扫描,确定有骨转移者可加用放疗。

(刘秀娟)

第八章　骨科护理

第一节　锁骨骨折

一、基础知识

(一)解剖生理

锁骨又名"锁子骨""缺盆骨",位于胸廓前上部两侧,全骨浅居皮下,桥架于胸骨与肩峰之间,是联系肩胛带与躯干的唯一支架。其骨干较细,内侧 2/3 呈三棱棒形,凸向前,有胸锁乳突肌和胸大肌附着,中外 1/3 交界处是骨折的好发部位。锁骨的功能是支持肩胛骨,使上肢骨与胸廓之间保持一定的距离,从而保证上肢的灵活运动。骨折后,近折端受胸锁乳突肌的牵拉而向上向后移位,远折端因上肢本身重量牵拉而向下移位,又因胸大肌、斜方肌、背阔肌的牵拉而向前向内移位,造成断端重叠(图 8-1)。锁骨骨折可发生于各种年龄,但多见于儿童及青壮年,约有 2/3 为儿童患者,又以幼儿多见。

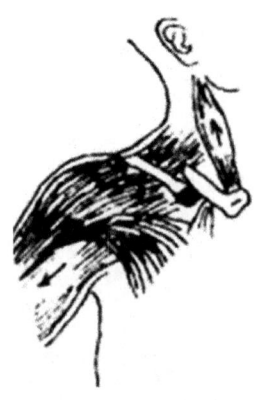

图 8-1　锁骨骨折

(二)病因

直接暴力和间接暴力均可造成锁骨骨折,但多为间接暴力所致。

（三）分类

1.横断骨折

跌倒时肩部外侧或手掌先着地，向上传导的外力经肩锁关节传至锁骨而发生骨折，以斜形或横断骨折为多。除有重叠移位，内侧段因胸锁乳突肌的牵拉向后上方移位，外侧段则由于上肢的重力和胸大肌、斜方肌、三角肌的牵拉而向前下方移位。

2.青枝骨折

幼儿骨质柔嫩而富有韧性，多发生青枝骨折。

3.粉碎骨折

直接暴力所致者，多因棒打、撞击等外力直接作用于锁骨而造成横断或粉碎骨折。粉碎骨折若严重移位，骨折片向下、向内移位时刺破胸膜或肺尖，可造成气胸、血胸。

（四）临床表现

骨折后局部疼痛、肿胀明显，锁骨上、下窝变浅或消失，骨折处异常隆起，出现功能障碍，患肩下垂并向前、内倾斜。患者常以健手托着患侧肘部，以减轻上肢重力牵拉而引起的疼痛。幼儿如不愿活动上肢，穿衣伸袖时哭闹，提示有锁骨骨折。X线检查，可了解骨折和移位情况。

二、治疗原则

（1）幼儿青枝骨折用三角巾悬吊即可，有移位骨折用"8"字绷带固定1～2周。

（2）少年或成年人有移位骨折，手法复位"8"字石膏固定。手法复位可在局麻下进行。患者坐在木凳上，双手叉腰，肩部外旋后伸挺胸，医师站在背后，一脚踏在凳上，顶在患者肩胛间区，双手握住两肩向后、向外、向上牵拉纠正移位。复位后用纱布棉垫保护腋窝，用绷带缠绕两肩在背后交叉呈"8"字形，然后用石膏绷带同样固定，使两肩固定在高度后伸、外旋和轻度外展位置。固定后即可练习握拳、伸屈肘关节及双手叉腰后伸，卧木板床休息，肩胛区可稍垫高，保持肩部后伸。3～4周后拆除。锁骨骨折复位并不难，但不易保持位置，愈合后上肢功能无影响，所以临床不强求解剖复位。

（3）锁骨骨折合并神经、血管压迫症状，畸形愈合影响功能，不愈合或少数要求解剖复位者，可切开复位内固定。

三、护理

（一）护理要点

（1）手法复位固定患者，要经常检查固定情况，既保持有效固定，又不能压迫腋窝。若发现患肢有麻木、发凉、运动障碍时，说明固定过紧，压迫血管神经，应及时调整固定。

（2）对粉碎性骨折，不必强行按压碎片使之复位，以防其刺伤肺尖及臂丛神经。对此种类型患者要严密观察呼吸及患肢运动情况，以便及时发现有无气、血胸及神经症状。

（3）术后患者要严密观察伤口渗血及末梢血循、感觉、运动情况，发现问题及时记录并处理。

（4）保持正常固定姿势。复位后，站立时保持挺胸提肩，卧位时应去枕仰卧于硬板床上。两肩胛间垫一窄枕，以使两肩后伸、外展，维持良好的复位位置。局部未加固定的患者，不可随便更换卧位。

（二）护理问题

有肩关节强直的可能。

(三)护理措施

(1)向患者解释功能锻炼的目的是促进气血运行,防止患肢肿胀,避免肩关节僵直,以取得患者配合。

(2)正确适时指导患者功能锻炼。

(四)出院指导

(1)锁骨骨折复位固定后,极少发生骨折不愈合,即使复位稍差,骨折畸形愈合,也不影响上肢功能,应先向患者及家属说明情况。

(2)复位固定后即出院的患者,应告诉其保持正确姿势,早期禁止做肩前屈动作,防止骨折移位;解除外固定出院的患者,应告诉其全面练习肩关节活动的要求:首先分别练习肩关节每个方向的动作,重点练习薄弱方面如肩前屈,活动范围由小到大,次数由少到多,然后进行各方面动作的综合练习,如肩关节环转活动,两臂做"箭步云手"等。不可过于急躁,活动幅度不可过大,力量不可过猛,以免造成软组织损伤。

(3)按时用药,患者出院时将药的名称、剂量、时间、用法、注意事项,向患者介绍清楚。

(4)饮食调养,骨折早期宜进清淡可口、易消化的半流食或软食;骨折中后期,饮食宜富有营养,增加钙质、胶质和滋补肝肾食品。

(5)注意休息,保持心情愉快,勿急躁。

(孙少梅)

第二节　肱骨干骨折

一、基础知识

(一)解剖生理

肱骨干是指肱骨外科颈下 1 cm 至肱骨髁上 2 cm 之间的部分,肱骨干中下 1/3 交界处后外侧有桡神经沟,此处骨折易损伤桡神经;肱骨中段有营养动脉穿入下行,中段以下骨折易损伤营养血管而影响骨折愈合。此外,肱骨干骨折有时也伤及由上臂经过的肱动脉、肱静脉、正中神经和尺神经。

(二)病因

直接暴力和间接暴力均可造成肱骨干骨折,肱骨干的上 1/3、中 1/3 骨质较为坚硬。该段骨折多由直接暴力引起,如棍棒打击、重物挤压和机器缠绞等,折线多为横断或粉碎。肱骨干周围有许多肌肉附着,由于肩部和上臂周围肌肉牵拉,在不同平面的骨折可造成不同方向的移位。

(三)分类

1.肱骨干上 1/3 骨折

骨折线若在胸大肌附着点以下,三角肌止点以上,则近折端受三角肌、喙肱肌、肱二头肌和肱三头肌的牵拉而向上向外移位。

2.肱骨干中 1/3 骨折

骨折线若在三角肌止点以下,近折端受三角肌牵拉向前、向外移位,远折端受肱二头肌、肱三头肌牵拉而向上移位。如患者将患肢屈肘悬于胸前,近折端将向内旋转移位。

3.肱骨干下1/3骨折

多为间接暴力引起,折线多为斜形或螺旋形,暴力方向、前臂和肘关节的位置不同可引起不同移位,大多都有成角移位(图8-2)。

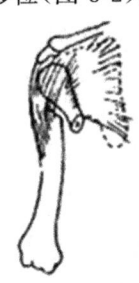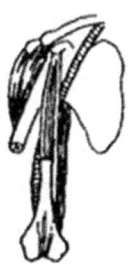

图8-2 肱骨干骨折

(四)临床表现

伤后患臂疼痛、肿胀明显、活动障碍,患肢不能抬举,局部有明显环形压痛和纵向叩击痛。检查时必须注意腕及手指的功能,以便确定是否合并神经损伤。肱骨中下1/3骨折常易合并桡神经损伤,桡神经损伤后,可出现腕下垂、掌指关节不能伸直,拇指不能伸展,手背第1、2掌骨间(虎口区)皮肤感觉障碍。

二、治疗原则

(一)手法复位小夹板固定

肱骨干各型骨折均可在局麻下或臂丛麻醉下行手法整复,根据X片移位情况,分析受伤机制,采取复位手法。麻醉后,纵向牵引纠正重叠,推按骨折两断端复位,小夹板固定。长管型石膏也可固定,但限制肩、肘关节活动。若石膏过重造成骨端分离,影响骨折愈合。

(二)骨折合并桡神经损伤

骨折无移位,神经多为挫伤,用小夹板或石膏固定,观察1~3月,神经无恢复可手术探查。骨折移位明显,桡神经有嵌入骨折断端可能。手法复位可造成神经断裂,应特别小心。手术探查神经时,同时做骨折复位内固定。晚期神经损伤多为压迫或粘连,应考虑手术治疗。

(三)开放骨折

伤势轻、无神经受损,可彻底清创,关闭伤口,闭合复位外固定,变开放伤为闭合伤。伤情重、错位多可彻底清创,探查神经、血管,同时复位固定骨折。

(四)陈旧性肱骨干骨折不愈合

肱骨干骨折无论用石膏或小夹板固定,都因肢体重量悬吊作用很少发生重叠、旋转及成角畸形,而因牵拉过度造成延迟愈合或不愈合者则多见,用石膏固定尤为常见。治疗肱骨干骨折时,要注意骨折断端分离,早期发现及时处理。已经不愈合者,应手术内固定并植骨促进愈合。

三、护理要点

(一)非手术治疗及术前护理

(1)减轻或预防不良情绪。

(2)给予高蛋白、高热量、高维生素、含钙丰富的饮食。

（3）U 形石膏托固定时可平卧。患肢以枕垫起,悬垂固定,2 周内只能取坐位或半坐位。

（4）合并桡神经损伤者应注意预防皮肤溃疡。

（5）外固定期间注意观察伤肢血液循环;合并桡神经损伤者观察感觉和运动功能恢复情况;注意肱动脉、肱静脉损伤情况。如发生可出现肢端皮肤苍白、皮温低、肿胀、发绀、湿冷等。

（6）功能锻炼:①早、中期:骨折固定后立即进行伤臂肌肉的舒缩活动。握拳、腕伸屈及主动耸肩等动作,每天 3 次。②晚期:去除固定后逐渐行摆肩。肩屈伸、内收、外展、内外旋等练习。

（二）术后护理

（1）内固定术后或使用外展架固定者,宜半卧位,平卧位时患肢下垫软枕。

（2）疼痛的护理:①找出引起疼痛的原因。②手术切口疼痛可用镇痛药;缺血性疼痛及时解除压迫;感染时及时处理伤口,应用抗生素。③移动时保护患处。

（3）预防血管痉挛:进行神经修复和血管重建术后,可能出现血管痉挛,应做到以下几点:①避免一切不良刺激。②1 周内应用扩血管、抗凝药物。③密切观察患肢血液循环变化。④功能锻炼。

四、健康指导

（1）注意保持功能体位。

（2）合并桡神经损伤者遵医嘱服用神经营养药物。

（3）继续进行功能锻炼:复位固定后即可进行手指主动伸屈运动。外固定或手术内固定者,2～3 周后进行腕、肘关节的主动运动和肩关节的内收、外展运动;4～6 周后进行肩关节的旋转活动。

（4）复诊:U 形石膏固定者,肿胀消退后复诊;悬吊石膏固定 2 周后更换长臂石膏托,维持 6 周左右;伴桡神经损伤者,定期复查肌电图。

（孙少梅）

第三节　肘关节脱位

全身大关节中,肘关节脱位的发生率相对低,约占总发病数的 1/5。脱位后如不及时复位,容易导致前臂缺血性痉挛。

一、病因与脱位机制

肘关节脱位可有后脱位、外侧方脱位、内侧方脱位和前脱位,其中后脱位最常见(图 8-3),多为间接暴力所致。摔倒时前臂旋后位手掌撑地,由于肱骨滑车横轴线向外倾斜,使所传达的暴力达到肘部时转成肘外翻及前臂旋后过伸的应力,尺骨鹰嘴突在鹰嘴窝内呈杠杆作用,导致尺桡骨近端同时被推向后外侧,产生后脱位。肘前关节囊及肱前肌撕裂,后关节囊及内侧副韧带损伤,可合并肱骨内上髁骨折、正中神经和尺神经损伤。晚期可发生骨化性肌炎。

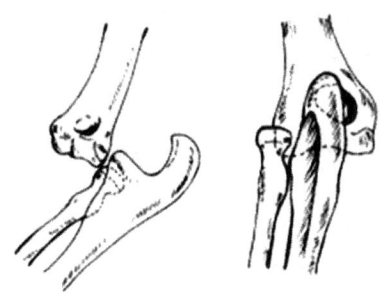

图 8-3　肘关节后脱位

二、临床表现

(一)一般表现

伤后局部疼痛、肿胀、功能和活动受限。

(二)特异体征

1.畸形

肘后突,前臂短缩,肘后三角相互关系改变,鹰嘴突出内外髁,肘前皮下可触及肱骨下端。

2.弹性固定

肘处于半屈近于伸直位,屈伸活动有阻力。

3.关节窝空虚

肘后侧可触及鹰嘴的半月切迹。

(三)并发症

脱位后,由于肿胀而压迫周围神经血管。后脱位时可伤及正中神经、尺神经、肱动脉。

1.正中神经损伤

呈"猿手"畸形,拇指、示指、中指感觉迟钝或消失,不能屈曲,拇指不能外展和对掌。

2.尺神经损伤

呈"爪状手"畸形,表现为手部尺侧皮肤感觉消失,小鱼际及骨间肌萎缩,掌指关节过伸,拇指不能内收其他四指不能外展及内收。

3.动脉受压

患肢血液循环障碍,表现为患肢苍白、发冷、大动脉搏动减弱或消失。

三、实验室及其他检查

X 线检查用以证实脱位及发现合并的骨折。

四、诊断要点

有外伤史,以跌倒手掌撑地最常见,根据临床表现和 X 线检查可明确诊断。

五、治疗要点

(一)复位

一般均能通过闭合方法完成复位。助手沿畸形关节方向对前臂和上臂作牵引和反牵引,术者从肘后用双手握住肘关节,以指推压尺骨鹰嘴向前下,同时矫正侧方移位,助手在复位过程中配合维持牵引并逐渐屈肘,出现弹跳感则表示复位成功。

(二)固定

用长臂石膏或超关节夹板固定肘关节于功能位,3周后去除固定。

(三)功能锻炼

要求主动渐进活动关节,避免超限和被动牵拉关节。固定期间,可主动伸掌、握拳、屈伸手指等,去除固定后练习肘关节屈伸旋转以利功能恢复。

六、护理要点

(一)固定

注意观察固定的正确有效,固定期间保持肘关节的功能位,不可随意放松。

(二)保持清洁、平整

肘关节周围皮肤保持清洁,石膏夹板内衬物保持平整。

(三)指导活动

指导患者活动患侧掌指,按摩患肢,防止肌肉萎缩。

(孙少梅)

第四节 尺骨鹰嘴骨折

尺骨鹰嘴呈弯曲状突起于尺骨上端,形似鹰嘴。鹰嘴突与冠状突相连而成半月切迹,有较深凹陷的关节面,是肘关节屈伸的枢纽。半月切迹和肱骨滑车组成关节。此部位骨折称为尺骨鹰嘴骨折,又称肘骨骨折、鹅鼻骨骨折。大多为波及半月切迹的关节内骨折。多见于成年人。伤后肘部疼痛,局部肿胀明显,肘关节伸屈活动受限,不能主动伸直或对抗重力。

一、主要治疗

(一)非手术治疗

单纯石膏(或半伸直夹板)外固定,适用于无移位骨折;手法复位经皮穿针固定、手法复位鹰嘴钳固定,适用于有移位骨折。

(二)手术治疗

克氏针张力带钢丝固定和鹰嘴解剖钉板固定,适用于手法整复不成功或陈旧性骨折。

二、护理措施

(1)详细询问病史,了解患者的生活习惯,认真观察患者疼痛性质、部位及肢端血液循环、感觉、运动等情况。并指导和协助其练习健侧肢体适应日常生活,如穿衣、洗脸、梳头、吃饭等。

(2)石膏固定患者,患肢抬高,以利静脉和淋巴回流,严密观察患肢末梢血液循环、感觉、运动等情况,严防压疮形成,保持床铺及石膏的清洁,尽量不要搬动患者,并应及早进行功能锻炼,防止肌肉萎缩。

（3）夹板固定患者，随时注意调节夹板松紧度，保持有效的外固定，固定松紧以布带上下移动1 cm为宜。防止压疮及前臂筋膜室综合征发生。

（4）尺骨鹰嘴钳夹固定后，经常检查固定情况，发生滑脱及时报告医师给予处理。闭合穿针夹板外固定者，保持针眼清洁干燥，防止针眼感染，严密观察患肢末梢血液循环、感觉运动情况及尺神经损伤情况，如发现患肢发凉、发紫、小指麻木、感觉迟钝等情况，及时报告医师给予处理。

（5）体位护理：整复或手术后，多采用平卧位，抬高患肢高于心脏水平，以利于静脉回流，减轻肿胀。下床活动时，应先坐起休息2分钟适应后再下床，防止因体位改变而发生晕厥。

（6）病情观察：整复或手术后，严密观察患者肢端感觉、血液循环、活动及肿胀的程度，观察有无神经压迫症状，如有手指青紫、肿胀、发麻、发凉等情况，应及时报告医师处理。对儿童更要加强观察。

（7）刀口护理：严密观察刀口渗血情况，如有异常及时报告医师处理。

（8）功能锻炼：无移位或轻度移位骨折，通过主动锻炼活动，可获得良好的功能恢复。骨折复位或手术后即开始做手指、腕关节伸屈活动，如五指起落、左右摆掌、上翘下钩等，每天2～3次，每次5～10分钟。中期（2～3周）继续上述锻炼，加做肩关节锻炼及上肢肌肉舒缩活动。后期（4周）外固定解除后，做肘关节伸屈、前臂旋转活动。

（9）出院指导：①按医嘱服用接骨续筋药物，以促进骨折愈合，如三七接骨丸等。将药品的名称、剂量、时间、用法、注意事项，向患者介绍清楚。②嘱患者加强营养，如肾阳虚者多食温补食品，如羊肉、猪肉、桂圆等；肝肾阴虚者多食清补之品，如山药、鸭肉、牛肉、百合、枸杞等；一般患者可食核桃、瘦肉、骨头汤、黑芝麻等补肝肾强筋骨之食品。③嘱患者有计划加强功能锻炼，忌盲目粗暴活动。如有外固定嘱其继续锻炼手指、腕关节、肩关节等部位活动，暂时限制肘关节的活动。④手法整复、闭合穿针夹板固定的患者，会因肿胀消退而固定过松，或者发生钢针脱出等问题，嘱其及时就诊。⑤慎起居，避风寒，注意休息，保持心情愉快，勿急躁。⑥出院1周后来院复查，不适随诊。⑦3个月可恢复正常活动，并逐渐恢复工作。

（孙少梅）

第五节　桡骨头骨折

桡骨头骨折包括桡骨头部、颈部骨折和桡骨头骨骺分离，亦称桡骨上端骨折，是成年人容易发生的肘部损伤，主要临床表现是肘关节功能障碍及肘外侧局限性压痛和肿胀，前臂旋转时疼痛加重，桡骨头部压痛，可触到骨擦感。骨折轻微时，前臂旋转可不受限，仅有伸肘轻度受限，当骨折超过1/4关节面时，干扰前臂的旋转运动。多发生在平地跌倒或体育运动时致伤。X线检查可明确诊断并能确定骨折类型。

一、主要治疗

（一）非手术治疗
手法复位、石膏外固定。

(二)手术治疗

钢针撬拨复位夹板或石膏外固定、桡骨头切开复位、桡骨头切除、桡骨头假体置换。

二、护理措施

(1)入院时热情接待患者,详细了解受伤原因及部位,及时正确地做好入院评估。

(2)手法复位或手术前做好患者心理支持,尽量消除患者的恐惧情绪,协助患者做好各项检查。

(3)整复或手术前,指导患者宜食高维生素,清淡可口易消化食物,如新鲜蔬菜、米粥、面条等,忌生冷辛辣、油腻、煎炸食物。整复或手术后可根据患者的饮食习惯指导其进食高蛋白、高营养食物如牛奶、鸡蛋、排骨汤、瘦肉、水果、蔬菜等。

(4)手法复位或手术后应严密观察肢体远端血液循环活动和感觉情况,观察夹板或石膏的松紧是否适宜,手术者观察渗血情况。术后 30 分钟观察 1 次,4～6 次无异常后,4～8 小时观察1 次,严格交接班。有异常时立即报告医师及时处理。

(5)功能锻炼:整复固定后即可做手指的抓空增力、腕关节伸屈活动,具体方法是将五指尽量伸开,再用力握拳,反复交替进行,患肢做手腕背伸屈曲活动,动作宜慢而有力,伸、屈动作反复交替进行,每天 3～4 次,每次 5～10 分钟;禁止做前臂旋转活动。3～4 周解除外固定后可做肘关节伸屈活动,前臂旋转活动,每天 3～4 次,每次 5～10 分钟,活动度逐渐加大,必要时辅以理疗、中药外洗。

(6)出院指导:①早期出院者嘱患者严密观察肢体远端血液循环活动和感觉情况,观察夹板或石膏的松紧是否适宜。②根据出院时骨折愈合情况继续服用接骨续筋之中成药,如三七接骨丸等。③加强营养,多食骨头汤、鸡蛋、鱼汤等,促进骨折愈合。④外固定解除后加强肘关节的伸曲、旋转活动,以主动锻炼为主,不可强行被动活动。⑤1 周后复查,以后根据骨折愈合情况定期复查至痊愈,发现问题及时处理。

(陈咏梅)

第六节 尺桡骨干骨折

尺桡骨干骨折是常见的前臂损伤之一,青少年占多数,骨折后断端可发生重叠、旋转、成角和侧移 4 种畸形及上下尺桡关节、骨间膜的损伤,治疗时各种畸形均需得到矫正,方能恢复前臂旋转功能。多为直接暴力或重物打击伤或轧伤。临床表现:有明显外伤史,前臂伤后疼痛、肿胀及功能障碍,特别是前臂不能旋转活动,肢体骨折部位的压痛明显,且有肢体环形压痛,局部有明显畸形,有时可触及骨擦音,X 线检查可确诊。

一、主要治疗

(一)非手术治疗

手法复位夹板或石膏外固定。

(二)手术治疗

经皮穿针内固定、切开复位钢板内固定、髓内针内固定。

二、护理措施

(1)入院时热情接待患者,详细了解受伤原因及部位,及时正确地做好入院评估。

(2)了解患者的心理所需,消除其恐惧不安情绪,协助患者做好各项检查。

(3)饮食护理:手法复位或手术前,尊重患者的生活习惯,建议进食高蛋白、高维生素、高纤维易消化饮食,手术当天根据麻醉方式选择进食时间,臂丛神经麻醉者,术前4～6小时禁食水;全麻患者术前8小时禁食水。术后第2天根据患者的饮食习惯,宜食高维生素,清淡可口易消化食物,如新鲜蔬菜、米粥、面条等,忌生冷辛辣、油腻、煎炸食物。后期可根据患者的食欲习惯进食高蛋白如牛奶、鸡蛋、排骨汤、瘦肉、水果、蔬菜等。

(4)手法复位或手术后应抬高患肢,以利肿胀消退。注意观察手的温度、颜色及感觉,并向患者及家属说明注意事项。若手部肿胀严重,皮肤发凉、颜色青紫、疼痛剧烈,则应立即检查夹板或石膏是否固定太紧,必要时去除外固定,警惕发生前臂筋膜室综合征。手术者观察渗血情况,术后30分钟观察1次,4～6次无异常后,4～8小时观察1次,连续3天,各班床头交接。有异常时及时报告医师给予处理。

(5)功能锻炼:手术或复位固定后即开始进行手指屈伸、握拳活动及上肢肌肉舒缩活动,握拳时要尽量用力,充分伸屈手指,以促进气血运行,使肿胀消退。开始锻炼时活动范围和运动量可略小,以后逐渐增加。2～3周后,局部肿胀消退,开始进行肩、肘、腕关节的屈伸活动,活动范围、频率逐渐增大,但应避免前臂旋转活动。固定6～8周后,前臂可做适当的旋转活动。外固定解除后,配合中药熏洗、全面锻炼患肢功能。

(6)出院指导:①早期出院者嘱患者注意观察肢体远端血液循环活动和感觉情况,观察夹板或石膏的松紧是否适宜。②出院时根据骨折愈合情况,遵医嘱指导患者继续服用药物治疗。③加强营养,促进骨折愈合,多食骨头汤、鸡蛋、鱼汤等。④外固定解除后加强肘关节的伸曲和前臂旋转活动。⑤儿童骨折时,告诉患儿在玩耍时注意保护患肢,防止再次致伤患肢。⑥1周后复查,以后根据骨折愈合情况定期复查至痊愈,发现问题及时处理。

(陈咏梅)

第七节　股骨颈骨折

一、基础知识

(一)解剖生理

1.内倾角

股骨颈指股骨头下至粗隆间的一段较细部,股骨颈与股骨干相交处形成夹角称颈干角,又名内倾角。正常成人颈干角为125°～135°,平均127°,幼儿可达150°,若小于125°为髋内翻,大于135°为髋外翻。内翻时股骨颈变短,大粗隆位置升高,沿大粗隆顶端向内的水平线高于股骨头凹,内、外翻均可引起功能障碍,影响正常步态。但临床多发生髋内翻畸形,股骨颈骨折治疗时应注意恢复正常的颈干角。

2.前倾角

下肢中立位时,股骨头与股骨干还在同一冠状面上,股骨头居前,因而股骨颈向前倾斜与股骨干之冠状面形成一个夹角,称前倾角。新生儿为 20°～40°,随年龄增长而逐渐减小,成人为 12°～15°。股骨上端大部分为松质骨,股骨颈近乎中空。股骨头表层有 0.5～1.0 cm 的致密区,股骨颈内侧骨皮质最为坚厚,称股骨距。因此当股骨颈骨折进行内固定时,理想的位置是靠近内侧皮质深达股骨头表层的致密区,固定最为牢固。

3.血液供应

股骨头、颈供血较差,其主要供血来源有 3 条。

(1)关节囊支为股骨头、颈的主要供血来源,来自由股动脉发出的旋股内动脉,分成上、下干骺端动脉,分别由上、下方距股骨头软骨缘下 0.5 cm 处,经关节囊进入股骨头,彼此交通形成血管网。

(2)网韧带支来自闭孔动脉的髋臼支,沿圆韧带进入股骨头,供血范围较小,仅供股骨头内下方不到 1/3 的范围,但为儿童生长期的重要血供来源。

(3)骨干营养支在儿童期不穿过骺板,在成年一般也只达股骨颈,仅小部分与关节囊支有吻合,故当股骨颈骨折或股骨头脱位时,均可损伤关节囊支和圆韧带支而影响血液供应,导致骨折愈合迟缓或不愈合,甚或发生股骨头缺血性坏死。

(二)病因

股骨颈骨折多发于老人,平均年龄在 60 岁以上。由于老人肾气衰弱,股骨颈骨质疏松、脆弱,不需太大外力即可造成骨折。骨折多为间接外力引起,如平地滑倒,大粗隆部着地;或下肢于固定情况下,躯体猛烈扭转;或自高坠下足跟着地时沿股骨纵轴的冲击应力,均可引起股骨颈骨折。而青壮年的股骨颈骨折,多由严重损伤引起,如工、农业和交通事故,或由高处跌坠等引起,偶有因过量负重、行走过久而引起的疲劳性骨折。

(三)分型

股骨颈骨折,从不同方面有多种分型方法,而正确的分型对指导治疗和预后都有很重要的意义。

(1)按外力作用方向和损伤机制,可分为内收型和外展型:①内收型骨折移位大时将严重损伤关节囊血管,使骨折愈合迟缓,股骨头缺血坏死率增高。②外展型骨折比较稳定,血循环破坏少,愈合率高,预后较好。

(2)按骨折移位程度,分为有移位型骨折和无移位型骨折。

(3)按骨折部位,可分为头下型、颈型和基底型三种,以颈型最多,头下型次之,基底型多见于儿童。前两型骨折部位均在关节囊内,故又称囊内骨折;后一型的骨折部位在关节囊外,故又称囊外骨折。

(4)按骨折线倾斜度可分为稳定型和不稳定型。

(5)按骨折时间可分为新鲜型和陈旧型,一般以骨折在三周以内者为新鲜性骨折,若骨折后由于某种原因失治或误治,超过三周者为陈旧性骨折。

除以上各型外,还有因负重过度、长久行走而引起的股骨颈疲劳性骨折。

(四)临床表现

1.肢体功能障碍

虽因不同类型而有很大差异,但都有程度不等的功能受限。无移位的线形或嵌插型骨折,伤后尚可站立或勉强行走,特别是疲劳性骨折,能坚持较长时间的劳动。

2.肿胀

在不同类型的股骨颈骨折中,差异很大。关节囊内骨折多无明显肿胀和瘀斑,有些可在腹股沟中点出现小片瘀斑。外展嵌插型骨折也无明显肿胀,股骨颈基底部骨折多有明显肿胀,甚或可沿内收肌向下出现大片瘀血斑。

3.畸形

在不同类型的股骨颈骨折中,差异很大。无移位骨折、外展嵌插型骨折和疲劳性骨折的早期,均无明显畸形。而有移位的内收型骨折和股骨颈基底部骨折,多有明显畸形。

4.疼痛

腹股沟中点部的压痛,大粗隆部的叩击痛,沿肢体纵轴的推、顶、叩击、扭旋等的疼痛和大腿滚动试验阳性,为股骨颈骨折所共有。

二、治疗原则

(一)新鲜股骨颈骨折的治疗

1.无移位或外展嵌插型骨折

无须整复,卧床休息和限制活动即可。患肢外展 30°,膝下垫枕使髋、膝关节屈曲 30°~40°位,大粗隆部外贴止痛膏,挤砖法固定维持体位。也可于上述体位下采用皮肤牵引,以对抗肌肉收缩,预防骨折移位。一般牵引 6~8 周,骨折愈合后,可扶拐下床进行不负重活动。

2.内收型股骨颈骨折

临床上最多见的一种,治疗比较困难,不愈合率和股骨头坏死率也较高。为提高治愈率,减少并发症,在全身情况允许的情况下,应尽早整复固定,常用的固定方法为经皮进行三根鳞纹钉内固定。术后置患肢于外展 30°中立位,膝关节微屈,膝下垫软枕或其他软物,固定 3~4 周,可下床扶拐不负重行走。

(二)陈旧性股骨颈骨折的治疗

可根据不同情况,采取下述方法处理。

(1)骨折时间在 1 个月左右,可先用胫骨结节或皮肤牵引,1 周后进行 X 线检查。若仍未完成复位者,可实行"牵拉推挤内旋外展"手法复位。复位后进行鳞纹针经皮内固定,3~4 周后可扶拐下床不负重活动。

(2)骨折时间在 2~3 个月者,可进行股骨髁上牵引,1~2 周进行 X 线检查。若复位仍不满意者,可辅以手法矫正残余错位,然后进行鳞纹针固定术,3~4 周后扶拐下床不负重活动。

(3)若骨折日久,折端上移,吸收均较严重,骨折不易愈合并有股骨头坏死的可能者,或陈旧性股骨颈骨折不愈合者,可以采用鳞纹针固定加股骨颈植骨手术。植骨方法多采用带肌蒂骨瓣或带血管蒂骨瓣,如股方肌骨瓣移植或带旋髂深血管的髂骨瓣移植较为常用,以改善局部血供,有利于骨折愈合和股骨头复活。

三、护理

(一)护理要点

(1)股骨颈骨折多见于老年人,感觉及反应都比较迟钝,生活能力低下,并且有不少老年人合并有其他疾病,如心脏病、高血压、糖尿病、脑血栓、偏瘫、失语、大小便失禁、气管炎、哮喘病等。因此,护理人员首先应细致地观察、了解病情,给予及时适当的治疗和护理,同时要加强基础护理,预防肺炎、泌尿系统感染、压疮等并发症的发生。

(2)鳞纹钉内固定术后,应严密观察患者体位摆放是否正确,正确的体位应保持患肢外展中立位,严禁侧卧、患肢内收、外旋、盘腿坐,以防鳞纹钉移位。

(3)陈旧性股骨颈骨折进行"带血管骨瓣移植术"后,4周内禁止患者坐起,以防骨瓣、血管蒂脱落。伤口置负压引流管的患者,应注意观察引流液的量、颜色、性质,以及时发现出血的速度及量,为治疗提供依据。

(二)护理问题

(1)疼痛。

(2)肿胀。

(3)应激的心理反应。

(4)有发生意外的可能。

(5)营养不良。

(6)生活自理能力下降。

(7)失眠。

(8)伤口感染。

(9)有发生并发症的可能。

(10)食欲缺乏。

(11)不能保持正确体位。

(12)功能锻炼主动性差。

(13)移植的骨瓣和血管有脱落的可能。

(14)股骨头置换有脱位的可能。

(三)护理措施

(1)一般护理措施:①创伤骨折、外固定过紧、压迫、伤口感染等均可引起疼痛,针对引起疼痛的不同原因对症处理,对疼痛严重而诊断已明确者,在局部对症处理前可应用吗啡、哌替啶、布桂嗪、曲马朵等镇痛药物,减轻患者的痛苦。②适当抬高患肢,如无禁忌应尽早恢复肌肉、关节的功能锻炼,促进损伤局部血液循环,以利于静脉血液及淋巴液回流,防止、减轻或及早消除肢体肿胀。③突然的创伤刺激的较重的伤势,可能会遗留较严重的肢体功能障碍或丧失,患者会有焦虑、恐惧、忧郁、消沉、悲观失望等应激的心理反应,要有针对性地进行医疗卫生知识宣教,及时了解患者的思想情绪波动,通过谈心、聊天,有的放矢地进行心理护理。④有些骨折及老年患者合并有潜在的心脏病、高血压、糖尿病等疾病,受到疼痛刺激后,可能诱发脑血管意外、心肌梗死、心脏骤停等意外的发生,应予以密切观察,以防发生意外。⑤加强营养,提高机体的抗病能力,对严重营养缺乏的患者可从静脉补充脂肪乳剂、氨基酸、人血清蛋白等。⑥股骨颈骨折因牵引、手术或保持有效固定的被迫体位,长期不能下床,导致生活自理能力下降。应从生活上关心体贴患者,以理解宽容的态度主动与患者交往,了解生活所需,尽量满足患者的要求,并引导患者做一些力所能及的事,以助于锻炼和增强信心。同时告诫患者力所不及的事不要勉强去做,以免影响体位引起骨折错位。⑦因疼痛、恐惧、焦虑、对环境不熟悉、生活节奏被打乱等常导致患者失眠,应同情、关心、体贴患者,消除影响患者情绪的不良因素,使患者尽快适应医院环境。避免一切影响患者睡眠的不良刺激,如噪声、强光等,为患者创造一个安静舒适的优良环境,鼓励患者适当娱乐,分散患者对疾病的注意力。⑧注意观察伤口情况,伤口疼痛的性质是否改变,有无红肿、波动感。对于伤口污染或感染严重的,应根据情况拆除缝线,敞开伤口、中药外洗、抗生素湿敷等。同时定期细菌培养,合理有效使用抗生素,积极控制感染。⑨保持病室空气新鲜,温湿度适宜,定期紫外线消毒,预防感染。鼓励患者做扩胸运动、深呼吸、拍背咳痰、吹气球等,以改善肺功能,预防发生坠积性肺炎。保持床铺平整、松软、清洁、干燥、无皱褶、无渣屑。经常为患者温水擦浴,保持皮肤清洁。每天定时按摩骶尾部、膝关节、足跟等受压部位,预防压疮发生。督促患者多饮水,便后清洗会阴部,预防泌尿系统感染。多食新鲜蔬菜和水果,以防发生胃肠道感染和大便秘结。鼓励患者及早进行正确的活动锻炼,如肌肉的等长收缩、关节活动,辅以肌肉按摩,指导髌骨以及关节的被动活动,以促进血液循环、维持肌力和关节的正常活动度,以防止发生肌肉萎缩、关节僵硬、骨质疏松等并发症。

(2)老年患者胃肠功能差,常发生紊乱:损伤早期,因情绪不佳,肝失条达,横逆反胃,往往导致消化功能减弱。①指导患者食素淡可口、易消化吸收的软食物,如米粥、面条、藕粉、青菜、水果等,忌食油腻或不易消化的食物,同时要注意色、香、味俱全,以提高患者食欲。②深入病房与之亲切交谈,进行思想、情感上的沟通,使患者心情舒畅、精神愉快。③做好口腔护理、保持口腔清洁。④加强功能锻炼,在床上进行一些力所能及的活动,促进消化功能恢复。⑤必要时,少食多餐,口服助消化的药物,以利消化。

(3)骨折整复后,要求患者被动体位,且时间较长,老年患者因耐受力差等因素,往往不能保持正确体位。①可向患者讲解股骨颈的生理解剖位置,说明保持正确体位的重要性和非正确体位会出现的不良后果,以取得患者积极合作。②患者应保持患肢外展中立位(内收型骨折外展20°~30°,外展型骨折外展15°左右即可),忌侧卧、盘腿、内收、外旋,以防鳞纹钉移位,造成不良后果。③老年患者因皮下脂肪较薄,长时间以同一姿势卧床难免不适,因此应保持床铺清洁平整、干燥,硬板床上褥子应厚些,并经常按摩受压部位,同时可协助患者适当半坐位,避免时间过长,以减轻不适。④抬高患肢,以利消肿止痛。⑤必要时穿丁字鞋,两腿之间放一枕头,以防患肢外旋、内收。

(4)由于对功能锻炼的目的不甚了解,甚至误认为功能锻炼会影响骨折愈合和对位,老年患者体质差,懒于活动等因素可导致功能锻炼主动性差。①向患者说明功能锻炼的目的及意义,打消思想顾虑,使其主动进行功能锻炼,配合治疗和护理。②督促和指导患者功能锻炼,使其掌握正确的功能锻炼方法,如股四头肌的等长收缩,踝、趾关节的自主运动。同时应给患者经常推拿、按摩髌骨,以防肌肉萎缩,髌骨粘连,膝、踝关节强直等。功能锻炼应循序渐进,量力而行,以不感到疲劳为度。③患者下床活动时,应指导患者正确使用双拐,患肢保持外展、不负重行走,2~3个月进行X线复查后,再酌情负重行走。

(5)移植的骨瓣和血管束在未愈合的情况下,如果髋关节活动度过大或患肢体位摆放不正确,均有造成脱落的可能。①术后4周内患者保持平卧位,禁止坐起和下床活动。患肢需维持在外展20°~30°中立位,禁止外旋、内收。②术后4~6周后,移植的骨瓣和血管束已部分愈合,方可鼓励和帮助患者坐起并扶拐下床做不负重活动。待 3 个月后进行 X 线检查,再酌情由轻到重进行负重行走。

(6)护理搬动方法不当、早期功能锻炼方法不正确、患者个体差异等因素均可造成所置换股骨头脱位的可能。①了解患者的手术途径、关节类型,以便做好术后护理,避免关节脱位。②术后应保持患肢外展中立位,必要时穿防外旋鞋,以防外旋引起脱位。③搬动患者时需将髋关节及患肢整个托起,指导患者将患肢保持水平位,防止内收及屈髋,避免造成髋脱位。④鼓励患者尽早进行床上功能锻炼,并使其掌握正确的功能锻炼方法,即在术后疼痛消失后,在床上锻炼股四头肌、臀肌,足跖屈、背伸等,以增强髋周围的肌肉力量,固定股骨头,避免过早进行直腿抬高活动。⑤如发生髋关节脱位,应绝对卧床休息,制动,以防发生血管、神经损伤,然后酌情处理。

(陈咏梅)

第八节 股骨干骨折

股骨干骨折是指由小转子下至股骨髁上部位骨干的骨折。

一、病因与发病机制

由强大的直接暴力或间接暴力所致,多见于 30 岁以下的男性。直接暴力可引起横形或粉碎形骨折,间接暴力多为坠落伤,可引起斜形骨折或螺旋形骨折。

二、临床表现

股骨干骨折后出血多,当高能损伤时,软组织破坏,出血和液体外渗,肢体明显肿胀。常导致低血容量性休克。患侧肢体短缩、成角、旋转和功能障碍,可有骨擦感。如果损伤腘窝血管和神经,可出现远端肢体的血液循环、感觉、运动功能障碍。常见的并发症有低血容量性休克、脂肪栓塞综合征、深静脉血栓、创伤性关节炎等。

三、实验室及其他检查

X 线正侧位摄片应包括其近端的髋关节和远端的膝关节。骨折早期进行血气监测,可监测脂肪栓塞的发生。

四、诊断要点

根据受伤史及受伤后患肢缩短、外旋畸形,X 线正侧位片可明确骨折的部位和类型。

五、治疗要点

(一)儿童股骨干骨折的治疗

3 岁以下儿童股骨干骨折常用 Bryant 架行双下肢垂直悬吊牵引。牵引重量以臀部稍悬空为宜。牵引时间为 3~4 周。由于儿童骨骼愈合塑形能力强,骨折断端即使重叠 1~2 cm,轻度向前、外成角是可以自行纠正的。但不能有旋转畸形。

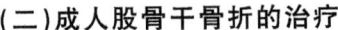

(二)成人股骨干骨折的治疗

一般采用骨牵引,持续股骨髁上或胫骨结节骨牵引,直到骨折临床愈合,一般需6~8周。牵引过程中要复查X线,了解复位情况。非手术治疗失败或合并有神经、血管损伤或伴有多发性损伤不宜卧床过久的老年人可采用切开复位内固定,钢板、螺钉、带锁髓内针固定。

六、护理要点

(一)牵引的护理

小儿垂直悬吊牵引时,经常触摸患儿足部温度、颜色及足背动脉的搏动情况,以防血液循环障碍及皮肤破损。为有效产生反牵引力,注意牵引时臀部要离开床面,两腿牵引重量要相等。成人牵引时要抬高床尾,保持牵引力方向与股骨干纵轴成直线。定期测量下肢长度和力线以保持有效牵引。骨牵引针处每天消毒,严禁去除血痂。注意检查足背伸肌功能。腓骨头处加垫软垫,以防腓总神经受损伤。防止发生压疮。

(二)功能锻炼

1.小儿骨折

炎性期卧床进行股四头肌的静力收缩。骨痂形成期,患儿从不负重行走过渡到负重行走。骨痂成熟期,由部分负重行走过渡到完全负重行走。

2.成人骨折

除疼痛减轻后进行股四头肌等长收缩外,还要练习踝关节、足关节等小关节的活动。去除外固定后,可进行行走训练,适应下床行走后,逐渐进行负重行走。

(陈咏梅)

第九节　股骨粗隆间骨折

一、基础知识

(一)解剖生理

股骨粗隆间骨折也叫转子间骨折,是指发生在大小粗隆之间的骨折。股骨大粗隆呈长方形,罩于股骨颈后上部,它的后上面无任何结构附着,由直接暴力引起骨折机会较大。小粗隆在股骨干之后上内侧,在大粗隆平面之下,髂腰肌附着其上。股骨粗隆部的结构主要是骨松质,老年时变得脆而疏松,易发生骨折,其平均年龄较股骨颈骨折还要高。骨折多沿粗隆间线由外上斜向小粗隆,移位多不大。由于该部周围有丰富的肌肉层,血运丰富,且骨折的接触面大,所以容易愈合,极少发生不愈合或股骨头缺血性坏死。但复位不良或负重过早常会造成畸形愈合,较常见的为髋内翻,并由于承重线的改变,可能在后期引起患侧创伤性关节炎。

(二)病因

股骨粗隆间骨折,多为间接外力损伤,好发于65岁以上老人,由于年老肝肾衰弱,骨质疏松变脆,关节活动不灵,应变能力较差,突遭外力身体失去平衡,仰面或侧身跌倒,患肢因过度外旋或内旋,或内翻而引起;或下肢于固定情况下,上身突然扭旋,以及跌倒时大粗隆与地面碰撞等扭旋、内翻和过伸综合伤所致。

(三)分型

股骨粗隆间骨折,根据损伤机制、骨折线的走行方向和骨折的局部情况,可分为顺粗隆间型、反粗隆间型和粉碎型骨折三种,其中以顺粗隆间型骨折最为多见。根据骨折后的移位情况,可分为无移位型和移位型两种,而无移位型骨折较为少见。根据受伤时间长短,可分为新鲜性和陈旧性骨折两种。

(四)临床表现

肿胀、疼痛、功能受限,有些可沿内收大肌和阔筋膜张肌向下、后出现大片瘀血斑,患肢可有程度不等的短缩,多有明显外旋畸形。X线检查可明确骨折的类型和移位程度。

二、治疗原则

(一)无移位骨折

无须整复,只需在大粗隆部外贴接骨止痛之消定膏,患肢固定于30°~40°外展位,或配合皮牵引。6周左右骨折愈合后,可扶拐下床活动。

(二)顺粗隆间型骨折

手法整复,保持对位,以5 kg重量皮肤或胫骨结节牵引,维持患肢于45°外展位,6~8周后酌情去除牵引,扶拐下床活动。此型骨折也可用外固定器固定,固定后根据患者全身情况,1~2周后下床扶拐活动,2~3月X线检查骨折愈合后,去除固定。

(三)粉碎性粗隆间骨折

手法复位后以胫骨结节或皮肤牵引,维持肢体于外展45°位8~10周,骨折愈合后去除牵引,扶拐下床活动。

(四)反粗隆间型骨折

手法复位后采用股骨髁上或胫骨结节牵引,以5~8 kg重量,维持肢体于外展45°位,固定10周左右,骨折愈合后去除牵引,扶拐下床活动。

(五)陈旧性粗隆间骨折

骨折时间1个月左右,全身情况允许,可在麻醉下进行手法复位,用胫骨结节或股骨髁上牵引,重量6~8 kg,维持患肢外展45°位,6~8周骨折愈合后,去除牵引,扶拐下床活动。

三、护理

(一)护理要点

1.股骨粗隆间骨折

多见于老年人,感觉及反应都比较迟钝,生活能力低下,并且有不少老年人合并有其他疾病,如心脏病、高血压、糖尿病、脑血栓、偏瘫、失语、大小便失禁、气管炎、哮喘病等。因此,护理人员首先应细致地观察、了解病情,给予及时适当的治疗和护理,同时要加强基础护理,预防肺炎、泌尿系统感染、压疮等并发症的发生。

2.牵引固定

应严密观察患者体位摆放是否正确,应保持患肢外展中立位,切忌内收,保持有效牵引。

(二)护理问题

有发生髋内翻的可能。

(三)护理措施

1.一般护理措施

(1)创伤骨折、外固定过紧、压迫、伤口感染等均可引起疼痛,针对引起疼痛的不同原因对症处理,对疼痛严重而诊断已明确者,在局部对症处理前可应用吗啡、哌替啶、布桂嗪、曲马朵等镇痛药物,减轻患者的痛苦。

(2)适当抬高患肢,如无禁忌应及早恢复肌肉、关节的功能锻炼,促进损伤局部血液循环,以利于静脉血液及淋巴液回流,防止、减轻或及早消除肢体肿胀。

(3)突然的创伤刺激及较重的伤势,可能会遗留较严重的肢体功能障碍或丧失,患者会有焦虑、恐惧、忧郁、消沉、悲观失望等应激的心理反应,要有针对性地进行医疗卫生知识宣教,及时了解患者的思想情绪波动,通过谈心、聊天,有的放矢地进行心理护理。

(4)有些骨折的老年患者合并有潜在的心脏病、高血压、糖尿病等疾病,受到疼痛刺激后,可能诱发脑血管意外、心肌梗死、心脏骤停等意外的发生,应予以密切观察,以防发生意外。

(5)加强营养,提高机体的抗病能力,对严重营养缺乏的患者可从静脉补充脂肪乳剂、氨基酸、人血清蛋白等。

(6)股骨粗隆间骨折因牵引、手术或保持有效固定的被迫体位,长期不能下床,导致生活自理能力下降。应从生活上关心体贴患者,以理解宽容的态度主动与患者交往,了解生活所需,尽量满足患者的要求,并引导患者做一些力所能及的事,以助于锻炼和增强信心,并告诫患者力所不及的事不要勉强去做,以免影响体位,引起骨折错位。

(7)因疼痛、恐惧、焦虑、对环境不熟悉、生活节奏被打乱等常导致患者失眠,应同情、关心、体贴患者,消除影响患者情绪的不良因素,使患者尽快适应医院环境。避免一切影响患者睡眠的不良刺激,如噪声、强光等,为患者创造一个安静舒适的优良环境,鼓励患者适当娱乐,分散患者对疾病的注意力。

(8)注意观察伤口情况,伤口疼痛的性质是否改变,有无红肿、波动感。对于伤口污染或感染严重的,应根据情况拆除缝线敞开伤口、中药外洗、抗生素湿敷等。定期细菌培养,合理有效使用抗生素,积极控制感染。

(9)保持病室空气新鲜,温湿度适宜,定期紫外线消毒,预防感染。鼓励患者做扩胸运动、深呼吸、拍背咳痰、吹气球等,以改善肺功能,预防发生坠积性肺炎。保持床铺平整、松软、清洁、干燥、无皱褶、无渣屑。经常为患者温水擦浴,保持皮肤清洁。每天定时按摩骶尾部、膝关节、足跟等受压部位,预防压疮发生。督促患者多饮水,便后清洗会阴部,预防泌尿系统感染。多食新鲜蔬菜和水果,以防发生胃肠道感染和大便秘结。鼓励患者及早进行正确的活动锻炼,如肌肉的等长收缩、关节活动,辅以肌肉按摩,指导髌骨以及关节的被动活动,以促进血液循环、维持肌力和关节的正常活动度,以防止发生肌肉萎缩、关节僵硬、骨质疏松等并发症。

2.股骨粗隆间骨折的特殊护理

(1)早期满意的整复和有效固定是防止发生髋内翻畸形的关键。因此,在整复对位后应向患者说明保持正确体位的重要性和必要性,以取得他们的配合。

(2)保持患肢外展、中立位,切忌内收,保持有效牵引,预防内收肌牵拉引起髋内翻畸形。

(3)为了防止患肢内收,应将骨盆放正,必要时进行两下肢同时外展中立位牵引,预防髋内翻畸形。

(4)牵引或外固定解除后,仍应保持患肢外展位,避免过早离拐。应在X线检查骨折已坚固愈合后,方可弃拐负重行走。

(陈咏梅)

第十节 胫腓骨干骨折

一、疾病概述

(一)概念

胫腓骨干骨折指胫骨平台以下至踝以上部分发生的骨折,占全身骨折的 13%～17%。

(二)相关病理生理

胫腓骨是长管状骨中最常发生骨折的部位,10 岁以下儿童尤为多见,其中以胫腓骨双骨折最多,胫骨骨折次之,单纯腓骨骨折最少。胫腓骨由于部位的关系,遭受直接暴力打击、压轧的机会较多,又因胫骨前内侧紧贴皮肤,所以开放性骨折较多见。严重外伤、创口面积大、骨折粉碎、污染严重、组织遭受挫裂伤为本病的特点。

(三)病因与分类

1.病因

(1)直接暴力:多为重物撞击伤、车轮碾轧等直接暴力损伤,可引起胫腓骨同一平面的横形、短斜形或粉碎性骨折。

(2)间接暴力:多为高处坠落后足着地,身体发生扭转所致。可引起胫骨、腓骨螺旋形或斜形骨折,软组织损伤较小,腓骨的骨折线高于胫骨骨折线。儿童胫腓骨干骨折常为青枝骨折。

2.分类

胫腓骨干骨折可分为:①胫腓骨干双骨折;②单纯胫骨干骨折;③单纯腓骨骨折。

(四)临床表现

1.症状

患肢局部疼痛、肿胀,不敢站立和行走。

2.体征

患肢可有反常活动和明显畸形。由于胫腓骨表浅,骨折常合并软组织损伤,形成开放性骨折,可见骨折端外露。胫骨上 1/3 骨折可致胫后动脉损伤,引起下肢严重缺血甚至坏死。胫骨中 1/3 骨折可引起骨筋膜室压力升高,胫前区和腓肠肌区可有张力增加。胫骨下 1/3 骨折由于血运差,软组织覆盖少,容易发生延迟愈合或不愈合。腓骨颈有移位的骨折可损伤腓总神经,可出现相应感觉和运动功能障碍。骨折后期,若骨折对位对线不良,使关节面失去平行,改变了关节的受力面,易发生创伤性关节。小儿青枝骨折表现为不敢负重和局部压痛。

(五)辅助检查

X 线检查应包括膝关节和踝关节,可确定骨折的部位、类型和移位情况。

(六)治疗原则

1.非手术治疗

(1)手法复位外固定:稳定的胫腓骨骨干横形骨折或短斜形骨折可在手法复位后用小夹板或长腿石膏固定,6～8 周可扶拐负重行走。单纯胫骨干骨折由于有完整腓骨的支撑,石膏固定 6～8 周后可下地活动。单纯胫骨干骨折若不伴有胫腓上、下关节分离,也无须特殊治疗。为减少下

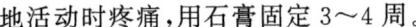

地活动时疼痛,用石膏固定3~4周。

(2)牵引复位:不稳定的胫腓骨干双骨折可采用腿骨结节牵引,纠正缩短畸形后手法复位,小夹板固定。6周后去除牵引,改用小腿功能支架固定,或行长腿石膏固定,可下地负重行走。

2.手术治疗

手法复位失败、损伤严重或开放性骨折者应切开复位,选择钢板螺钉或髓内针固定。若固定牢固,手术4~6周后可负重行走。

二、护理评估

(一)一般评估

1.健康史

(1)一般情况:了解患者的年龄、职业特点、运动爱好、日常饮食结构、有无酗酒等。

(2)受伤情况:了解患者受伤的原因、部位和时间,受伤时的体位和环境,外力作用的方式、方向与性质,骨折轻重程度,急救处理的过程等。

(3)既往史:重点了解与骨折愈合有关的因素,如患者有无骨折史,有无药物滥用、服用特殊药物及药物过敏史,有无手术史等。

2.生命体征(T、P、R、BP)

(1)发热:骨折患者体温一般在正常范围。损伤严重或因血肿吸收,可出现低热但一般不超过38 ℃。开放性骨折出现高热,多由感染引起。

(2)休克:因骨折部位大量出血、剧烈疼痛或合并内脏损伤引起失血性或创伤性休克,多见于严重的开放性骨折。

3.患者主诉

受伤的原因、时间、外力方式与性质,骨折轻重程度及有无合并血管神经损伤、受伤时的体位和环境、急救处理的过程等。

4.相关记录

外伤情况及既往史;X线检查及实验室检查等结果记录。

(二)身体评估

1.术前评估

(1)视诊:肢体肿胀,有明显畸形。

(2)触诊:局部皮温可偏高,明显压痛;有骨擦音。

(3)动诊:可见反常活动,不能站立和行走。

(4)量诊:患肢有无短缩、双侧下肢周径大小、关节活动度。

2.术后评估

(1)视诊:牵引患者患肢保持外展中立位;外固定清洁、干燥,保持有效固定。

(2)触诊:患肢局部压痛减轻或消退。

(3)动诊:患肢根据愈合情况进行如活动足部、踝关节及小腿。

(4)量诊:患肢无短缩,双侧上肢周径大小相等、关节活动度无差异。

(三)心理-社会评估

评估心理状态,了解患者社会背景,致伤经过及家庭支持系统,对疾病的接受程度,是否承受心理负担,能否有效调节角色转换。

(四)辅助检查阳性结果评估

X线检查结果明确骨折具体部位、类型、稳定性及损伤程度。

(五)治疗效果的评估

(1)局部无压痛及叩击痛。

(2)局部无反常活动。

(3)内固定治疗者,X线检查显示骨折处有连续骨痂通过,骨折线已模糊。

(4)X线检查证实骨折愈合后可正常行走或负重行走。

(5)连续观察2周骨折处不变形。

三、主要护理诊断(问题)

(一)疼痛

疼痛与骨折、软组织损伤、肌痉挛和水肿有关。

(二)外周神经血管功能障碍的危险

外周神经血管功能障碍的危险与骨和软组织损伤、外固定不当有关。

(三)潜在并发症

肌萎缩、关节僵硬。

四、主要护理措施

(一)病情观察与并发症预防

1.病情观察

因骨折可损伤下肢重要神经或血管,观察患肢血液供应,如足背动脉搏动和毛细血管充盈情况,并与健肢比较,同时观察患肢是否出现感觉和运动障碍等。一旦发生异常,及时报告医师并协助处理。

2.疼痛护理

及时评估患者疼痛程度,遵医嘱给予止痛药物。

3.牵引护理

(1)保持有效牵引,定期测量下肢的长度和力线,以免造成过度牵引和骨端旋转。

(2)注意牵引针是否有移位,若有移位应消毒后调整。

(3)预防腓总神经损伤,经常检查足部背伸运动,询问是否有感觉异常等情况。

(4)长期卧床者,骶尾处皮肤受压易发生压疮,给予睡气垫床,定时按摩受压处皮肤,足跟悬空。

(二)饮食

给予患者高热量、高蛋白、高纤维素、高钙、富含维生素及果胶成分饮食。如牛奶、鸡蛋、海米、虾皮、鱼汤、骨头汤、新鲜蔬菜和水果等。

(三)用药护理

了解药物不良反应,对症处理用药时观察其用药后效果。根据疼痛程度使用止痛药,并评估不良反应。

(四)心理护理

向患者和家属解释骨折的愈合是一个循序渐进的过程,充分固定能为骨折断端连接提供良好的条件。正确的功能锻炼可以促进断端生长愈合和患肢功能恢复。鼓励患者表达自己的思想,减轻患者及其家属的心理负担。

(五)健康教育

1.指导功能锻炼

复位固定后尽早开始趾间和足部关节的屈伸活动,做四头肌等长舒缩运动以及髌骨的被动运动。有夹板外固定者可进行踝关节和膝关节活动,但禁止在膝关节伸直情况下旋转大腿,以防发生骨不连。去除牵引或外固定后遵医嘱进行膝关节和踝关节的屈伸练习和髋关节各种运动,逐渐下地行走。

2.复查

告知患者及家属若骨折远端肢体肿胀或疼痛明显加重,肢体感觉麻木、肢端发凉,应立即到医院复查并评估功能恢复情况。

3.安全指导

指导患者及家属评估家庭环境的安全性,妥善放置可能影响患者活动的障碍物。

五、护理效果评估

(1)患者是否主诉骨折部位疼痛减轻或消失,感觉舒适。

(2)患侧肢端能否维持正常的组织灌注,皮肤温度和颜色正常,末梢动脉搏动有力。

(3)能否避免低血容量休克等并发症的发生。一旦发生,能否及时发现和处理。

(4)患者在指导下能否按计划进行有效的功能锻炼,患肢功能恢复情况及有无活动障碍。

(陈咏梅)

第十一节 髌骨骨折

髌骨,俗称膝盖骨,为全身最大的籽骨,是伸膝装置的重要组成部分。发生于该部位的骨折称之为髌骨骨折,治疗不当常引起膝关节创伤性关节炎、膝关节僵硬。伤后膝关节前方肿胀、疼痛明显,可见皮肤瘀斑,常同时出现膝前皮肤擦伤,不能站立和行走,主动伸膝功能障碍。浮髌试验阳性,X线或CT检查进行确诊。

一、主要治疗

(一)非手术治疗

1.单纯石膏固定法

适用于无移位或轻度移位的骨折。

2.抱膝圈合并石膏固定法

适用于严重糖尿病、心脏病等不适合手术和经皮固定,而骨折块又有明显移位的骨折。

3.经皮固定法

(1)髌骨钳固定。

(2)抱聚髌器固定适用于横断型或者髌骨上下极撕脱性骨折。

(3)经皮钢针固定适用于横断型髌骨骨折。

(二)手术治疗

1.钢丝环扎固定

仅在星型骨折中尚有应用。

2.Magnuson 固定法

适用于髌骨横断型骨折。

3.张力带钢丝固定

适用于髌骨横断型或者上下极撕脱性骨折。

4.改良张力带

适用于横断型或者髌骨上下极撕脱性骨折。

5.空心拉力螺钉加张力带固定

适用于髌骨横断型骨折。

6.镍钛-聚髌器(NT-PC)固定

适用于髌骨横断型和部分上极、下极和粉碎性骨折。

7.可吸收材料内固定

适用于髌骨纵型骨折。

8.髌骨切除

适用于严重粉碎性骨折。

二、护理措施

(一)体位护理

入院后根据骨折类型摆放患肢体位,将患肢平放或膝下垫软枕,使膝关节保持屈曲 $5°\sim15°$ 功能位。保持患肢中立位,严禁外旋,预防腓总神经压伤。禁止膝关节屈曲运动、忌翻身、侧卧及下床行走。

(二)病情观察

注意观察患肢膝关节肿胀、末梢血液循环、感觉、运动情况。早期局部可进行冷敷。

(1)石膏固定术后,做好石膏固定术后观察和护理。

(2)抱膝圈固定术后注意局部皮肤颜色和血液循环的观察,预防松动滑脱,同时防止抱膝圈固定部位皮肤压伤。

(3)经皮固定后,注意观察针眼有无渗血、渗液及外固定是否稳妥,针眼敷料有渗血、渗液或污染时及时更换。同时注意保护外固定器具,预防碰撞、拉挂,引起外固定松动滑脱。

(4)术后注意观察伤口渗血渗液情况和绷带松紧度,避免手术创伤后肢体肿胀致绷带过紧引起腓总神经压伤。

(三)功能锻炼

(1)入院后开始鼓励患者进行患肢踝关节跖屈背伸锻炼,每天 2 次,每次 $5\sim10$ 分钟,随着肿痛减轻及个人耐受逐渐增加,每 2 小时锻炼 1 次,每次 $10\sim15$ 分钟,每个动作坚持 10 秒。

(2)根据治疗方法不同,在整复或术后保证复位良好、固定稳妥的前提下,进行主动及被动的关节活动训练,加强足踝部屈伸活动及股四头肌的收缩,预防股四头肌萎缩和伸膝无力。

1)单纯石膏固定或抱膝圈固定的患者,早期暂不进行股四头肌收缩锻炼,防止骨折移位或外固定松动滑脱。固定2周后方可进行。

2)经皮外固定4周～6周,托板固定2周～3周应及时解除,开始膝关节伸屈活动,每天2次,每次5～10分钟。

3)切开复位固定术后1周练习床上直腿抬高,即踝关节用力背伸,股四头肌和腓肠肌同时收缩形成肌夹板,将整个患肢慢慢抬起训练股四头肌肌力和患肢肌肉协调能力,每天2次,每次5～10分钟,并根据个人耐受渐增,开始时需要他人保护和协助下进行;2周伤口愈合后可进行髌骨推移训练,每天3次,每次10～15分钟;3周后即可在卧床及保护下练习膝关节伸屈运动。

4)对于髌骨全切除的患者,术后破坏了伸膝装置,可能出现股四头肌肌力下降、短缩、膝部疼痛、关节活动受限,应尽早进行股四头肌等长收缩锻炼,外固定解除后加强膝关节的伸屈活动和自主性运动。

5)骨折6～8周达到临床愈合后,可加大膝关节伸屈活动度训练,可以床沿屈膝练习,继而下地进行保护下的蹲起运动等。

(3)在骨折固定牢靠的情况下,早期可在CPM机上早期进行膝关节的连续被动运动,每天2～3次,每次30～60分钟,膝关节活动伸屈角度在医嘱指导下递增。

(四)健康教育

(1)告知患者骨折及处置后局部肿痛,伤肢应高于心脏水平,利于肿胀消退,减轻疼痛。

(2)骨折处置后因为石膏后托或术后绷带固定,可能会对腓总神经造成压迫。告知患者出现踝、趾关节感觉活动异常时,应及时告知医护人员。

(3)经皮外固定患者,穿衣应宽松,预防碰撞或拉挂。

(4)告知患者早期功能锻炼对伤肢功能恢复的重要性,取得患者的理解和配合。同时每一时期的锻炼内容都要在医护人员的指导下进行,因为不同类型的骨折可能因固定方法不同,锻炼内容会有所差异。锻炼整个过程应循序渐进。

(五)出院指导

(1)告知患者骨折处置后1个月、2个月、3个月、6个月应到医院复查。

(2)带外固定出院的患者,如外固定松动滑脱或针眼有渗血、渗液时及时复查。术后患者告知如果局部出现红肿、疼痛或伤肢末梢感觉、运动与出院时有变化时,应及时复查处理。

(3)告知患者正确下床步骤和扶拐步行方法。

(陈咏梅)

第十二节 骨 盆 骨 折

一、基础知识

在多发性损伤中,骨盆骨折多见。除颅脑损伤外,骨盆骨折也是常见的致死原因,其病死率可高达20%。主要致死原因是由血管损伤引起的难以控制的大出血,及并发的脂肪栓塞,或由于腹内脏器、泌尿生殖器损伤和腹膜血肿继发感染所产生的严重败血症和毒血症。骨盆骨折合并神经损伤,日后也可能影响患者的肢体、膀胱、直肠功能和性功能。故骨折脱位的早期复位固定,辅以正确的护理不仅有助于控制出血,减少并发症,也有利于功能康复。

(一)解剖生理

1.骨盆

骨盆是由骶骨、尾骨和两侧髋骨(髂骨、耻骨和坐骨)连接而成的坚强骨环,形如漏斗。两髂骨与骶骨构成骶髂关节,髋臼与股骨头构成髋关节,两侧耻骨借纤维软骨构成耻骨联合,三者均有坚强的韧带附着。骨盆是躯干与下肢连接的桥梁,有承上启下、保护盆腔脏器和传递重力的功能。骨盆分为前后两部,后方有两个负重的主弓,一是在站立位时由两侧髋臼斜行向上通过髂骨增厚部到达骶髂关节与对侧相交而成,称骶股弓(图 8-4),此弓站立时支持体重;二是由两侧坐骨结节向上经髋骨后部至骶髂关节与对侧相交而成,称骶坐弓(图 8-5),在直立位或坐位时承受体重。此二弓较坚固,不易骨折。前方上下各有1个起约束稳定作用的副弓,称连接弓,由双侧耻骨相连合,上束弓经耻骨体及耻骨上支,防止骶股弓分离;下束弓经耻骨下支及坐骨下支,支持骶坐弓,防止骨盆向两侧分开。副弓远不如主弓坚强有力,受外伤时副弓必先分离或骨折。当负重主弓骨折时,副弓大多同时骨折(耻骨联合分离时可无骨折)。

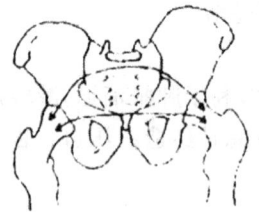

图 8-4　骶股弓

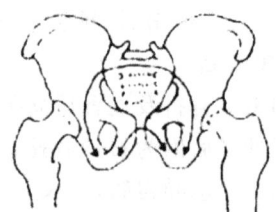

图 8-5　骶坐弓

2.骨盆外围

骨盆外围是上身与下肢诸肌的起止处,如后方有臀部肌肉附着(臀大、中、小肌);坐骨结节处有二头肌、半腱肌、半膜肌附着;缝匠肌起于髂前上棘,股直肌抵止于髂前下棘;在耻骨支、坐骨支及坐骨结节处有内收肌群附着。骨盆的上方,在前侧有腹直肌、腹内斜肌、腹横肌分别止于耻骨联合及耻骨结节和髂峰上;在后侧有腰方肌抵止于髂峰。这些肌肉的急骤收缩均可引起附着点的撕脱骨折,同时也是骨盆骨折发生移位的因素之一。

3.盆腔内

盆腔内的主要血管与骨盆的关系密切,耻骨上支前后方各有髂外动、静脉及闭孔动、静脉经过,耻骨下支,坐骨支内缘有阴部内动、静脉经过,当耻骨、坐骨骨折或耻骨联合分离时,上述血管由于贴近骨面易受损伤;髋臼窝处有闭孔动、静脉经过,髋臼骨折或中心型脱位时可伤及此血管;骨盆后段的骶髂关节周围有髂内动、静脉及其主要分支,如臀上动、静脉经坐骨切迹到髂骨后面,骶外侧动脉走在骶骨前面,髂腹动、静脉越过骶髂关节到髂骨前面,髂内动、静脉壁支紧靠盆壁走,此段血管排列稠密,骨折时常引起损伤,如伴骶髂关节脱位则髂腰动、静脉的分支最易撕裂。骨盆对盆腔内的内脏器官和组织(如膀胱、直肠、输尿管、性器、血管和神经)有保护作用,严重的骨盆骨折除影响负重功能外,常引起血管神经的损伤,尤其是大量出血会造成休克,盆腔脏器破裂可造成腹膜炎而危及生命。

(二)病因

骨盆骨折多由强大的外力所致,也可通过骨盆环传达暴力而发生他处骨折,如车轮辗轧碰撞、房屋倒塌、矿井塌方、机械挤压等外伤所造成。由于暴力的性质、大小和方向的不同常可引起各种形式的骨折或骨折脱位。

(1)前后方向的暴力主要作用于骶骨和耻骨,在外力作用下,骨盆前倾,既增加了负重弓前份的宽度,骶髂关节接触面又更加紧密,加之其后部有非常坚强的韧带,故常造成耻骨下支双侧骨折、耻骨联合分离,并发骶髂关节脱位、骶骨骨折和髂骨骨折等,引起膀胱和尿道损伤。

(2)侧方暴力挤压骨盆,可造成耻骨单侧上下支骨折或坐骨上下支骨折、耻骨联合分离,骶髂关节分离、骶骨纵形骨折、髂骨翼骨折。

(3)间接传导暴力经股骨头作用于髋臼时,还可引起髋臼骨折,甚至发生髋关节中心型脱位,与骶髂关节平行的剪式应力则可导致该关节的后上脱位。

(4)牵拉伤,如急剧的跑跳,肌肉强力收缩,则会引起肌肉附着点撕脱性骨折,常发生在髂前上棘和坐骨结节处。

(5)直接暴力,如由高处坠落,滑倒臀部着地可引起尾骨骨折或脱位、骶骨横断骨折。

(三)分类

骨盆骨折的严重性,取决于骨盆环的破坏程度及是否伴有盆腔内脏、血管、神经的损伤。因此,在临床上可将骨盆骨折分为两大类:即稳定型和不稳定型。

1.稳定型骨折

指骨折线走向不影响负重,骨盆整个环形结构未遭破坏,其中包括不累及骨盆环的骨折如髂骨翼骨折,一侧耻骨支或坐骨支骨折,髂前上、下棘或坐骨结节处撕脱骨折、骶骨裂纹骨折或尾骨骨折脱位(图8-6)。

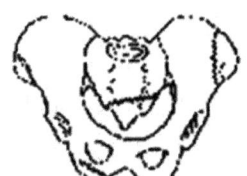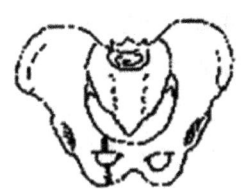

图 8-6　稳定性骨折

2.不稳定型骨折与脱位

指骨盆环的连接性遭到破坏,至少有前后两处骨折或骶髂关节松弛、脱位、骨折错位、骨盆变形,如耻骨或坐骨上、下支骨折伴耻骨联合分离,耻骨或坐骨上、下支骨折伴骶髂关节错位,耻骨联合分离并骶髂关节错位等(图8-7)。上述骨折共同的特点是不稳定性。骨折同时发生在耻骨及髂骨部,将骨盆纵向分裂为两半,半侧骨盆连同下肢向后上移位,造成畸形和肢体短缩,导致晚期活动和负重功能严重障碍,而且常伴有其他骨折或内脏损伤,尤以尿道、膀胱损伤多见。也可发生盆腔大血管或肠道损伤,产生严重后果,治疗时需要针对不同情况进行处理。

(四)临床表现

有明显的外伤史,伤后局部疼痛、肿胀、瘀斑。骨盆骨折多由强大暴力造成,可合并有膀胱、尿道、直肠及血管神经损伤而造成大出血。因此,常有不同程度的休克表现。单处骨折骨盆环保持完整者,除局部有压痛外,多无明显症状,其他较重的骨折,如骨盆环的完整性被破坏,患者多不能翻身、坐起或站立,下肢移动时疼痛加重。局部肿胀、皮下瘀斑及压痛明显。在骶髂关节脱位时,患侧髂后上棘较健侧明显凸起,并较健侧为高,与棘突侧间距离也较健侧缩短,从脐到内踝的长度患侧缩短。交叉量诊对比测量两侧肩峰至对侧髂前上棘之间的距离,可发现变短的一侧骶髂关节错位或耻骨联合分离,或骨折向上移位。骨盆挤压试验和分离试验时在骨折处出现疼痛。尾骨骨折或脱位可有异常活动和纵向挤压痛,肛门指诊能摸到向前移位的尾骨。X 线检查可显示骨折类型和移位情况,可摄左、右 45°斜位片及标准前后位片,必要时做 CT 检查。

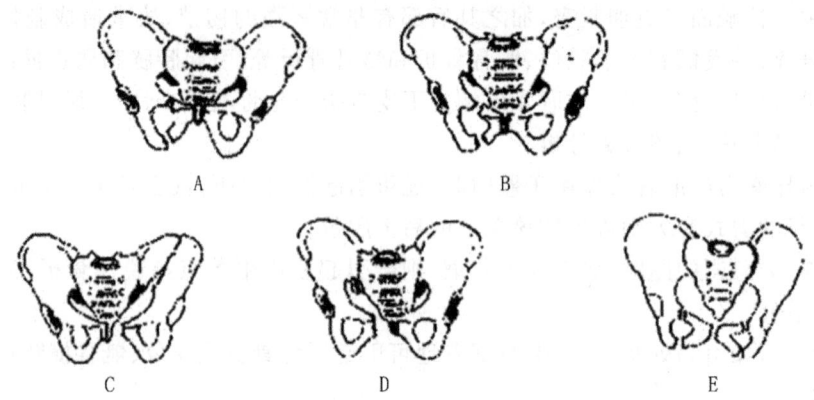

图 8-7　骨盆不稳定型骨折与脱位

A.一侧耻骨上下支骨折合并耻骨联合分离;B.一侧耻骨上下支骨折合并同侧骶髂关节脱位;C.髂骨翼骨折合并耻骨联合分离;D.单侧骶髂关节脱位合并耻骨联合分离;E.双侧耻骨上下支骨折合并骶髂关节脱位。

二、治疗原则

(一)稳定性骨盆骨折的治疗

1.单纯前环耻骨支、坐骨支骨折

不论是单侧或双侧,除个别骨折块游离突出于会阴部皮下,需手法推挤到原位,以免影响坐骑之外,一般不需整复。卧硬板床休息,对症治疗,3~4 周即可下床活动。

2.撕脱性骨折

需改变体位,松弛牵拉骨折块的肌肉,有利于骨折块的稳定和愈合。如髂前上、下棘撕脱骨折,可在屈膝屈髋位休息 3~4 周即可下床活动;坐骨结节骨折,可在伸髋屈膝位休息 4~6 周下床锻炼。

3.尾骨骨折移位

可通过肛门内整复,如遗留疼痛或影响排便者,可行切除术。

(二)不稳定性骨折的治疗

对不稳定性骨折的治疗,关键在于整复骶髂关节脱位和骨盆骨折的变位,最大限度地恢复骨盆环的原状。治疗方法应根据骨折脱位的不同类型,采取相应手法,配合单相或双相牵引,或用外固定架、石膏短裤、沙袋垫挤等综合措施来保证复位后的稳定和愈合。

(1)单纯耻骨联合分离,分离轻者用侧方对挤法使之复位,两侧髂骨翼外侧放置沙袋保持固定。分离宽者,用上法复位后再用布兜悬吊以维持对位,或用多头带固定即可。

(2)骶髂关节脱位合并骶骨骨折或髂骨翼骨折,半侧骨盆向上移位而无髂翼内、外翻者,可在牵拉下手法复位,并配合同侧髁上牵引或皮牵引,重量 10~15 kg。维持牵引重量不宜过早减轻,以免错位。8 周拆除牵引,下床锻炼。

(3)骶髂关节脱位并髂翼骨折外翻变位者,手法复位后给单向下肢牵引即可。

(4)髂翼骨折外翻变位并耻骨联合分离,骶髂关节无后上脱位者,可用骨盆夹固定;耻骨上、下支或坐骨上、下支骨折伴同侧骶髂关节错位,或耻骨联合分离并一侧骶髂关节错位者,复位后多不稳定,除用多头带固定外,患肢需用皮牵引或骨牵引,床尾抬高;如错位严重行骨牵引者,健侧需用一长石膏裤做反牵引,一般牵引时间为 6～8 周。

(5)髋臼骨折并股骨头中心型脱位,采用牵伸扳拉复位法和牵引复位法。牵引固定 6～8 周方可解除。

三、护理

(一)护理要点

(1)骨盆骨折一般出血较多,且多伴有休克征象。急诊入院时,病情急,变化快。接诊人员首先应迅速、敏捷、沉着冷静地配合抢救,及时测量血压、脉搏以判断病情,同时输氧、建立静脉通道,并备好手套、导尿包、穿刺针等,以便待病情稳定后配合医师检查腹部、尿道、会阴及肛门。若有膀胱、尿道、直肠、血管损伤需要紧急手术处理者,护士应迅速做好术前准备:备皮、留置尿管、配血、抗休克、补充血容量、做各种药物过敏试验。操作时动作要轻柔,以免加重损伤,同时要给患者以心理安慰,解除其紧张恐惧情绪。对病情较轻者,除密切观察生命体征的变化外,还要注意腹部、排尿、排便等情况,警惕隐匿性内脏损伤发生。

(2)牵引治疗期间,要观察患者的体位、牵引重量和肢体外展角度,保证牵引效果,要将患者躯干、骨盆、患肢的体位联系起来观察。要求躯干要放直,骨盆要摆正,脊柱与骨盆要垂直。同时要注意倾听患者的主诉,如牵引针眼疼痛、牵引肢体麻木、足部背伸无力等,警惕因循环障碍而导致的缺血性痉挛,或因腓总神经受压而致的足下垂发生。

(3)预防并发症,长期卧床患者要加强基础护理,预防压疮及呼吸、泌尿系统并发症发生。尤其是年老体弱者,长期卧床,呼吸变浅,分泌物不易排出,容易引起坠积性肺炎及排尿不全,尿渣沉淀。要鼓励患者加强深呼吸,促进血液循环。病情允许者,利用牵引架向上牵拉抬起上身,有助于排净膀胱中尿液。

(二)护理问题

(1)有腹胀、排便困难或便秘的可能。

(2)有发生卧床并发症的可能。

(3)活动受限,自理能力下降。

(4)有骨折再移位的可能。

(5)患者体质下降。

(6)不了解功能锻炼方法。

(三)护理措施

(1)由于腹膜后血肿的刺激,造成肠麻痹或自主神经功能紊乱,可导致腹胀、排便困难或便秘,加之患者长期卧床,肠蠕动减弱,也可引起便秘。①鼓励患者多食富含粗纤维的蔬菜、水果,必要时服用麻仁润肠丸、果导片等缓泻剂。②在排除内出血情况下,可行腹部热敷,并做环形按摩,以促进肠蠕动。按摩时动作要轻柔,不可用力过猛过重。③通过暂禁食,肛管排气,必要时行胃肠减压以减轻肠胀气,逐步恢复胃肠功能。

(2)骨盆骨折后需要牵引、固定,卧床时间长,易发生压疮、肺部及泌尿系统感染等并发症,应予以积极预防。

(3)由于骨折的疼痛或因牵引固定,患者活动功能明显受到限制,给生活起居带来诸多不便。

①对于轻患者或有急躁情绪者,应讲明卧床制动的重要性和必要性,及早期活动的危害,取得患者的配合。②主动关心患者,帮助患者解决饮食、生活起居所需,鼓励患者要安心养病。

(4)预防骨折再移位的发生。①每天晨晚间护理时检查患者的卧位与牵引装置,及时调整患者因重力牵引而滑动的体位、外展角度,保持脊柱放直,骨盆摆正,肢体符合牵引力线。②指导并教会患者床上排便的方法,避免因抬臀坐便盆而致骨折错位。③告知患者保持正确卧位的重要性,及扭动、倾斜上身的危害,取得配合。

(5)因出血量多,卧床时间长,气虚食少、营养不足而致患者体质下降。①做好饮食指导,给高热量、高营养饮食,早期宜食清淡之牛奶、豆腐、大枣米汤,水果和蔬菜,后期给鸡汤、排骨汤、牛羊肉、核桃、桂圆等。②每天做口腔护理 2 次,以增进食欲。③病情稳定后可指导患者床上练功活动,如扩胸、举臂等上肢活动,以促进血液运行,增强心肺功能;每天清晨醒后做叩齿、鼓漱、咽津,以刺激胃肠蠕动。

(6)指导功能锻炼。①无移位骨折。单纯耻骨支或髂骨无移位骨折又无合并伤,仅需卧床休息者,取仰卧与侧卧交替(健侧在下),早期可在床上做股四头肌舒缩和提肛训练及患侧踝关节跖屈背伸活动。伤后 1～2 周可指导患者练习半坐位,做屈膝屈髋活动。3 周后可根据患者情况下床站立、行走,并逐渐加大活动量。四周后经拍片证明临床愈合者可练习正常行走及下蹲。②对耻骨上、下支骨折合并骶髂关节脱位,髂骨翼骨折或骶髂关节脱位合并耻骨联合分离者,仰卧硬板床。早期可根据情况活动上肢,忌盘腿、侧卧,以防骨盆变形。2 周后可进行股四头肌等长收缩及踝关节的跖屈背伸活动,每天 2 次推拿髌骨,以防关节强直。4 周后可做膝、髋关节的被动伸屈活动,动作要缓慢,幅度由小到大,逐渐过渡到主动活动。6～8 周去除固定后,可先试行扶拐不负重活动,经 X 线摄片显示骨折愈合后,可逐渐练习扶拐行走。

(四)出院指导

(1)轻症无移位骨折回家疗养者,要告知患者卧床休息的重要性,禁止早期下床活动,防止发生移位。

(2)对耻骨联合分离而要求回家休养的患者,要教会其家属正确使用骨盆兜,或掌握沙袋对挤的方法及皮肤护理和会阴部清洁的方法,防止压疮和感染,禁止侧卧。

(3)临床愈合后出院的患者,要继续坚持功能锻炼。

(4)加强营养,以补虚弱之躯,促进早日康复。

(陈咏梅)

第十三节 颈 椎 病

颈椎病指因颈椎间盘本身退变及其继发性改变刺激或压迫相邻脊髓、神经、血管和食管等组织引起相应的症状或体征。依次以 $C_{5\sim6}$、$C_{4\sim5}$、$C_{6\sim7}$ 为好发部位,以中老年人、男性多见。

一、病因与发病机制

(一)颈椎间盘退行性变

颈椎间盘退行性变是颈椎病发生和发展中最基本的原因。

颈椎是脊椎骨中体积最小、活动度最大的椎体,很容易引起退行性变。退变导致椎间盘生物力学性能改变,继而纤维环的胶原纤维变性、出现裂隙。在外力作用下髓核可从此裂隙向后方突出。由于纤维环血运缺乏和生物力学改变,断裂的纤维难以愈合,使髓核的营养障碍。同时,椎间盘高度下降,颈椎出现不稳,形成凸向椎体前方或凸向椎管内的骨赘。逐渐累及软骨下骨产生创伤性关节炎,引起颈痛和颈椎运动受限。在椎间盘、椎骨退变的基础上,连接颈椎的前纵韧带、后纵韧带、黄韧带及项韧带发生松弛使颈椎失去稳定性,逐渐增生、肥厚,特别当后纵韧带及黄韧带增生情况下,椎管和椎间孔容积变小。颈椎间盘退变进展到一定程度,就会影响脊髓、神经和椎动脉等,产生相应的症状。

(二)颈椎骨慢性劳损

长期的屈颈工作姿势和不良的睡眠姿势导致颈椎骨慢性劳损。而慢性劳损是颈椎关节退行性变的主要影响因素。

(三)发育性颈椎椎管狭窄

颈椎先天性椎管狭窄者更易发生退变,而产生临床症状和体征。

(四)其他因素

颈椎外伤、运动型损伤、交通意外等都可引起颈椎病。

二、分型

根据受压部位和临床表现分为以下几种。

(一)神经根型颈椎病

占颈椎病的 50%～60%,是最常见类型。本型主要由于颈椎间盘向后外侧突出,钩椎关节或椎间关节增生、肥大,刺激或压迫神经根所致。

(二)脊髓型颈椎病

占颈椎病的 10%～15%。颈椎退变致中央后突之髓核、椎体后缘骨赘、增生肥厚的黄韧带及钙化的后纵韧带等压迫脊髓,为颈椎病诸型中症状最严重的类型。

(三)椎动脉型颈椎病

由于颈椎退变机械性与颈椎节段性不稳定因素,致使椎动脉受到刺激或压迫。

(四)交感神经型颈椎病

本型发病机制尚不明确,可能和颈椎各种结构病变刺激或压迫颈椎旁的交感神经节后纤维所致。

三、临床表现

(一)神经根型颈椎病

(1)神经干性痛或神经丛性痛:神经末梢受到刺激时,出现颈痛和颈部僵硬。病变累及神经根时,则有明显的颈痛和上肢痛。患者表现为颈肩痛、前臂桡侧痛、手的桡侧 3 指痛。

(2)感觉障碍、感觉减弱和感觉过敏等。上肢有沉重感,可有皮肤麻木或过敏等感觉。

(3)神经支配区的肌力减退、肌萎缩,以大小鱼际和骨间肌为明显。压头试验阳性,表现为颈痛并向患侧手臂放射等诱发根性疼痛。

(二)脊髓型颈椎病

(1)颈痛不明显,主要表现为手足无力、麻木,双手持物不稳,握力减退,手不能做精细活动。

走路不稳,有足踩棉花感。胸腹部有紧束感。后期可出现大小便功能障碍。

(2)体征:上、下肢感觉、运动和括约肌功能障碍,肌力减弱,四肢腱反射活跃,而腹壁反射、提睾反射、肛门反射减弱甚至消失。Hoffmann 征、Babinski 征、髌阵挛、踝阵挛等阳性。

(三)椎动脉型颈椎病

椎动脉型颈椎病表现为一过性脑或脊髓缺血症状,如头痛、眩晕、听力减退、视力障碍、语言不清、猝倒等。头部活动时可诱发或加重,体位改变或血供恢复后症状可缓解。椎动脉周围的交感神经纤维受压后,也可出现自主神经症状。

(四)交感神经型颈椎病

交感型颈椎病多与长期低头、伏案工作有关,体征较少,症状较多,表现为颈痛、头痛头晕,面部或躯干麻木发凉、痛觉迟钝、无汗或多汗,眼睛干涩或流泪,瞳孔扩大或缩小,听力减退,视力障碍或失眠,记忆力减退,也可以表现为血压不稳定、心悸、心律失常、胃肠功能减退等症状。

四、实验室及其他检查

临床诊断必须依据临床表现结合影像学检查,而不能单独依靠影像学诊断作为诊断颈椎病的依据。

(一)X 线检查

X 线检查可示颈椎曲度改变,生理前凸减小、消失或反常,椎间隙狭窄,椎体后缘骨赘形成,椎间孔狭窄。在动力位过伸、过屈位摄片可示颈椎节段性不稳定。表现为在颈椎过伸和过屈位时椎间位移距离大于 3 mm。颈椎管测量狭窄,矢状径小于 13 mm。

(二)CT 检查

可示颈椎间盘突出,颈椎管矢状径变小,黄韧带肥厚,硬膜间隙脂肪消失,脊髓受压。

(三)MRI 检查

T_2 像硬膜囊间隙消失,椎间盘呈低信号,脊髓受压或脊髓内出现高信号区。T_1 像示椎间盘向椎管内突入等。

五、治疗要点

(一)非手术治疗

椎动脉型、神经根型和交感型颈椎病一般能经非手术治疗而治愈。

(1)颈椎牵引:临床常用的是枕颌带牵引,取坐位或卧位,头微屈,牵引重量 3~5 kg,每天 2~3 次,每次 20~30 分钟。也可行持续牵引,每天 6~8 小时,2 周为 1 个疗程。脊髓型一般不采用此方法。

(2)理疗按摩:可以改善局部血循环,减轻肌痉挛,次数不宜过多,手法不宜过重,脊髓型颈椎病不宜采用推拿按摩。

(3)改善不良工作体位和保持良好的睡眠姿势。

(4)可以对症服用复方丹参片和硫酸软骨素等。

(二)手术治疗

经保守治疗半年后效果不明显影响到正常生活和工作,神经根性疼痛剧烈,保守治疗无效,上肢一些肌肉无力萎缩,经保守治疗后仍有发展趋势者,则应采取手术治疗。

对于脊髓型颈椎病,应在确诊后及时手术治疗。根据颈椎病变情况可选择颈椎前路手术、前

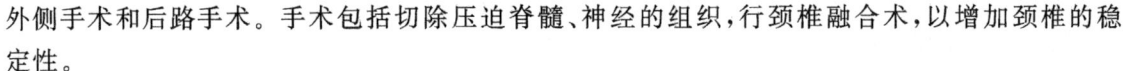

外侧手术和后路手术。手术包括切除压迫脊髓、神经的组织,行颈椎融合术,以增加颈椎的稳定性。

六、护理评估

(一)术前评估

1.一般情况

(1)一般资料:性别、年龄、职业等。

(2)既往史:有无颈肩部急、慢性损伤史和肩部长期固定史,以往的治疗方法和效果。

(3)家族史:家中有无类似病史。

2.身体状况

(1)局部:疼痛的部位和性质,诱发及加重的因素,缓解疼痛的措施及效果,有无四肢的感觉、活动、肌力及躯干的紧束感。

(2)全身:意识状态和生命体征,生活能力,有无大小便失禁。

(3)辅助检查:患者的各项检查有无阳性发现。

3.心理-社会状况

观察患者的情绪,了解其对疾病的认知程度及对手术的了解程度。评估患者的家庭支持系统对患者的支持帮助能力等。

(二)术后评估

1.手术情况

麻醉方式、手术名称、术中情况、引流管的数量和位置等。

2.身体状况

动态评估生命体征、伤口情况及引流液颜色、性状、量。评估患者有无排尿困难和尿潴留,有无并发症发生的征象等。

七、常见护理诊断/问题

(一)低效性呼吸形态

与颈髓水肿、术后颈部水肿有关。

(二)有受伤害的危险

与肢体无力及眩晕有关。

(三)潜在并发症

术后出血、脊髓神经损伤。

(四)躯体功能活动障碍

与颈肩痛及活动受限有关。

八、护理目标

(1)患者呼吸正常、有效。

(2)患者安全、无眩晕和意外发生。

(3)术后出血、脊髓神经损伤等并发症得到有效预防或及时发现和处理。

(4)患者肢体感觉和活动能力逐渐恢复正常。

九、护理要点

(一)病情观察

重点观察患者有无眩晕、头痛、耳鸣、视力模糊、猝倒、颈肩痛、肢体萎缩等症状,及患者的工作姿势、休息姿势。

(二)非手术治疗的护理

(1)病情观察:观察患者颈部及上肢是否有麻木、压痛,活动是否受限。牵引过程中保持牵引的有效性,观察有无头晕、心悸、恶心等症状,如发现上述症状及时调整牵引。

(2)心理护理:颈椎病病程缓慢,治疗过程漫长,并且没有特效药物。应鼓励患者说出内心感受,积极解答其提出的问题,增加信心,消除焦虑、悲观的心理。

(三)手术护理

1.术前护理

(1)心理护理,向患者介绍手术全过程,指导患者调节情绪、缓解焦虑以配合医师手术。

(2)拟行颈椎后路手术的患者,术中需要俯卧时间较长,因此要在术前进行体位训练,以适应术中卧位。拟行颈椎前路手术的患者,为适应术中牵拉气管,可做正确、系统的气管推移训练。

(3)训练床上大小便。

(4)进行深呼吸及有效咳嗽训练,防止术后肺不张、坠积性肺炎的发生。

2.术后护理

(1)密切观察生命体征的变化,尤其是呼吸功能,及时发现因颈椎前路手术牵拉气管后产生黏膜水肿、呼吸困难。

(2)术后搬动患者时保持颈部平直,切忌扭转,术后患者平卧位,维持脊柱平直,颈肩两侧沙袋固定。颈部垫软枕,保持颈部稍前屈的生理弯曲。

(3)观察伤口敷料渗血情况,引流液的颜色、性质、量,准确记录。发现切口肿胀、发音改变、呼吸困难,要迅速配合医师拆开缝线、取出血肿。如症状不缓解可行气管切开。

(四)健康指导

对于非手术治疗患者,嘱保持正确的工作姿势,经常变换体位。卧床休息时选择高低合适的枕头,以保持脊椎的生理弯曲。根据患者情况行肢体的主动和被动活动。增强肌肉的力量,防止肌肉萎缩和关节僵硬。对手术患者在术后第1天可指导进行上、下肢的小关节主、被动功能锻炼。术后2~3天可进行上肢的抓握训练,下肢的屈伸训练。术后3~5天可带颈托下床活动。颈围固定要延续到术后3~4个月,逐步解除固定。注意寒冷季节保暖。

十、护理评价

通过治疗患者是否:①维持正常、有效的呼吸。②未发生意外发伤害、能陈述预防受伤的方法。③未发生并发症,若发生得到及时处理和护理。④患者肢体感觉和活动能力逐渐恢复正常。

(陈咏梅)

第十四节 腰椎间盘突出症

腰椎间盘突出症指由于腰椎间盘变性、纤维环破裂、髓核突出致使相邻的组织神经受到压迫或刺激而引起的一种临床综合征。发病年龄多在 20~50 岁,男性多见。

一、病因与发病机制

随年龄增长,纤维环和髓核水分减少,弹性降低,椎间盘变薄,易于脱出,因此腰椎间盘退行病变是腰椎间盘突出症的基本病因。腰椎间盘大约从 18 岁就开始发生退变,腰椎间盘在脊柱的负重与运动中承受强大力量,致使腰椎间盘发生力学、生物化学的一些改变。腰椎间盘突出诱发因素有以下几点。

(一)损伤

损伤是引起腰椎间盘突出的重要原因,在儿童与青少年期的损伤与椎间盘突出的发病密切相关。如投掷铁饼或标枪时,脊柱轻度负荷时躯干快速旋转,纤维环可水平破裂,椎间盘突出。

(二)遗传因素

腰椎间盘突出症家族发病也有报道,印第安人、爱斯基摩人和非洲黑种人发病率较低。

(三)妊娠

妊娠期间整个韧带系统处于松弛状态,腰骶部又要承受大于平时的重力,加上后纵韧带松弛,增加了椎间盘膨出的机会。

(四)职业

职业与腰椎间盘突出症也有密切关系,如驾驶员长期处于坐位和颠簸状态,重体力劳动者和举重运动员因过度负荷可造成椎间盘病变。

二、病理生理

椎间盘由髓核、纤维环和软骨终板构成。在日常生活工作中,椎间盘承受了人体大部分重量,劳损程度严重;椎间盘血液供应不丰富,营养物质不易渗透。另外,随着年龄增长,椎间盘中蛋白多糖、硫酸软骨素、Ⅱ型胶原含量明显下降,极易发生退行性变。

腰椎间盘突出分为 4 种病理类型。

(一)椎间盘膨出型

纤维环部分破裂,呈环状凸起,表面完整无断裂,均匀性的向椎管内膨出,可压迫神经根。

(二)椎间盘突出型

椎间盘纤维环断裂,髓核突向纤维环薄弱处或突入椎管,到达后纵韧带前方,引起临床症状。

(三)椎间盘脱出型

纤维环完全破裂,髓核突出到后纵韧带下抵达硬膜外间隙,突出的髓核可位于神经根内侧、外侧或椎管前方。

(四)游离型

纤维环完全破裂,椎间盘髓核碎块穿过后纵韧带、游离于椎管内或位于相邻椎间隙平面,有马尾神经或神经根受压的表现。

三、临床表现

(一)症状

1.腰腿痛

腰腿痛是椎间盘突出的主要症状,咳嗽、喷嚏、排便等腹压增高时疼痛加重。腰椎间盘突出症95％发生在$L_{4\sim5}$或$L_5\sim S_1$,多有腰痛和坐骨神经痛。疼痛常为放射性神经根性痛,$L_{4\sim5}$突出时,疼痛沿大腿后外侧经腘窝、小腿外侧到足背及拇趾,L_5S_1突出时,疼痛沿大腿后侧,经腘窝到小腿后侧、足背外侧。患者常取弯腰、屈髋、屈膝位。不能长距离步行。

2.麻木

当椎间盘突出刺激了本体感觉和触觉纤维,可仅出现下肢麻木而不疼痛,麻木区为受累神经支配区。

3.马尾神经受压症状

多见于中央型腰椎间盘突出症。纤维环和髓核组织突出压迫马尾神经,出现左右交替的坐骨神经痛和会阴区的麻木感,大、小便和性功能障碍。

4.间歇性跛行

由于受压,神经根充血、水肿、炎性反应,患者长距离行走时,出现腰背痛或患侧下肢痛或麻木感加重。取蹲位或坐位休息后症状可缓解,再行走症状又出现,称为间歇性跛行。由于老年人腰椎间盘突出多伴腰椎管狭窄,易引起间歇性跛行。

5.肌瘫痪

神经根受压时间长、压力大时神经麻痹,肌瘫痪。表现足下垂或足跖屈无力。

(二)体征

1.脊柱变形和腰椎运动受限

腰椎前凸减小或消失或反常,常出现腰椎侧凸,腰椎各方向的活动度都会受到影响而减低。以前屈受限最明显。因腰椎前屈时,促使更多的髓核物质从破裂的纤维环向后方突出,加重了对神经根的压迫。

2.压痛

在病变间隙的棘突旁有不同程度的压痛,疼痛可向同侧臀部和下肢放射,放射性的压痛点对腰椎间盘突出症有诊断和定位价值。压痛点在$L_{4\sim5}$椎间盘较明显。

3.感觉、肌力与腱反射改变

感觉障碍按受累神经根所支配的区域分布,可表现为主观和客观的麻木。受累神经根所支配的肌肉,有不同程度的肌萎缩与肌力减退。膝反射、跟腱反射减弱或消失。

(三)特殊体征

1.直腿抬高试验和加强试验

检查时,患者仰卧,患肢轻度内收、内旋位,膝关节伸直,抬高患肢,出现坐骨神经痛时为直腿抬高试验阳性。将患肢直腿抬高直到出现坐骨神经痛,然后将抬高的肢体稍降低,使其放射痛消失,然后再突然被动屈曲踝关节,出现坐骨神经放射痛为加强试验阳性。

2.健肢抬高试验

患者仰卧,直腿抬高健侧肢体时,患侧出现坐骨神经痛者为阳性。

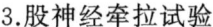

3.股神经牵拉试验

患者俯卧位,患肢膝关节完全伸直。检查者上提患肢使髋关节处于过伸位,出现大腿前方疼痛者为阳性。

四、实验室及其他检查

(一)X 线检查

腰椎间盘突出症患者,部分患者腰椎平片可示正常,部分患者腰椎正位片可示腰椎侧弯;侧位片腰椎生理前凸变小或消失,甚至反常,病变椎间隙宽度失去规律性。X 线检查对腰椎间盘突出症的诊断和鉴别诊断有重要参考价值。

(二)CT 检查

CT 诊断椎间盘突出,除观察椎间盘对神经的影响外,还能判断出椎间盘是否突出及突出的程度和范围。

(三)MRI 检查

通过不同层面的矢状像及椎间盘的轴位像,可以观察腰椎间盘突出的部位、类型、变性程度、神经根受压情况。MRI 检查对诊断椎间盘突出有重要意义。

五、诊断要点

影像学检查是诊断腰椎间盘突出症不可缺少的手段。可与临床表现相结合做出正确诊断。

六、治疗要点

(一)非手术治疗

适宜初次发作经休息后症状明显缓解,影像学检查病变不严重者。

1.卧床休息

卧硬板床休息可以减少椎间盘承受的压力,减轻临床症状,是基本的治疗方法。一般卧床3～4 周就能缓解症状。

2.牵引

可使腰椎间隙增大,后纵韧带紧张,纤维环外层纤维张力减低,利于突出的髓核部分还纳。一般采用骨盆牵引,牵引重量 7～15 kg,抬高床脚作反牵引,每天 2 次,每次 1～2 小时,持续10～15 天。

3.理疗按摩

适宜发病早期的患者,局部按摩和热疗可增加血液循环,缓解肌痉挛,但中央型椎间盘突出者不宜进行推拿按摩。

4.药物治疗

可减轻神经根无菌性炎性水肿,以消除腰腿痛。镇痛药物常用非甾体抗炎药,如阿司匹林、布洛芬等;硬膜外注射类固醇和麻醉药物,可起到消炎止痛作用。常用的硬膜外注射药物有醋酸泼尼松龙 75 mg、2% 利多卡因 4～6 mL,每周注射 1 次,共3～4 周;髓核化学溶解法,将胶原酶注入椎间盘内,以溶解髓核和纤维环,使其内压降低或突出髓核缩小。

(二)手术治疗

有 10%～20% 的腰椎间盘突出症患者需手术治疗,其适应证有:腰椎间盘突出症病史大于半年,症状或马尾神经损伤严重,经过保守治疗无效;腰椎间盘突出症并有腰椎椎管狭窄。治疗方法有后路经椎板间髓核切除术、经腹膜后椎间盘前路切除术、经皮髓核切除术、脊柱植骨融合术等。

七、护理评估

(一)术前评估

1.一般情况

(1)一般资料:性别、年龄、职业、营养状况、生活自理能力,压疮、跌倒/坠床的危险性评分。

(2)既往史:有无先天性的椎间盘疾病、既往有无腰外伤、慢性损伤史,是否做过腰部手术。

(3)外伤史:评估患者有无急性腰扭伤或损伤史。询问受伤时患者的体位、受伤后的症状和腰痛的特点和程度,有无采取制动和治疗措施。

2.身体状况

(1)症状:疼痛的部位和性质,诱发及加重的因素,缓解疼痛的措施及效果,本次疼痛发作后的治疗情况。

(2)体征:评估下肢的感觉、运动和反射情况,患者行走的姿势、步态,有无大小便失禁现象。

(3)辅助检查:患者的各项检查有无阳性发现。

3.心理-社会状况

观察患者的情绪,了解其对疾病的认知程度及对手术的了解程度。评估患者的家庭支持系统对患者的支持帮助能力等。

(二)术后评估

1.手术情况

麻醉方式、手术名称、术中情况、引流管的数量和位置等。

2.身体状况

动态评估生命体征、伤口情况及引流液颜色、性状、量。评估患者有无排尿困难和尿潴留,下肢感觉运动功能,有无并发症发生的征象等。

八、常见护理诊断/问题

(一)慢性疼痛

慢性疼痛与椎间盘突出压迫神经、肌肉痉挛及术后切开疼痛有关。

(二)躯体活动障碍

躯体活动障碍与疼痛、牵引或手术有关。

(三)潜在并发症

脑脊液漏、神经根粘连等。

九、护理目标

(1)患者疼痛减轻或消失。

(2)患者能够使用适当的辅助器具增加活动范围。

(3)患者未发生并发症,或发生并发症能够及时发现和处理。

十、护理要点

(一)非手术护理

1.心理护理

腰腿疼痛会影响患者正常生理功能,给患者带来极大的痛苦。所以要倾听患者的倾诉,正确疏导,消除其疑虑。

2.卧床休息

急性期绝对卧硬板床休息3~4周,症状缓解后可戴腰围下床活动。

3.保持正确睡眠姿势

枕头高度适宜,仰卧位时腰部、膝部垫软枕使其保持一定曲度,放松肌肉。

4.保持有效的骨盆牵引

牵引重量依患者个体差异在7~15 kg之间调整,以不疼痛为标准。牵引期间注意观察患者体位、牵引是否有效,注意预防压疮的发生。

(二)手术护理

1.术前护理

向患者及家属解释手术方式及术后可能出现的问题,训练患者正确翻身、练习床上大小便,以适应术后的卧床生活。

2.术后护理

(1)术后移动患者时要用3人搬运法,保持患者身体轴线平直。术后24小时内要保持平卧。

(2)密切观察生命体征,保持呼吸道通畅。注意下肢颜色、温度、感觉及运动情况。

(3)保持引流管通畅,观察并记录引流液的颜色、性质、量的变化。观察切口敷料渗液情况。

(4)每2小时为患者进行轴式翻身1次,在骨隆凸处加垫保护,并适当按摩受压部位。

(5)术后给予清淡、易消化、富含营养、适当粗纤维的饮食,如新鲜蔬菜、水果、米粥,预防便秘。

3.并发症的护理

椎间隙感染是术后严重并发症,表现为发热、腰部疼痛、肌肉痉挛。遵医嘱正确应用抗生素。术后开始腰部和臀部肌肉的锻炼和直腿抬高训练,以防肌肉萎缩和神经根粘连。

(三)健康指导

指导患者正确功能锻炼,防止肌肉萎缩、肌力下降。术后早期,可做深呼吸和上肢的运动,以防并发肺部感染和上肢失用综合征。下肢可做静力舒缩、屈伸移动、直腿抬高练习,以防发生神经根粘连。根据患者情况进行腰背肌的锻炼。术后7天开始可为"飞燕式",1~2周以后为"五点式""三点法",每天3~4次,每次动作重复20~30次。循序渐进持之以恒。指导患者出院后注意腰部保暖,减少腰部扭转承受挤压,拾物品时,要保持腰部的平直,下蹲弯曲膝部,取高处物品时不要踮脚伸腰,以保护腰椎。加强自我调理,保持心情愉快,调理饮食,增强机体抵抗力。出院后继续卧硬板床,3个月内多卧床休息。防止身体肥胖,减少腰椎负担。

十一、护理评价

通过治疗患者是否:①疼痛减轻,舒适增加。②肢体感觉、运动等功能恢复。③未发生并发症,或发生并发症被及时发现。

(陈咏梅)

第一节　异位妊娠

　　受精卵在于子宫体腔以外着床称为异位妊娠，习称宫外孕。异位妊娠依受精卵在子宫体腔外种植部位不同分为输卵管妊娠、卵巢妊娠、腹腔妊娠、阔韧带妊娠和宫颈妊娠（图9-1）。

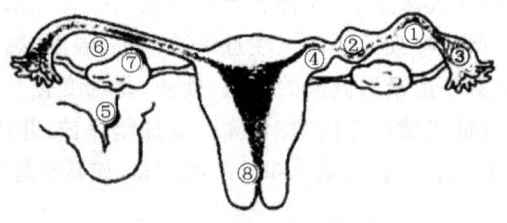

　　①输卵管壶腹部妊娠；②输卵管峡部妊娠；③输卵
管伞部妊娠；④输卵管间质部妊娠；⑤腹腔妊娠；
⑥阔韧带妊娠；⑦卵巢妊娠；⑧宫颈妊娠

图 9-1　异位妊娠的发生部位

　　异位妊娠是妇产科常见的急腹症，发病率约1％，是孕产妇的主要死亡原因之一。以输卵管妊娠最常见。输卵管妊娠占异位妊娠95％左右，其中壶腹部妊娠最多见，约占78％，其次为峡部、伞部、间质部妊娠较少见。

一、病因

（一）输卵管炎症

　　此是异位妊娠的主要病因。可分为输卵管黏膜炎和输卵管周围炎。输卵管黏膜炎轻者可发生黏膜皱褶粘连、管腔变窄。或使纤毛功能受损，从而导致受精卵在输卵管内运行受阻并于该处着床；输卵管周围炎病变主要在输卵管浆膜层或浆肌层，常造成输卵管周围粘连、输卵管扭曲、管腔狭窄、蠕动减弱而影响受精卵运行。

(二)输卵管手术史输卵管绝育史及手术史者

输卵管妊娠的发生率为 10%～20%。尤其是腹腔镜下电凝输卵管及硅胶环套术绝育,可因输卵管瘘或再通而导致输卵管妊娠。曾经接受输卵管粘连分离术、输卵管成形术(输卵管吻合术或输卵管造口术)者,在再次妊娠时输卵管妊娠的可能性亦增加。

(三)输卵管发育不良或功能异常

输卵管过长、肌层发育差、黏膜纤毛缺乏、双输卵管、输卵管憩室或有输卵管副伞等,均可造成输卵管妊娠。输卵管功能(包括蠕动、纤毛活动以及上皮细胞分泌)受雌、孕激素调节。若调节失败,可影响受精卵正常运行。

(四)辅助生殖技术

近年,由于辅助生育技术的应用,使输卵管妊娠发生率增加,既往少见的异位妊娠,如卵巢妊娠、宫颈妊娠、腹腔妊娠的发生率增加。1998 年,美国报道因助孕技术应用所致输卵管妊娠的发生率为 2.8%。

(五)避孕失败

宫内节育器避孕失败,发生异位妊娠的机会较大。

(六)其他

子宫肌瘤或卵巢肿瘤压迫输卵管,影响输卵管管腔通畅,使受精卵运行受阻。输卵管子宫内膜异位可增加受精卵着床于输卵管的可能性。

二、病理

(一)输卵管妊娠的特点

输卵管管腔狭小,管壁薄且缺乏黏膜下组织,其肌层远不如子宫肌壁厚与坚韧,妊娠时不能形成完好的蜕膜,不利于胚胎的生长发育,常发生以下结局。

1.输卵管妊娠流产

输卵管妊娠流产多见于妊娠 8～12 周输卵管壶腹部妊娠。受精卵种植在输卵管黏膜皱襞内,由于蜕膜形成不完整,发育中的胚泡常向管腔突出,最终突破包膜而出血,胚泡与管壁分离,若整个胚泡剥离落入管腔,刺激输卵管逆蠕动经伞端排出到腹腔,形成输卵管妊娠完全流产,出血一般不多。若胚泡剥离不完整,妊娠产物部分排出到腹腔,部分尚附着于输卵管壁,形成输卵管妊娠不全流产,滋养细胞继续侵蚀输卵管壁,导致反复出血,形成输卵管血肿或输卵管周围血肿,血液不断流出并积聚在直肠子宫陷窝形成盆腔血肿,量多时甚至流入腹腔。

2.输卵管妊娠破裂

输卵管妊娠破裂多见于妊娠 6 周左右输卵管峡部妊娠。受精卵着床于输卵管黏膜皱襞间,胚泡生长发育时绒毛向管壁方向侵蚀肌层及浆膜,最终穿破浆膜,形成输卵管妊娠破裂。输卵管肌层血管丰富。短期内可发生大量腹腔内出血,使患者出现休克。其出血量远较输卵管妊娠流产多,腹痛剧烈;也可反复出血,在盆腔与腹腔内形成血肿。孕囊可自破裂口排出,种植在任何部位。若胚泡较小则可被吸收;若过大则可在直肠子宫陷凹内形成包块或钙化为石胎。

输卵管间质部妊娠虽少见,但后果严重,其结局几乎均为输卵管妊娠破裂。由于输卵管间质部管腔周围肌层较厚、血运丰富,因此破裂常发生于孕 12～16 周。其破裂犹如子宫破裂,症状较严重,往往在短时间内出现低血容量休克症状。

3.陈旧性宫外孕

输卵管妊娠流产或破裂,若长期反复内出血形成的盆腔血肿不消散,血肿机化变硬并与周围组织粘连,临床上称为陈旧性宫外孕。

4.继发性腹腔妊娠

无论输卵管妊娠流产或破裂,胚胎从输卵管排入腹腔内或阔韧带内,多数死亡,偶尔也有存活者。若存活胚胎的绒毛组织附着于原位或排至腹腔后重新种植而获得营养,可继续生长发育,形成继发性腹腔妊娠。

(二)子宫的变化

输卵管妊娠和正常妊娠一样,合体滋养细胞产生 HCG 维持黄体生长,使类固醇激素分泌增加,致使月经停止来潮、子宫增大变软、子宫内膜出现蜕膜反应。若胚胎受损或死亡,滋养细胞活力消失,蜕膜白宫壁剥离而发生阴道流血。有时蜕膜可完整剥离,随阴道流血排出三角形蜕膜管型;有时呈碎片排出。排出的组织见不到绒毛,组织学检查无滋养细胞,此时血 β-HCG 下降。子宫内膜形态学改变呈多样性,若胚胎死亡已久,内膜可呈增生期改变,有时可见 Arias-Stella (A-S)反应,镜检见内膜腺上皮细胞增生、增大,细胞边界不清,腺细胞排列成团突入腺腔,细胞极性消失,细胞核肥大、深染,细胞质有空泡。这种子宫内膜过度增生和分泌反应,可能为类固醇激素过度刺激所引起;若胚胎死亡后部分深入肌层的绒毛仍存活,黄体退化迟缓,内膜仍可呈分泌反应。

三、临床表现

输卵管妊娠的临床表现与受精卵着床部位、有无流产或破裂,以及出血量多少与时间长短等有关。

(一)症状

典型症状为停经后腹痛与阴道流血。

1.停经

除输卵管间质部妊娠停经时间较长外,多有 6~8 周停经史。有 20%~30%患者无停经史,将异位妊娠时出现的不规则阴道流血误认为月经。或由于月经过期仅数天而不认为是停经。

2.腹痛

腹痛是输卵管妊娠患者的主要症状。在输卵管妊娠发生流产或破裂之前,由于胚胎在输卵管内逐渐增大,常表现为一侧下腹部隐痛或酸胀感。当发生输卵管妊娠流产或破裂时,突感一侧下腹部撕裂样疼痛,常伴有恶心、呕吐。若血液局限于病变区,主要表现为下腹部疼痛,当血液积聚于直肠子宫陷凹时,可出现肛门坠胀感。随着血液由下腹部流向全腹,疼痛可由下腹部向全腹部扩散,血液刺激膈肌,可引起肩胛部放射性疼痛及胸部疼痛。

3.阴道流血

胚胎死亡后。常有不规则阴道流血,色暗红或深褐,量少呈点滴状,一般不超过月经量,少数患者阴道流血量较多,类似月经。阴道流血可伴有蜕膜管型或蜕膜碎片排出,系子宫蜕膜剥离所致。阴道流血一般常在病灶去除后方能停止。

4.晕厥与休克

由于腹腔内出血及剧烈腹痛,轻者出现晕厥,严重者出现失血性休克。出血量越多越快,症状出现越迅速越严重,但与阴道流血量不成正比。

5.腹部包块

输卵管妊娠流产或破裂时所形成的血肿时间较久者,由于血液凝同并与周围组织或器官(如子宫、输卵管、卵巢、肠管或大网膜等)发生粘连形成包块,包块较大或位置较高者,腹部可扪及。

(二)体征

根据患者内出血的情况,患者可呈贫血貌。腹部检查:下腹压痛、反跳痛明显,出血多时,叩诊有移动性浊音。

四、处理原则

处理原则以手术治疗为主,其次是药物治疗。

(一)药物治疗

1.化学药物治疗

主要适用于早期输卵管妊娠、要求保存生育能力的年轻患者。符合下列条件可采用此法:①无药物治疗的禁忌证;②输卵管妊娠未发生破裂或流产;③输卵管妊娠包块直径≤4 cm;④血β-HCG<2 000 U/L;⑤无明显内出血,常用甲氨蝶呤(MTX),治疗机制是抑制滋养细胞增生,破坏绒毛,使胚胎组织坏死、脱落、吸收。但在治疗中若病情无改善,甚至发生急性腹痛或输卵管破裂症状,则应立即进行手术治疗。

2.中医药治疗

中医学认为本病属血瘀少腹,不通则痛的实证。以活血化瘀、消癥为治则,但应严格掌握指征。

(二)手术治疗

手术治疗分为保守手术和根治手术。保守手术为保留患侧输卵管,根治手术为切除患侧输卵管。手术治疗适用于:①生命体征不稳定或有腹腔内出血征象者;②诊断不明确者;③异位妊娠有进展者(如血β-HCG处于高水平,附件区大包块等);④随诊不可靠者;⑤药物治疗禁忌证者或无效者。

1.保守手术

此适用于有生育要求的年轻妇女,特别是对侧输卵管已切除或有明显病变者。

2.根治手术

此适用于无生育要求的输卵管妊娠内出血并发休克的急症患者。

3.腹腔镜手术

这是近年治疗异位妊娠的主要方法。

五、护理

(一)护理评估

1.病史

应仔细询问月经史,以准确推断停经时间。注意不要将不规则阴道流血误认为末次月经,或由于月经仅过期几天,不认为是停经。此外,对不孕、放置宫内节育器、绝育术、输卵管复通术、盆腔炎等与发病相关的高危因素应予高度重视。

2.身心状况

输卵管妊娠发生流产或破裂前,症状及体征不明显。当患者腹腔内出血较多时呈贫血貌,严重者可出现面色苍白,四肢湿冷,脉快、弱、细,血压下降等休克症状。体温一般正常,出现休克时体温略低,腹腔内血液吸收时体温略升高,但不超过38℃。下腹有明显压痛、反跳痛,尤以患侧为重,肌紧张不明显,叩诊有移动性浊音。血凝后下腹可触及包块。

由于输卵管妊娠流产或破裂后,腹腔内急性大量出血及剧烈腹痛,以及妊娠终止的现实都将是孕妇出现较为激烈的情绪反应。可表现为哭泣、自责、无助、抑郁和恐惧等行为。

3.诊断检查

(1)腹部检查:输卵管妊娠流产或破裂者,下腹部有明显压痛或反跳痛,尤以患侧为甚,轻度腹肌紧张;出血多时,叩诊有移动性浊音;如出血时间较长,形成血凝块,在下腹可触及软性肿块。

(2)盆腔检查:输卵管妊娠未发生流产或破裂者,除子宫略大较软外,仔细检查可能触及胀大的输卵管并有轻度压痛。输卵管妊娠流产或破裂者,阴道后穹隆饱满,有触痛。将宫颈轻轻上抬或左右摇动时引起剧烈疼痛,称为宫颈抬举痛或摇摆痛,是输卵管妊娠的主要体征之一。子宫稍大而软,腹腔内出血多时子宫检查呈漂浮感。

(3)阴道后穹隆穿刺:是一种简单、可靠的诊断方法,适用于疑有腹腔内出血的患者。由于腹腔内血液易积聚于子宫直肠陷凹,抽出暗红色不凝血为阳性,说明存在血腹症。无内出血、内出血量少、血肿位置较高或子宫直肠陷凹有粘连者,可能抽不出血液,因而穿刺阴性不能排除输卵管妊娠存在。如有移动性浊音,可做腹腔穿刺。

(4)妊娠试验:放射免疫法测血中HCG,尤其是β-HCG阳性有助诊断。虽然此方法灵敏度高,异位妊娠的阳性率一般可达80%～90%,但β-HCG阴性者仍不能完全排除异位妊娠。

(5)血清孕酮测定:对判断正常妊娠胚胎的发育情况有帮助,血清孕酮值<5 ng/mL应考虑宫内妊娠流产或异位妊娠。

(6)超声检查:B型超声显像有助于诊断异位妊娠。阴道B型超声检查较腹部B型超声检查准确性高。诊断早期异位妊娠。单凭B型超声现象有时可能会误诊。若能结合临床表现及β-HCG测定等,对诊断的帮助很大。

(7)腹腔镜检查:适用于输卵管妊娠尚未流产或破裂的早期患者和诊断有困难的患者,腹腔内有大量出血或伴有休克者,禁做腹腔镜检查。在早期异位妊娠患者,腹腔镜可见一侧输卵管肿大,表面紫蓝色,腹腔内无出血或有少量出血。

(8)子宫内膜病理检查:诊刮仅适用于阴道流血量较多的患者,目的在于排除宫内妊娠流产。将宫腔排出物或刮出物做病理检查,切片中见到绒毛,可诊断为宫内妊娠,仅见蜕膜未见绒毛者有助于诊断异位妊娠。现已经很少依靠诊断性刮宫协助诊断。

(二)护理诊断

1.潜在并发症

出血性休克。

2.恐惧

恐惧与担心手术失败有关。

(三)预期目标

(1)患者休克症状得以及时发现并缓解。

(2)患者能以正常心态接受此次妊娠失败的事实。

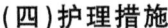

(四)护理措施

1.接受手术治疗患者的护理

(1)护士在严密监测患者生命体征的同时,配合医师积极纠正患者休克症状,做好术前准备。手术治疗是输卵管异位妊娠的主要处理原则。对于严重内出血并发休克的患者,护士应立即开放静脉,交叉配血,做好输血输液的准备。以便配合医师积极纠正休克,补充血容量,并按急症手术要求迅速做好手术准备。

(2)加强心理护理:护士于术前简洁明了地向患者及家属讲明手术的必要性,并以亲切的态度和切实的行动赢得患者及家属的信任,保持周围环境的安静、有序,减少和消除患者的紧张、恐惧心理,协助患者接受手术治疗方案。术后,护士应帮助患者以正常的心态接受此次妊娠失败的现实,向她们讲述异位妊娠的有关知识,一方面可以减少因害怕再次发生移位妊娠而抵触妊娠的不良情绪,另一方面也可以增加和提高患者的自我保健意识。

2.接受非手术治疗患者的护理

对于接受非手术治疗方案的患者,护士应从以下几方面加强护理。

(1)护士需密切观察患者的一般情况、生命体征,并重视患者的主诉,尤应注意阴道流血量与腹腔内出血量不成比例,当阴道流血量不多时,不要误认为腹腔内出血量亦很少。

(2)护士应告诉患者病情发展的一些指征,如出血增多、腹痛加剧、肛门坠胀感明显等,以便当患者病情发展时,医患均能及时发现,给予相应处理。

(3)患者应卧床休息,避免腹部压力增大,从而减少异位妊娠破裂的机会。在患者卧床期间,护士需提供相应的生活护理。

(4)护士应协助正确留取血标本,以检测治疗效果。

(5)护士应指导患者摄取足够的营养物质,尤其是富含铁蛋白的食物,如动物肝脏、肉类、豆类、绿叶蔬菜以及黑木耳等,以促进血红蛋白的增加,增强患者的抵抗力。

3.出院指导

输卵管妊娠的预后在于防治输卵管的损伤和感染,因此护士应做好妇女的健康保健工作,防止发生盆腔感染。教育患者保持良好的卫生习惯,勤洗浴、勤换衣,性伴侣稳定。发生盆腔炎后须立即彻底治疗,以免延误病情。另外,由于输卵管妊娠者中约有10%的再发生率和50%~60%的不孕率。因此,护士需告诫患者,下次妊娠时要及时就医,并且不宜轻易终止妊娠。

(五)护理评价

(1)患者的休克症状得以及时发现并纠正。

(2)患者消除了恐惧心理.愿意接受手术治疗。

（汪　苗）

第二节　过期妊娠

平时月经周期规则,妊娠达到或超过42周(>294天)尚未分娩者,称为过期妊娠。其发生率占妊娠总数的3%~15%。过期妊娠使胎儿窘迫、胎粪吸入综合征、过熟综合征、新生儿窒息、围生儿死亡、巨大儿,以及难产等不良结局发生率增高,并随妊娠期延长而增加。

一、病因

过期妊娠可能与下列因素有关。

(一)雌、孕激素比例失调

内源性前列腺素和雌二醇分泌不足而孕酮水平增高,导致孕激素优势.抑制前列腺素和缩宫素的作用,延迟分娩发动。导致过期妊娠。

(二)头盆不称

部分过期妊娠胎儿较大,导致头盆不称和胎位异常,使胎先露部不能紧贴子宫下段及宫颈内口,反射性子宫收缩减少,容易发生过期妊娠。

(三)胎儿畸形

如无脑儿,由于无下丘脑,垂体肾上腺轴发育不良或缺如,促肾上腺皮质激素产生不足,胎儿肾上腺皮质萎缩,使雌激素的前身物质 16α-羟基硫酸脱氢表雄酮不足,从而雌激素分泌减少;小而不规则的胎儿不能紧贴子宫下段及宫颈内口诱发宫缩,导致过期妊娠。

(四)遗传因素

某家族、某个体常反复发生过期妊娠,提示过期妊娠可能与遗传因素有关。胎盘硫酸酯酶缺乏症是一种罕见的伴性隐性遗传病,可导致过期妊娠。其发生机制是因胎盘缺乏硫酸酯酶,胎儿肾上腺与肝脏产生的 16α-羟基硫酸脱氢表雄酮不能脱去硫酸根转变为雌二醇及雌三醇,从而使血雌二醇及雌三醇明显减少,降低子宫对缩宫素的敏感性,使分娩难以启动。

二、临床表现

(一)胎盘

过期妊娠的胎盘病理有两种类型:一种是胎盘功能正常,除重量略有增加外。胎盘外观和镜检均与妊娠足月胎盘相似;另一种是胎盘功能减退,肉眼观察胎盘母体面呈片状或多灶性梗死及钙化,胎儿面及胎膜常被胎粪污染,呈黄绿色。

(二)羊水

正常妊娠 38 周后,羊水量随妊娠推延逐渐减少,妊娠 42 周后羊水减少迅速,约 30% 减至 300 mL 以下;羊水粪染率明显增高,是足月妊娠的 2～3 倍,若同时伴有羊水过少,羊水粪染率达 71%。

(三)胎儿

过期妊娠胎儿生长模式与胎盘功能有关,可分以下 3 种。

1.正常生长及巨大儿

胎盘功能正常者,能维持胎儿继续生长,约 25% 成为巨大儿,其中 1.4% 胎儿出生体重＞4 500 g。

2.胎儿成熟障碍

10%～20% 过期妊娠并发胎儿成熟障碍。胎盘功能减退与胎盘血流灌注不足、胎儿缺氧及营养缺乏等有关。由于胎盘合成、代谢、运输及交换等功能障碍,胎儿不易再继续生长发育。临床分为3期:第Ⅰ期为过度成熟期,表现为胎脂消失、皮下脂肪减少、皮肤干燥松弛多皱褶,头发浓密,指(趾)甲长,身体瘦长,容貌似"小老人"。第Ⅱ期为胎儿缺氧期,肛门括约肌松弛,有胎粪排出,羊水及胎儿皮肤黄染,羊膜和脐带绿染,同胎儿患病率及围生儿死亡率最高。第Ⅲ期为胎儿全身因粪染历时较长广泛黄染,指(趾)甲和皮肤呈黄色,脐带和胎膜呈黄绿色,此期胎儿已经

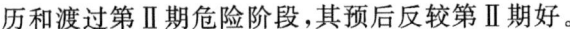

历和渡过第Ⅱ期危险阶段,其预后反较第Ⅱ期好。

3.胎儿生长受限

小样儿可与过期妊娠共存,后者更增加胎儿的危险性,约 1/3 过期妊娠死产儿为生长受限小样儿。

三、处理原则

应根据胎盘功能、胎儿大小、宫颈成熟度综合分析,以确诊过期妊娠,并选择恰当的分娩方式终止妊娠,在产程中密切观察羊水情况、胎心监护,出现胎儿窘迫征象,行剖宫产尽快结束分娩。

四、护理

(一)护理评估

1.病史

准确核实孕周,确定胎盘功能是否正常是关键。诊断过期妊娠之前必须准确核实孕周。

2.身心诊断

平时月经周期规则,妊娠达到或超过 42 周(>294 天)未分娩者,可诊断为过期妊娠。由于孕妇结果的不可预知、恐惧、焦虑、猜测是过期妊娠孕妇常见的情绪反应。

3.诊断检查

实验室检查:①根据 B 型超声检查确定孕周,妊娠 20 周内,B 型超声检查对确定孕周有重要意义。妊娠 5～12 周内以胎儿顶臀径推算孕周较准确,妊娠 12～20 周以内以胎儿双顶径、股骨长度推算预产期较好。②根据妊娠初期血、尿 HCG 增高的时间推算孕周。

(二)可能的护理诊断

1.有新生儿受伤的危险

与过期胎儿生长受限有关。

2.焦虑

与担心分娩方式、过期胎儿预后有关。

(三)预期目标

(1)新生儿不存在因护理不当而产生的并发症。

(2)患者能平静地面对事实,接受治疗和护理。

(四)护理措施

1.预防过期妊娠

(1)加强孕期宣教,使孕妇及家属认识过期妊娠的危害性。

(2)定期进行产前检查,适时结束妊娠。

2.加强监测,判断胎儿在宫内情况

(1)教会孕妇进行胎动计数:妊娠超过 40 周的孕妇,通过计数胎动进行自我监测尤为重要。胎动计数>30 次/12 小时为正常,<10 次/12 小时或逐天下降,超过 50%,应视为胎盘功能减退,提示胎儿宫内缺氧。

(2)胎儿电子监护仪检测:无应激试验(NST)每周 2 次,胎动减少时应增加检测次数;住院后需每天1 次监测胎心变化。NST 无反应型需进一步做缩宫素激惹试验(OCT),若多次反复相互现胎心晚期减速,提示胎盘功能减退、胎儿明显缺氧。因 NST 存在较高假阳性率,需结合 B 型超声检查,估计胎儿安危。

3.终止妊娠应根据胎盘功能、胎儿大小、宫颈成熟度综合分析,选择恰当的分娩方式

(1)终止妊娠的指征。已确诊过期妊娠,严格掌握终止妊娠的指征:①宫颈条件成熟;②胎儿体重>4 000 g 或胎儿生长受限;③12 小时内胎动<10 次或 NST 为无反应型,OCT 可疑;④尿 E/C 比值持续低值;⑤羊水过少(羊水暗区<3 cm)和/或羊水粪染;⑥并发重度子痫前期或子痫。终止妊娠的方法应酌情而定。

(2)引产:宫颈条件成熟、Bishop 评分>7 分者,应予引产;胎头已衔接者,通常采用人工破膜,破膜时羊水多而清者,可静脉滴注缩宫素。在严密监视下经阴道分娩。对羊水Ⅱ度污染者,若阴道分娩,要求在胎肩娩出前用负压吸管或吸痰管吸净胎儿鼻咽部黏液。

(3)剖宫产:出现胎盘功能减退或胎儿窘迫征象,不论宫颈条件成熟与否,均应行剖宫产尽快结束分娩。过期妊娠时,胎儿虽有足够储备力,但临产后宫缩应激力的显著增加超过其储备力,出现隐性胎儿窘迫,对此应有足够认识。最好应用胎儿监护仪,及时发现问题,采取应急措施,适时选择剖宫产挽救胎儿。进入产程后。应鼓励产妇左侧卧位、吸氧。产程中最好连续监测胎心,注意羊水性状,必要时取胎儿头皮血测 pH,及早发现胎儿窘迫,并及时处理。过期妊娠时,常伴有胎儿窘迫、羊水粪染,分娩时应做相应准备。胎儿娩出后立即在直接喉镜指引下行气管插管吸出气管内容物,以减少胎粪吸入综合征的发生。过期儿患病率和死亡率均增高,应及时发现和处理新生儿窒息、脱水、低血容量及代谢性酸中毒等并发症。

(五)护理评价

(1)患者能积极配合医护措施。

(2)新生儿未发生窒息。

(汪　苗)

第三节　妊娠剧吐

少数孕妇早孕反应严重,频繁恶心呕吐,不能进食,以致发生体液失衡及新陈代谢障碍,甚至危及孕妇生命,称为妊娠剧吐。发病率 0.35%～0.47%。

一、临床表现

恶心呕吐,头晕,厌食,甚则食入即吐,或恶闻食气,不食也吐。体格检查见精神萎靡消瘦,严重者可见血压下降,体温升高,黄疸,嗜睡和昏迷。

二、治疗

对妊娠剧吐者,应给予安慰,注意其精神状态,了解其思想情绪,解除顾虑。通常应住院治疗。应先禁食 2～3 天,每天静脉滴注葡萄糖液及葡萄糖盐水共 3 000 mL。输液中加入氯化钾、维生素 C 及维生素 B_6,同时肌内注射维生素 B_1。合并有代谢性酸中毒者,应根据血二氧化碳结合力值或血气分析结果,静脉滴注碳酸氢钠溶液。每天尿量至少应达到 1 000 mL。一般经上述治疗 2～3 天后,病情多迅速好转。呕吐停止后,可以试进饮食。若进食量不足,应适当补液,经

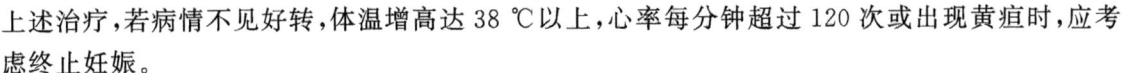

上述治疗,若病情不见好转,体温增高达 38 ℃以上,心率每分钟超过 120 次或出现黄疸时,应考虑终止妊娠。

三、护理

(一)护理措施

1.心理护理

了解患者的心理状态,充分调动患者的主动性,帮患者分析病情,使患者了解妊娠剧吐是一种常见的生理现象,经过治疗和护理是可以预防和治愈的,消除不必要的思想顾虑,克服妊娠剧吐带来的不适,树立妊娠的信心,提高心理舒适度。

2.输液护理

考虑患者的感受,输液前做好解释工作,操作时做到沉着、稳健、熟练、一针见血,尽可能减少穿刺中的疼痛,经常巡视输液情况,观察输液是否通畅,针头是否脱出,输液管有无扭曲、受压,注射部位有无液体外溢、疼痛等。

3.饮食护理

妊娠剧吐往往与孕妇自主神经系统稳定性、精神状态、生活环境有密切关系,患者在精神紧张下,呕吐更加频繁,引起水及电解质紊乱,由于呕吐后怕进食,长期饥饿热量摄入不足,故在治疗同时应注意患者的心理因素,予以解释安慰,妊娠剧吐患者见到食物往往有种恐惧心理,胃食欲缺乏,因此,呕吐时禁食,使胃肠得到休息。但呕吐停止后应适当进食,饮食以清淡、易消化为主,还应含丰富蛋白质和碳水化合物,可少量多餐,对患者进行营养与胎儿发育指导,把进餐当成轻松愉快的享受而不是负担,使胎儿有足够的营养,顺利度过早孕反应期。

4.家庭护理

(1)少吃多餐,选择能被孕妇接受的食物,以流质为主,避免油腻、异味。吐后应继续再吃,若食后仍吐,多次进食补充,仍可保持身体营养的需要,同时避免过冷过热的食物。必要时饮口服补液盐。

(2)卧床休息,环境安静,通风,减少在视线范围内引起不愉快的情景和异味。呕吐时作深呼吸和吞咽动作即大口喘气,呕吐后要及时漱口,注意口腔卫生。另外要保持外阴的清洁,床铺的整洁。

(3)关心、体贴孕妇,解除不必要的顾虑,孕妇保持心情愉快,避免急躁和情绪激动。

(4)若呕吐导致体温上升,脉搏增快,眼眶凹陷,皮肤无弹性,精神异常,要立即送医院。

5.健康教育

(1)保持情绪的安定与舒畅。呕吐严重者,须卧床休息。

(2)居室尽量布置得清洁、安静、舒适。避免异味的刺激。呕吐后应立即清除呕吐物,以避免恶性刺激,并用温开水漱口,保持口腔清洁。呕吐较剧者,可在食前口中含生姜 1 片,以达到暂时止呕的目的。

(3)注意饮食卫生,饮食宜营养价值稍高且易消化为主。可采取少吃多餐的方法。为防止脱水,应保持每天的液体摄入量,平时宜多吃一些西瓜、生梨、甘蔗等水果。

(4)保持大便的通畅。

(二)护理效果评估

(1)患者呕吐减轻,水、电解质平衡。

(2)患者情绪稳定。

(汪　苗)

第四节　妊娠期高血压疾病

妊娠期高血压疾病是妊娠期特有的疾病。发病率我国9.4%～10.4%,国外 7%～12%。本病命名强调生育年龄妇女发生高血压、蛋白尿症状与妊娠之间的因果关系。多数病例在妊娠期出现一过性高血压、蛋白尿症状,分娩后即随之消失。该病严重影响母婴健康,是孕产妇和围生儿患病率及死亡率的主要原因。

一、高危因素与病因

(一)高危因素

流行病学调查发现与妊娠期高血压疾病发病风险增加密切相关有如下高危因素:初产妇、孕妇年龄过小或大于 35 岁、多胎妊娠、妊娠期高血压病史及家族史、慢性高血压、慢性肾炎、抗磷脂抗体综合征、糖尿病、肥胖、营养不良、低社会经济状况。

(二)病因

妊娠期高血压疾病至今病因不明,多数学者认为当前可较合理解释的原因有如下几种。

1.异常滋养层细胞侵入子宫肌层

研究认为,子痫前期患者胎盘有不完整的滋养层细胞侵入子宫动脉,蜕膜血管与血管内滋养母细胞并存,子宫螺旋动脉发生广泛改变,包括血管内皮损伤、组成血管壁的原生质不足、肌内膜细胞增殖及脂类,首先在肌内膜细胞,其次在吞噬细胞中积聚,最终发展为动脉粥样硬化而引发妊娠期高血压疾病的一系列症状。

2.免疫机制

妊娠被认为是成功的自然同种异体移植。胎儿在妊娠期内不受排斥是因胎盘的免疫屏障作用、母体内免疫抑制细胞及免疫抑制物的作用。研究发现子痫前期呈间接免疫,子痫前期孕妇组织相容性抗原 HLA-DR4 明显高于正常孕妇。HLA-DR4 在妊娠期高血压疾病发病中的作用可能为:①直接作为免疫基因,通过免疫基因产物,如抗原影响 R 噬细胞呈递抗原;②与疾病致病基因连锁不平衡;③使母胎间抗原呈递及识别功能降低,导致封闭抗体产生不足,最终导致妊娠期高血压疾病的发生。

3.血管内皮细胞受损

炎性介质如肿瘤坏死因子、白细胞介素-6、极低密度脂蛋白等可能促成氧化应激,导致类脂过氧化物持续生成,产生大量毒性因子,引起血管内皮损伤,干扰前列腺素平衡而使血压升高,导致一系列病理变化。研究认为这些炎性介质、毒性因子可能来源于胎盘及蜕膜。因此,胎盘血管内皮损伤可能先于全身其他脏器。

4.遗传因素

妊娠期高血压疾病的家族多发性提示遗传因素与该病发生有关。研究发现血管紧张素原基因变异 T235 的妇女妊娠期高血压疾病的发生率较高。也有人发现妇女纯合子基因突变有异常滋养细胞浸润。遗传性血栓形成可能发生于子痫前期。单基因假设能够解释子痫前期的发生,但多基因遗传也不能排除。

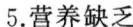

5.营养缺乏

已发现多种营养如低清蛋白血症、钙、镁、锌、硒等缺乏与子痫前期发生发展有关。研究发现妊娠期高血压疾病患者细胞内钙离子升高、血清钙下降,导致血管平滑肌细胞收缩,血压上升。

6.胰岛素抵抗

近年研究发现妊娠期高血压疾病患者存在胰岛素抵抗,高胰岛素血症可导致一氧化氮(NO)合成下降及脂质代谢紊乱,影响前列腺素 E_2 的合成,增加外周血管的阻力,升高血压。因此认为胰岛素抵抗与妊娠期高血压疾病的发生密切相关,但尚需进一步研究。

二、病理生理变化

本病基本病理生理变化是全身小血管痉挛,内皮损伤及局部缺血,全身各系统各脏器灌流减少。由于小动脉痉挛,造成管腔狭窄、血管外周阻力增大、内皮细胞损伤、通透性增加、体液和蛋白质渗漏,表现为血压上升、蛋白尿、水肿和血液浓缩等。全身各组织器官因缺血、缺氧而受到不同程度损害。严重者脑、心、肝、肾及胎盘等的病理变化可导致抽搐、昏迷、脑水肿、脑出血,以及心、肾衰竭、肺水肿、肝细胞坏死及被膜下出血。胎盘绒毛退行性变、出血和梗死,胎盘早期剥离以及凝血功能障碍而导致 DIC 等。主要病理生理变化简示如下(图 9-2)。

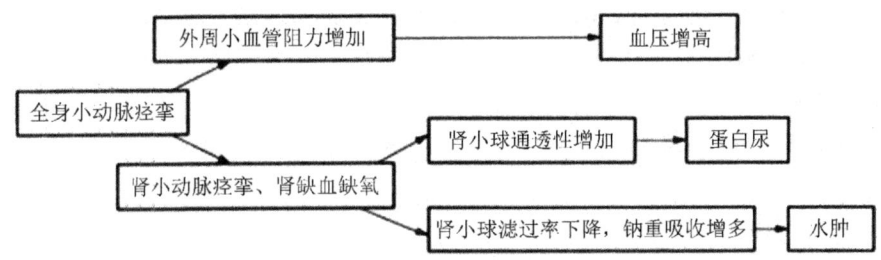

图 9-2　妊娠期高血压疾病病理生理变化示意图

三、临床表现与分类

妊娠期高血压疾病分类与临床表现见表 9-1。

表 9-1　妊娠期高血压疾病分类及临床表现

分类	临床表现
妊娠期高血压	妊娠期首次出现血压≥18.7/12.0 kPa(140/90 mmHg),并于产后 12 周恢复正常;尿蛋白(—);少数患者可伴有,上腹部不适或血小板减少,产后方可确诊
子痫前期	
轻度	妊娠 20 周以后出现血压≥18.7/12.0 kPa(140/90 mmHg);尿蛋白>0.3 g/24 h 或随机尿蛋白(+);可伴有上腹不适、头痛等症状
重度	血压≥21.3/14.7 kPa(160/110 mmHg);尿蛋白>2.0 g/24 h 或随机尿蛋白>(++);血清肌酐>106 mmol/L,血小板低于 $100×10^9$/L;血 LDH 升高;血清 ALT 或 AST 升高;持续性头痛或其他脑神经或视觉障碍;持续性上腹不适
子痫	子痫前期孕妇抽搐不能用其他原因解释

分类	临床表现
慢性高血压并发子痫前期	血压高血压孕妇妊娠 20 周以前无尿蛋白,若出现尿蛋白＞0.3 g/24 h;高血压孕妇妊娠 20 周后突然尿蛋白增加或血压进一步升高或血小板＜100×10⁹/L
妊娠合并慢性高血压	妊娠前或妊娠 20 周前舒张压＞12.0 kPa(90 mmHg)(除外滋养细胞疾病),妊娠期无明显加重;或妊娠 20 周后首次诊断高血压并持续到产后 12 周后

需要注意以下几方面。

(1)通常正常妊娠、贫血及低蛋白血症均可发生水肿,妊娠期高血压疾病之水肿无特异性,因此不能作为其诊断标准及分类依据。

(2)血压较基础血压升高 4.0/2.0 kPa(30/15 mmHg),但低于 18.7/12.0 kPa(140/90 mmHg)时,不作为诊断依据,但必须严密观察。

(3)重度子痫前期是妊娠 20 周后出现高血压、蛋白尿,且伴随以下至少一种临床症状或体征者,见表 9-2。

表 9-2　重度子痫前期的临床症状和体征

收缩压＞21.3～24.0 kPa(160～180 mmHg),或舒张压＞14.7 kPa(110 mmHg)
24 小时尿蛋白＞3.0 g,或随机尿蛋白(＋＋＋)以上
中枢神经系统功能障碍
精神状态改变和严重头痛(频发,常规镇痛药不缓解)
脑血管意外
视力模糊,眼底点状出血,极少数患者发生皮质性盲
肝细胞功能障碍,肝细胞损伤,血清转氨酶至少升高 2 倍
上腹部或右上象限痛等肝包膜肿胀症状,肝被膜下出血或肝破裂
少尿,24 小时尿量＜500 mL
肺水肿,心力衰竭
血小板＜100×10⁹/L
凝血功能障碍
微血管病性溶血(血 LDH 升高)
胎儿生长受限、羊水过少、胎盘早剥

子痫前可有不断加重的重度子痫前期,但子痫也可发生于血压升高不显著、无蛋白尿或水肿者。通常产前子痫较多,约 25% 子痫发生于产后 48 小时。

子痫抽搐进展迅速,前驱症状短暂,表现为抽搐、面部充血、口吐白沫、深昏迷;随之深部肌肉僵硬。很快发展成典型的全身阵挛性惊厥、有节律的肌肉收缩和紧张,持续 1.0～1.5 分钟,期间患者无呼吸动作,此后抽搐停止,呼吸恢复,但患者仍昏迷,最后意识恢复,但有困顿、易激惹、烦躁等症状。

四、处理原则

妊娠期高血压疾病的治疗目的和原则是争取母体可以完全恢复健康,胎儿生后能够存活,以对母儿影响最小的方式终止妊娠。对于妊娠期高血压可住院也可在家治疗,应保证休息,加强孕期检查,密切观察病情变化,以防发展为重症。子痫前期应住院治疗、积极处理,防止发生子痫及并发症。治疗原则为解痉、降压、镇静,合理扩容及利尿,适时终止妊娠。

常用的治疗药物如下。①解痉药物:以硫酸镁为首选药物。硫酸镁有预防和控制子痫发作的作用,适用于子痫前期和子痫的治疗。②镇静药物:适用于对硫酸镁有禁忌或疗效不明显时,但分娩时应慎用,以免药物通过而对胎儿产生影响,主要用药有地西泮和冬眠合剂。③降压药物:仅适用于血压过高,特别是舒张压高的患者,舒张压≥14.7 kPa(110 mmHg)或平均动脉压≥14.7 kPa(110 mmHg)者,可应用降压药物。选用的药物以不影响心排血量、肾血流量及子宫胎盘灌注量为宜。常用药物有肼屈嗪、硝苯地平、尼莫地平等。④扩容药物:扩容应在解痉的基础上进行。扩容治疗时,应严密观察脉搏、呼吸、血压及尿量,防止肺水肿和心力衰竭的发生。常用的扩容剂有清蛋白、全血、平衡液和右旋糖酐-40。⑤利尿药物:仅用于全身性水肿、急性心力衰竭、肺水肿、脑水肿、血容量过高且伴有潜在肺水肿者。用药过程中应严密监测患者的水和电解质平衡情况,以及药物的毒副反应。常用药物有呋塞米、甘露醇。

五、护理

(一)护理评估

1.病史

详细询问患者与孕前及妊娠 20 周前有无高血压、蛋白尿和/或水肿及抽搐等征象;既往病史中有无原发性高血压、慢性肾炎及糖尿病;有无家族史。此次妊娠经过,出现异常现象的时间及治疗经过。

2.身心状况

除评估患者一般健康状况外,护士需重点评估患者的血压、蛋白尿、水肿、自觉症状,以及抽搐、昏迷等情况。在评估过程中应注意以下几方面。

(1)初测高血压有升高者,需休息 1 小时后再测,方能正确反映血压情况。同时不要忽略测得血压与其基础血压的比较。而且也可经过翻身试验(roll over test.ROT)进行判断,即存孕妇左侧卧位时测血压直至血压稳定后,嘱其翻身卧位 5 分钟再测血压,若仰卧位舒张压较左侧卧位≥2.7 kPa(20 mmHg),提示有发生先兆子痫的倾向。

(2)留取 24 小时尿进行尿蛋白检查。凡 24 小时蛋白尿定量≥0.3 g 者为异常。由于蛋白尿的出现及量的多少反映了肾小管痉挛的程度和肾小管细胞缺氧及其功能受损的程度,护士应给予高度重视。

(3)妊娠后期水肿发生的原因除妊娠期高血压疾病外,还可由于下腔静脉受增大子宫压迫使血液回流受阻、营养不良性低蛋白血症以及贫血等引起,因此水肿的轻重并不一定反应病情的严重程度。但是水肿不明显者,也有可能迅速发展为子痫,应引起重视。此外,还应注意水肿不明显,但体重于 1 周内增加超过 0.5 kg 的隐性水肿。

(4)孕妇出现头痛、眼花、胸闷、恶心、呕吐等自觉症状时提示病情的进一步发展,即进入子痫前期阶段,护士应高度重视。

(5)抽搐与昏迷是最严重的表现,护士应特别注意发作状态、频率、持续时间、间隔时间、神智情况,以及有无唇舌咬伤、摔伤,甚至发生骨折、窒息或吸入性肺炎等。

妊娠期高血压疾病孕妇的心理状态与病情程度密切相关。妊娠期高血压孕妇由于身体尚未感明显不适,心理上往往易忽略,不予重视。随着病情的发展,当血压明显升高,出现自觉症状时,孕妇紧张、焦虑、恐惧的心理也会随之加重。此外,孕妇的心理状态还与孕妇对疾病的认识,以及其支持系统的认识与帮助有关。

3.诊断检查

(1)尿常规检查:根据蛋白尿量确定病情严重程度;根据镜检出现管型判断肾功能受损情况。

(2)血液检查:①测定血红蛋白、血细胞比容、血浆黏度、全血黏度,以了解血液浓缩程度;重症患者应测定血小板数、凝血时间,必要时测定凝血酶时间、纤维蛋白原和鱼精蛋白副凝试验(3P试验)等,以了解有无凝血功能异常。②测定血电解质及二氧化碳结合力,以及时了解有无电解质紊乱及酸中毒。③肝、肾功能测定:如进行丙氨酸氨基转移酶(ACT)、血尿素氮、肌酐及尿酸等测定。④眼底检查:重度子痫前期时,眼底小动脉痉挛、动静脉比例可由正常的2∶3变为1∶2甚至1∶4,或出现视网膜水肿、渗出、出血,甚至视网膜剥离、一时性失明等。⑤其他检查:如心电图、超声心动图、胎盘功能、胎儿成熟度检查等,可视病情而定。

(二)护理诊断

1.体液过多

与下腔静脉受增大子宫压迫或血液回流受阻或营养不良性低蛋白血症有关。

2.有受伤的危险

与发生抽搐有关。

3.潜在并发症

胎盘早期剥离。

(三)预期目标

(1)妊娠期高血压孕妇病情缓解,发展为中、重度。

(2)子痫前期病情控制良好、未发生子痫及并发症。

(3)妊娠高血压疾病孕妇明确孕期保健的重要性。积极配合产前检查及治疗。

(四)护理措施

1.妊娠期高血压疾病的预防

护士应加强孕早期健康教育,使孕妇及家属了解妊娠期高血压疾病的知识及其对母儿的危害,从而促使孕妇自觉于妊娠早期开始做产前检查,并坚持定期检查,以便及时发现异常,及时得到治疗和指导。同时,还应指导孕妇合理饮食,增加蛋白质、维生素以及富含铁、钙、锌的食物,减少过量脂肪和盐的摄入,对预防妊娠期高血压疾病有一定作用。尤其是钙的补充,可从妊娠20周开始。每天补充钙剂2 g,可降低妊娠期高血压疾病的发生。此外,孕妇应采取左侧卧位休息以增加胎盘绒毛血供,同时保持心情愉快也有助于妊娠期高血压疾病的预防。

2.妊娠期高血压的护理

(1)保证休息:妊娠期高血压孕妇可在家休息,但需注意适当减轻工作,创造安静、清洁环境,以保证充分的睡眠(8~10小时/天)。在休息和睡眠时以左侧卧位为宜,在必要时也可换成右侧卧位,但要避免平卧位,其目的是解除妊娠子宫下腔静脉的压迫,改善子宫胎盘循环。此外,孕妇精神放松、心情愉快也有助于抑制妊娠期高血压疾病的发展。因此,护士应帮助孕妇合理安排工作和生活,既不紧张劳累,又不单调郁闷。

(2)调整饮食:妊娠期高血压孕妇除摄入足量的蛋白质(100 g/天以上)、蔬菜,补充维生素、铁和钙剂。食盐不必严格限制,因为长期低盐饮食可引起低钠血症,易发生产后血液循环衰竭,而且低盐饮食也会影响食欲,减少蛋白质的摄入,加强母儿不利。但全身水肿的孕妇应限制食盐的摄入量。

(3)加强产前保健:根据病情需要适当增加检查次数,加强母儿监测措施,密切注意病情变化,防止发展为重症。同时向孕妇及家属讲解妊娠期高血压疾病相关知识,便于病情发展时孕妇能及时汇报,并督促孕妇每天数胎动。检测体重,及时发现异样,从而提高孕妇的自我保健意识,并取得家属的支持和理解。

3.子痫前期的护理

(1)一般护理。

轻度子痫前期的孕妇需住院治疗,卧床休息。左侧卧位。保持病室安静,避免各种刺激。若孕妇为重度子痫前期患者,护士还应准备以下物品:呼叫器、床档、急救车、吸引器、氧气、开口器、产包以及急救药品,如硫酸镁、葡萄糖酸钙等。

每4小时测1次血压,如舒张压渐上升,提示病情加重。并随时观察和询问孕妇有无头晕、头痛、恶心等自觉症状。

注意胎心变化,以及胎动、子宫敏感度(肌张力)有无变化。

重度子痫前期孕妇应根据病情需要,适当限制食盐摄入量(每天少于3 g),每天或隔天测体重,每天记录液体出入量、测尿蛋白。必要时测24/小时蛋白定量,测肝肾功能、二氧化碳结合力等项目。

(2)用药护理:硫酸镁是目前治疗子痫前期的首选解痉药物。镁离子能抑制运动神经末梢对乙酰胆碱的释放,阻断神经和肌肉间的传导,使骨骼肌松弛;镁离子可以刺激血管内皮细胞合成前列环素,降低机体对血管紧张素Ⅱ的反应,缓解血管痉挛状态,从而预防和控制子痫的发作。同时,镁离子可以提高孕妇和胎儿血红蛋白的亲和力,改善氧代谢。护士应明确硫酸镁的用药方法、毒性反应以及注意事项。

用药方法:硫酸镁可采用肌内注射或静脉用药。①肌内注射:通常于用药2小时后血液浓度达高峰,且体内浓度下降缓慢,作用时间长,但局部刺激性强,患者常因疼痛而难以接受。注射时应注意使用长针头行深部肌内注射,也可加利多卡因于硫酸镁溶液中,以缓解疼痛刺激,注射后用无菌棉球或创可贴覆盖针孔,防止注射部位感染,必要时可行局部按揉或热敷,促进肌肉组织对药物的吸收。②静脉用药:可行静脉滴注或推注,静脉用药后可使血中浓度迅速达到有效水平,用药后约1小时血浓度可达高峰,停药后血浓度下降较快,但可避免肌内注射引起的不适。基于不同用药途径的特点,临床多采用两种方式互补长短。

毒性反应:硫酸镁的治疗浓度和中毒浓度相近,因此在进行硫酸镁治疗时应严密观察其毒性作用,并认真控制硫酸镁的入量。通常主张硫酸镁的滴注速度以1 g/h为宜,不超过2 g/h,每天维持用量15~20 g。硫酸镁过量会使呼吸和心肌收缩功能受到抑制,危及生命。中毒现象首先表现为膝反射减弱或消失,随着血镁浓度的增加可出现全身肌张力减退及呼吸抑制,严重者心跳可突然停止。

注意事项:护士在用药前及用药过程中均应检测孕妇血压,同时还应检测以下指标。①膝腱反射必须存在;②呼吸不少于16次/分;③尿量每24小时不少于600 mL,或每小时不少于25 mL,尿少提示排泄功能受抑制。镁离子易蓄积发生中毒。由于钙离子可与镁离子争夺神经细胞上的同一受体,阻止镁离子的继续结合,因此应随时准备好10%的葡萄糖酸钙注射液,以便出现毒性作用时及时予以解毒。10%葡萄糖酸钙10 mL在静脉推注时宜在3分钟内推完,必要时可每小时重复 1 次,直至呼吸、排尿和神经抑制恢复正常,但 2.1 小时内不超过 8 次。

4.子痫患者的护理

子痫为妊娠期高血压疾病最严重的阶段,直接关系到母儿安危,因此子痫患者的护理极为重要。

(1)协助医师控制抽搐:患者一旦发生抽搐,应尽快控制。硫酸镁为首选药物,必要时可加用强有力的镇静药物。

(2)专人护理,防止受伤:在子痫发生后,首先应保持患者的呼吸道通畅。并立即给氧,用开口器或于上、下磨牙间放置一缠好纱布的压舌板,用舌钳固定舌头,以防咬伤唇舌或发生舌后坠。使患者取头低侧卧位,以防黏液吸入呼吸道或舌头阻塞呼吸道,也可避免发生低血压综合征。必要时,用吸引器吸出喉部黏液或呕吐物,以免窒息。在患者昏迷或未完全清醒时,禁止给予一切饮食和口服药,防止误入呼吸道而致吸入性肺炎。

(3)减少刺激,以免诱发抽搐:患者应安置于单人暗室,保持绝对安静,以避免声、光刺激;一切治疗活动和护理操作尽量轻柔且相对集中.避免干扰患者。

(4)严密监护:密切注意血压、脉搏、呼吸、体温及尿量(留置尿管)、记出入量,及时进行必要的血、尿化验和特殊检查,及早发现脑出血、肺水肿、急性肾衰竭等并发症。

(5)为终止妊娠做好准备:子痫发作者往往在发作后自然临产,应严密观察并及时发现产兆,且做好母子抢救准备。如经治疗病情得以控制仍未临产者,应在孕妇清醒后 24～48 小时内引产,或子痫患者经药物控制后 6～12 小时,需考虑终止妊娠。护士应做好终止妊娠的准备。

5.妊娠期高血压疾病

孕妇的产时及产后护理妊娠期高血压疾病孕妇的分娩方式应根据母儿的情形而定。若决定经阴道分娩,在第一产程中,应密切检测患者的血压、脉搏、尿量、胎心和子宫收缩情况,以及有无自觉症状;血压升高时应及时与医师联系。在第二产程中应尽量缩短产程,避免产妇用力,初产妇可行会阴侧切并用产钳助产。在第三产程中,需预防产后出血,在胎儿娩出前肩后立即静脉推注缩宫素(禁用麦角新碱),及时娩出胎盘并按摩宫底,观察血压变化,重视患者的主诉。病情较重者于分娩开始即需开放静脉。胎盘娩出后测血压,病情稳定者,方可送回病房。重症患者产后应继续硫酸镁治疗 1～2 天,产后 21 小时至 5 天内仍有发生子痫的可能,故不可放松治疗及其护理措施。

妊娠期高血压疾病孕妇在产褥期仍需继续监测血压,产后 48 小时内应至少每 4 小时观察 1 次血压,即使产前未发生抽搐,产后 48 小时亦有发生的可能,故产后 48 小时内仍应继续硫酸镁的治疗和护理。使用大量硫酸镁的孕妇,产后易发生子宫收缩乏力,恶露较常人多,因此应严密观察子宫复旧情况,严防产后出血。

(五)护理评价

(1)妊娠期高血压孕妇休息充分、睡眠良好、饮食合理,病情缓解,未发展为重症。

(2)子痫前期预防病情得以控制,未发生子痫及并发症。

(3)妊娠期高血压孕妇分娩经过顺利。

(4)治疗中,患者未出现硫酸镁的中毒反应。

(汪　苗)

第五节 自 然 流 产

妊娠不足 28 周、胎儿体重不足 1 000 g 而终止者,称为流产。妊娠 12 周前终止者,称为早期流产,妊娠 12 周至不足 28 周终止者,称为晚期流产。流产分为自然流产和人工流产。自然流产占妊娠总数的 10%～15%,其中早期流产占 80% 以上。

一、病因

自然流产病因包括胚胎因素、母体因素、免疫功能异常和环境因素。

(一)胚胎因素

染色体异常是早期流产最常见的原因。半数以上与胚胎染色体异常有关。染色体异常包括数目异常和结构异常。除遗传因素外,感染、药物等因素也可引起胚胎染色体异常。若发生流产,多为空孕囊或已退化的胚胎。少数至妊娠足月可能娩出畸形儿,或有代谢及功能缺陷。

(二)母体因素

1.全身性疾病

孕妇患全身性疾病(如严重感染、高热等疾病)刺激子宫强烈收缩导致流产;引发胎儿缺氧(如严重贫血或心力衰竭)、胎儿死亡(如细菌毒素和某些病毒如巨细胞病毒、单纯疱疹病毒经胎盘进入胎儿血循环)或胎盘梗死(如孕妇患慢性肾炎或高血压)均可导致流产。

2.生殖器官异常

子宫畸形(如子宫发育不良、双子宫、子宫纵隔等),子宫肿瘤(如黏膜下肌瘤等),均可影响胚胎着床发育而导致流产。宫颈重度裂伤、宫颈内口松弛引发胎膜早破而发生晚期自然流产。

3.内分泌异常

黄体功能不足、甲状腺功能减退、严重糖尿病血糖未能控制等,均可导致流产。

4.强烈应激与不良习惯

妊娠期无论严重的躯体(如手术、直接撞击腹部、性交过频)或心理(过度紧张、焦虑、恐惧、忧伤等精神创伤)的不良刺激均可导致流产。孕妇过量吸烟、酗酒,过量饮咖啡、二醋吗啡(海洛因)等毒品,均有导致流产的报道。

5.免疫功能异常

胚胎及胎儿属于同种异体移植物。母体对胚胎及胎儿的免疫耐受是胎儿在母体内得以生存的基础。若孕妇于妊娠期间对胎儿免疫耐受降低可致流产。

6.环境因素

过多接触放射线和砷、铅、甲醛、苯、氯丁二烯、氧化乙烯等化学物质,都有可能引起流产。

二、病理

孕 8 周前的早期流产,胚胎多先死亡。随后发生底蜕膜出血并与胚胎绒毛分离、出血,已分离的胚胎组织作为异物有可引起子宫收缩,妊娠物多能完全排出。因这时胎盘绒毛发育不成熟,与子宫蜕膜联系尚不牢固,胚胎绒毛易与底蜕膜分离,出血不多。早期流产时胚胎发育异常,一类是全胚发育异常,即生长结构障碍,包括无胚胎、结节状胚、圆柱状胚和发育阻滞胚;另一类是特殊发育缺陷,以神经管畸形、肢体发育缺陷等最常见。孕 8~12 周时胎盘绒毛发育茂盛,与底蜕膜联系较牢固,流产的妊娠物往往不易完整排出,部分妊娠物滞留在宫腔内,影响子宫收缩,导致出血量较多。孕 12 周以后的晚期流产,胎盘已完全形成,流产时先出现腹痛,然后排出胎儿、胎盘。胎儿在宫腔内死亡过久,被血块包围,形成血样胎块而引起出血不止。也可因血红蛋白长久被吸收而形成肉样胎块,或胎儿钙化后形成石胎。其他尚可见压缩胎儿、纸样胎儿、浸软胎儿、脐带异常等病理表现。

三、临床表现

主要为停经后阴道流血和腹痛。

(一)孕 12 周前的早期流产

开始时绒毛与蜕膜剥离,血窦开放,出现阴道流血,剥离的胚胎和血液刺激子宫收缩,排出胚胎或胎儿,产生阵发性下腹部疼痛。胚胎或胎儿及其附属物完全排出后,子宫收缩,血窦闭合,出血停止。

(二)孕 12 周后的晚期流产

晚期流产的临床过程与早产和足月产相似,胎儿娩出后胎盘娩出,出血不多。

由此可见,早期流产的临床全过程表现为先出现阴道流血,而后出现腹痛。晚期流产的临床全过程表现为先出现腹痛(阵发性子宫收缩),而后出现阴道流血。

四、临床类型

按自然流产发展的不同阶段,分为以下临床类型。

(一)先兆流产

先兆流产是指妊娠 28 周前先出现少量阴道流血,常为暗红色或血性白带,无妊娠物排出,随后出现阵发性下腹痛或腰背痛。妇科检查宫颈口未开,胎膜未破,子宫大小与停经周数相符。经休息及治疗后症状消失,可继续妊娠;若阴道流血量增多或下腹痛加剧,可发展为难免流产。

(二)难免流产

难免流产是指流产不可避免。在先兆流产基础上,阴道流血量增多,阵发性下腹痛加剧,或出现阴道流液(胎膜破裂)。产科检查宫颈口已扩张,有时可见胚胎组织或胎囊堵塞于宫颈口内,子宫大小与停经周数基本相符或略小。

(三)不全流产

不全流产是指难免流产继续发展,部分妊娠物排出宫腔,且部分残留于宫腔内或嵌顿于宫颈口处,或胎儿排出后胎盘滞留宫腔或嵌顿于宫颈口,影响子宫收缩,导致大量出血,甚至发生休克。产科检查见宫颈口已扩张,宫颈口有妊娠物堵塞及持续性血液流出,子宫小于停经周数。

(四)完全流产

完全流产是指妊娠物已全部排出,阴道流血逐渐停止,腹痛逐渐消失。产科检查宫颈口已关闭,子宫接近正常大小。

自然流产的临床过程简示如下。

$$\text{先兆流产} \begin{cases} \text{继续妊娠} \\ \text{难免流产} \begin{cases} \text{不全流产} \\ \text{完全流产} \end{cases} \end{cases}$$

（五）其他特殊情况

流产有以下 3 种特殊情况。

1.稽留流产

稽留流产又称过期流产。指胚胎或胎儿已死亡滞留宫腔内未能及时自然排出者。典型表现为早孕反应消失,有先兆流产症状或无任何症状,子宫不再增大反而缩小。若已到中期妊娠,孕妇腹部不见增大,胎动消失。产科检查宫颈口未开,子宫较停经周数小,质地不软,未闻及胎心。

2.复发性流产

复发性流产是指连续自然流产 3 次及 3 次以上者。每次流产多发生于同一妊娠月份,其临床经过与一般流产相同。早期流产常见原因为胚胎染色体异常、免疫功能异常、黄体功能不足、甲状腺功能减退症等。晚期流产常见原因为子宫畸形或发育不良、宫颈内口松弛、子宫肌瘤等。宫颈内口松弛常发生于妊娠中期,胎儿长大,羊水增多,宫腔内压力增加,羊膜囊经宫颈内口突出,宫颈管逐渐缩短、扩张。患者常无自觉症状,一旦胎膜破裂,胎儿迅即娩出。

3.流产合并感染

在流产过程中,若阴道流血时间长,有组织残留于宫腔内或非法堕胎。有可能引起宫腔感染,常为厌氧菌及需氧菌混合感染,严重感染可扩展至盆腔、腹腔甚至全身,并发盆腔炎、腹膜炎、败血症及感染性休克。

五、处理

确诊流产后,应根据自然流产的不同类型进行相应处理。

（一）先兆流产

卧床休息,禁性生活,必要时给予对胎儿危害小的镇静剂。黄体功能不足者可肌内注射黄体酮注射液10～20 mg,每天或隔天一次,也可口服维生素 E 保胎治疗;甲状腺功能减退者可口服小剂量甲状腺片。经治疗 2 周,若阴道流血停止,B 型超声检查提示胚胎存活,可继续妊娠。若临床症状加重。B 型超声检查发现胚胎发育不良(β-hCG 持续不升或下降),表明流产不可避免,应终止妊娠。此外,应重视心理治疗,使其情绪安定,增强信心。

（二）难免流产

一旦确诊,应尽早使胚胎及胎盘组织完全排出。早期流产应及时行刮宫术,对妊娠物应仔细检查,并送病理检查。晚期流产时,子宫较大,出血较多,可用缩宫素 10～20 U 加于 5％葡萄糖注射液 500 mL 中静脉滴注,促进子宫收缩。当胎儿及胎盘排出后检查是否完全,必要时刮宫以清除宫腔内残留的妊娠物,并给予抗生素预防感染。

（三）不全流产

一经确诊,应尽快行刮宫术或钳刮术,清除宫腔内残留组织。阴道大量出血伴休克者,应同时输血输液,并给予抗生素预防感染。

（四）完全流产

流产症状消失,B 型超声检查证实宫腔内无残留物,若无感染征象,不需特殊处理。

（五）稽留流产

处理较困难,胎盘组织机化,与子宫壁紧密粘连,致使刮宫困难。稽留时间过长可能发生凝血功能障碍,导致弥散性血管内凝血(DIC),造成严重出血。处理前应检查血常规、出凝血时间、血小板计数、血纤维蛋白原、凝血酶原时间、凝血块收缩试验及血浆鱼精蛋白副凝试验(3P试验)等,并做好输血准备。子宫<12孕周者,可行刮宫术,术中肌内注射缩宫素,手术应特别小心,避免子宫穿孔,一次不能刮净,于5～7天后再次刮宫。子宫>12孕周者,应静脉滴注缩宫素,促使胎儿、胎盘排出。若出现凝血功能障碍。应尽早使用肝素、纤维蛋白原及输新鲜血、新鲜冷冻血浆等,待凝血功能好转后,再行刮宫。

(六)复发性流产

染色体异常夫妇应于孕前进行遗传咨询。确定是否可以妊娠;女方通过产科检查、子宫输卵管造影及宫腔镜检查明确子宫有无畸形与病变,有无宫颈内口松弛等。宫颈内口松弛者应在妊娠前行宫颈内口修补术,或于孕14～18周行宫颈内口环扎术,术后定期随诊,提前住院,待分娩发动前拆除缝线。若环扎术后有流产征象,治疗失败,应及时拆除缝线,以免造成宫颈撕裂。当原因不明的习惯性流产妇女出现妊娠征兆时,应及时补充维生素E、肌内注射黄体酮注射液10～20 mg,每天1次,或肌内注射绒毛膜促性腺激素(HCG)3 000 U,隔天1次,用药至孕12周时即可停药。应安定患者情绪并嘱卧床休息、禁性生活。有学者对不明原因的复发流产患者行主动免疫治疗,将丈夫的淋巴细胞在女方前臂内侧或臀部作多点皮内注射,妊娠前注射2～4次,妊娠早期加强免疫1～3次,妊娠成功率达86%以上。

(七)流产合并感染

治疗原则为在控制感染的同时尽快清除宫内残留物。若阴道流血不多,先选用广谱抗生素2～3天,待感染控制后再行刮宫。若阴道流血量多,静脉滴注抗生素及输血的同时,先用卵网钳将宫腔内残留大块组织夹出,使出血减少,切不可用刮匙全面搔刮宫腔,以免造成感染扩散。术后应继续用广谱抗生素,待感染控制后再行彻底刮宫。若已合并感染性休克者,应积极进行抗休克治疗,病情稳定后再行彻底刮宫。若感染严重或有盆腔脓肿形成,应行手术引流,必要时切除子宫。

六、护理

(一)护理评估

1.病史

停经、阴道流血和腹痛是流产孕妇的主要症状。应详细询问患者停经史、早孕反应情绪;阴道流血的持续时间与阴道流血量;有无腹痛,腹痛的部位、性质及程度。此外,还应了解阴道有无水样排液,排液的色、量和有无臭味,以及有无妊娠产物排出等。对于既往病史,应全面了解孕妇在妊娠期间有无全身性疾病、生殖器官疾病、内分泌功能失调及有无接触有害物质等,以识别发生流产的诱因。

2.身心诊断

流产孕妇可因出血过多而出现休克,或因出血时间过长、宫腔内有残留组织而发生感染。因此,护士应全面评估孕妇的各项生命体征。判断流产类型,尤其须注意与贫血及感染相关的征象(表9-3)。

流产孕妇的心理状况以焦虑和恐惧为特征。孕妇面对阴道流血往往会不知所措,甚至有过度严重化情绪,同时对胎儿健康的担忧也会直接影响孕妇的情绪反应,孕妇可能会表现伤心、郁闷、烦躁不安等。

表 9-3 各型流产的临床表现

类型	病史			妇科检查	
	出血量	下腹痛	组织排出	宫颈口	子宫大小
先兆流产	少	无或轻	无	闭	与妊娠周数相符
难免流产	中~多	加剧	无	扩张	相符或略小
不全流产	少~多	减轻	部分排出	扩张或有物堵塞或闭	小于妊娠周数
完全流产	少~无	无	全部排出	闭	正常或略大

3.诊断检查

(1)产科检查:在消毒条件下进行妇科检查,进一步了解宫颈口是否扩张、羊膜是否破裂、行无妊娠产物堵塞于宫颈口内;子宫大小与停经周数是否相符、有无压痛等,并应检查双侧附件有无肿块、增厚及压痛等。

(2)实验室检查:多采用放射免疫方法对绒毛膜促性腺激素(HCG)、胎盘生乳素(HPL)、雌激素和孕激素等进行定量测定,如测定的结果低于正常值,提示有流产可能。

(3)B型超声显像:超声显像可显示有无胎囊、胎动、胎心等,从而可诊断并鉴别流产及其类型,指导正确处理。

(二)可能的护理诊断

1.有感染的危险

与阴道出血时间过长、宫腔内有残留组织等因素有关。

2.焦虑

与担心胎儿健康等因素有关。

(三)预期目标

(1)出院时护理对象无感染征象。

(2)先兆流产孕妇能积极配合保胎措施,继续妊娠。

(四)护理措施

对于不同类型的流产孕妇,处理原则不同,其护理措施亦有差异。护理在全面评估孕妇身心状况的基础上,综合病史及诊断检查,明确基本处理原则,认真执行医嘱,积极配合医师为流产孕妇进行诊断,并为之提供相应的护理措施。

1.先兆流产孕妇的护理

先兆流产孕妇需卧床休息,禁止性生活,禁用肥皂水灌肠,以减少各种刺激。护士除了为其提供生活护理外,通常遵医嘱给孕妇适量镇静剂、孕激素等。随时评估孕妇的病情变化,如是否腹痛加重、阴道流血量增多等。此外,由于孕妇的情绪状态也会影响其保胎效果,因此护士还应注意观察孕妇的情绪反应,加强心理护理,从而稳定孕妇情绪,增强保胎信心。护士须向孕妇及家属讲明以上保胎措施的必要性,以取得孕妇及家属的理解和配合。

2.妊娠不能再继续者的护理

护士应积极采取措施,及时采取终止妊娠的措施,协助医师完成手术过程,使妊娠产物完全排出,同时开放静脉,做好输液、输血准备。并严密检测孕妇的体温、血压及脉搏。观察其面色、腹痛、阴道流血及与休克有关的征象。有凝血功能障碍者应予以纠正,然后再行引产或手术。

3.预防感染

护士应检测患者的体温、血象及阴道流血,以及分泌物的性质、颜色、气味等,并严格执行无菌操作规程,加强会阴部的护理。指导孕妇使用消毒会阴垫,保持会阴部清洁,维持良好的卫生习惯。当护士发现感染征象后应及时报告医师,并按医嘱进行抗感染处理。此外,护士还应嘱患者流产后 1 个月返院复查,确定无禁忌证后,方可开始性生活。

4.协助患者顺利渡过悲伤期

患者由于失去婴儿,往往会出现伤心、悲哀等情绪反应。护士应给予同情和理解,帮助患者及家属接受现实,顺利渡过悲伤期。此外,护士还应与孕妇及家属共同讨论此次流产的原因,并向他们讲解有关流产的相关知识,帮助他们为再次妊娠做好准备。有习惯性流产史的孕妇在下一次妊娠确诊后卧床休息,加强营养,禁止性生活。补充维生素 B、维生素 E、维生素 C 等,治疗期必须超过以往发生流产的妊娠月份。病因明确者,应积极接受对因治疗。黄体功能不足者,按医嘱正确使用黄体酮治疗,以预防流产;子宫畸形者须在妊娠前先进行矫正手术。宫颈内口松弛者应在未妊娠前做宫颈内口松弛修补术。如已妊娠,则可在妊娠 14～16 周时行子宫内口缝扎术。

(五)护理评价

(1)护理对象体温正常,血红蛋白及白细胞数正常,无出血、感染征象。

(2)先兆流产孕妇配合保胎治疗,继续妊娠。

(汪 苗)

第六节 早 产

早产是指妊娠满 28 周至不足 37 周(196～258 天)间分娩者。此时娩出的新生儿称为早产儿,体重为 1 000～2 499 g。各器官发育尚不够健全,出生孕周越小,体重越轻,预后越差。国内早产占分娩总数的 5%～15%。约 15% 早产儿于新生儿期死亡。近年由于早产儿治疗学及监护手段的进步,其生存率明显提高,伤残率下降,国外学者建议将早产定义时间上限提前到妊娠 20 周。

一、病因

诱发早产的常见原因:①胎膜早破、绒毛膜羊膜炎最常见,30%～40% 早产与此有关;②下生殖道及泌尿道感染,如 B 族溶血性链球菌、沙眼衣原体、支原体感染、急性肾盂肾炎等;③妊娠并发症与并发症,如妊娠期高血压疾病、妊娠期肝内胆汁淤积症、妊娠合并心脏病、慢性肾炎、病毒性肝炎、急性肾盂肾炎、急性阑尾炎、严重贫血、重度营养不良等;④子宫过度膨胀及胎盘因素,如羊水过多、多胎妊娠、前置胎盘、胎盘早剥、胎盘功能减退等;⑤子宫畸形,如纵隔子宫、双角子宫等;⑥宫颈内口松弛;⑦每天吸烟>10 支,酗酒。

二、临床表现

早产的主要临床表现是子宫收缩,最初为不规则宫缩,常伴有少许阴道流血或血性分泌物,以后可发展为规则宫缩,其过程与足月临产相似,胎膜早破较足月临产多见。宫颈管先逐渐消退,然后扩张。妊娠满 28 周至不足 37 周出现至少 10 分钟一次的规则宫缩,伴宫颈管缩短,可诊断先兆早产。妊娠满 28 周至不足 37 周出现规则宫缩(20 分钟≥4 次,或 60 分钟≥8 次,持续>30 秒),伴宫颈缩短≥80%,宫颈扩张 1 cm 以上。诊断为早产临产。部分患者可伴有少量阴道流血或阴道流液。以往有晚期流产、早产史及产伤史的孕妇容易发生早产。诊断早产一般并不困难,但应与妊娠晚期出现的生理性子宫收缩相区别。生理性子宫收缩一般不规则、无痛感,且不伴有宫颈管消退和宫口扩张等改变。

三、处理原则

若胎膜未破,胎儿存活、无胎儿窘迫,无严重妊娠并发症及并发症时,应设法抑制宫缩,尽可能延长孕周;若胎膜已破,早产不可避免时,应设法提高早产儿存活率。

四、护理

(一)护理评估
1.病史

详细评估可致早产的高危因素,如孕妇以往有流产、早产史或本次妊娠期有阴道流血史,则发生早产的可能性大,应详细询问并记录患者既往出现的症状及接受治疗的情况。

2.身心诊断

妊娠晚期者子宫收缩规律(20 分钟≥4 次),伴以宫颈管消退≥75%,以及进行性宫颈扩张 2 cm 以上时,可诊断为早产者临产。

早产已不可避免时,孕妇常会不自觉地把一些相关的事情与早产联系起来而产生自责感;由于孕妇对结果的不可预知,恐惧、焦虑、猜测也是早产孕妇常见的情绪反应。

3.辅助检查

通过全身检查及产科检查,结合阴道分泌物的生化指标检测,核实孕周,评估胎儿成熟度、胎方位等;观察产程进展,确定早产的进程。

(二)可能的护理诊断
1.有新生儿受伤的危险

受伤与早产儿发育不成熟有关。

2.焦虑

焦虑与担心早产儿预后有关。

(三)预期目标
(1)新生儿不存在因护理不当而产生的并发症。

(2)患者能平静地面对事实,接受治疗及护理。

(四)护理措施
1.预防早产

孕妇良好的身心状况可减少早产的发生,突发的精神创伤亦可诱发早产。因此,应做好孕期保健工作,指导孕妇加强营养,保持平静心情。避免诱发宫缩的活动,如抬举重物、性生活等。高危孕妇必须多卧床休息,以左侧卧位为宜,以增加子宫血循环,改善胎儿供氧,慎做肛查和引导检查等,积极治疗并发症。宫颈内口松弛者应于孕 14~18 周或更早些时间做预防性宫颈环扎术,防止早产的产生。

2.药物治疗的护理

先兆早产的主要治疗为抑制宫缩,与此同时,还要积极控制感染治疗并发症和并发症。护理人员应能明确具体药物的作用和用法,并能识别药物的不良反应,以避免毒性作用的发生,同时,应对患者做相应健康教育。常用抑制宫缩的药物有以下几类。

(1)β肾上腺素受体激动素:其作用为激动子宫平滑肌 β 受体,从而抑制宫缩。此类药物的不良反应为心跳加快、血压下降、血糖增高、血钾降低、恶心、出汗、头痛等。常用药物有:利托君、沙丁胺醇等。

(2)硫酸镁:镁离子直接作用于肌细胞,使平滑肌松弛,抑制子宫收缩。一般采用 25% 硫酸镁 20 mL 加于 5% 葡萄糖液 100~250 mL 中,在 30~60 分钟内缓慢静脉滴注,然后用 25% 硫酸镁 20~10 mL 加于 5% 葡萄糖液 100~250 mL 中,以每小时 1~2 g 的速度缓慢静脉滴注,直至宫缩停止。

(3)钙通道阻滞剂:阻滞钙离子进入细胞而抑制宫缩。常刚硝苯地平 5~10 mg,舌下含服,每天 3 次。用药时必须密切注意孕妇及血压的变化,若合并使用硫酸镁时更应慎重。

(4)前列腺素合成酶抑制剂:前列腺素有刺激子宫收缩和软化宫颈的作用,其抑制剂则有减少前列腺素合成的作用,从而抑制宫缩。常用药物有吲哚美辛及阿司匹林等。但此类药物可抑制胎儿前列腺素的合成和释放,使胎儿体内前列腺素减少,而前列腺素有药物可通过胎盘抑制胎儿前列腺素的合成和释放,使胎儿体内前列腺素减少,而前列腺素有维持胎儿动脉导管开放的作用,缺乏时导管可能过早关闭而致胎儿血液循环障碍。因此,临床已较少应用,必要时仅能短期(不超过 1 周)服用。

3.预防新生儿并发症的发生

在保胎过程中,应每天行胎心监护,教会患者自数胎动,有异常时及时采用应对措施。在分娩前按医嘱给孕妇糖皮质激素如地塞米松、倍他米松等,可促胎肺成熟,是避免发生新生儿呼吸窘迫综合征的有效步骤。

4.为分娩做准备

如早产已不可避免,应尽早决定合理分娩的方式,如臀位、横位,估计胎儿成熟度低;而产程又需较长时间者,可选用剖宫产术结束分娩;经阴道分娩者,应考虑使用产钳和会阴切开术以缩短产程,从而减少分娩过程中对胎头的压迫。同时,充分做好早产儿保暖和复苏的准备,临产后慎用镇静剂,避免发生新生儿呼吸抑制的情况;产程中应给孕妇吸氧;新生儿出生后,立即结扎脐带,防止过多母血进入胎儿循环,造成循环系统负荷过载。

5.为孕妇提供心理支持

安排时间与孕妇进行开放式的讨论,让患者了解早产的发生并非她的过错,有时甚至是无缘由的。也要避免为减轻孕妇的负疚感而给予过于乐观的保证。由于早产是出乎意料的,孕妇多没有精神和物质准备,对产程的孤独无助感尤为敏感,因此,丈夫、家人和护士在身旁提供支持较足月分娩更显重要,并能帮助孕妇重建自尊,以良好的心态承担早产儿母亲的角色。

(五)护理评价

(1)患者能积极配合医护措施。

(2)母婴顺利经历全过程。

(汪　苗)

第七节 前置胎盘

妊娠 28 周后,胎盘附着于子宫下段,甚至胎盘下缘达到或覆盖宫颈内口,其位置低于胎先露部,称为前置胎盘。前置胎盘是妊娠晚期严重并发症,也是妊娠晚期阴道流血最常见的原因。其发病率国外报道 0.5%,国内报道 0.24%~1.57%。

一、病因

目前尚不清楚,高龄初产妇(年龄>35 岁)、经产妇及多产妇、吸烟或吸毒妇女为高危人群。其病因可能与下述因素有关。

(一)子宫内膜病变或损伤

多次刮宫、分娩、子宫手术史等是前置胎盘的高危因素。上述情况可损伤子宫内膜,引起子宫内膜炎或萎缩性病变,再次受孕时子宫蜕膜血管形成不良、胎盘血供不足,刺激胎盘面积增大延伸到子宫下段。前次剖宫产手术瘢痕可妨碍胎盘在妊娠晚期向上迁移。增加前置胎盘的可能性。据统计发生前置胎盘的孕妇,85%~95%为经产妇。

(二)胎盘异常

双胎妊娠时胎盘面积过大,前置胎盘发生率较单胎妊娠高 1 倍;胎盘位置正常而副胎盘位于子宫下段接近宫颈内口;膜状胎盘大而薄,扩展到子宫下段,均可发生前置胎盘。

(三)受精卵滋养层发育迟缓

受精卵到达子宫腔后,滋养层尚未发育到可以着床的阶段,继续向下游走到达子宫下段,并在该处着床而发育成前置胎盘。

二、分类

根据胎盘下缘与宫颈内口的关系,将前置胎盘分为 3 类(图 9-3)。

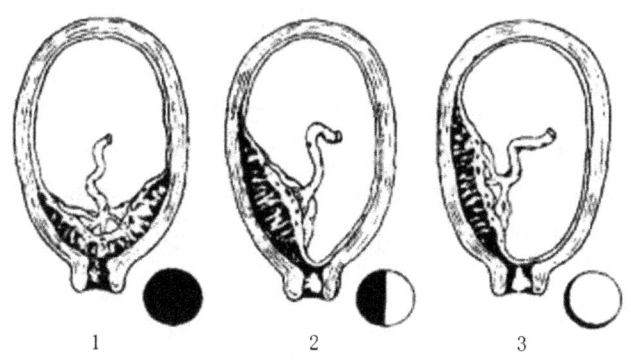

1.完全性前置胎盘;2.部分性前置胎盘;3.边缘性前置胎盘

图 9-3 前置胎盘的类型

(1)完全性前置胎盘又称中央性前置胎盘,胎盘组织完全覆盖宫颈内口。

(2)部分性前置胎盘宫颈内口部分为胎盘组织所覆盖。

（3）边缘性前置胎盘胎盘附着于子宫下段，胎盘边缘到达宫颈内口，未覆盖宫颈内口。

胎盘位于子宫下段，与胎盘边缘极为接近，但未达到宫颈内口，称为低置胎盘。胎盘下缘与宫颈内口的关系可因宫颈管消失、宫口扩张而改变。前置胎盘类型可因诊断时期不同而改变，如临产前为完全性前置胎盘，临产后因口扩张而成为部分性前置胎盘。目前临床上均依据处理前最后一次检查结果来决定其分类。

三、临床表现

（一）症状

前置胎盘的典型症状是妊娠晚期或临产时，发生无诱因、无痛性反复阴道流血。妊娠晚期子宫下段逐渐伸展，牵拉宫颈内口，宫颈管缩短；临产后规律宫缩使宫颈管消失成为软产道的一部分。宫颈外口扩张，附着于子宫下段及宫颈内口的胎盘前置部分不能相应伸展而与其附着处分离，血窦破裂出血。前置胎盘出血前无明显诱因，初次出血量一般不多，剥离处血液凝固后，出血自然停止；也有初次即发生致命性大出血而导致休克的。由于子宫下段不断伸展，前置胎盘出血常反复发生，出血量也越来越多。阴道流血发生的迟早、反复发生次数、出血量多少与前置胎盘类型有关。完全性前置胎盘初次出血时间早，多在妊娠 28 周左右，称为"警戒性出血"。边缘性前置胎盘出血多发生于妊娠晚期或临产后，出血量较少。部分性前置胎盘的初次出血时间、出血量及反复出血次数，介于两者之间。

（二）体征

患者一般情况与出血量有关，大量出血呈现面色苍白、脉搏增快微弱、血压下降等休克表现。腹部检查：子宫软，无压痛，大小与妊娠周数相符。由于子宫下段有胎盘占据，影响胎先露部入盆，故胎先露高浮，易并发胎位异常。反复出血或一次出血量过多，使胎儿宫内缺氧，严重者胎死宫内。当前置胎盘附着于子宫前壁时，可在耻骨联合上方听到胎盘杂音。临产时检查见宫缩为阵发性，间歇期子宫完全松弛。

四、处理原则

处理原则是抑制宫缩、止血、纠正贫血和预防感染。根据阴道流血量、有无休克、妊娠周数、胎位、胎儿是否存活、是否临产及前置胎盘类型等综合做出决定。

（一）期待疗法

应在保证孕妇安全的前提下尽可能延长孕周，以提高围生儿存活率。适用于妊娠＜34 周、胎儿体重＜2 000 g、胎儿存活、阴道流血量不多、一般情况良好的孕妇。

尽管国外有资料证明，前置胎盘孕妇的妊娠结局住院与门诊治疗并无明显差异，但我国仍应强调住院治疗。住院期间密切观察病情变化，为孕妇提供全面优质护理是期待疗法的关键措施。

（二）终止妊娠

1.终止妊娠指征

孕妇反复发生多量出血甚至休克者，无论胎儿成熟与否，为了母亲安全应终止妊娠；期待疗法中发生大出血或出血量虽少，但胎龄达孕 36 周以上，胎儿成熟度检查提示胎儿肺成熟者；胎龄未达孕 36 周，出现胎儿窘迫征象，或胎儿电子监护发现胎心异常者；出血量多，危及胎儿；胎儿已死亡或出现难以存活的畸形，如无脑儿。

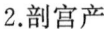

2.剖宫产

剖宫产可在短时间内娩出胎儿,迅速结束分娩,对母儿相对安全,是处理前置胎盘的主要手段。剖宫产指征应包括:完全性前置胎盘,持续大量阴道流血;部分性和边缘性前置胎盘出血量较多,先露高浮,短时间内不能结束分娩;胎心异常。术前应积极纠正贫血、预防感染等,备血,做好处理产后出血和抢救新生的准备。

3.阴道分娩

边缘性前置胎盘、枕先露、阴道流血不多、无头盆不称和胎位异常,估计在短时间内能结束分娩者,可予试产。

五、护理

(一)护理评估

1.病史

除个人健康史外,在孕产史中尤其注意识别有无剖宫产术、人工流产术及子宫内膜炎等前置胎盘的易发因素。此外妊娠中特别是孕 28 周后,是否出现无痛性、无诱因、反复阴道流血症状,并详细记录具体经过及医疗处理情况。

2.身心状况

患者的一般情况与出血量的多少密切相关。大量出血时可见面色苍白、脉搏细速、血压下降等休克症状。孕妇及其家属可因突然阴道流血而感到恐惧或焦虑,既担心孕妇的健康,更担心胎儿的安危,可能显得恐慌、紧张、手足无措。

3.诊断检查

(1)产科检查:子宫大小与停经月份一致,胎儿方位清楚,先露高浮,胎心可以正常,也可因孕妇失血过多致胎心异常或消失。前置胎盘位于子宫下段前壁时,可于耻骨联合上方听见胎盘血管杂音。临产后检查,宫缩为阵发性,间歇期子宫肌肉可以完全放松。

(2)超声波检查:B 型超声断层相可清楚看到子宫壁、胎头、宫颈和胎盘的位置,胎盘定位准确率达 95％以上,可反复检查,是目前最安全、有效的首选检查方法。

(3)阴道检查:目前一般不主张应用。只有在近临产期出血不多时,终止妊娠前为除外其他出血原因或明确诊断决定分娩方式前考虑采用。要求阴道检查操作必须在输血、输液和做好手术准备的情况下方可进行。怀疑前置胎盘的个案,切忌肛查。

(4)术后检查胎盘及胎膜:胎盘的前置部分可见陈旧血块附着呈黑紫色或暗红色,如这些改变位于胎盘的边缘,而且胎膜破口处距胎盘边缘＜7 cm,则为部分性前置胎盘。如行剖宫产术,术中可直接了解胎盘附着的部分并确立诊断。

(二)护理诊断

1.潜在并发症

出血性休克。

2.有感染的危险

前置胎盘剥离面靠近子宫颈口,细菌易经阴道上行感染有关。

(三)预期目标

(1)接受期待疗法的孕妇血红蛋白不再继续下降,胎龄可达或更接近足月。

(2)产妇产后未发生产后出血或产后感染。

(四)护理措施

根据病情须立即接受终止妊娠的孕妇,立即安排孕妇去枕侧卧位,开放静脉,配血,做好输血准备。在抢救休克的同时,按腹部手术患者的护理进行术前准备,并做好母儿生命体征监护及抢救准备工作。接受期待疗法的孕妇的护理措施如下。

1.保证休息

减少刺激孕妇需住院观察,绝对卧床休息,尤以左侧卧位为佳,并定时间断吸氧,每天 3 次,每次 1 小时,以提高胎儿血氧供应。此外,还需避免各种刺激,以减少出血可能。医护人员进行腹部检查时动作要轻柔,禁做阴道检查和肛查。

2.纠正贫血

除采取口服硫酸亚铁、输血等措施外,还应加强饮食营养指导,建议孕妇多食高蛋白及含铁丰富的食物,如动物肝脏、绿叶蔬菜和豆类等,一方面有助于纠正贫血,另一方面还可以增强机体抵抗力,同时也促进胎儿发育。

3.监测生命体征

及时发现病情变化严密观察并记录孕妇生命体征,阴道流血的量、色,流血事件及一般状况,检测胎儿宫内状态。按医嘱及时完成实验室检查项目,并交叉配血备用。发现异常及时报告医师并配合处理。

4.预防产后出血和感染

(1)产妇回病房休息时严密观察产妇的生命体征及阴道流血情况,发现异常及时报告医师处理,以防止或减少产后出血。

(2)及时更换会阴垫,以保持会阴部清洁、干燥。

(3)胎儿分娩后,及早使用宫缩剂,以预防产后大出血;对新生儿严格按照高危儿处理。

5.健康教育

护士应加强对孕妇的管理和宣教。指导围孕期妇女避免吸烟、酗酒等不良行为,避免多次刮宫、引产或宫内感染,防止多产,减少子宫内膜损伤或子宫内膜炎。对妊娠期出血,无论量多少均应就医,做到及时诊断、正确处理。

(五)护理评价

(1)接受期待疗法的孕妇胎龄接近(或达到)足月时终止妊娠。

(2)产妇产后未出现产后出血和感染。

(汪　苗)

第八节　羊水异常

一、概述

(一)定义及发病率

(1)羊水过多:妊娠期间羊水量超过 2 000 mL 者,称为羊水过多。羊水的外观和性状与正常无异样,多数孕妇羊水增多缓慢,在较长时间内形成,称为慢性羊水过多;少数孕妇可在数天内羊水急剧增加,称为急性羊水过多。其发生率为 0.5%～1%。

(2)妊娠晚期羊水量少于 300 mL 称为羊水过少。羊水过少的发病率为 0.4%～4%。羊水过少严重影响胎儿预后,羊水量少于 50 mL,围生儿的死亡率也高达 88%。

(二)主要发病机制

胎儿畸形羊水循环障碍,多胎妊娠血压循环量增加胎儿尿量增加,胎盘病变、妊娠合并症等导致羊水过多或过少。

(三)治疗原则

取决于胎儿有无畸形、孕周大小及孕妇自觉症状的严重程度,羊水过多时在分娩期应警惕脐带脱垂和胎盘早剥的发生。

二、护理评估

(一)健康史

详细询问病史,了解孕妇年龄、有无妊娠合并症、有无先天畸形家族史及生育史。羊水过少同时了解孕妇自觉胎动情况。

(二)生理状况

1.症状体征

(1)羊水过多:①急性羊水过多较少见。多发生于妊娠 20～24 周,由于羊水量急剧增多,在数天内子宫急剧增大,横膈上抬,患者出现呼吸困难,不能平卧,甚至出现发绀,孕妇表情痛苦,腹部因张力过大而感到疼痛,食量减少。由于胀大的子宫压迫下腔静脉,影响静脉回流,导致孕妇下肢及外阴部水肿、静脉曲张。②慢性羊水过多较多见。多发生于妊娠晚期,羊水可在数周内逐渐增多,多数孕妇能适应,常在产前检查时发现。孕妇子宫大于妊娠月份,腹部膨隆,腹壁皮肤发亮、变薄,触诊时感到皮肤张力大,胎位不清,胎心遥远或听不到。羊水过多孕妇容易并发妊娠期高血压疾病、胎位不正、早产等。患者破膜后因子宫骤然缩小,可以引起胎盘早剥。产后因子宫过大可引起子宫收缩乏力而致产后出血。

(2)羊水过少:孕妇于胎动时感觉腹痛,检查时发现宫高、腹围小于同期正常妊娠孕妇,子宫的敏感度较高,轻微的刺激即可引起宫缩,临产后阵痛剧烈,宫缩不协调,宫口扩张缓慢,产程延长。羊水过少若发生在妊娠早期,可以导致胎膜与胎体相连;若发生妊娠中、晚期,子宫周围压力容易对胎儿产生影响,造成胎儿斜颈、曲背、手足畸形等异常。

2.辅助检查

(1)B超:测量单一最大羊水暗区垂直深度(AFV)≥8 cm 即可诊断为羊水过多,其中,若用羊水指数法,羊水指数(AFI)≥25 cm 为羊水过多。测量单一最大羊水暗区垂直深度≤2 cm 即可考虑为羊水过少;≤1 cm 为严重羊水过少;若用羊水指数法,AFI≤5.0 cm 诊断为羊水过少;<8.0 cm 应警惕羊水过少的可能。除羊水测量外,B超还可判断胎儿有无畸形,羊水与胎儿的交界情况等。

(2)神经管缺陷胎儿的检测:此类胎儿可做羊水及母血甲胎蛋白(AFP)测定。若为神经管缺陷胎儿,羊水中的甲胎蛋白均值超过正常妊娠平均值 3 个标准差以上有助于诊断。

(3)电子胎儿监护:可出现胎心变异减速和晚期减速。

(4)胎儿染色体检查:需排除胎儿染色体异常时可做羊水细胞培养,或采集胎儿脐带血细胞培养,做染色体核型分析,荧光定量 PCR 法快速诊断。

(5)羊膜囊造影:用以了解胎儿有无消化道畸形,但应注意造影剂对胎儿有一定损害,还可能引起胎儿早产和宫腔内感染,应慎用。

3.高危因素

胎儿畸形、胎盘功能减退、羊膜病变、双胎、母胎血型不合、糖尿病、母体妊娠期高血压疾病可能导致的胎盘血流减少等。

4.心理-社会因素

孕妇及家属因担心胎儿可能会有某种畸形,会感到紧张、焦虑不安,甚至产生恐惧心理。

三、护理措施

(一)一般护理

向孕妇及其家属介绍羊水过多或过少的原因及注意事项。包括指导孕妇摄取低钠饮食,防止便秘;减少增加腹压的活动以防胎膜早破。改善胎盘血液供应;自觉胎动监测;出生后的胎儿应认真全面评估,识别畸形。

(二)症状护理

观察孕妇的生命体征,定期测量宫高、腹围和体重,判断病情进展,并及时发现并发症。观察胎心、胎动及宫缩,及早发现胎儿宫内窘迫及早产的征象。羊水过多时人工破膜应密切观察胎心和宫缩,及时发现胎盘早剥和脐带脱垂的征象。产后应密切观察子宫收缩及阴道流血情况,防止产后出血。发生羊水过少时,严格 B 超监测羊水量。并注意观察有无胎儿畸形。

(三)孕产期处理

(1)羊水过多:腹腔穿刺放羊水时应防止速度过快、量过多,一次放羊水量不超过 1 500 mL,放羊水后腹部放置沙袋或加腹带包扎以防血压骤降发生休克。腹腔穿刺放羊水注意无菌操作,防止发生感染,同时按医嘱给予抗感染药物。

(2)羊水过少合并有过期妊娠、胎儿生长受限等需及时终止妊娠者,应遵医嘱做好阴道助产或剖宫产的准备。若羊水过少合并胎膜早破或者产程中发现羊水过少,需遵医嘱进行预防性羊膜腔灌注治疗者,应注意严格无菌操作,防止发生感染,同时按医嘱给予抗感染药物。有国外文献报道羊膜腔输液的治疗方法不降低剖宫产和新生儿窒息的发生率,反而可能增加胎粪吸入综合征的发生率,此项治疗手段现已较少应用。

(四)心理护理

让孕妇及家人了解羊水过多或过少的发生发展过程,正确面对羊水过多或过少可能给胎儿带来的不良结局,引导孕产妇减少焦虑,主动配合参与治疗护理过程。

四、健康指导

羊水过多或过少胎儿正常者,母婴健康平安,做好正常分娩及产后的健康指导;羊水过多或过少合并胎儿畸形者,积极进行健康宣教,引导孕产妇正确面对,终止妊娠,顺利度过产褥期。

五、注意事项

腹腔穿刺放羊水时严格操作注意事项;严密观察羊水量、性质、病情等变化。

(汪　苗)

<h1 style="text-align:center">第九节　脐带异常</h1>

一、概述

(一)定义

脐带异常包括脐带先露或脱垂、脐带缠绕、脐带长度异常、脐带打结、脐带扭转等,可引起胎儿急性或慢性缺氧,甚至胎死宫内。本节以脐带先露与脱垂为例进行讨论。脐带先露是指胎膜未破时脐带位于胎先露部前方或一侧,脐带脱垂是指胎膜破裂后脐带脱出于宫颈口外,降至阴道内甚至露于外阴部。

(二)病因

导致脐带先露与脱垂的主要原因有头盆不称、胎头入盆困难、胎位异常(如臀先露、肩先露、枕后位)、胎儿过小、羊水过多、脐带过长、脐带附着异常及低置胎盘等。

(三)治疗原则

早期发现脐带异常,迅速解除脐带受压,选择正确的分娩方式,保障胎儿安全。

二、护理评估

(一)健康史

详细了解产前检查结果,有无羊水过多、胎儿过小、胎位异常、低置胎盘等。

(二)生理状况

1.症状

若脐带未受压可无明显症状,若脐带受压,产妇自觉胎动异常甚至消失。

2.体征

出现频繁的变异减速,上推胎先露部及抬高臀部后恢复,若胎儿缺氧严重可伴有胎心消失。胎膜已破者,阴道检查可在胎先露旁或其前方触及脐带,甚至脐带脱出于外阴。

3.辅助检查

(1)产科检查:在胎先露旁或其前方触及脐带,甚至脐带脱出于外阴。

(2)胎儿电子监护:伴有频繁的变异减速,甚至胎心音消失。

(3)B型超声检查:有助于明确诊断。

(三)心理-社会因素

评估孕产妇及家属有无焦虑、恐慌等心理问题,对脐带脱垂的认识程度及家庭支持度。

(四)高危因素

(1)胎儿过小者。

(2)羊水过多者。

(3)脐带过长者。

(4)胎先露部入盆困难者。

(5)胎位异常者,如肩先露、臀先露等。

(6)胎膜早破而胎先露未衔接者。

(7)脐带附着位置低或低置胎盘者。

三、护理措施

(一)一般护理

除产科一般护理外,还需注意协助孕妇取臀高位卧床休息,缓解脐带受压。

(二)分娩方式的选择

1.脐带先露

若为经产妇、胎膜未破、宫缩良好,且胎心持续良好者,可在严密监护下经阴道分娩;若为初产妇或足先露、肩先露者,应行剖宫产术。

2.脐带脱垂

胎心尚好,胎儿存活者,应尽快娩出胎儿。若宫口开全,胎先露部已达坐骨棘水平以下者,还纳脐带后行阴道助产术;若宫口未开全,应立即协助产妇取头低臀高位,将胎先露部上推,还纳脐带,应用宫缩抑制剂,缓解脐带受压,严密监测胎心的同时尽快行剖宫产术。

(三)心理护理

(1)了解孕产妇及家属的心理状态,并予以心理支持,缓解其紧张、焦虑情绪。

(2)讲解脐带脱垂相关知识,以取得其对诊疗护理工作的配合。

四、健康指导

(1)教会孕妇自数胎动,以便早期发现胎动异常。

(2)督促其定期产前检查,妊娠晚期及临产后再次行超声检查。

五、注意事项

脐带脱垂为非常紧急的情况,一旦发现,应立即进行脐带还纳并保持手在阴道内直到胎儿娩出。

(汪 苗)

第十章　儿科护理

第一节　小儿惊厥

惊厥的病理生理基础是脑神经元的异常放电和过度兴奋。惊厥是由多种原因所致的大脑神经元暂时性功能紊乱的一种表现。惊厥发作时全身或局部肌群突然发生阵挛或强直性收缩，多伴有不同程度的意识障碍。惊厥是小儿常见的急症，有 $5\% \sim 6\%$ 的小儿发生过高热惊厥。

一、病因

小儿惊厥可由众多因素引起，凡能造成脑神经元兴奋性功能紊乱的因素（如脑缺氧、缺血、低血糖、脑炎症、水肿、中毒变性、坏死）均可导致惊厥的发生。其病因可归纳为以下几类。

（一）感染性疾病

1.颅内感染性疾病

该类疾病包括细菌性脑膜炎、脑血管炎、颅内静脉窦炎、病毒性脑炎、脑膜脑炎、脑寄生虫病、各种真菌性脑膜炎。

2.颅外感染性疾病

该类疾病包括呼吸系统感染性疾病、消化系统感染性疾病、泌尿系统感染性疾病、全身性感染性疾病、某些传染病、感染性病毒性脑病、脑病合并内脏脂肪变性综合征。

（二）非感染性疾病

1.颅内非感染性疾病

该类疾病包括癫痫、颅内创伤、颅内出血、颅内占位性病变、中枢神经系统畸形、脑血管病、神经皮肤综合征、中枢神经系统脱髓鞘病和变性疾病。

2.颅外非感染性疾病

（1）中毒：如氰化钠、铅、汞中毒，急性乙醇中毒及各种药物中毒。

（2）缺氧：如新生儿窒息、溺水、麻醉意外、一氧化碳中毒、心源性脑缺血综合征等。

（3）先天性代谢异常疾病：如苯丙酮尿症、黏多糖病、半乳糖血症、肝豆状核变性、尼曼-匹克病。

（4）水电解质紊乱及酸碱失衡：如低钙血症、低钠血症、高钠血症及严重代谢性酸中毒。

（5）全身及其他系统疾病并发症：如系统性红斑狼疮、风湿病、肾性高血压脑病、尿毒症、肝昏迷、糖尿病、低血糖、胆红素脑病。

（6）维生素缺乏症：如维生素 B_6 缺乏症、维生素 B_6 依赖综合征、维生素 B_1 缺乏性脑病。

二、临床表现

（一）惊厥发作形式

1.强直-阵挛发作

患儿在惊厥发作时突然意识丧失，摔倒，全身强直，呼吸暂停，角弓反张，牙关紧闭，面色青紫，持续10～20秒，转入阵挛期；不同肌群交替收缩，致肢体及躯干有节律地抽动，口吐白沫（若咬破舌头可吐血沫）。患儿呼吸恢复，但不规则，数分钟后肌肉松弛而缓解，可有尿失禁，然后入睡，醒后可有头痛、疲乏，对发作不能回忆。

2.肌阵挛发作

肌阵挛发作是由肢体或躯干的某些肌群突然收缩（或称电击样抽动），表现为头、颈、躯干或某个肢体快速抽搐。

3.强直发作

强直发作表现为肌肉突然强直性收缩，肢体可固定在某种不自然的位置，持续数秒钟，躯干四肢姿势可不对称，有强直表情，眼及头偏向一侧，睁眼或闭眼，瞳孔散大，可伴呼吸暂停、意识丧失。发作后意识较快恢复，不出现发作后嗜睡。

4.阵挛性发作

阵挛性发作时全身性肌肉抽动，左右可不对称，肌张力可升高或降低，有短暂意识丧失。

5.限局性运动性发作

发作时无意识丧失，常表现为下列形式。

（1）某个肢体或面部抽搐：口、眼、手指对应的脑皮层运动区的面积大，因而这些部位易受累。

（2）杰克逊（Jackson）癫痫发作：发作时大脑皮层运动区异常放电灶逐渐扩展到相邻的皮层区。抽搐也按皮层运动区对躯干支配的顺序扩展：面部→手→前臂→上肢→躯干→下肢。若进一步发展，可成为全身性抽搐，此时可有意识丧失。杰克逊癫痫发作常提示颅内有器质性病变。

（3）旋转性发作：发作时头和眼转向一侧，躯干也随之强直性旋转，或一侧上肢上举，另一侧上肢伸直，躯干扭转等。

6.新生儿轻微惊厥

新生儿轻微惊厥是新生儿期常见的一种惊厥形式。发作时新生儿呼吸暂停，两眼斜视，眼睑抽搐，有频频的眨眼动作，伴流涎、吸吮或咀嚼样动作，有时还出现上肢下肢类似游泳或蹬自行车样的动作。

（二）惊厥的伴随症状及体征

1.发热

发热为小儿惊厥最常见的伴随症状。例如，单纯性或复杂性高热惊厥患儿，于惊厥发作前均有38.5 ℃甚至40 ℃以上高热。由上呼吸道感染引起者，还可有咳嗽、流涕、咽痛、咽部出血、扁桃体肿大等表现。如惊厥为其他器官或系统感染所致，绝大多数患儿有发热及其相关的症状和体征。

2.头痛及呕吐

头痛为小儿惊厥常见的伴随症状。年长儿能正确叙述头痛的部位、性质和程度,婴儿常表现为烦躁、哭闹、摇头、抓耳或拍打头部。患儿多伴有频繁的喷射状呕吐,常见于颅内疾病及全身性疾病,如各种脑膜炎、脑炎、中毒性脑病、瑞氏综合征,颅内占位性病变。患儿还可出现程度不等的意识障碍,颈项抵抗,前囟饱满,颅神经麻痹,肌张力升高或减弱,克氏征、布鲁津斯基征及巴宾斯基征呈阳性。

3.腹泻

重度腹泻病可导致水、电解质紊乱及酸碱失衡,出现严重低钠血症或高钠血症,低钙血症、低镁血症。补液不当造成水中毒,也可出现惊厥。

4.黄疸

当出现胆红素脑病时,不仅皮肤、巩膜高度黄染,还可有频繁性惊厥。重症肝炎患儿肝衰竭,出现惊厥前可见到明显黄疸。在瑞氏综合征、肝豆状核变性等的病程中,均可出现黄疸,此类疾病初期或中末期均能出现惊厥。

5.水肿、少尿

各类肾炎或肾病为儿童时期常见多发病。水肿、少尿为该类疾病的首起表现。当部分患儿出现急性、慢性肾衰竭或肾性高血压脑病时,可有惊厥。

6.智力低下

常见于新生儿窒息所致缺氧、缺血性脑病,颅内出血患儿,病初即有频繁惊厥,其后有不同程度的智力低下。智力低下亦见于先天性代谢异常疾病患儿,如未经及时、正确治疗的苯丙酮尿症、枫糖尿症患儿。

三、诊断依据

(一)病史

了解惊厥的发作形式、持续时间、伴随症状、诱发因素及有关的家族史,了解患儿有无意识丧失。

(二)体检

给患儿做全面的体格检查,尤其是神经系统的检查,检查神志、头颅、头围、囟门、颅缝、脑神经、瞳孔、眼底、颈抵抗、病理反射、肌力、肌张力、四肢活动等。

(三)实验室及其他检查

1.血尿粪常规

血白细胞数显著升高,通常提示细菌感染。血红蛋白含量很低,网织红细胞数升高,提示急性溶血。尿蛋白含量升高,提示肾炎或肾盂肾炎。粪便镜检可以排除痢疾。

2.血生化等检验

除常规查肝功能、肾功能、电解质外,还应根据病情选择有关检验。

3.脑脊液检查

对疑有颅内病变的惊厥患儿,应做脑脊液常规、脑脊液生化、脑脊液培养或有关的特殊化验。

4.脑电图

阳性率可达 $80\%\sim90\%$。小儿惊厥患儿的脑电图上可表现为阵发性棘波、尖波、棘慢波、多棘慢波等多种波型。

5.CT 检查

对疑有颅内器质性病变的惊厥患儿,应做脑 CT 扫描。高密度影见于钙化灶、出血灶、血肿及某些肿瘤;低密度影常见于水肿、脑软化、脑脓肿、脱髓鞘病变及某些肿瘤。

6.MRI 检查

MRI 对脑、脊髓结构异常反映较 CT 更敏捷,能更准确地反映脑内病灶。

7.单光子反射计算机体层成像(SPECT)

SPECT 可显示脑内不同断面的核素分布图像,对癫痫病灶、肿瘤定位及脑血管疾病提供诊断依据。

四、治疗

(一)止惊治疗

1.地西泮

每次 $0.25\sim0.50$ mg/kg,最大剂量为 10 mg,缓慢静脉注射,1 分钟不多于 1 mg。必要时可在 $15\sim30$ 分钟后重复静脉注射一次。之后可口服维持。

2.苯巴比妥钠

新生儿的首次剂量为 $15\sim20$ mg,给药方式为静脉注射。维持量为 $3\sim5$ mg/(kg·d)。婴儿、儿童的首次剂量为 $5\sim10$ mg/kg,给药方式为静脉注射或肌内注射,维持量为 $5\sim8$ mg/(kg·d)。

3.水合氯醛

每次 50 mg/kg,加水稀释成 $5\%\sim10\%$ 的溶液,保留灌肠。惊厥停止后改用其他止惊药维持。

4.氯丙嗪

剂量为每次 $1\sim2$ mg/kg,静脉注射或肌内注射,$2\sim3$ 小时后可重复 1 次。

5.苯妥英钠

每次 $5\sim10$ mg/kg,肌内注射或静脉注射。遇到癫痫持续状态时,可给予 $15\sim20$ mg/kg,速度不超过 1 mg/(kg·min)。

6.硫苯妥钠

该药有催眠作用,大剂量有麻醉作用。每次 $10\sim20$ mg/kg,稀释成 2.5% 的溶液,肌内注射。也可缓慢静脉注射,边注射边观察,惊厥停止即停止注射。

(二)降温处理

1.物理降温

可用 $30\%\sim50\%$ 乙醇擦浴。在患儿的头部、颈、腋下、腹股沟等处放置冰袋,亦可用冷盐水灌肠。可用低于体温 $3\sim4$ ℃的温水擦浴。

2.药物降温

一般用安乃近,每次 $5\sim10$ mg/kg,肌内注射。亦可用其滴鼻,对大于 3 岁的患儿,每次滴 $2\sim4$ 滴。

(三)降低颅内压

惊厥持续发作引起脑缺氧、缺血,易导致脑水肿;如惊厥由颅内感染引起,疾病本身即有脑组织充血、水肿,颅内压增高,因而应及时降低颅内压。常用 20% 的甘露醇溶液,每次 $5\sim10$ mL/kg,静脉注射或快速静脉滴注(10 mL/min),$6\sim8$ 小时重复使用。

（四）纠正酸中毒

惊厥频繁或持续发作过久,可导致代谢性酸中毒,如果血气分析发现血 pH<7.2,BE(碱剩余)为 15 mmol/L,可用 5％碳酸氢钠 3～5 mL/kg,稀释成 1.4％的等张溶液,静脉滴注。

（五）病因治疗

对惊厥患儿应通过了解病史、全面体检及必要的化验检查,争取尽快地明确病因,给予相应治疗。对可能反复发作的病例,还应制定预防复发的措施。

五、护理

（一）护理诊断

(1)有窒息的危险。

(2)有受伤的危险。

(3)潜在并发症有脑水肿、酸中毒、呼吸系统衰竭、循环系统衰竭。

(4)患儿家长缺乏关于该病的知识。

（二）护理目标

(1)患儿不发生误吸或窒息。

(2)患儿未发生并发症。

(3)患儿家长情绪稳定,能掌握止痉、降温等应急措施。

（三）护理措施

1.一般护理

(1)护理人员应将患儿平放于床上,取头侧位。保持安静,治疗操作应尽量集中进行,动作轻柔、敏捷,禁止一切不必要的刺激。

(2)护理人员应把患儿的头侧向一边,及时清除呼吸道分泌物;对发绀的患儿供给氧气;患儿窒息时施行人工呼吸。

(3)物理降温可用沾有温水或冷水的毛巾湿敷额头,每 5～10 分钟更换 1 次毛巾,必要时把冰袋放在额部或枕部。

(4)护理人员应注意患儿的安全,预防损伤,清理好周围物品,防止患儿坠床和碰伤。

(5)护理人员应协助做好各项检查,及时明确病因;根据病情需要,于惊厥停止后,配合医师做血糖、血钙、腰椎穿刺、血气分析及血电解质等针对性检查。

(6)护理人员应保持患儿的皮肤清洁、干燥,衣、被、床单清洁、干燥、平整,以防皮肤感染及压疮的发生。

(7)护理人员应关心、体贴患儿,熟练、准确地操作,以取得患儿的信任,消除其恐惧心理;说服患儿及家长主动配合各项检查及治疗,使诊疗工作顺利进行。

2.临床观察内容

(1)惊厥发作时,护理人员应观察惊厥患儿抽搐的时间和部位,有无其他伴随症状。

(2)护理人员应观察病情变化,尤其随时观察呼吸、面色、脉搏、血压、心音、心率、瞳孔大小、对光反射等重要的生命体征,如发现异常,及时通报医师,以便采取紧急抢救措施。

(3)护理人员应观察体温变化,如患儿有高热,及时做好物理降温及药物降温;如体温正常,应注意为患儿保暖。

3.药物观察内容

(1)护理人员应观察止惊药物的疗效。

(2)使用地西泮、苯巴比妥钠等止惊药物时,护理人员应注意观察患儿呼吸及血压的变化。

4.预见性观察

若惊厥持续时间长,频繁发作,护理人员应警惕有脑水肿、颅内压增高。收缩压升高,脉率减慢,呼吸节律慢而不规则,则提示颅内压增高。如未及时处理,可进一步发生脑疝,表现为瞳孔不等大、对光反射消失、昏迷加重、呼吸节律不整甚至呼吸骤停。

六、康复与健康指导

(1)护理人员应做好患儿的病情观察,准备好急救物品,教会家长正确的退热方法,提高家长的急救技能。

(2)护理人员应加强患儿营养与体育锻炼,做好基础护理等。

(3)护理人员应向家长详细交代患儿的病情、惊厥的病因和诱因,指导家长掌握预防惊厥的方法。

(刘元元)

第二节　小儿病毒性脑膜炎、脑炎

一、概述

病毒性脑膜炎、脑炎是由多种病毒引起的颅内急性感染,根据累及部位不同,临床表现为脑炎或脑膜炎,若病变在脑膜,临床表现为脑膜炎,累及大脑实质,则以脑炎为临床特征。大多数患者先有呼吸道或消化道感染症状,继而出现神经系统症状,常以精神和意识障碍为突出表现。轻者预后良好,重者留有后遗症甚至死亡。

二、病情观察与评估

(一)生命体征

监测生命体征,观察有无发热、心动过缓、血压升高。

(二)症状体征

(1)观察有无恶心、呕吐,婴幼儿烦躁不安、易激惹、头痛、颈背痛等病毒性脑膜炎症状。

(2)观察有无颈阻阳性、克尼格征(Kernig)和布鲁氏(Brudzinski)征阳性等脑膜刺激征症状。

(3)观察有无精神萎靡、表情淡漠、反应迟钝、嗜睡或烦躁、昏睡、神志不清、谵妄、昏迷等病毒性脑炎导致意识障碍表现。

(4)观察有无头痛、呕吐、婴儿前囟饱满、瞳孔不等大等颅内压增高表现。

(5)观察有无惊厥、全身或局灶性抽搐症状。

(6)观察有无偏瘫、不自主运动、肌强直面瘫、吞咽障碍等运动障碍表现。

(7)观察有无躁狂、幻觉、失语、定向力及记忆力障碍等精神异常症状。

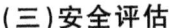

(三)安全评估

(1)评估有无因抽搐导致误吸的危险。

(2)评估有无因抽搐导致外伤的危险。

(3)评估有无因昏迷导致压疮的风险。

三、护理措施

(一)预防误吸

根据病情取适宜卧位,头偏向一侧,注意防止呕吐物误入气管。定时翻身拍背,按需吸痰,保持呼吸道通畅。

(二)体温护理

体温≥37.5 ℃可行物理降温,体温≥38.5 ℃给予药物降温,以减低大脑耗氧,避免抽搐发生。

(三)止惊护理

对有惊厥、幻觉或定向力错误患者遵医嘱给镇静剂。保持环境安静,减少噪音。

(四)头痛护理

(1)动态评估:患者入院 2 小时内完成疼痛筛查,有疼痛的患者 8 小时内完成全面的疼痛评估,为用药提供依据。

(2)评估工具:根据患者年龄、认知及语言功能,采用主诉疼痛分级法(VRS)、视觉模拟疼痛评分法(VAS)、数字分级法(NRS)、疼痛强度评分 Wong-Baker 脸谱法等,确定疼痛的原因、强度及性质。

(3)评估疼痛的程度。

0 级:无痛。

1 级:轻度疼痛:可忍受,能正常生活、睡眠。

2 级:中度疼痛:一定程度影响睡眠,需用止痛药。

3 级:重度疼痛:影响睡眠,需用麻醉止痛药。

4 级:剧烈疼痛:影响睡眠较重,伴有其他症状。

5 级:无法忍受:严重影响睡眠,伴有其他症状或被动体位。

(4)根据评估结果选择镇痛药物并遵医嘱执行;按时输注 20％甘露醇,观察用药效果,若是颅内高压引起的头痛,20％甘露醇输注会缓解头痛症状。

(五)用药护理

20％甘露醇 0.5～1.0 g/kg 在 15～30 分钟内快速输注,根据病情需要 4～8 小时重复一次。使用前检查有无结晶,输注时选择大血管,避开关节活动处,避免渗漏造成局部组织坏死。密切观察小便量及颅内高压症状有无缓解。因快速输注 20％甘露醇会在短时间内增加循环血量,而使心脏负荷加重,因此,心肾功能不全、颅内出血者禁用 20％甘露醇。

(六)功能锻炼

保持瘫痪肢体处于功能位,及早并循序渐进地进行被动和主动功能锻炼,促进肢体功能恢复。

(七)预防外伤

惊厥及精神异常患者专人守护,必要时使用保护具适当约束,避免坠床及自伤。

四、健康教育

(一)住院期

(1)告知家属发热时衣服不宜穿得过多,被子不要盖得过厚,以免影响散热;退热出汗时及时擦干身上汗液、更换内衣,以免受凉感冒。

(2)进食富有营养、易消化的流食或半流食,如豆浆、米粥、面条汤、馄饨等,补充发热导致的能量消耗。

(二)居家期

(1)定期注射各种减毒病毒疫苗(如麻疹、流行性腮腺炎、风疹等),预防病毒性脑炎的发生。

(2)对有精神症状患者实施保护性看护,减少刺激因素,防止发生意外。

(3)指导家属对有神经系统后遗症患者进行语言、运动等康复训练。

(4)定期门诊随访。

(刘元元)

第三节　小儿流行性腮腺炎

一、疾病概述

流行性腮腺炎是由腮腺炎病毒引起的小儿时期常见的急性呼吸道传染病。以腮腺肿大、疼痛为特征,各种唾液腺体及其他器官均可受累,系非化脓性炎症。

(一)病因

腮腺炎病毒为 RNA 病毒,人是病毒唯一宿主。

腮腺炎病毒,属副黏液病毒,仅一个血清型,存在于患者唾液、血液、尿液及脑脊液中。此病毒对理化因素抵抗力不强,加热至 56 ℃20 分钟或甲醛、紫外线等很容易使其灭活,但在低温条件下可存活较久。

(二)流行病学特点

1.传染源

早期患者和隐性感染者。病毒存在于患儿唾液中的时间较长,腮肿前 6 天至腮肿后 9 天均可自患者唾液中分离出病毒,因此在这两周内有高度传染性。感染腮腺炎病毒后,无腮腺炎表现,而有其他器官如脑或睾丸等症状者,则唾液及尿亦可检出病毒。在大流行时 30%～40% 的患儿仅有上呼吸道感染的亚临床感染,是重要传染源。

2.传播途径

本病毒在唾液中通过飞沫传播(唾液及污染的衣服亦可传染)其传染力较麻疹、水痘为弱。孕妇感染本病可通过胎盘传染胎儿,而导致胎儿畸形或死亡,流产的发生率也增加。

3.易感性

普遍易感,其易感性随年龄的增加而下降。青春期后发病男多于女。病后可有持久免疫力。

(三)发病机制

多认为该病毒首先侵入口腔黏膜和鼻黏膜在上皮组织中大量增殖后进入血循环(第一次病毒血症),经血流累及腮腺及一些组织,并在其中增殖再次进入血循环(第二次病毒血症),并侵犯上次未受波及的一些脏器。病程早期时从口腔、呼吸道分泌物、血尿、乳汁、脑脊液及其他组织中可分离到腮腺炎病毒。有人分别从胎盘和胎儿体内分离出本病毒。根据本病患儿在病程中可始终无腮腺肿胀而脑膜脑炎、睾丸炎等可出现于腮腺肿胀之前等事实,也证明腮腺炎病毒首先侵入口鼻黏膜经血流累及各种器官组织的观点,也有人认为病毒对腮腺有特殊亲和性,因此入口腔后即经腮腺导管而侵入腮腺,在腺体内增殖后再进入血循环形成病毒血症累及其他组织。各种腺组织如睾丸卵巢、胰腺、肠浆液造酶腺、胸腺、甲状腺等均有受侵的机会,脑脑膜、肝及心肌也常被累及,因此流行性腮腺炎的临床表现变化多端脑膜脑炎是病毒直接侵犯中枢神经系统的后果,自脑脊液中可能分离出病原体。

腮腺的非化脓性炎症为本病的主要病变,腺体呈肿胀发红,有渗出物,出血性病灶和白细胞浸润腮腺导管有卡他性炎症,导管周围及腺体间质中有浆液纤维蛋白性渗出及淋巴细胞浸润,管内充塞破碎细胞残余及少量中性粒细胞腺上皮水肿、坏死、腺泡间血管有充血现象腮腺周显著水肿,附近淋巴结充血肿胀。唾液成分的改变不多但分泌量则较正常减少。

由于腮腺导管的部分阻塞使唾液的排出受到阻碍,故摄食酸性饮食时可因唾液分泌增加、唾液潴留而感胀痛唾液中含有淀粉酶可经淋巴系统而进入血循环,导致血中淀粉酶增高,并从尿中排出胰腺和肠浆液造酶含量。本病病毒易侵犯成熟的睾丸,幼年患者很少发生睾丸炎睾丸曲精管的上皮显著充血,有出血斑点及淋巴细胞浸润,在间质中出现水肿及浆液纤维蛋白性渗出物胰腺呈充血、水肿,胰岛有轻度退化及脂肪性坏死。

(四)临床表现

临床典型病例以腮腺炎为主要表现,潜伏期为14~25天,平均为18天。

本病前驱期很短,可有发热、头痛、乏力、肌痛、厌食等。腮腺肿大常是疾病的首发体征,通常先起于一侧,2~3天波及对侧,也有两侧同时肿大或始终限于一侧者。肿胀以耳垂为中心,向前、后、下发展,局部不红,边缘不清,轻度压痛,咀嚼食物时疼痛加重,在上颌第2磨牙旁的颊黏膜处,可见腮腺管口。腮腺肿大3~5天达高峰,1周左右逐渐消退。颌下腺和舌下腺也可同时受累。不典型病例可无腮腺肿胀而以单纯睾丸炎或脑膜脑炎的症状出现。

腮腺炎病毒有嗜腺体和嗜神经性,故病毒常侵入中枢神经系统、其他腺体或器官而产生下列症状。

1.脑膜脑炎

脑膜脑炎可在腮腺炎出现前、后或同时发生,也可发生在无腮腺炎时。表现为发热、头痛、呕吐、颈项强直,少见惊厥和昏迷。脑脊液呈无菌性脑膜炎样改变。大多预后良好,但也偶见死亡及留有神经系统后遗症。

2.睾丸炎

睾丸炎是男孩最常见的并发症,多为单侧受累,睾丸肿胀疼痛,约半数病例可发生萎缩,双侧萎缩者可导致不育症。

3.急性胰腺炎

该病较少见,常发生于腮腺肿胀数天后。出现中上腹剧痛,有压痛和肌紧张,伴发热、寒战、呕吐、腹胀、腹泻或便秘等。

4.其他

可有心肌炎、肾炎、肝炎等。

(五)流行性腮腺炎诊断标准

1.疑似病例

发热,畏寒,疲倦,食欲缺乏,1～2天单侧或双侧非化脓性腮腺肿痛或其他唾液腺肿痛。

2.确诊病例

(1)腮腺肿痛或其他唾液腺肿痛与压痛,吃酸性食物时胀痛更为明显。腮腺管口可见红肿。白细胞计数正常或稍低,后期淋巴细胞增加。

(2)发病前1～4周与腮腺炎患者有密切接触史。

二、治疗

隔离患儿使之卧床休息直至腮腺肿胀完全消退。注意口腔清洁,饮食以流质或软食为宜,避免酸性食物,保证液体摄入量。

三、护理评估、诊断和措施

(一)健康管理

1.疼痛

腮腺炎引起的腮腺肿大引起。

(1)护理诊断:疼痛。

(2)护理措施:缓解疼痛。

2.发热

发热多与感染有关。

(1)护理诊断:体温升高。

(2)护理措施:①保证休息,防止过劳,减少并发症的发生。高热者给予物理降温。鼓励患儿多饮水。发热伴有并发症者应卧床休息至热退。②保持口腔清洁,常用温盐水漱口,多饮水,以减少口腔内残余食物,防止继发感染。③给予富有营养、易消化的半流质或软食,忌酸、辣、干、硬食物,以免因唾液分泌及咀嚼使疼痛加剧。④局部冷敷,以减轻炎症充血及疼痛。亦可用中药湿敷。

3.焦虑

焦虑与患儿的疾病发展有关。

(1)护理诊断:焦虑。

(2)护理措施:①缓解家长的焦虑,做好解释沟通。②注意有无脑膜脑炎、睾丸炎、急性胰腺炎等临床征象,并给以相应治疗和护理。发生睾丸炎时可用丁字带托起阴囊,局部间歇冷敷以减轻疼痛。③无并发症的患儿一般在家中隔离治疗,指导家长做好隔离、饮食、用药护理,学会病情观察,若有并发症表现,应及时送医院就诊。做好患儿和家长的心理护理,介绍减轻疼痛的方法,使患儿配合治疗。

(二)预防感染传播

发现腮腺炎患儿后立即采取呼吸道隔离措施,直至腮腺肿大消退后3天,有接触史的易感患儿应观察3周。流行期间应加强幼托机构的晨检。居室应空气流通,对患儿口、鼻分泌物及污染物应进行消毒。易感患儿可接种减毒腮腺炎活疫苗。

(刘元元)

第四节 小儿急性感染性喉炎

急性感染性喉炎是由病毒或细菌等引起的喉部黏膜的急性炎症,多见于 5 岁以下的儿童,冬、春季发病较多。由于小儿喉腔狭小、黏膜下血管淋巴组织丰富,声门下组织疏松等解剖特点,患儿易出现犬吠样咳嗽、声音嘶哑、吸气性喉鸣伴呼吸困难,严重时出现喉梗阻症状,若处理不及时,可危及生命。

一、临床特点

(一)症状

1.发热

患儿可有不同程度的发热,严重时体温可高达 40 ℃以上并伴有中毒症状。

2.咳嗽

轻者为刺激性咳嗽,伴有声音嘶哑,较重的有犬吠样咳嗽。

3.喉梗阻症状

呈吸气性喉鸣、三凹症,重者迅速出现烦躁不安、吸气性呼吸困难、发绀、心率加快等缺氧症状。临床将喉梗阻分为 4 度。

(1)Ⅰ度喉梗阻:安静时如常人,但活动(或受刺激)后可出现喉鸣及吸气性呼吸困难。胸部听诊呼吸音清晰,心率无改变。

(2)Ⅱ度喉梗阻:即使在安静状态下也有喉鸣和吸气性呼吸困难。听诊可闻喉鸣传导或气管呼吸音,呼吸音强度大致正常。心率稍快,一般状况尚好。

(3)Ⅲ度喉梗阻:吸气性呼吸困难严重,除上述表现外,还因缺氧严重而出现明显发绀,患儿常极度不安、躁动、恐惧、大汗、胸廓塌陷,呼吸音明显减低。心率增快,常大于 140 次/分,心音低钝。

(4)Ⅳ度喉梗阻:由于呼吸衰竭以及逐渐体力耗竭,患儿极度衰竭,呈昏睡状或进入昏迷,三凹征反而不明显,呼吸微弱,呼吸音几乎消失,胸廓塌陷明显,心率或慢或快,心律不齐,心音微弱,面色由发绀变成苍白或灰白。

(二)体征

咽部充血,肺部无湿啰音。直达喉镜检查可见黏膜充血肿胀,声门下黏膜呈梭状肿胀,黏膜表面有时附有黏稠性分泌物。

二、护理评估

(一)健康史

询问发病情况,病前有无上呼吸道感染现象。

(二)症状、体征

检查患儿有无发热、声音嘶哑、咳嗽、气促、三凹征。

(三)社会-心理因素

评估患儿及家长的心理状态,对疾病的了解程度,家庭环境及经济情况,了解患儿有无住院的经历。

(四)辅助检查

了解病原学及血常规检查结果。

三、常见护理问题

(1)低效性呼吸形态:与喉头水肿有关。

(2)舒适的改变:与咳嗽、呼吸困难有关。

(3)有窒息的危险:与喉梗阻有关。

(4)体温过高:与感染有关。

四、护理措施

(一)改善呼吸功能,保持呼吸道通畅

(1)保持室内空气清新,每天定时通风2次,保持室内湿度在60%左右,以缓解喉肌痉挛,湿化气道。

(2)适当抬高患儿颈肩部,怀抱小儿使头部稍后仰以保持气道通畅,体位舒适。

(3)Ⅱ度以上喉梗阻患儿应给予吸氧。

(4)吸入用布地奈德混悬液+肾上腺素用生理盐水稀释后雾化吸入,每天3~4次。以消除喉水肿,恢复气道通畅。

(5)指导较大患儿进行有效的咳嗽,当患儿剧烈咳嗽时,可嘱患儿深呼吸以抑制咳嗽。

(二)密切观察病情变化

根据患儿三凹征、喉鸣、青紫及烦躁的表现来判断缺氧的程度,及时发现喉梗阻,积极处理,避免窒息。如有喉梗阻先兆,立即通知医师,备好抢救物品,积极配合抢救。

(三)发热护理

监测体温变化,发热时给温水擦浴,解热贴敷前额,必要时按医嘱给予药物降温。

(四)提高患儿的舒适度

卧床休息,减少活动,各种护理操作尽量集中进行,避免哭闹。一般情况下不用镇静剂,若患儿过度烦躁不安,可遵医嘱用地西泮、苯巴比妥肌内注射或10%水合氯醛灌肠。因氯丙嗪及吗啡有抑制呼吸的作用,不宜应用。

五、健康教育

(1)向患儿家长讲解疾病的有关知识和护理要点,指导家长耐心细致地喂养,进食易消化的流质或半流质,多饮水,不吃有刺激性的食物,避免患儿进食时发生呛咳。

(2)向家长说明雾化吸入的重要性,鼓励患儿配合治疗。

(3)避免哭闹时间过长,吸入有害气体或进食辛辣食物,刺激损伤喉部。

六、出院指导

(1)注意锻炼身体,合理喂养,增强机体抵抗力。

（2）养成良好卫生生活习惯，饭后漱口，多饮水，保持口腔清洁。

（3）一旦发生痉挛性喉炎（出现呼吸紧促如犬吠，喉鸣，吸气困难，胸廓塌陷，唇色发绀）应立即送医院治疗，并保持气道通畅（患儿头向后仰，解开衣领）。

（刘元元）

第五节　小儿心包炎

心包炎可分感染和非感染性两类，且多为其他疾病（婴儿常见于败血症、肺炎、脓胸，学龄儿童多见于结核病、风湿病）的一种表现。

一、临床特点

（一）症状

较大儿童常有心前区刺痛，平卧时加重，坐位或前倾位可减轻，疼痛可向肩背及腹部放射；婴儿则表现为烦躁不安。同时有原发病的症状表现，常有呼吸困难、咳嗽、发热等。

（二）体征

早期可听到心包摩擦音，多在胸骨左缘第3～4肋间最清晰，但多为一过性。有心包积液时心音遥远、低钝，出现奇脉。当心包积液达一定量时，心包舒张受限，出现颈静脉怒张、肝脏增大、肝颈反流征阳性、下肢水肿、心动过速、脉压变小。

（三）辅助检查

1.X线检查

心影呈烧瓶样增大而肺血大多正常。

2.心电图

窦性心动过速，低电压，广泛ST段、T波改变。

3.超声心动图

能提示心包积液的部位、量。

4.实验室检查

血沉增快，CRP增高，血常规白细胞、中性粒细胞计数增高。

二、护理评估

（一）病史

了解患儿近期有无感染性疾病以及有无结核、风湿热病史。

（二）症状、体征

评估患儿有无发热、胸痛，胸痛与体位的关系，评估有无心脏压塞症状，如呼吸困难、心率加快、颈静脉怒张、肝大、水肿、心音遥远及奇脉。听诊心脏，注意有无心包摩擦音。

（三）社会-心理因素

评估家长对疾病的了解程度和态度。

(四)辅助检查

了解并分析胸片、心电图、超声心动图等检查结果。

三、常见护理问题

(一)疼痛

疼痛与心包炎性渗出有关。

(二)体温异常

体温异常与炎症有关。

(三)气体交换受损

气体交换受损与心包积液、心脏受压有关。

(四)合作性问题

急性心包压塞。

四、护理措施

(一)休息与卧位

患儿应卧床休息,宜取半卧位。

(二)饮食

给予高热量、高蛋白、高维生素、易消化的半流质或软食,限制钠盐摄入,少食易产气的食物,如薯类,多食芹菜、海带等富含纤维素的食物,以防止肠内产气过多引起腹胀及便秘而导致膈肌上抬。

(三)高热护理

及时做好降温处理,测定并及时记录体温。

(四)吸氧

胸闷、气急严重者给予氧气吸入。

(五)对症护理

有心包积液者,护理人员应做好患儿的解释工作,协助医师进行心包穿刺,操作过程中仔细观察生命体征的变化,记录抽出液体性质和量,穿刺完毕后局部加压数分钟后无菌包扎,送回病床后继续观察有无渗液、渗血,必要时局部沙袋加压。

(六)病情观察

(1)呼吸困难为急性心包炎和慢性缩窄性心包炎最主要突出症状,应密切观察呼吸频率和节律。

(2)当患儿出现静脉压升高,面色苍白、发绀,烦躁不安,肝脏在短期内增大,应及时报告医师并做好心包穿刺准备。

(七)心理护理

对患儿疼痛的描述予以肯定,并设法分散和减轻其不适感觉。

(八)健康教育

(1)向家长讲解舒适的体位、安静休息和充足的营养供给是治疗本病的良好措施。

(2)若需要进行心包穿刺时,应向家长说明必须配合和注意的事宜。

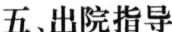

五、出院指导

（1）遵医嘱及时、准确使用药物并定期随访。

（2）由于心包炎患儿机体抵抗力减弱，出院后仍应坚持休息半年左右，并加强营养，以利心功能的恢复。

（刘元元）

第六节　小儿血友病

一、概述

血友病是一种 X 染色体连锁的遗传性出血性疾病，其遗传基因定位于 X 染色体上，由女性传递，男性发病。病理机制为凝血因子基因缺陷导致其水平和功能减低而使血液不能正常地凝固，临床主要表现为自发性关节和组织出血，以及出血所致的畸形。根据患儿所缺乏凝血因子的种类，可分为血友病 A（也称血友病甲，Ⅷ因子缺乏）、血友病 B（也称血友病乙，Ⅳ因子缺乏）。临床上所见的血友病 A 约 70％有家族史，约 30％无家族史，其发病可能因基因突变所致。血友病可发生于全世界所有种族或地区人群，患病率为（5～10）/10 万，我国有 7 万～10 万病例。其中血友病 A 最多见，占 80％～85％，血友病 B 占 15％～20％。

虽然血友病目前还是不可治愈的遗传性疾病，但通过及时或预防性补充因子、防治出血并发症和其他综合关怀的治疗原则，可使患儿获得接近正常人的生活质量与生存期。

二、护理评估

（一）临床症状评估与观察

1.询问患儿病史及家族史

多数患儿有全身各部位的自发性出血史或损伤后出血不止。可询问患儿是否有自幼轻微外伤时较难止血史，或反复膝/肘等关节出血肿痛史，结合母亲家族中男性成员异常出血疾病史（30％患儿可无家族遗传史）。询问有无外伤、碰撞等诱发因素。

2.评估患儿的出血情况

自发性出血或轻微损伤、手术时出血不只是血友病的表现特征。出血可发生在任何部位，以关节、软组织、肌肉、皮肤黏膜和血尿最为常见。危及生命的出血为中枢神经系统、咽喉和胸腹内脏的出血。

（1）评估有无关节出血情况：关节出血是血友病最主要典型特征，各关节出血频度因其承重及活动强度依次是膝、肘、踝、肩、腕和髋关节。关节出血急性期开始时患儿往往有关节轻微不适、酸胀等"先兆"症状，然后逐渐出现关节疼痛、肿胀发热及活动受限。一般关节出血可量自限性或经补充凝血因子治疗后停止，关节腔内出血经数天或数周逐渐吸收。

（2）评估有无肌肉出血：肌肉及软组织出血是仅次于关节出血的常见出血部位。重型血友病可自发出血，而轻型和中型血友病只有在外伤的情况下才发生肌肉出血。出血部位常见于屈伸的肌肉群,尤其是髂腰肌、腓肠肌、前臂肌等。肌肉出血常引起肌肉肿痛,甚至剧烈的疼痛,可引起肌肉保护性痉挛、相连关节屈曲及活动受限。

(3)评估有无泌尿道出血:血友病患儿还可出现泌尿道出血,一般年龄多大于5岁。出血部位包括肾、输尿管和膀胱。血尿分为镜下血尿和肉眼血尿,有一定的自限性。肉眼血尿呈洗肉水样,甚至鲜红色,有的患儿可伴有腰背痛、尿痛、尿频等症状。根据排尿过程中血尿出现的不同时间,分为初始血尿、终末血尿和全程血尿。初始血尿仅在排尿开始时出现,表示前尿道有出血;终末血尿是排尿终末时出现的血尿,提示后尿道、膀胱颈部或膀胱三角区有出血;全程血尿:排尿全过程中都有尿血,提示病变在膀胱、输尿管或肾脏。

(4)评估有无口腔出血:患儿主要以口腔创口出血不止为主要表现,亦可有因口腔渗血吞咽到胃部引起胃部不适及黑粪等表现,出血时间由数小时到数天不等。出血原因主要为外伤及牙源性出血两种。

(5)评估有无鼻腔出血:鼻出血多为一侧,也有的为双侧,量多少不定,轻者仅为从鼻孔滴血;重者出血如注。出血量超过500 mL,会出现头昏、口渴、乏力、面色苍白;出血量超过100 mL者,可出现胸闷、心慌、脉速无力、血压下降、出冷汗等休克症状。

(6)评估患儿是否出现假肿瘤:血友病假肿瘤又称血友病性血囊肿,发生率低,但愈后很差。假肿瘤是在骨膜下或肌腱筋膜下形成的囊性血肿,由于囊内反复出血而体积渐大,并出现压迫及腐蚀破坏周围组织,常见部位是大腿和骨盆。

(7)评估患儿出血后是否经过止血处理,其方法及效果如何,既往检查、治疗经过和疗效。

(二)辅助检查评估

1.活化部分凝血酶时间(APTT)

APTT 是内源性凝血系统较为敏感的筛选试验,APTT 延长。

2.硅化凝血时间(SCT)和活化凝血时间(ACT)

SCT 和 ACT 是内源性凝血系统敏感的筛选试验,两者均延长。

(三)体格检查评估

(1)评估发生出血的部位、范围、出血的持续时间、出血量及性状,以便估计出血量、速度及性质。

(2)评估有无关节畸形及关节畸形程度。

三、护理问题

(一)组织完整性受损

出血与凝血因子缺乏有关。

(二)疼痛

疼痛与关节、肌肉出血有关。

(三)躯体移动障碍

躯体移动障碍与治疗性制动、关节畸形有关。

(四)潜在并发症

颅内出血与凝血因子缺乏有关。

四、护理目标

(1)患儿出血情况停止或减轻。

（2）患儿主诉疼痛减轻，表现为放松和舒适感。

（3）患儿表现为最佳的躯体活动，表现为活动范围正常。

（4）患儿住院期间不发生颅内出血或发生时能及时发现并处理。

（5）患儿或家属能够辨识出血的征象，说出疾病过程及治疗、护理、预防的方法。

五、护理措施

（一）急性出血的观察与处理

1.关节、肌肉出血

常采用 RICE 法。

（1）"R"，休息。关节、肌肉出血时，根据出血的程度，患侧应该休息 12～24 小时或更长，可用夹板制动，或使用辅助器械如拐杖、轮椅等帮助肢体休息。夹板可以用石膏或热塑料来制作。

（2）"I"，冰敷。对活动性出血的关节或肌肉采用冰敷以帮助控制肿胀、减轻疼痛、减少炎症的发生。冰敷时间一般 10 到 15 分钟，每 2 小时一次。

"RICE"中的"I"也代表固定。用石膏托或夹板来固定关节以保持其静止。固定的时间不能过长，一般为 2～3 天；固定关节不可过紧，固定后注意观察远端肢体血运情况，是否出现肿胀、发暗和变冷。

（3）"C"，加压。施压于出血部位可以帮助收缩血管和减缓出血，可以用弹性绷带对出血的关节进行压迫。在受伤部位用十字形（或 8 字形）包扎。包扎后注意观察远端手指、脚趾有无发冷、发麻或肤色改变。如果有上述症状发生，应松开绷带，重新包扎。

（4）"E"，抬高。将受伤的肢体放在高于心脏的位置有助于降低血管内压力、减缓出血。可以用枕头垫高孩子出血的手臂或小腿。

2.鼻出血

首先应让患儿采取坐位或半卧位，以降低鼻部的血压。前额部或鼻部冷敷，冷的刺激可使鼻内小血管收缩而有利于止血。指导孩子对流到咽部的血尽量不要吞咽，以免刺激胃部引起恶心呕吐。常用止血方法如下。

（1）指压法：用拇指、示指捏紧两侧鼻翼 5～10 分钟，压迫鼻中隔前下方达到止血目的。

（2）冷敷法：用冷水袋或湿毛巾在额部、颈部或后颈部冷敷，收缩血管，减少出血。

（3）收敛法：用 1% 麻黄碱或肾上腺素棉片塞入前鼻腔，收缩血管止血。

（4）填塞法：上述方法无效或出血量较大时，请专科医师进行后鼻孔填塞。

3.口腔出血

（1）口腔软组织损伤：配合医师采用细针线严密分层缝合，局部加压包扎，严禁创口放置引流。

（2）腭部黏膜损伤：可采用黏膜创口缝合，创缘周围碘酚棉球止血，然后在整个腭部覆盖碘仿纱条，牙间结扎丝固定。

（3）自发性牙龈出血：先对出血处牙齿进行牙周清洁，冲洗牙周后，用注射器将六氨基己酸液、凝血酶、肾上腺素的混合液注入牙周袋或牙龈沟内，再压迫牙龈止血，止血后用塞治剂外敷压迫保护创面。

（二）输注凝血因子的护理

血友病患儿发生出血是由于缺乏因子Ⅷ（FⅧ）或因子Ⅸ（FⅨ）所致，故替代疗法，即静脉输注含有 FⅧ 或 FⅨ 的制剂,将血浆中 FⅧ 或 FⅨ 的含量提高到止血所需的水平仍是现今治疗和预防血友病患者出血的最有效的措施。

1.配置药液

(1)将稀释液和浓缩剂置于室温下,如急需可用温水浸泡,但不能高于 37 ℃。

(2)取下稀释液和浓缩剂瓶塑胶帽,消毒。

(3)取下双头针的一端的针帽,将该末端插入稀释液瓶的瓶塞中心。再取下双头针另一端的针帽,插入因子浓缩剂瓶的瓶塞中心。为了减少泡沫的产生,插入时应将稀释液瓶倒置过来,注意要让稀释液瓶子在浓缩剂瓶子的上方,针头插入的角度要能使稀释液顺着浓缩剂瓶的瓶壁流下,可调整稀释液瓶塞上的针头以保证所有的稀释液都能进入装有因子冻干粉的瓶子内。

(4)拔出双针头。

(5)不要剧烈摇晃瓶体,可轻轻地旋转瓶体使得所有干粉都溶解。

(6)浓缩剂应现用现配,如遇特殊情况需冷藏,时间不要超过 2 小时。

2.推注药液

(1)取出带过滤器的专用针头,去除保护帽。缓慢抽吸配置好的药液,排尽针管的空气。

(2)另外取 10 mL 注射器 1 支,抽吸生理盐水,排空空气连接静脉穿刺针(头皮针),静脉穿刺。

(3)推注少量生理盐水,确保静脉穿刺成功后,更换已抽吸好药液的注射器,缓慢给药。推注药物完毕后,再推少量的生理盐水,将头皮针内的药液推入,避免浪费。

(4)拔出针头,避免血管和组织不必要损伤。压迫静脉穿刺点 2~5 分钟。

3.观察药物的不良反应

输注因子浓缩剂可能会产生变态反应,如麻疹、皮肤瘙痒、鼻塞、胸痛、头昏、气短、发热、头痛、心悸、轻度寒战、恶心和输液部位的疼痛。对于有变态反应病史者,可预防性地给予抗组胺药物。

(三)消除出血的诱发因素

大多数患儿在出血发生之前都可能存在一些诱发因素,如跌、摔、挫、扭伤等外力可引起出血。要加强看护,避免意外伤害,教育孩子了解和认识这些危险因素,并在日常生活中注意排除,选择适宜活动,避免参加各种剧烈运动,就可能减少和避免出血的发生。尽量避免有创性操作,注意避免深部肌内注射。

(四)血友病儿童预防注射的方法

血友病儿童应从出生开始按时进行预防接种以抵抗传染性疾病。在注射时应选用小号的注射器针头,在三角肌进行皮下注射。预防注射一般不会引起进行性出血,如发现注射处有肿、痛及发热感,可先用局部冰敷以减轻肿痛。按压穿刺部位 5~10 分钟,或弹力绷带包扎 24 小时,以减少出血。如注射部位发生血肿,应立即与专业医师联系。

(五)饮食指导

血友病儿童饮食应以清淡易消化为主,少食或忌食辛辣刺激性食品,多饮水,多吃富含维生素 C 的蔬菜和水果,保持排便通畅。注意营养搭配,尽量避免过热食物,以免损伤牙龈或烫伤黏膜;避免食用坚硬、油炸食品,如麻花、锅巴等;小儿食用肉、鱼、虾制品应尽量去骨、刺、皮,以防硬物刺伤口腔黏膜,导致口腔出血。

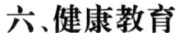

六、健康教育

(1)护士应主动对年长患儿及患儿家长传授血友病相关知识,教会家长如何判断出血的程度、范围,基本的止血方法,讲解预防及恢复期的注意事项。

(2)指导患儿家长保持环境的舒适、安全。加强看护,避免外伤发生,教育孩子不玩利器。告诉家长洗澡是检查孩子是否出血的最好时机。

(3)培养患儿养成良好生活习惯,避免挖鼻子,如有鼻腔血痂让其自行脱落,不能硬性擦掉。气候干燥时可采用液状石蜡涂抹鼻腔,或用温湿毛巾捂住鼻子保持鼻腔湿润。保持口腔清洁卫生,以免因牙周疾病引起出血。不使用牙签,使用软毛牙刷刷牙,进餐后清水漱口,婴幼儿由家长帮助完成口腔护理,可购买指套式婴儿牙刷或用纱布、清洁软布裹在手指上每天早晚擦拭牙齿,喂奶后再喂少许温开水,以便及时清除牙面堆积的污垢和食物残渣,减少龋齿和牙周疾病的发生,防止造成牙周刺伤。

(4)合理饮食,加强营养,避免进食过热、过硬或带刺食物。

(5)终身禁用抗凝药物及抑制血小板功能的药物,如阿司匹林、吲哚美辛(消炎痛)、保泰松、双嘧达莫等。

(6)就医时应将本病病史告知医师,并告知可联系的血友病医师电话以便沟通。

(7)出血超过 30 分钟或反复出血,应立即注射因子,并应请求专业医师或护士帮助。

(刘元元)

第七节　小儿过敏性紫癜

一、概述

过敏性紫癜是一种以小血管炎为主要病变的常见变态反应性出血性疾病。临床表现为皮肤紫癜,伴关节肿痛、腹痛、便血和血尿等。多发于 2～8 岁儿童,男多于女。

二、病情观察与评估

(一)生命体征
监测生命体征,观察有无血压升高。

(二)症状体征
(1)观察有无皮疹,有无关节肿胀、疼痛及活动受限。

(2)观察有无腹痛,有无血性大便等消化道症状。

(3)观察有无血尿及蛋白尿。

(三)安全评估
评估有无因关节肿痛导致跌倒/坠床的危险。

三、护理措施

(一)皮肤护理

(1)保持皮肤清洁,勤换衣裤,衣物柔软,剪短指甲,防止搔抓皮肤,如有破溃及时处理。

(2)观察皮疹消退情况,可绘成人体图形,每天详细记录皮疹变化情况;避免接触可能的各种变应原。

(二)疼痛护理

(1)关节肿痛时抬高患肢,保持患肢功能位置,协助做好日常生活的护理。

(2)腹痛者禁止热敷,以防加重胃肠出血。

(3)教会患者利用放松、娱乐等方法缓解疼痛,必要时药物止痛。

(三)饮食护理

(1)给予优质蛋白、高维生素、易消化的无渣饮食,严禁食用生冷、过热、辛辣、海鲜类食物及热带水果。

(2)如有胃肠道出血、腹痛明显者应禁食。

(3)恢复期饮食从单一食物品种加起,逐渐增加,以免复发。

(四)用药护理

糖皮质激素(醋酸泼尼松龙)。

(1)用药原则:起始足量、缓慢减药和长期维持。

(2)观察有无满月脸、向心性肥胖、痤疮、紫纹、高血糖、高血压、骨质疏松等不良反应,做好血压、血糖等的监测。

(3)使用糖皮质激素期间,对患者实施保护性隔离,勿互串病房、限制探视人数及次数,避免交叉感染。

(五)休息与活动

急性期绝对卧床休息,至症状消失(皮疹消退、无关节肿痛及腹痛)后下床活动,避免剧烈运动。

(六)预防跌倒/坠床

有关节肿痛、运动功能障碍患者,专人陪护、协助完成生活护理。下床活动时衣服、鞋子大小合适且防滑,病房通道畅通无障碍,保持地面干燥平整,避免跌倒/坠床发生。

四、健康指导

(一)住院期

(1)病房内禁止摆放鲜花、动物皮毛等易致过敏的物品。

(2)避免剧烈运动,防止过度疲劳,以免紫癜复发。

(二)居家期

(1)增强抵抗力,预防感冒,避免接触变应原,防止复发。

(2)坚持用药,勿随意增减及停药,遵医嘱定期复查,以便及时治疗可能出现的肾损害。

(3)在病情未痊愈之前,禁止接种各种预防疫苗。痊愈后 3～6 个月,才能进行预防接种,否则易导致此病的复发。

(刘元元)

第八节 小儿手足口病

一、疾病概述

(一)概念和特点

手足口病是肠道病毒引起的常见传染病之一,以婴幼儿发病为主。多数患儿表现为手、足、口腔等部位的皮疹、疱疹,大多预后良好。但少数患儿可表现为严重的中枢神经系统损害,引起神经源性肺水肿、无菌性脑膜炎、急性迟缓性麻痹等,病情进展迅速,病死率高。

(二)发病机制与相关病理生理

手足口病是肠道病毒包括柯萨奇病毒 A16 和肠道病毒 EV71 引起的小儿急性传染病,发病人群主要为婴幼儿、学龄前儿童,多发生于夏秋季。口腔溃疡性损伤和皮肤斑丘疹为手足口病的特征性病变。光镜下斑丘疹可见表皮内水疱,水疱内有中性粒细胞嗜酸性粒细胞碎片,水疱周围上皮有细胞间和细胞内水肿,水疱下真皮有多种白细胞的混合型浸润。电镜下可见上皮细胞内有嗜酸性包涵体。脑膜脑炎表现为淋巴细胞性软脑膜炎,脑灰质和白质血管周围淋巴细胞、浆细胞浸润,局灶性出血和局灶性神经细胞坏死以及胶质反应性增生。心肌炎表现为局灶性心肌细胞坏死,偶见间质淋巴细胞和浆细胞浸润。肺炎表现为弥漫性间质淋巴细胞浸润、肺泡损伤、肺泡内出血和透明膜形成,可见肺细胞脱落和增生,有片状肺不张。

(三)临床特点

手足口病的潜伏期多为 2～10 天,平均 3～5 天。

1.一般症状

急性起病,发热,口腔黏膜、手、足和臀部出现斑丘疹、疱疹,疱疹周围可有炎性红晕,疱内液体较少。可伴有咳嗽、流涕、食欲缺乏等症状。部分病例仅表现为皮疹或疱疹性咽峡炎。多在一周内痊愈,预后良好。

2.重症病例表现

少数病例(尤其是小于 3 岁者)皮疹出现不典型,病情进展迅速,在发病 1～5 天出现脑膜炎、脑炎(以脑干脑炎最为凶险)、脑脊髓炎、肺水肿、循环障碍等,可留有后遗症。极少数病例病情危重,可致死亡。

(1)神经系统表现:精神差、嗜睡、易惊、头痛、呕吐、谵妄甚至昏迷;肢体抖动,肌阵挛、眼球震颤、共济失调、眼球运动障碍;无力或急性弛缓性麻痹;惊厥。查体可见脑膜刺激征,腱反射减弱或消失,巴氏征等病理征阳性。

(2)呼吸系统表现:呼吸浅促、呼吸困难或节律改变,口唇发绀,咳嗽,咳白色、粉红色或血性泡沫样痰液;肺部可闻及湿啰音或痰鸣音。

(3)循环系统表现:面色苍灰、皮肤花纹、四肢发凉,指(趾)发绀;出冷汗;毛细血管再充盈时间延长。心率增快或减慢,脉搏浅速或减弱甚至消失。

(四)辅助检查

1.血常规

白细胞计数正常或降低,病情危重者白细胞计数可明显升高。重症病例白细胞计数可明显升高($>15\times10^9/L$)或显著降低($<2\times10^9/L$),恢复期逐渐恢复正常。

2.血生化检查

部分病例可有轻度谷丙转氨酶(ALT)、门冬氨酸氨基转移酶(AST)、肌酸激酶同工酶(CK-MB)升高,病情危重者可有肌钙蛋白(cTnI)、血糖升高。C反应蛋白(CRP)一般不升高。乳酸水平升高。

3.血气分析

轻症患者血气分析在正常范围。重症患者呼吸系统受累时可有动脉血氧分压降低、血氧饱和度下降,二氧化碳分压升高,代谢性酸中毒。

4.脑脊液检查

脑脊液外观清亮,压力增高,白细胞计数增多,多以单核细胞为主,蛋白正常或轻度增多,糖和氯化物正常。脑脊液病毒中和抗体滴度增高有助于明确诊断。

5.病原学检查

用组织培养分离肠道病毒是目前诊断的标准,但CoxA16、EV71等肠道病毒特异性核酸是手足口病病原确认的主要方法。咽拭子、气道分泌物、疱疹液、粪便阳性率较高。

6.血清学检查

恢复期与急性期血清手足口病肠道病毒中和抗体IgG滴度4倍或4倍以上升高,证明手足口病病毒感染。

7.胸部放射学检查

胸部放射学检查可表现为双肺纹理增多,网格状、斑片状阴影,部分病例以单侧为著。

8.磁共振

神经系统受累者可有异常改变,以脑干、脊髓灰质损害为主。

9.脑电图

脑电图可表现为弥漫性慢波,少数可出现棘(尖)慢波。

10.心电图

心电图无特异性改变。少数病例可见窦性心动过速或过缓,Q-T间期延长,ST-T改变。

(五)治疗原则

1.普通病例

注意隔离,避免交叉感染。适当休息,清淡饮食,做好口腔和皮肤护理。

2.重症病例

(1)控制颅内高压限制入量,积极给予甘露醇降颅压治疗,每次$0.5\sim1.0$ g/kg,每$4\sim8$小时一次,$20\sim30$分钟快速静脉注射。根据病情调整给药间隔时间及剂量。必要时加用呋塞米。

(2)保持呼吸道通畅,吸氧;呼吸衰竭者,尽早给予气管插管机械通气。

(3)早期抗休克处理:扩充血容量,$10\sim20$ mL/kg快速静脉滴入,之后根据脑水肿、肺水肿的具体情况边补边脱,决定再次快速静脉滴入和24小时的需要量,及时纠正休克和改善循环。

(4)及时使用肾上腺糖皮质激素:可选用甲泼尼龙,氢化可的松,地塞米松。病情稳定后,尽早停用。

（5）掌握静脉注射免疫球蛋白的指征,建议应用指征:精神萎靡、抽搐、安静状态下呼吸频率超过 30～40 次/分;出冷汗、四肢发凉、皮肤花纹,心率增快＞140～150 次/分(按年龄)。

（6）合理应用血管活性药物,常用米力农注射液:维持量 0.25～0.75 $\mu g/(kg \cdot min)$,一般使用不超过 72 小时。血压高者,控制血压,可用酚妥拉明 2～5 $\mu g/(kg \cdot min)$,或硝普钠 0.5～8.0 $\mu g/(kg \cdot min)$,一般由小剂量开始逐渐增加剂量,逐渐调整至合适剂量。如血压下降,低于同年龄正常下限,停用血管扩张剂,可使用正性肌力及升压药物,如多巴胺、多巴酚丁胺、肾上腺素、去甲肾上腺素等。

（7）注重对症支持治疗:①降温;②镇静、止惊;③保护各器官功能:特别注意神经源性肺水肿、休克和脑疝的处理;④纠正水电解质失衡。

（8）确保两条以上静脉通道通畅,监测呼吸、心率、血压和血氧饱和度,有条件监测有创动脉血压。

二、护理评估

(一)流行病学史评估
注意当地流行情况,评估患者病前 1 周内有无接触史。

(二)一般评估
注意患者有无发热、拒食、流涎、口腔疼痛、呕吐、腹泻等症状,注意皮疹出现部位和演变,有无脑膜炎、脑炎及心肌炎症状。

(三)身体评估
注意手、足、臀及其他体表部位有无斑丘疹及疱疹,形状及大小,周围有无红晕及化脓感染。注意唇、口腔黏膜有无红斑、疱疹及溃疡。有无局部淋巴结肿大。

(四)心理-社会评估
此病的患者多为小儿,评估小儿的状况,家长的关心和支持程度,家庭经济状况。

(五)辅助检查结果评估
白细胞计数及分类,咽拭子培养。疱疹如有继发感染,必要时取其内容物送涂片检查及细菌培养。咽拭子病毒分离;疱疹液以标记抗体染色检测病毒特异抗原,或 PCR 技术检测病毒 RNA。如有神经系统症状应作脑脊液常规、生化及病毒 RNA。必要时取血清检测病毒抗体。疑有心肌炎者检查心电图。

三、护理诊断/问题

(一)潜在并发症
潜在并发症如神经源性肺水肿、心力衰竭。

(二)体温升高
体温升高与病毒感染有关。

(三)皮肤完整性受损
皮肤完整性受损与手、足、口腔黏膜、臀部存在疱疹有关。

(四)营养失调
低于机体需要量与口腔存在疱疹不易进食有关。

（五）有传播感染的可能

传播感染与病原体排出有关。

四、护理措施

（一）隔离要求

及时安置在负压隔离病房内进行单间隔离。严格执行消毒隔离措施应，操作前后应严格洗手，做好手卫生。病房内每天以 600 mg/L 的含氯消毒剂对床及地面进行彻底消毒，医疗垃圾放入双层黄色垃圾袋中，外贴特殊标签，直接送至垃圾处理中心，不在其他地方中转。出院或转科后严格执行终末消毒。一旦诊断，医师应立即上报医院感染管理科，并留取大便标本备检。

（二）饮食护理

发热 1 周内应卧床休息，多饮开水。饮食宜给予营养丰富易消化的清淡、温凉的流质或半流质食物，如牛奶、米粥、面条等，禁食冰冷、辛辣等刺激性食物。意识障碍者暂禁食，逐渐改鼻饲流质，最后过渡到半流质饮食。

（三）病情观察

密切观察患儿的病情变化，24 小时监测心率、血氧饱和度、呼吸及面色，常规监测体温并观察热型和变化趋势。同时注意观察发热与皮疹出现的顺序。评估患儿的意识，大多数患儿神经系统受损发生在病程早期。对持续热不退，早期仅出现皮疹，但 1～2 天后继发高热者需引起重视。

（四）对症护理

1.高热的护理

(1)体温超过 39 ℃且持续不退的患儿除给布洛芬混悬液等退热药物外，还需以温水擦浴、冰袋或变温毯降温。使用降温毯时严密监测生命体征，观察外周循环，出现异常及时汇报医师。

(2)注意肢体保暖，防止冻伤，勤翻身，检查皮肤有无发红、发紫，衣被有无潮湿，防止压疮。

(3)遵医嘱给予抗病毒的药物。

2.口腔的护理

(1)每天 4 次口腔护理，常规的口腔护理用 0.05％的醋酸氯己定清洗口腔，然后喷活性银喷雾剂(银尔通)，经口气管插管的患儿，采用口腔冲洗。

(2)患儿原有口腔疱疹，极易出现口腔溃疡，若出现溃疡，可给予复方维生素 B_{12} 溶液(贯新克)喷溃疡处，促进伤口的愈合。

3.皮肤黏膜的护理

(1)保持皮肤及床单位干燥清洁，剪短患儿指(趾)甲，必要时包裹患儿双手，避免抓破皮疹，防止感染。

(2)臀部有皮疹时要保持臀部干燥清洁，避免皮疹感染。皮疹或疱疹已破裂者，局部皮肤可涂抹抗生素药膏或炉甘石洗剂。

（五）并发症的护理

1.神经系统

EV71 具有嗜神经性，病毒在早期即可侵犯枢神经系统，密切观察患儿入院后第 1～3 天的病情变化，重点观察患儿有无惊跳、意识、瞳孔、生命体征、前囟张力、肢体活动情况等，注意有无精神差、嗜睡、烦躁、易呕吐等神经系统病变的早期症状和体征。患儿呕吐时应将其头偏向一侧，

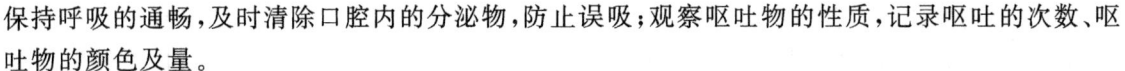

保持呼吸的通畅,及时清除口腔内的分泌物,防止误吸;观察呕吐物的性质,记录呕吐的次数、呕吐物的颜色及量。

2.循环系统

持续心电监护,注意有无心率增快或缓慢、血压升高或下降、中心静脉压过高或过低、尿量减少;观察有无面色苍白、四肢发凉、指(趾)甲发绀、毛细血管再充盈时间延长(>2秒)、冷汗、皮肤花纹;听诊有无心音低钝、奔马律及心包摩擦音等。立即报告医师,遵医嘱给予适当镇静,并遵医嘱给予强心、升压等处理,维持循环系统的稳定。

3.呼吸系统

严密观察呼吸形态、频率、节律,注意有无呼吸浅快、节律不规则、血氧饱和度下降、三凹征、鼻翼翕动等呼吸困难表现。神经源性肺水肿是手足口病常见的死亡原因,临床上以急性呼吸困难和进行性低氧血症为特征,早期仅表现为心率增快、血压升高、呼吸急促等非特异性表现,一旦出现面色苍白、发绀、出冷汗、双肺湿啰音、咳粉红色泡沫痰、严重低氧血症时应及时通知医师,备好各类急救用品,紧急气管内插管辅助呼吸。使用呼吸机可减轻心肺功能,缓解呼吸困难症状,早期的心肺功能支持可改善 EV71 病毒感染患儿的预后。

(六)心理护理

由于患儿患病突然,尤其确诊后家长担心患儿的生命危险和后遗症的发生。患儿住隔离病室,限制探视,病情变化时及时跟家长沟通,评估患儿家长的心理承受能力,帮助家长树立信心,同时帮助家长接受现实,以取得家长的支持与配合。

五、护理效果评估

(1)患者的疱疹、斑丘疹消退,自感舒适。

(2)患者未发生并发症或发生但被及时发现和处理。

(3)患者的家属学会了如何进行皮肤的护理,并对疾病的预防知识有了一定的了解。

(刘元元)

第九节 小 儿 水 痘

水痘是由水痘-带状疱疹病毒引起的急性出疹性传染病,临床以皮肤黏膜相继出现和同时存在斑疹、丘疹、疱疹及结痂为特征。

一、临床表现

(一)潜伏期
一般为 2 周左右。

(二)前驱期
一般为 1~2 天。婴幼儿多无明显前驱症状,年长儿可有低热、头痛、不适、食欲缺乏等。

(三)出疹期
皮疹先出现于躯干和头部,后波及面部和四肢。其特点有以下几点。

(1)皮疹分批出现,可见斑疹、丘疹、疱疹及结痂同时存在,为水痘皮疹的重要特征。开始为红色斑疹,数小时变为丘疹,再数小时发展成椭圆形水疱疹,疱液先清亮后浑浊,周围有红晕。疱疹易破溃,1～2天后开始干枯、结痂,脱痂后一般不留瘢痕,常伴瘙痒使患儿烦躁不安。

(2)皮疹呈向心性分布,主要位于躯干,其次头面部,四肢较少,为水痘皮疹的另一特征。

(3)黏膜疱疹可出现在口腔、咽、结膜、生殖器等处,易破溃形成溃疡。

(四)并发症

以皮肤继发细菌感染常见,少数为血小板数减少、肺炎、脑炎、心肌炎等。

水痘多为自限性疾病,10天左右自愈。除上述典型水痘外,可有疱疹内出血的出血型重症水痘,多发生于免疫功能低下者,常因并发血小板数减少或弥散性血管内凝血而危及生命,病死率高。此外,孕母患水痘可感染胎儿,导致先天性水痘。

二、辅助检查

(一)血常规

白细胞总数正常或稍低,继发细菌感染时可增高。

(二)疱疹刮片

可发现多核巨细胞和核内包涵体。

(三)血清学检查

补体结合抗体高滴度或双份血清抗体滴度4倍以上升高可明确病原。

三、治疗原则

(一)抗病毒治疗

首选阿昔洛韦,但需在水痘发病后24小时内应用效果更佳。此外,也可用更昔洛韦及干扰素。

(二)对症治疗

高热时用退热剂,皮疹瘙痒时可局部用炉甘石洗剂清洗或口服抗组胺药,疱疹溃破后可涂1%甲紫或抗生素软膏,有并发症时进行相应的对症治疗。水痘患儿忌用肾上腺皮质激素。

四、护理诊断及合作性问题

(一)体温过高

体温过高与病毒血症及继发细菌感染有关。

(二)皮肤完整性受损

皮肤完整性受损与水痘病毒引起的皮疹及继发细菌感染有关。

(三)潜在并发症

皮肤继发细菌感染、脑炎、肺炎等。

(四)有传播感染的危险

传染与患儿排出有传染性的病毒有关。

五、护理措施

(一)维持正常体温

(1)卧床休息至热退,症状减轻;出汗后及时更换衣服,保持干燥。

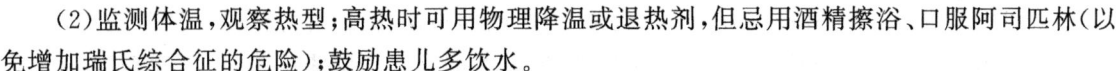

（2）监测体温，观察热型；高热时可用物理降温或退热剂，但忌用酒精擦浴、口服阿司匹林（以免增加瑞氏综合征的危险）；鼓励患儿多饮水。

（二）促进皮肤完整性恢复

（1）室温适宜，衣被不宜过厚，以免增加痒感。

（2）勤换内衣，保持皮肤清洁，防止继发感染。

（3）剪短指甲，婴幼儿可戴并指手套，以免抓伤皮肤。

（4）皮肤瘙痒时，可温水洗浴，口服抗组胺药物；疱疹无溃破者，涂炉甘石洗剂或 5% 碳酸氢钠溶液；疱疹溃破者涂 1% 甲紫或抗生素软膏防止继发感染，必要时给予抗生素。

（三）病情观察

注意观察疱疹溃破处皮肤、精神、体温、食欲，有无咳嗽、气促、头痛、呕吐等，及早发现并发症，予以相应的治疗及护理。

（四）预防感染的传播

1.控制传染源

患儿应隔离至疱疹全部结痂或出疹后 7 天；密切接触的易感儿隔离观察 3 周。

2.切断传播途径

保持室内空气新鲜，托幼机构应做好晨间检查和空气消毒。

3.保护易感人群

避免易感者接触，对体弱、免疫功能低下及应用大剂量激素者尤应加强保护，应在接触水痘后 72 小时内肌内注射水痘-带状疱疹免疫球蛋白，可起到预防或减轻症状的作用。

（五）健康教育

向家长宣传控制传染源的知识，说明患儿隔离的时间；指导切断传播途径的方法，如通风换气、定期消毒、用物暴晒；指导家长对患儿进行皮肤护理，防止继发感染；加强预防知识教育，流行期间避免易感儿去公共场所。

（刘元元）

第十节 小儿麻疹

一、概述

麻疹是由麻疹病毒引起的一种具有高度传染性急性出疹性呼吸道传染病。临床上以发热、结膜炎、上呼吸道炎、麻疹黏膜斑及全身斑丘疹为主要表现。麻疹传染性极强，每年全球有数百万人发病，儿童病死达 140 万人之多。接种麻疹减毒活疫苗可预防其流行。该病已被国际消灭疾病特别工作组列入全球性可能消灭的 8 种传染病之一。

麻疹病毒侵入上呼吸道、眼结膜上皮细胞和附近的淋巴结，在其内繁殖并侵入血流形成第一次病毒血症，被单核-吞噬细胞系统吞噬后送到全身淋巴组织、肝、脾等器官，并在其内大量繁殖后再次侵入血流，引起第二次病毒血症，从而出现广泛的病变。病毒血症持续到出疹后第 2 天，以后渐愈。麻疹的病理特征是受病毒感染的细胞增大并融合形成多核巨细胞。其细胞大小不一,内含数十至百余个核,核内外有病毒集落(嗜酸性包涵体)。患者是唯一的传染源,从发病前2天至出疹后5天具有传染性;如合并肺炎,传染性可延长到出疹后10天。病毒借飞沫直接传播,间接传播少见。任何季节均可发病,以冬、春季多见。该病传染性极强,人群普遍易感,易感者接触后90%以上发病,但病后能获持久免疫。由于母体抗体能经胎盘传给胎儿,因而麻疹多见于6个月以上的小儿,以6个月至5岁小儿发病率最高。自麻疹疫苗普遍接种以来,发病的周期性消失,发病年龄后移,青少年及成人发病率相对上升,育龄妇女患麻疹增多,将导致先天麻疹和新生儿麻疹发病率上升。

二、护理评估

(一)临床症状评估与观察

1.询问患儿病史及起病原因

评估发病情况,有无卡他症状和皮疹,是否接种过麻疹疫苗,有无麻疹患者接触史,以往有无麻疹发病史或其他急、慢性疾病史。近期有无服用易发皮疹的药物。

2.评估症状、体征

潜伏期6~18天,接受过免疫者可延长至3~4周。病程分3期。

(1)前驱期:一般3~4天,有发热、上呼吸道炎和麻疹黏膜斑。此期患儿体温逐渐增高达39~40℃,伴头痛、咳嗽、喷嚏、流泪、眼睑浮肿、结膜充血、畏光并流泪(或呈浆液脓性分泌物)、咽部充血。此期尤以眼部症状突出,并可以上脸边缘见到一条明显充血红线(Sim-son线),对诊断麻疹极有帮助。另外在下磨牙相对应的颊黏膜上,可出现0.5~1.0 mm。

(2)出疹期:一般3~5天。当呼吸道症状及体温达高峰时患儿开始出现皮疹。皮疹初见于耳后发际,2~3天渐延及面、颈、躯干、四肢、手心及足底。始为淡红色的斑丘疹,压之褪色,直径2~4 mm,散在分布,皮疹痒,疹间皮肤正常。病情严重时皮疹常融合,呈浅红色,皮肤水肿,面部水肿变形。此期全身中毒症状加剧,可因高热引起谵妄、嗜睡,可发生腹痛、腹泻和呕吐,并伴有全身淋巴结及肝、脾大,同时咳嗽也加剧,肺部可闻湿啰音,X线检查肺纹理增多。

(3)恢复期:一般3~5天。皮疹按出疹顺序消退,同时有米糠样脱屑及褐色色素沉着,经1~2周消退。此期体温下降,全身情况好转。

少数患者,病程呈非典型经过。体内尚有一定免疫力者呈轻型麻疹,症状轻,常无黏膜斑,皮疹稀而色淡,疹退后无脱屑和色素沉着,无并发症。此种情况多见于潜伏期内接受过丙种球蛋白或成人血注射的患儿。体弱、有严重继发感染者呈重型麻疹,持续高热,中毒症状重,皮疹密集融合,常有并发症或皮疹骤退、四肢冰冷、血压下降等循环衰竭表现。此外,注射过减毒活疫苗的患儿还可出现无典型黏膜斑和皮疹的无疹型麻疹。

在麻疹病程中患儿可并发肺炎、中耳炎、喉炎、气管及支气管炎、脑炎、营养不良和维生素A缺乏等,并可使原有的结核病恶化。麻疹病毒引起的间质性肺炎常在出疹及体温下降后消退。而继发细菌和感染性肺炎时,肺炎症状加剧,常易并发脓胸、脓气胸。在并发喉炎、气管及支气管炎时,由于小儿呼吸道的解剖生理特点,可发生呼吸道阻塞。

3.心理-社会因素

典型患者经治疗很快恢复,但应注意评估家长对麻疹护理知识的了解程度。重症病例应注意评估家长有无焦虑、家庭的护理能力等。

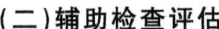

(二)辅助检查评估

1.血常规检查

白细胞计数减少,淋巴细胞数相对增多。中性粒细胞数增加,提示继发感染。

2.病毒免疫学检查

结果用免疫荧光染色,在脱落的细胞中可见麻疹病毒,有早期诊断价值。用酶联免疫吸附试验检测血清中特异性 IgM 和 IgG 抗体,在出疹后 3～4 天,特异性 IgM 阳性率达 97%。

3.其他检查

心电图、脑电图、胸部 X 线片检查。

三、护理问题

(一)体温过高

体温过高与病毒血症、继发感染有关。

(二)皮肤完整性受损

皮肤完整性受损与麻疹病毒感染有关。

(三)营养失调,低于机体需要量

缺乏营养与消化吸收功能下降、高热消耗增多有关。

(四)有感染的危险

感染与免疫功能下降有关。

(五)潜在并发症

1.肺炎

肺炎与免疫抑制、继发细菌感染有关。

2.喉炎

喉炎与麻疹病毒感染和继发细菌感染有关。

3.脑炎

脑炎与麻疹病毒感染波及脑组织有关。

四、护理措施

(一)维持正常体温

绝对卧床休息至皮疹消退、体温正常为止。室内宜空气新鲜,每天通风2次(避免患儿直接吹风以防受凉),保持室温于 18～22 ℃,湿度 50%～60%。衣被穿盖适宜,忌捂汗,出汗后及时擦干并更换衣被。监测体温,观察热型。高热时可予物理降温,如减少被盖、温水擦浴等;慎用退热剂,忌用醇浴、冷敷,以免影响透疹,导致并发症。

(二)保持皮肤黏膜的完整性

1.加强皮肤的护理

保持床单整洁干燥和皮肤清洁,在保温情况下,每天用温水擦浴更衣一次(忌用肥皂),腹泻患儿注意臀部清洁,勤剪指甲,防抓伤皮肤继发感染。及时评估透疹情况,如透疹不畅,可用鲜芫荽煎水服用并抹身。须防烫伤,以促进血循环,使皮疹出齐、出透,平稳度过出疹期。

2.加强五官的护理

室内光线宜柔和,常用生理盐水清洗双眼,再滴入抗生素滴眼液或眼膏(动作应轻柔,防眼损伤),可加服维生素 A 预防眼干燥症。防止呕吐物或泪水流入外耳道发生中耳炎。及时清除鼻痂,翻身拍背助痰排出,保持呼吸道通畅。加强口腔护理,多饮白开水,可用生理盐水或复方硼砂溶液含漱。

(三)保证营养的供给

发热期间给予清淡易消化的流质饮食,如牛奶、豆浆、蒸蛋等,常更换食物品种,少量多餐,以增加食欲利于消化。多喂开水及热汤,利于排毒、退热、透疹。恢复期间应添加高蛋白、高维生素的食物。指导家长做好饮食护理,无须忌口。

(四)注意病情的观察

麻疹并发症多且重,为及早发现,应密切观察病情。出疹期如透疹不畅、疹色暗紫,持续发热、咳嗽加剧、鼻扇喘憋、发绀,为并发肺炎的表现,重症肺炎尚可致心力衰竭。患儿频咳、声嘶,甚至哮吼样咳嗽、吸气性呼吸困难、三凹征,为并发喉炎表现。患儿出现嗜睡、惊厥、昏迷为脑炎表现。

(五)预防感染的传播

麻疹是可以预防的,为控制其流行,应加强社区人群的健康宣教。

1.管理好传染病

对患儿宜采取呼吸道隔离至出疹后 5 天,有并发症者延至疹 10 天。接触的易感儿隔离观察21 天。

2.切断传播途径

病室要注意通风换气,进行空气消毒,患儿衣被及玩具暴晒 2 小时,减少不必要的探视预防继发感染。因麻疹可通过中间媒介传播,如被患者分泌物污染的玩具、书本、衣物,经接触可导致感染,所以医务人员接触患儿后,必须在日光下或流动空气中停留 30 分钟以上,才能再接触其他患儿或健康易感者。流行期间不带易感儿童去公共场所,托幼机构暂不接纳新生。

3.保护易感儿童

为提高易感者免疫力,对 8 个月以上未患过麻疹的小儿可接种麻疹疫苗。接种后 12 天血中出现抗体,1 个月达高峰,故易感儿接触患者后 2 天内接种有预防效果。对年幼、体弱的易感儿肌内注射人血丙种球蛋白或胎盘球蛋白,接触后 5 天内注射可免于发病,6 天后注射可减轻症状,有效免疫期 3～8 周。由于麻疹疫苗免疫接种后阳转率不是 100%,且随时间延长,免疫效果可变弱,美国免疫咨询委员会提出:4～6 岁儿童进幼儿园和小学时,应第二次接种麻疹疫苗;进入大学的年轻人要再次进行麻疹免疫。急性结核感染者如需注射麻疹疫苗同时进行结核治疗。

(刘元元)

第十一章　急诊科护理

第一节　急性脑血管病

脑血管病是由各种血管源性病因引起的脑部疾病的总称,可分为急性和慢性两种类型。急性脑血管病是一组突然起病的脑血液循环障碍性疾病,表现为局灶性神经功能缺失,甚至伴发意识障碍,称为脑血管意外或卒中;主要病理过程为脑缺血和脑出血两类。慢性脑血管病是指脑部因慢性的血供不足,导致脑代谢障碍和功能衰退。其症状隐袭,进展缓慢,如脑动脉粥样硬化、血管性痴呆等。

一、概述

(一)血液供应
脑的血液由颈动脉和椎-基底动脉系统供应。

1.颈动脉系统

通过颈内动脉、大脑前动脉和大脑中动脉供应大脑半球前 3/5 部分的血液。

2.椎-基底动脉系统

通过两侧椎动脉、基底动脉、小脑上动脉、小脑前下动脉及小脑后下动脉和大脑后动脉供应大脑半球后 2/5 部分(枕叶和颞叶底部)及丘脑后半部、脑干和小脑的血液。

(二)分类
1.缺血性脑血管病

缺血性脑血管病多由于脑动脉硬化等原因,使脑动脉管腔狭窄,血流减少或完全阻塞,脑部血液循环障碍,脑组织受损而发生的一系列症状。这类患者临床较多见,占全部脑血管患者的70%～80%。

2.出血性脑血管病

出血性脑血管病多由于长期高血压、先天性脑血管畸形等因素所致。由于血管破裂,血液溢出,压迫脑组织,血液循环受阻,常表现颅内压增高、神志不清等症状。这类患者占脑血管病的20%～30%。

(三)危险因素

1.高血压

(1)高血压是最重要的危险因素。

(2)尤其是脑出血,只有当血压短期内急骤升高,造成血管破裂而导致出血性脑卒中。

(3)正常血压下的脑出血比较少见。

(4)血压长期持续高于正常,发生脑卒中的危险性高;血压越高,脑卒中的危险性越大。

2.吸烟

吸烟者脑卒中的发病率比不吸烟者高 2～3 倍;停止吸烟,危险随之消失。

3.糖尿病

糖尿病患者的脑卒中发生率明显高于正常人群。

4.高血脂症

高血脂症也可引发脑血管疾病。

5.嗜酒和滥用药物

嗜酒可引起高血压、心肌损害。有些药的滥用也会引起脑卒中,尤其是可卡因和其他毒品。可卡因能引起血压升高诱发脑出血。

6.肥胖

控制体重不仅有利于预防脑卒中,而且对高血压、糖尿病、高血脂都会带来有益的影响。

7.久坐不动的生活习惯

久坐不动,活动量少,容易肥胖,容易患高血压,也容易引起体内动脉血栓形成。

8.血液黏稠

由于血液黏稠容易形成血栓,堵塞脑血管,发生脑卒中。

9.心房颤动

慢性心房颤动容易在心脏内形成血栓,栓子脱落后随血流到达脑血管内导致脑栓塞。

二、临床特征

(一)短暂性脑缺血发作

(1)突然发病,几分钟至几小时的局灶性神经功能缺失,多在24 小时以内完全恢复,而且在CT 等影像学上无表现,但可有反复的发作。

(2)颈动脉系统的缺血发作以对侧肢体发作性轻度瘫痪最为常见。

(3)椎-基底动脉系统的缺血发作有时仅表现为眩晕、眼球震颤、共济失调。

(4)未经治疗的短暂性脑缺血发作者约 1/3 以后可发展为脑梗死,1/3 继续反复发作,还有1/3 可自行缓解。

(二)脑血栓形成

(1)脑血栓形成是脑血管疾病中较常见的一种。供应脑部的动脉血管壁发生病理改变,使血管腔变狭窄,最终完全闭塞,导致某一血管供应范围的脑梗死。脑梗死分为白色梗死和红色梗死。

(2)脑血栓形成的发病年龄较高,常有血管壁病变基础,如高脂血症、动脉粥样硬化、糖尿病等,可能有短暂性脑缺血发作史,多在安静、血压下降时发病,起病较缓。

(3)脑血栓形成的临床表现与血液供应障碍的部位有关:①颈内动脉,大脑前、中、后动脉,

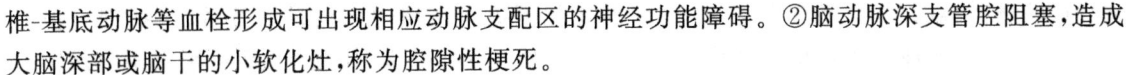

椎-基底动脉等血栓形成可出现相应动脉支配区的神经功能障碍。②脑动脉深支管腔阻塞,造成大脑深部或脑干的小软化灶,称为腔隙性梗死。

(4)其较常见且有特点的临床表现:①纯运动性脑卒中、构音障碍、手笨拙综合征、纯感觉性脑卒中、共济失调性轻度偏瘫。②也有一部分患者不出现临床表现,仅在影像学检查时被发现。

(三)脑栓塞

(1)脑栓塞是指来自身体各部位的栓子经颈动脉或椎动脉进入颅内,阻塞脑部血管引起的脑功能障碍。

(2)栓子来源以心源性最常见,栓塞多见于颈内动脉系统,特别是大脑中动脉。

(3)由于栓子突然堵塞动脉,故起病急骤,且可多发。

(4)体检多见肢体偏瘫,常伴有风湿性心脏病和/或心房颤动等体征。

(5)红色梗死较为常见,诊治时应予警惕。

(四)脑出血

(1)指的是出血部位原发于脑实质时,以高血压动脉硬化出血最为常见。

(2)80%位于大脑半球,主要在基底节附近;其次为各脑叶的皮质下白质;余者见于脑干、小脑、脑室,多在动态下发病。

(3)根据破裂血管的出血部位不同,临床表现各异。起病时血压明显增高,常见头痛、呕吐,伴脑局部病变的表现。①基底节区出血:常见对侧肢偏瘫、偏身感觉障碍及偏盲的"三偏征"。②脑叶出血:颅内高压和脑膜刺激征,对侧肢体有不同程度的瘫痪和感觉障碍,发病即昏迷。③脑桥中央区出血:深昏迷、针尖样瞳孔、四肢瘫痪、高热。④小脑出血:眩晕明显,频繁呕吐,枕部疼痛,以及共济失调、眼球震颤,严重者可出现脑干症状,颈项强直、昏迷。⑤脑室出血:可有一过性昏迷和脑膜刺激征,出血量多者昏迷、呕吐、去脑强直或四肢松弛性瘫痪。

(五)蛛网膜下腔出血

(1)常指原发性蛛网膜下腔出血,即脑部非外伤性动脉破裂,血液流入蛛网膜下腔。

(2)常见的病因是先天性动脉瘤和脑血管畸形。前者多位于颅底动脉环的分支处,常累及脑神经,以动眼神经功能障碍较多。脑血管畸形常位于大脑前动脉和大脑中动脉供血区脑的表面,部分患者在过去史中可有癫痫发作史。

(3)临床表现以突发剧烈头痛、呕吐、脑膜刺激征为主,少数有抽搐发作、精神症状及脑神经受累,以动眼神经麻痹多见。年迈者的临床表现常不典型,多表现为精神症状或意识障碍。

(4)延迟性血管痉挛影响蛛网膜下腔出血死亡率的因素除再次复发出血外,由于蛛网膜下腔中血细胞,直接刺激血管或血细胞破坏后产生多种血管收缩物质所致的延迟性血管痉挛也是因素之一。其临床表现的特征为:一般在蛛网膜下腔出血后的2周内出现渐进性意识障碍和局灶性神经功能障碍,如肢体瘫痪等,而头颅CT检查无再出血征象。如早期识别,积极处理,预后可有改善。

三、治疗原则

急性脑血管病处理的基本原则是在抢救患者生命的同时,力求及早明确病变类型和可能的病因。

(一)急救措施

(1)无法区别是出血性或缺血性时,则应该首先做如下处理:①保持安静,患者平卧。②保持呼吸道通畅,给氧。③严密观察意识(意识的变化可提示病情进展)、眼球位置(供病变定位参考)、瞳孔(判断脑神经受累及有否脑疝)、血压、心率、心律、呼吸、体温(可反映颅内压和病情程度)。④调控血压,最好能维持在患者的平时水平或 20.0/12.0 kPa(150/90 mmHg)左右,不宜降得过低。⑤加强护理,定时翻身、吸痰,保持大小便通畅,用脱水剂者应注意膀胱情况。⑥保持营养和水电解质平衡,如有头痛、呕吐等颅内高压症状时,应予降颅内压处理。

(2)一旦缺血性或出血性脑血管病诊断明确后,应分类处理。

(二)短暂性脑缺血发作

(1)其治疗主要是防治高血压和动脉硬化,如有心脏病、糖尿病、高脂血症等应积极治疗,也可采用脑血栓形成的治疗方法,外科手术尚需根据患者的具体情况重考虑。

(2)短暂性脑缺血发作是一个多病因的疾病,应排除脑血管病以外的病因,如脑肿瘤等。

(3)治疗原则是防止血栓进展及减少脑梗死范围。

(三)脑血栓形成

(1)有高血压者应降压药,降压不宜过速过低,以免影响脑血流量。有意识障碍、颅内压增高脑水肿者用脱水剂。

(2)扩充血容量用于无明显脑水肿及心脏严重功能不全者。

(3)溶栓药物溶栓治疗是脑血栓形成的理想治疗方法,用于起病后极早期及缓慢进展型卒中。溶栓治疗过程中,应注意出血并发症。

(4)抗凝治疗过去主张用于进展性非出血性梗死,但抗凝治疗可能发生出血并发症,要求有较完善的实验室条件,随时监测,不断调节剂量。

(5)可适当应用脑代谢活化剂,促进脑功能恢复。

(6)手术治疗对急性小脑梗死导致脑肿胀及脑内积水者,可作脑室引流术或去除坏死组织,以挽救生命。

(四)脑栓塞

(1)除治疗脑部病变外,要同时治疗脑栓塞的原发疾病。

(2)脑部病变的治疗基本上与脑血栓形成相同。

(3)脑栓塞常为红色梗死,溶栓治疗应予慎重。

(五)脑出血

(1)保持安静,防止继续出血。

(2)积极防治脑水肿,降低颅内压。

(3)调控血压,改善血液循环。

(4)加强护理,防治并发症。

(5)手术治疗:如基底节附近出血,经内科治疗症状继续恶化、小脑出血血肿体积>15 mL或脑叶血肿>45 mL,但体质较好者,条件许可时采取手术清除血肿。对通过颅骨钻孔清除血肿,其适应证和禁忌证尚未形成完全一致的认识。

(6)注意事项:①应用高渗性利尿剂等脱水时要注意水、电解质平衡和肾功能。②若无颅内压增高,血压应调控在发病前原有的水平或 20.0/12.0 kPa(150/90 mmHg)。③止血剂和凝血剂的应用尚有争议,但如伴有消化道出血或凝血障碍时应予使用。④用调控胃酸药以避免应激性溃疡。⑤有感染、尿潴留、烦躁或抽搐等应对症处理。

(六)蛛网膜下腔出血

治疗原则是制止出血,防治继发性脑血管痉挛,去除出血的原因和防止复发。

四、脑水肿与甘露醇

(一)脑水肿的发生

急性脑血管疾病时的脑水肿主要与脑能量代谢和微循环障碍有关,近年强调自由基的毒性作用和细胞内钙超载是导致脑水肿的分子生物学机制。这些因素之间有密切的内在联系,它们对脑组织的损害及最终结果产生共同影响。

1.急性脑梗死

(1)脑损害的主要原因是缺血缺氧。在急性脑梗死早期,先出现细胞性脑水肿;若缺血缺氧迅速改善,细胞性脑水肿可减轻或消失;若缺血缺氧时间超过数小时至数天,导致血管内皮细胞和血-脑屏障损害,又可发生血管源性脑水肿。

(2)脑水肿进一步妨碍脑血流,使局部脑缺血缺氧进一步恶化。局部脑血流量减少,又促使梗死灶扩大及脑水肿加重,甚至引起颅内压增高。

(3)颅内压增高是使临床症状进一步恶化的主要原因。

2.脑出血

(1)颅内压增高的机制中血肿的占位效应是首要因素。颅腔内组织有一定的调节作用,可使约 50 mL 体积的血肿得到缓冲,使颅内压得到代偿。临床及实验发现,在血肿清除后,颅内压可获一过性降低,之后又有继发性升高。

(2)延迟性血肿清除时可见血肿周围脑组织已有明显水肿。这提示除血肿本身因素外,血肿周围脑水肿对颅内压增高可能起关键作用。实验还证实离血肿越近,脑水肿越重,且远离血肿的对侧半球脑含水量亦增加。

(3)临床及实验研究均发现脑出血后产生广泛性脑血流量降低,故目前认为缺血性因素参与了脑出血后脑水肿的形成。

(4)血管源性脑水肿产生于脑出血后的 12 小时内,而细胞性脑水肿在出血后 24 小时达高峰,并持续 2~3 天。

(5)由于血肿溶解而逸出的大分子物质进入细胞外间隙,引起局部渗透压梯度改变,大量水分进入组织间隙,而产生高渗性水肿。

(二)甘露醇的作用机制

(1)甘露醇是通过渗透性脱水作用减少脑组织含水量。用药后使血浆渗透压升高,能把细胞间隙中的水分迅速移入血管内,使组织脱水。

(2)由于形成了血-脑脊液的渗透压差,水分从脑组织及脑脊液中移向血循环,由肾脏排出,使细胞内外液量减少,从而达到减轻脑水肿、降低颅内压目的。

(3)甘露醇也可能具有减少脑脊液分泌和增加其再吸收,最终使脑脊液容量减少而降低颅内压。

(4)甘露醇还是一种较强的自由基清除剂,能较快清除自由基连锁反应中毒性强、作用广泛的中介基团羟自由基,减轻迟发性脑损伤,故近年已将甘露醇作为神经保护剂用于临床。

(5)甘露醇还具有降低血黏度,改善微循环,提高红细胞变形性,而促进组织水平的氧转运,有益于改善脑梗死和脑出血周围的脑水肿。

(三)甘露醇的临床应用

(1)甘露醇仍为急性脑血管疾病发病早期的主要脱水药物。虽然对急性脑血管疾病是否应用甘露醇仍有不同意见,焦点在于甘露醇是否脱去正常脑组织水分,而对脑损伤部位水肿组织无明显作用。但在临床实践中缺少确切的因用甘露醇引起脑部病情恶化的实例。

(2)急性脑血管疾病发病后不论轻重,都存在不同程度的脑水肿,原则上应使用抗脑水肿药物。

(3)由于甘露醇疗效发生快,作用持续时间长,每 8 g 甘露醇可带出水分 100 mL,脱水降颅内压作用可靠确实。

(4)对已有颅内压升高,甚至出现脑疝者,甘露醇应列为首选。

(5)脑血管疾病伴心功能不全者用甘露醇应慎重,以免因输入过快或血容量增加而诱发心力衰竭。脑血管疾病伴血容量不足时,宜在补充血容量后酌情使用甘露醇。脑血管疾病伴低蛋白血症时,宜先用 25% 清蛋白或浓缩血浆调整血浆蛋白浓度后,再酌情使用甘露醇。

(6)甘露醇应用后先发生短暂性高血容量而使血压升高。故对同时伴高血压者,在用甘露醇前,可先用呋塞米将血容量调整后,再用甘露醇,以避免不良反应产生。

(7)当患者血浆渗透压>330 mOsm/L 时,应停止使用。因此时无论给予任何剂量甘露醇,也不可能起到脱水作用。

(四)使用方法

1.使用时间

一般 7～10 天为宜。

2.使用剂量

根据病灶体积、脑水肿程度和颅内压情况而定。病灶直径在 3 cm 以上者,每天应给予一定量甘露醇。病灶大、脑水肿严重或伴颅高压者,予每次 1～2 g/kg,每 4～6 小时可重复使用;对出现脑疝者,剂量可更大些。尤其对于脑出血并发脑疝者,可为后续的手术治疗赢得时间。

3.用药速度

一般主张 250 mL 液量宜在 20 分钟内滴入。用药后 20 分钟,颅内压开始下降,2～3 小时达高峰,其作用持续 6 小时左右,颅内压可降低 46%～55%。有报道快速注入小剂量每次 0.25～0.50 g/kg甘露醇,可能获得与采用大剂量类似的效果。

(五)注意事项

1.预防内环境紊乱

甘露醇在降颅内压的同时也带走了水分和电解质,若不注意易导致水、电解质紊乱和酸碱平衡,更加重脑损害。故在用药期间,应定期观察有关项目,及时发现和调整。切勿将由于严重内环境紊乱导致脑功能恶化,误认为脱水不足而继续使用甘露醇,造成严重医源性后果。

2.预防肾功能损害

甘露醇肾病表现为用药期间出现血尿、少尿、无尿、蛋白尿、尿素氮升高等。部分患者发病后不是死于脑血管疾病,而是死于肾衰竭,其中部分与甘露醇有关。故对原有肾功能损害者应慎用。主要非必要时用量切勿过大,使用时间勿过长。用药期间密切监测有关指标。发现问题及时减量或停用。一旦出现急性肾衰竭,应首选血液透析,部分患者经一次透析即可恢复。

3.注意反跳现象

一般认为甘露醇不能或很少进入脑细胞内,因此无反跳现象。但在不同患者,因其血管通透性改变程度不同而有差异。对通透性极度增高者,甘露醇可能会渗入脑组织而发生反跳现象。为防止反跳现象,在2次甘露醇用药期间,静脉注射1次高渗葡萄糖或地塞米松,以维持其降颅内压作用。

4.警惕变态反应

甘露醇变态反应少见,偶有致哮喘、皮疹甚至致死。

5.其他不良反应

(1)当给药速度过快时,部分患者出现头痛、眩晕、心律失常、畏寒、视物模糊和急性肺水肿等不良反应。剂量过大,偶可发生惊厥。

(2)可影响某些检查结果,可使血胆红素、肌酐增加,尿酸、磷酸盐增加,分析检验结果时需充分认识。

(3)心功能不全及脱水致少尿的患者慎用,有活动性颅内出血者禁用(开颅手术时除外),因能透过胎盘屏障,引起胎儿组织水肿,故孕妇禁用。

(六)护理措施

1.静脉炎

近来静脉留置针和中心静脉穿刺的应用,大大减轻了血管穿刺性损伤,同时所选血管较粗,血流速度较快,降低了静脉炎的发生率。一旦出现注射静脉疼痛、发红等静脉炎症状,及时采取酒精湿敷、50%硫酸镁热敷、甘露醇加温输入等方法,可控制静脉炎症状,必要时更换部位,进行静脉穿刺。

2.渗漏

输注甘露醇时,一旦发生渗漏,需及时处理,可采取50%硫酸镁局部湿敷、0.01%酚妥拉明溶液浸湿纱布湿敷、烫伤膏外敷等措施,可改善微循环,消除水肿,防止组织坏死。如外渗伴有局部瘀血,可局部封闭注射,可降低局部血管的脆性,从而减轻或阻止液体的外渗及疼痛反应,缓解血管痉挛,改善缺血缺氧状态,有利于渗出物的吸收,减轻局部损伤。如处理不及时,超过24小时多不能恢复,对已发生局部缺血,严禁使用热敷,因热敷可使局部组织温度升高,代谢加快,氧耗增加,加重组织坏死。

五、护理措施

(一)体位

1.急救体位

(1)急性期应严格卧床,尽量少搬动患者,特别是出血性脑血管病急性期的重症患者,原则上应就地抢救。

(2)患者头部可放一轻枕,抬高15°～30°,以促进静脉回流,减轻脑水肿,降低颅内压。

(3)对于缺血性脑血管病,为防止脑血流量减少,患者可取平卧位。

(4)头偏向一侧,可防止误吸,以保持呼吸道通畅。

2.康复体位

脑血管病的治疗实际上是分两个重要阶段进行的,一是急性期的治疗;二是恢复期的治疗与康复锻炼。两个治疗阶段有着密切的因果关系,但是具有同等的重要性。从急性期的治疗开始,不论患者意识清楚与否,护理人员都应注意肢体的正确姿势的摆放。防止出现畸形或肢体挛缩,使脑血管病患者康复后能恢复正常的姿势。

(1)仰卧位:头部枕于枕头上,躯干平展,在患侧臀部至大腿下外侧垫放一个长枕,防止患侧髋关节外旋。患侧肩胛下方放一枕头,使肩上抬,并使肘部伸直、腕关节背伸、手指伸开手中不握东西。患侧下肢伸展,可在膝下放一枕头,形成膝关节屈曲,足底不接触物品,可用床架支撑被褥。

(2)健侧卧位:健侧肢体处于下方的侧卧位。头枕于枕头上,躯干正面与床面保持直角。患侧上肢用枕头垫起,肩关节屈曲约100°,上肢尽可能伸直,手指伸展开。患侧下肢用枕头垫起,保持屈髋、屈膝位,足部亦垫在枕头上,不能悬于枕头边缘。健侧肢体在床上取舒适的姿势,可轻度伸髋屈膝。健侧卧位有利于患侧的血液循环,可减轻患侧肢体的痉挛,预防患肢水肿。

(3)患侧卧位:患侧肢体处于下方,这样有助于刺激、牵拉患侧,减轻痉挛。患侧头稍前屈,躯干后倾,用枕头稳固支撑后背,患侧肩前伸、肘伸直、前臂旋后、手腕背伸、手心向上、手指伸展开。患侧下肢髋关节伸展、微屈膝。注意一定要保持患侧肩处于前伸位。

(4)上述三种卧床姿势,可经常交替变换。还可采取以下措施,保持正确体位:①腋下放置一枕头,防上肢内收挛缩。②患侧下肢足部放一稍软物体,以防足下垂。③大腿外侧置沙袋,以防外旋。④进行关节被动运动,每天至少2次。

(二)急救护理

1.镇静

(1)许多患者有情绪激动的表现,这会对患者、看护者和家庭带来痛苦,并可能导致自伤。躁动的常见原因为发热、容量不足,去除病因后再考虑使用镇静剂及抗精神病药。

(2)推荐小心使用弱到强的地西泮药,迅速起效的苯二氮䓬类最好,但剂量不宜过大,以免影响意识程度的观察。必要时加用其他药如止痛药和神经地西泮药对症处理严重的头痛。剂量和服药时间应根据临床需要。

(3)慎用鸦片类药物及其他呼吸抑制剂。尤其是当伴有颅内压增高时,更应注意,以免导致呼吸骤停。

(4)卒中后癫痫的治疗,首选抗惊厥药为苯二氮䓬类,静脉给予地西泮(5 mg,>2 分钟,最大量10 mg),可反复应用,随后应改用长效抗惊厥药。

2.血压

(1)缺血或出血性卒中发生后血压升高,一般不需要紧急治疗。在发病 3 天内一般不用抗高血压药,除非有其他疾病:①心肌梗死;②出现梗死后出血;③合并高血压脑病;④合并主动脉夹层;⑤合并肾衰竭;⑥合并心脏衰竭。

(2)缺血性卒中需立即降压治疗的适应证是收缩压>29.3 kPa(220 mmHg)、舒张压>16.0 kPa(120 mmHg)或平均动脉压(MAP)>17.3 kPa(130 mmHg)。需溶栓治疗者,应将血压严格控制在收缩压<24.7 kPa(185 mmHg),或舒张压<14.7 kPa(110 mmHg)。

(3)对出血性卒中,一般建议比脑梗死患者更积极控制血压。有高血压病史的患者,血压水平应控制平均动脉压在 17.3 kPa(130 mmHg)以下。刚进行手术后的患者应避免平均动脉压>14.7 kPa(110 mmHg)。如果收缩压 24.0 kPa(180 mmHg),舒张压 14.0 kPa(105 mmHg),暂不降压。如果收缩压低于 12.0 kPa(90 mmHg),应给予升压药。

(4)平均动脉压=舒张压+1/3 收缩压与舒张压之差,或平均动脉压=(收缩压+2 倍舒张压)/3。

3.高颅内压

(1)头位抬高 20°～30°。

(2)保持患者良好体位,以避免颈静脉压迫。

(3)对于大多数患者,给予生理盐水或乳酸 Ringer's 溶液静脉注射维持正常的容量,速度 50 mL/h。除非患者有低血压,否则避免快速点滴,因为有增加脑水肿的危险。避免给予含糖溶液(怀疑低血糖者除外),此类溶液低渗,有增加脑水肿的危险。

(4)维持正常体温。

(5)渗透压治疗,如果有指征,用甘油果糖,甘露醇或地西泮。

(6)保持正常通气[PCO_2 4.7～5.3 kPa(35～40 mmHg)或略低水平]。

(7)对于轻-中度脑血管病者,如无缺氧情况,不常规给氧;如 SO_2<90%,给氧 2～4 L/min,禁忌高浓度吸氧。

(8)如果无病理性呼吸,血气分析提示中度缺氧,则给予氧吸入即可。如果有病理性呼吸、严重低氧血症或高碳酸血症、有较高误吸危险的昏迷患者,建议早期气管插管。

(三)心理护理

卒中患者因病程长,发病迅速,致残率高以至于引起患者忧郁、紧张、焦虑、烦躁、甚至轻生,这些不良的情绪刺激不但使患者在思想上产生消极对抗,使卒中患者失去锻炼的信心,而且对人体各系统产生影响,如使呼吸频率加快,神经功能失调,内分泌功能紊乱等。

护士应积极主动的给予患者心理疏导,安慰患者,消除不良情绪刺激。实践证明,不良的情绪可引起大脑皮层兴奋,促使去甲肾上腺、肾上腺素及儿茶酚胺分泌增加,以至于全身小动脉出现收缩,心跳加快,血压升高,易导致再卒中。而处于兴奋状态和良好情绪时,神经抑制解除,这时神经肌肉调节达到最佳状态,有利于肢体功能恢复。

(四)健康教育

1.脑血管病后肢体运动恢复

脑血管病的运动恢复,Brunnstrom 将它分为 6 个过程。

(1)第一期:松弛性瘫痪,无活动。

(2)第二期:在共同形式下的活动,出现痉挛。

(3)第三期:主动运动的出现仅见于肢体共同运动形式时,痉挛增强。

(4)第四期:在共同形式活动外,出现随意运动,痉挛减轻。

(5)第五期:能出现对个别或单独活动的控制。

(6)第六期:恢复至接近正常活动控制。

大多数患者可按以上分期恢复,但部分患者可因不同原因,使康复在某一时期不再延续好转。一般说第一期持续时间 7～10 天,不超过二周;第二期、第三期时间从二周到一个月末。

2.卒中的危险和饮酒

近来关于饮酒和卒中危险的临床观察性试验显示,两者之间是一种 J 形曲线关系,适当程度的饮酒引起缺血性卒中降低 30%,而大量饮酒至少增加了 60% 的危险性。

结果显示每天饮用少于 2 个酒精饮料或者 24 g 以下酒精,能降低缺血性卒中的危险,而饮用 5 个酒精饮料或 60 g 以上的酒精,将显著增加任何类型卒中的危险包括出血性和缺血性卒中。

还发现饮酒和缺血性卒中危险性之间存在 J 形曲线关系,而和出血性卒中之间存在线性关系。和不饮酒者相比,每天饮酒超过60 g者出血性卒中危险性增加超过 2 倍,而且较低量饮酒者也没有发现保护作用。

因此,由于大多数卒中类型是缺血性卒中,适当饮酒导致的卒中总数的减少很大程度上是由于降低缺血性卒中引起的。

（刘春燕）

第二节 急性心肌梗死

急性心肌梗死是在冠状动脉病变的基础上,冠状动脉血供急剧减少或中断,使相应的心肌发生严重而持久的急性缺血,导致的心肌细胞坏死。临床表现为持久的胸骨后剧烈疼痛、发热、白细胞计数和血清心肌坏死标志物增高及心电图进行性改变,可发生心律失常:休克、心力衰竭和猝死,属急性冠状动脉综合征的严重类型。

一、病因和发病机制

基本病因是冠状动脉粥样硬化,导致一支或多支冠状动脉管腔狭窄和心肌供血不足,而侧支循环尚未充分建立。在此基础上,在各种生理和病理因素的促发下,不稳定的粥样斑块破裂、出血,激活血小板和凝血系统,形成富含血小板的血栓或形成以纤维蛋白和红细胞为主的闭塞性血栓(红色血栓),从而造成冠状动脉血流明显减少或中断,使心肌发生严重而持久性的急性缺血达30 分钟以上,即可发生心肌梗死。

促使粥样斑块破裂出血及血栓形成的诱因如下。①晨起 6~12 时交感神经活动增加,机体应激反应增强,心肌收缩力、心率、血压增高,冠状动脉张力增高。②在饱餐特别是进食多量脂肪后,血脂增高、血黏度增高。③重体力活动、情绪激动、血压剧增或用力大便时,使左心室负荷明显加重。④休克、脱水、出血、严重心律失常或外科手术,致心排血量骤降,冠状动脉灌注锐减。

急性心肌梗死可发生在频发心绞痛的患者,也可发生在从无症状者。急性心肌梗死后发生的严重心律失常、休克或心力衰竭,均可使冠状动脉灌流量进一步减少,心肌坏死范围扩大。

二、病理变化

(一)冠状动脉病变

绝大多数急性心肌梗死患者冠状动脉内可在粥样斑块的基础上有血栓形成,使管腔闭塞,而由冠状动脉痉挛引起管腔闭塞者,个别可无严重粥样硬化病变。

(1)左冠状动脉前降支闭塞,引起左心室前壁、心尖部、下侧壁、前间壁和二尖瓣前乳头肌梗死。

(2)右冠状动脉闭塞,引起左心室膈面(右冠状动脉占优势时)、后间壁和右心室梗死,并可累及窦房结和房室结。

(3)左冠状动脉回旋支闭塞,引起左心室高侧壁、膈面(左冠状动脉占优势时)和左心房梗死,可累及房室结。

(4)左冠状动脉主干闭塞,引起左心室广泛梗死。

(二)心肌病变

1.坏死心肌

冠状动脉闭塞后20～30分钟,局部心肌即有少数坏死。1～2小时绝大部分心肌呈凝固性坏死,心肌间质充血、水肿,伴有多量炎症细胞浸润。以后,坏死的心肌纤维逐渐溶解,形成肌溶灶,随后逐渐有肉芽组织形成。大面积心肌梗死累及心室壁全层或大部分者常见,心电图上相继出现 ST 段抬高、T 波倒置和 Q 波,称为 Q 波性心肌梗死(透壁性心肌梗死)。可累及心包而致心包炎症,累及心内膜而致心腔内附壁血栓。当冠状动脉闭塞不完全或自行再通形成小面积心肌梗死呈灶性分布,急性期心电图上仍有 ST 段抬高,但不出现 Q 波的称为非 Q 波性心肌梗死,较少见。缺血坏死仅累及心肌壁的内层,不到心肌壁厚度的一半,伴有 ST 段压低或 T 波变化,心肌坏死标志物增高者过去称为心内膜下心肌梗死,现已归类为非 ST 段抬高心肌梗死。在心腔内压力作用下,坏死心肌向外膨出,可产生心脏破裂,心室游离壁破裂则形成心脏压塞或逐渐形成室壁瘤;室间壁破裂则形成室间隔穿孔;乳头肌断裂则造成二尖瓣反流。坏死组织1～2周后开始吸收,并逐渐纤维化,6～8周形成瘢痕而愈合,称为陈旧性心肌梗死。

2.顿抑心肌

顿抑心肌指梗死心肌周围急性严重缺血或冠状动脉再灌注后尚未发生坏死的心肌,虽已恢复血供,但引起的心肌结构、代谢和功能的改变,需要数小时、数天乃至数周才能恢复。某些心肌梗死患者,恢复期出现左心室功能进行性改善,可能与梗死周围濒死的顿抑心肌功能逐渐恢复有关。

3.冬眠心肌

冬眠心肌指慢性持久的缺血心肌,其代谢需氧量亦随之减少而保持低水平,维持脆弱的心肌代谢平衡,即维持在功能的最低状态。一般认为,这是心肌的一种保护性机制,一旦供血改善则心肌功能可完全恢复。

三、病理生理

(一)心功能改变

急性心肌梗死,尤其透壁性心肌梗死发生后,常伴有不同程度的左心功能舒张和收缩功能障碍和血流动力学的改变,主要包括心脏收缩力减弱,室壁顺应性减低,心肌收缩不协调,致泵衰竭。前向衰竭者,导致每搏输出量和心排血量下降,出现低血压或休克;后向衰竭者,左心室射血分数减低,左心室舒张末压增高,左心室舒张期和收缩末期容量增加,导致肺淤血、肺水肿。

(二)心律失常

急性心肌缺血可导致细胞膜电学不稳定,引起严重心律失常,甚至心室颤动而猝死。

(三)右心室梗死

右心室梗死在心肌梗死患者中少见,其主要病理生理改变是急性右心衰竭的血流动力学变化,右心房压力增高,高于左心室舒张末压,心排血量减低,血压下降。

四、临床表现

临床表现与心肌梗死面积的大小、部位、侧支循环情况有关。

(一)前驱症状

50%～81.2%的患者在发病前数天有乏力、胸部不适、心悸、烦躁、心绞痛等前驱症状,其中,以不稳定型心绞痛为突出。心绞痛发作较以往频繁、性质加剧、持续时间长、硝酸甘油疗效差。疼痛时伴有恶心、呕吐、大汗和心动过缓,或伴有心功能不全、严重心律失常、血压大幅度波动等,同时心电图有 ST 段明显抬高或减低、T 波倒置或增高等。

(二)症状

1.疼痛

疼痛是最早出现的症状,多发生于清晨,疼痛部位和性质与心绞痛相同,但多无明显诱因,且常发生于安静时,程度较重,持续时间较长,可达数小时或数天,休息和含用硝酸甘油均不能缓解。患者常烦躁不安、出汗、恐惧或有濒死感。少数患者无疼痛,尤其老年人、糖尿病患者,一开始即表现为休克或急性心力衰竭。部分患者疼痛不典型,表现为上腹痛、颈部痛、背部上方痛、肢体痛等。

2.全身症状

全身症状有发热、心动过速、白细胞计数增高和红细胞沉降率增快等,由坏死物质吸收引起。一般在发病后24～48 小时出现,程度与梗死范围成正相关,体温一般在 38 ℃左右,持续 1 周。

3.胃肠道症状

胃肠道症状多见于下壁心肌梗死,尤其在发病早期及疼痛剧烈时,表现为频繁恶心、呕吐和上腹部胀痛,与迷走神经张力增高或组织灌注不足有关。

4.心律失常

心律失常见于 75％～90％的患者,多发生在起病 1～2 天,而以 24 小时内最多见。各种心律失常中以室性心律失常最多,尤其是室性期前收缩,它可以频发(每分钟 5 次以上)、成对出现或呈短阵、多源性室性心动过速或 R-on-T 型,常为心室颤动先兆。心室颤动是急性心肌梗死早期,特别是入院前主要的死因。下壁梗死多见房室传导阻滞,前壁梗死常易发生室性心律失常及室内束支传导阻滞。如发生房室传导阻滞,则表示病变范围广泛,病情严重。

5.低血压和休克

疼痛剧烈时血压下降和血容量不足时血压降低均未必是休克,纠正以上情况后收缩压仍然低于 10.7 kPa(80 mmHg),有烦躁不安、面色苍白、皮肤湿冷、脉搏细速、大汗淋漓、尿量减少(＜20 mL/h)、神志反应迟钝甚至晕厥者,则为休克表现。休克多在病后数小时至 1 周内发生,主要为心源性(心肌梗死面积＞40％以上),其次有血容量不足或神经反射引起的周围血管扩张等因素参与。

6.心力衰竭

本病主要是急性左心衰竭,可在起病最初几天内发生,或在疼痛、休克好转阶段出现,为梗死后心脏收缩力显著减弱或不协调所致,发生率为 32％～48％。出现呼吸困难、咳嗽、发绀、烦躁等症状,严重者可发生肺水肿,后期也可出现右心衰竭。右心室梗死可在病初即出现右心衰竭表现,并伴有血压下降。

急性心肌梗死引起的心力衰竭称为泵衰竭,按 Killip 分级法分为:Ⅰ级,尚无明显心力衰竭;Ⅱ级,有左心衰竭,肺部啰音＜50％肺野;Ⅲ级,有急性肺水肿,全肺大、小、干、湿啰音;Ⅳ级,有心源性休克,伴有或不伴有急性肺水肿。

(三)体征

1.心脏体征

心脏浊音界可正常也可轻度至中度增大;心率多增快,少数也可减慢;心尖部第一心音减弱;

可出现第四心音(心房性)奔马律,心功能不全时常出现第三心音(心室性)奔马律;10％～20％的患者在病后第2～3天出现心包摩擦音,为纤维素性心包炎所致;心尖部可出现粗糙的收缩期杂音或伴有收缩中晚期喀喇音,为二尖瓣乳头肌功能失调或断裂所致。可有各种心律失常。

2.血压

除极早期有血压增高外,几乎所有患者血压均有所降低。

3.其他

可有与心律失常、心力衰竭及休克相应的体征。

五、实验室及其他检查

(一)心电图

1.特征性改变

ST段抬高心肌梗死者心电图特点为:①ST段抬高呈弓背向上型,在面向坏死区周围心肌损伤区的导联出现。②深而宽的Q波,在面向心肌坏死区的导联出现。③T波倒置,在面向损伤区周围心肌缺血区的导联出现。

在背向梗死区的导联则出现相反的改变,即R波增高、ST段压低和T波直立并增高。

非ST段抬高心肌梗死者心电图有2种类型:①无病理性Q波,有普遍性ST段压低≥0.1 mV,但aVR导联(有时还有V_1导联)ST段抬高,或有对称性T波倒置,为心内膜下心肌梗死所致。②无病理性Q波,也无ST段变化,仅有T波倒置改变。

2.动态改变

ST段抬高心肌梗死改变如下。

(1)超急性期改变:起病数小时内,可尚无异常或出现异常高大、两肢不对称的T波。

(2)急性期改变:起病数小时后,ST段明显抬高,弓背向上,与直立的T波相连,形成单相曲线。数小时至2天出现病理性Q波,同时R波降低。Q波在3～4天稳定不变。

(3)亚急性期改变:在早期不进行治疗干预,ST段抬高持续数天至2周左右,逐渐回到基线水平,T波则变为平坦、倒置。

(4)慢性期改变:数周至数月后,T波呈V形倒置,两肢对称,波谷尖锐。T波倒置可永久存在,也可在数月或数年内逐渐恢复。

非ST段抬高心肌梗死:上述的类型①先是ST段普遍压低(除aVR导联,有时V_1导联外),继而T波倒置加深呈对称性。ST-T改变持续数天或数周后恢复。类型②T波改变在1～6个月恢复。

3.定位诊断

可根据特征性的改变来判定(表11-1)。

表 11-1　ST段抬高心肌梗死的心电图定位诊断

导联	前间壁	局限前壁	前侧壁	广泛前壁	下壁	下间壁	下侧壁	高侧壁	正后壁
V_1	+			+		+			
V_2	+			+		+			
V_3	+	+		+		+			
V_4		+		+					

导联	前间壁	局限前壁	前侧壁	广泛前壁	下壁	下间壁	下侧壁	高侧壁	正后壁
V₅		+	+	+			+		
V₆			+				+		
V₇			+				+		
V₈									+
aVR									+
aVL		±	±	±	−	−	−	+	
aVF					+	+	+		−
I		±	±	±	−	−	−	+	
II					+	+	+		−
III					+	+	+		−

注:"+"为正面改变,表示典型 ST 段抬高、Q 波及 T 波变化;"−"为反面改变,表示 QRS 主波向上,ST 段压低及与"+"部位的 T 波方向相反的 T 波;"±"为可能有正面改变。

(二)超声心动图

二维和 M 型超声心动图也有助于了解室壁运动、室壁瘤和左心室功能,尤其对心肌梗死的合并症如乳头肌断裂、室间隔穿孔、心室游离壁破裂、室壁瘤等诊断的敏感性与特异性都相当高。

(三)实验室检查

1.白细胞计数

白细胞计数升高至$(10\sim20)\times10^9/L$,中性粒细胞增多,红细胞沉降率增快,C 反应蛋白增高,均可持续 1~3 周。

2.血清心肌坏死标志物测定

标志物测定:①肌红蛋白(Mb)起病后 2 小时内升高,12 小时内达高峰,24~48 小时恢复正常。②肌钙蛋白 I(cTnI)或 T(cTnT)起病 3~4 小时后升高,cTnI 于 11~24 小时达高峰,7~10 天降至正常;cTnT 于 24~48 小时达高峰,10~14 天降至正常。这些心肌结构蛋白含量的增高是诊断心肌梗死的敏感指标。③肌酸激酶同工酶 CK-MB 升高,起病后 4 小时内增高,16~24 小时达高峰,3~4 天恢复正常,其增高的程度能较准确地反映梗死的范围。其高峰出现时间是否提前有助于判断溶栓治疗是否成功。

肌红蛋白在急性心肌梗死后出现最早,也十分敏感,但特异性不很强。cTnI 和 cTnT 出现稍迟,而特异性很高,在症状出现后 6 小时内测定为阴性则 6 小时后应再复查,其缺点是持续时间长达 10~14 天,对在此期间出现胸痛,判断是否有新的梗死不利。CK-MB 虽不如 cTnI、cTnT 敏感,但对早期(<4 小时)急性心肌梗死诊断有较重要价值。

六、诊断与鉴别诊断

根据典型的临床表现、心电图特征性的改变和动态演变及血清心肌坏死标志物测定,诊断本病并不困难。老年患者突然发生严重心律失常、休克、心力衰竭而原因未明,或突然发生较重而持久的胸闷或胸痛者,都应考虑本病可能。宜先按急性心肌梗死来处理,短期内进行心电图、血心肌坏死标志物测定等动态观察以确定诊断。对非 ST 段抬高心肌梗死,血肌钙蛋白测定的诊

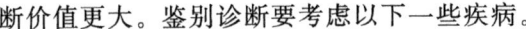

断价值更大。鉴别诊断要考虑以下一些疾病。

（一）心绞痛

胸痛性质及部位与心肌梗死相似，但程度较轻，持续时间较短，休息或含化硝酸甘油可迅速缓解，发作常有明显诱因，无发热、呼吸困难、休克、心力衰竭等表现，心电图改变为一过性，无ST-T演变，也无血清心肌坏死标志物变化。

（二）主动脉夹层动脉瘤

本病以剧烈的胸痛起病，类似急性心肌梗死。但疼痛一开始即达高峰，常放射至背、肋、腹、腰和下肢，两上肢血压、脉搏可有明显差别，少数有主动脉瓣关闭不全，可有下肢暂时性瘫痪或偏瘫，但无血清心肌坏死标志物升高。X线检查示主动脉影明显增宽，CT或磁共振主动脉断层显像以及超声心动图探测到主动脉夹层内的血液，可确立诊断。

（三）急性心包炎

急性心包炎尤其是急性非特异性心包炎可有较剧烈而持久的心前区疼痛。但心包炎的疼痛与发热同时出现，呼吸与咳嗽时加剧，早期即有心包摩擦音，疼痛和心包摩擦音在心包腔内出现渗液时均消失；全身症状一般不如心肌梗死严重；心电图除 aVR 导联外，其余导联均有 ST 段呈弓背向下的抬高，伴 T 波低平或倒置、QRS 波群低电压，但无异常 Q 波。

（四）急性肺动脉栓塞

本病可发生胸痛，常伴有咯血、呼吸困难和休克，并伴有右心室负荷急剧加重的表现，如肺动脉第二音亢进、颈静脉充盈、肝大以及特异性心电图改变等可资鉴别。

（五）急腹症

急性胰腺炎、消化性溃疡穿孔、急性胆囊炎、胆石症等，均有上腹部疼痛。仔细询问病史和进行体格检查，行血清心肌坏死标志物测定及心电图检查可协助鉴别。

七、并发症

（一）乳头肌功能失调或断裂

本病发生率可高达 40%～50%。乳头肌因缺血、坏死而致功能障碍，导致二尖瓣关闭不全，心尖部出现收缩中晚期喀喇音和吹风样收缩期杂音，可引起心力衰竭。轻者可以恢复，杂音也可消失；重者多发生在乳头肌断裂患者，常因下壁心肌梗死累及后乳头肌所致，心力衰竭严重，预后不佳。

（二）心脏破裂

本病较少见，常在起病后 1 周内出现，多为心室游离壁破裂，造成心包积血、心脏压塞而猝死。也有心室间隔破裂而穿孔，在胸骨左缘 3～4 肋间出现 Ⅱ 级以上收缩期杂音，并伴有震颤，可引起心力衰竭和休克，可在起病数天至 2 周内死亡。

（三）栓塞

栓塞发生率为 1%～6%，见于起病后 1～2 周，为左心室附壁血栓脱落所致，可引起脑、肾或四肢等动脉栓塞。由下肢静脉血栓部分脱落则产生肺栓塞。

（四）心室膨胀瘤

本病主要见于左心室，发生率为 5%～20%。体格检查可有左侧心界扩大，心脏冲动范围较广，可有收缩期杂音，心音较低钝。心电图 ST 段持续抬高。超声心动图、放射性核素检查及心血管造影均可确诊。

(五)梗死后综合征

本病发生率为10%。于心肌梗死后数周或数月出现,可反复发生,表现为心包炎、胸膜炎或肺炎,有发热、胸痛等症状,可能为机体对坏死物质的变态反应。

八、急诊处理

治疗原则:改善心肌供血,挽救濒死心肌,防止心肌梗死面积扩大,缩小心肌缺血范围,维护心脏功能,及时处理严重心律失常、泵衰竭和各种并发症,防止猝死。

(一)院前急救

流行病学调查发现,50%的患者发病后1小时内在院外猝死,死因主要是可救治的心律失常。因此,院前急救的基本任务是将急性心肌梗死患者安全、迅速地转送到医院,以便尽早开始再灌注治疗。重点是缩短患者就诊延误的时间和院前检查、处理、转运所用时间。

1.诊断评估

(1)测量生命体征。

(2)通过对疼痛部位、性质、持续时间、缓解方式、伴随症状的询问确定缺血性胸痛,查明心、肺、腹、血管等有无异常体征。

(3)描记18导联心电图。

(4)根据缺血性胸痛病史和心电图特点迅速进行简明的鉴别诊断、做出初步诊断。一旦确诊或可疑急性心肌梗死时应及时转送并给予紧急处理。

2.紧急处理及转运

(1)吸氧,嘱患者停止任何主动性活动和运动。

(2)迅速建立至少两条静脉通路。静脉滴注硝酸甘油或立即含服硝酸甘油1片,每5分钟可重复使用。

(3)镇静止痛:吗啡5~10 mg皮下注射或哌替啶50~100 mg肌内注射。

(4)口服水溶性阿司匹林或嚼服肠溶阿司匹林300 mg。

(5)持续监测心电、血压和血氧饱和度。除颤仪应随时处于备用状态。

(6)有频发、多源室性期前收缩或室性心动过速者,静脉注射利多卡因50~100 mg,5~10分钟后可重复1次,必要时10分钟后可再重复1次,然后按1~3 mg/min静脉滴注。有心动过缓者,如心率<50次/分钟,可静脉注射阿托品1 mg,必要时每3~5分钟可重复使用,总量应<2.5 mg。

(7)对心搏骤停者,立即就地心肺复苏,待心律、血压、呼吸稳定后再转送入院。

(8)对有低血压、心动过速、休克或肺水肿体征者,可直接送至有条件进行冠状动脉血管重建术的医院。

(9)有条件可在救护车内进行静脉溶栓治疗。

(10)对于转诊途中可能发生的意外情况应向家属交代,并签署转诊同意书。

(二)ST段抬高或伴左束支传导阻滞的急性心肌梗死院内急诊处理

急诊医师应力争在10分钟内完成病史采集、临床检查、18导联心电图描记,尽快明确诊断,对病情做出基本评价并确定即刻处理方案;送检血常规、血型、凝血系列、血清心肌坏死标志物、血糖、电解质等;建立静脉通路,保持给药途径畅通。对有适应证的患者在就诊后90分钟内进行急诊经皮冠状动脉介入治疗或30分钟内在急诊科或心血管内科监护室开始静脉溶栓治疗。

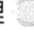

1.监护和一般治疗

急性心肌梗死患者来院后应立即开始一般治疗,并与诊断同时进行,重点是监测和防治急性心肌梗死的不良事件或并发症。

(1)监测:持续心电、血压和血氧饱和度监测,及时发现和处理心律失常、血流动力学异常和低氧血症。必要时还可监测肺毛细血管楔压和静脉压。

(2)卧床休息:可降低心肌耗氧量,减少心肌损害。对血流动力学稳定且无并发症的患者一般卧床休息1~3天,对病情不稳定及高危患者卧床时间应适当延长。

(3)镇痛:剧烈胸痛使患者交感神经过度兴奋,产生心动过速、血压升高和心肌收缩功能增强,从而增加心肌耗氧量,并易诱发快速室性心律失常,应迅速给予有效镇痛。可给吗啡5~10 mg皮下注射或哌替啶50~100 mg肌内注射,必要时1~2小时后再注射1次,以后每4~6小时可重复。不良反应有恶心、呕吐、低血压和呼吸抑制。一旦出现呼吸抑制,可每隔3分钟静脉注射纳洛酮0.4 mg(最多3次)以拮抗之。

(4)吸氧:持续鼻导管或面罩吸氧,有严重左心衰竭、肺水肿和有机械并发症的患者,应加压给氧或气管插管行机械通气。

(5)硝酸甘油:以10 μg/min开始静脉滴注,每5~10分钟增加5~10 μg,直至症状缓解,血压正常者动脉收缩压降低1.3 kPa(10 mmHg)或高血压患者动脉收缩压降低4.0 kPa(30 mmHg)为有效剂量,最高剂量以不超过100 μg/min为宜。在静脉滴注过程中如心率明显加快或收缩压≤12.0 kPa(90 mmHg),应减慢滴速或暂停使用。该药的禁忌证为急性心肌梗死合并低血压[收缩压≤12.0 kPa(90 mmHg)]或心动过速(心率>100次/分钟),下壁梗死伴右心室梗死时即使无低血压也应慎用。急性心肌梗死早期通常给予硝酸甘油静脉滴注24~48小时。也可静脉滴注二硝基异山梨酯。静脉用药后可使用二硝基异山梨酯或5-单硝山梨醇酯口服。

(6)抗血小板治疗:①阿司匹林,所有急性心肌梗死患者只要无禁忌证均应口服水溶性阿司匹林或嚼服肠溶阿司匹林300 mg,1次/天,3天后改为75~150 mg,1次/天,长期服用。②二磷酸腺苷受体(ADP)拮抗药:常用的有氯吡格雷和噻氯匹定,由于噻氯匹定导致粒细胞减少症和血小板计数减少症的发生率高于氯吡格雷,在患者不能应用氯吡格雷时再选用噻氯匹定替代。对于阿司匹林过敏或不能耐受的患者,可使用氯吡格雷替代,或与阿司匹林联合用于置入支架的冠心病患者。初始剂量300 mg口服,维持量每天75 mg。循证医学显示对ST段抬高的急性心肌梗死患者,阿司匹林与氯吡格雷联用的效果优于单用阿司匹林。

2.再灌注治疗

再灌注治疗可使闭塞的冠状动脉再通,心肌得到再灌注,挽救濒死的心肌,缩小梗死范围,改善心功能,降低死亡率,是一种积极的治疗措施。

(1)经皮冠状动脉介入治疗:经皮冠状动脉介入治疗与溶栓治疗相比,梗死相关血管再通率高,再闭塞率低,缺血复发少,且出血(尤其脑出血)的危险性低,目前已被公认为首选的安全有效的恢复心肌再灌注的治疗手段。包括直接经皮冠状动脉介入治疗、转运经皮冠状动脉介入治疗和补救性经皮冠状动脉介入治疗。

直接经皮冠状动脉介入治疗:是指对所有发病12小时以内的ST段抬高急性心肌梗死患者采用介入手段直接开通梗死相关动脉的方法。对于ST段抬高的急性心肌梗死患者直接经皮冠状动脉介入治疗是最有效降低死亡率的治疗。

直接经皮冠状动脉介入治疗适应证:①所有ST段抬高心肌梗死患者,发病12小时以内,就诊-球囊扩张时间 90 分钟以内。②适合再灌注治疗而有溶栓治疗禁忌证者。③发病时间＞3 小时的患者更趋首选经皮冠状动脉介入治疗。④心源性休克患者，年龄＜75 岁，心肌梗死发病＜36 小时，休克＜18 小时。⑤对年龄＞75 岁的心源性休克患者，如心肌梗死发病＜36 小时，休克＜18 小时，权衡利弊后可考虑经皮冠状动脉介入治疗。⑥发病 12～24 小时，仍有缺血证据，或有心功能障碍或血流动力学不稳定或严重心律失常者。应注意：对发病 12 小时以上无症状，血流动力学和心电稳定患者不推荐直接经皮冠状动脉介入治疗。患者血流动力学稳定时，不推荐直接经皮冠状动脉介入治疗干预非梗死相关动脉。要由有经验者施术，以免延误时机。有心源性休克者宜先行主动脉内球囊反搏术，待血压稳定后再施行经皮冠状动脉介入治疗。

转运经皮冠状动脉介入治疗：转运经皮冠状动脉介入治疗是直接经皮冠状动脉介入治疗的一种，主要适用于患者所处医院无行直接经皮冠状动脉介入治疗的条件，而患者有溶栓治疗的禁忌证，或虽无溶栓治疗的禁忌证但发病已＞3 小时，＜12 小时，尤其为较大范围心肌梗死和/或血流动力学不稳定的患者。

补救性经皮冠状动脉介入治疗：是指溶栓失败后梗死相关动脉仍处于闭塞状态，而针对梗死相关动脉所行的经皮冠状动脉介入治疗。溶栓剂输入后 45～60 分钟的患者，胸痛无缓解和心电图 ST 段无回落临床提示溶栓失败。

补救性经皮冠状动脉介入治疗适应证：①溶栓治疗 45～60 分钟后仍有持续心肌缺血症状或表现者。②合并心源性休克年龄＜75 岁，心肌梗死发病＜36 小时，休克＜18 小时者。③心肌梗死发病＜12 小时，合并心力衰竭或肺水肿者。④年龄＞75 岁的心源性休克患者，如心肌梗死发病＜36 小时，休克＜18 小时，权衡利弊后可考虑补救性经皮冠状动脉介入治疗。⑤血流动力学或心电不稳定的患者。

溶栓治疗再通者的经皮冠状动脉介入治疗：溶栓治疗成功的患者，如无缺血复发表现，可在 7～10 天后行冠状动脉造影，如残留的狭窄病变适宜经皮冠状动脉介入治疗可行经皮冠状动脉介入治疗。

（2）溶栓治疗。

适应证：①两个或两个以上相邻导联 ST 段抬高，在肢体导联≥0.1 mV、胸导≥0.2 mV，或新出现的或可能新出现的左束支传导阻滞，发病时间＜12 小时，年龄＜75 岁。②ST 段显著抬高的心肌梗死患者，年龄＞75 岁，经慎重权衡利弊仍可考虑溶栓治疗。③ST 段抬高，发病时间 12～24 小时，有进行性胸痛和 ST 段广泛抬高患者，仍可考虑溶栓治疗。④高危心肌梗死，就诊时收缩压≥24.0 kPa(180 mmHg)和/或舒张压≥14.7 kPa(110 mmHg)，经认真权衡溶栓治疗的益处与出血性卒中的危险性后，应首先镇痛、降低血压（如应用硝酸甘油静脉滴注、β 受体阻滞剂等），将血压降至≤20.0/12.0 kPa(150/90 mmHg)时再考虑溶栓治疗（若有条件应考虑直接经皮冠状动脉介入治疗）。

下列情况首选溶栓：①不具备 24 小时急诊经皮冠状动脉介入治疗条件或不具备迅速转运条件或不能在 90 分钟内转运经皮冠状动脉介入治疗，符合溶栓的适应证及无禁忌证者。②具备 24 小时急诊经皮冠状动脉介入治疗条件，患者就诊早（发病≤3 小时而且不能及时进行心导管治疗）。③具备 24 小时急诊经皮冠状动脉介入治疗条件，但是就诊-球囊扩张与就诊-溶栓时间相差超过 60 分钟、就诊-球囊扩张时间超过 90 分钟。④对于再梗死的患者应该及时进行血管造影并根据情况进行血运重建治疗，包括经皮冠状动脉介入治疗或冠状动脉旁路移植术。如不能立即（症状发作后 60 分钟内）进行血管造影和经皮冠状动脉介入治疗，则给予溶栓治疗。

禁忌证:①有出血性脑卒中或 1 年内有缺血性脑卒中(包括 TIA)。②颅内肿瘤。③近期(2~4 周)内有活动性出血(消化性溃疡、咯血、痔、月经来潮、出血倾向)。④严重高血压,血压>24.0/14.7 kPa(180/110 mmHg),或不能除外主动脉夹层动脉瘤。⑤目前正在使用治疗剂量的抗凝药。⑥近期(<2 周)曾穿刺过不易压迫止血的深部动脉。⑦近期(2~4 周)创伤史,包括头部外伤、创伤性心肺复苏或较长时间(>10 分钟)的心肺复苏。⑧近期(<3 周)外科大手术。

溶栓药物的应用:以纤溶酶原激活药激活纤溶酶原,使转变为纤溶酶而溶解冠状动脉内的血栓。

溶栓药物主要有以下几种。①尿激酶:150 万 U(2.2 万 U/kg)溶于 100 mL 0.9%氯化钠液中,30 分钟内静脉滴入。溶栓结束 12 小时皮下注射肝素 7 500 U 或低分子肝素,2 次/天,共 3~5 天。②链激酶或重组链激酶:150 万 U 溶于 100 mL 0.9%氯化钠液中,60 分钟内静脉滴入。溶栓结束 12 小时皮下注射肝素 7 500 U 或低分子肝素,2 次/天,共 3~5 天。③阿替普酶:首先静脉注射 15 mg,继而 30 分钟内静脉滴注 50 mg,其后 60 分钟内再静脉滴注 35 mg。④瑞替普酶:10 MU 溶于 5~10 mL 注射用水中静脉注射,时间>2 分钟,30 分钟后重复上述剂量。⑤替奈普酶:一般为 30~50 mg 溶于 10 mL 生理盐水中静脉注射。根据体重调整剂量:如体重>60 kg,剂量为 30 mg;体重每增加 10 kg,剂量增加 5 mg,直至体重>90 kg,最大剂量为 50 mg。

用阿替普酶、瑞替普酶、替奈普酶前先用肝素 60 U/kg(最大量 4 000 U)静脉注射,用药后以每小时 12 U/kg(最大量 1 000 U/h)的速度持续静脉滴注肝素 48 小时,将活化凝血活酶时间调整至 50~70 秒;以后改为 7 500 U,2 次/天,皮下注射,连用 3~5 天(也可用低分子肝素)。

(4)溶栓再通临床指征:①心电图抬高的 ST 段于 2 小时内回降>50%。②胸痛在 2 小时内基本消失。③2 小时内出现再灌注性心律失常。④血清 CPK-MB 酶峰值提前出现(14 小时内),肌钙蛋白峰值提前到 12 小时内。

3.消除心律失常

首先应加强针对急性心肌梗死、心肌缺血的治疗。溶栓、急诊经皮冠状动脉介入治疗、β 受体阻滞剂、纠正电解质紊乱均可预防或减少心律失常发生。

(1)急性心肌梗死并发室上性快速心律失常的治疗。①房性期前收缩:与交感神经兴奋或心功能不全有关,本身无须特殊治疗。②心房颤动:常见且与预后有关。血流动力学不稳定的患者应迅速行同步电复律。血流动力学稳定的患者,以减慢心室率为目标。常选用美托洛尔、维拉帕米、地尔硫䓬、洋地黄制剂或胺碘酮治疗。

(2)急性心肌梗死并发室性快速心律失常的治疗。①心室颤动、持续多形性室性心动过速:立即非同步电复律。②持续单形性室性心动过速:伴心绞痛、肺水肿、低血压,应予同步电复律;不伴上述情况,可首先给予药物治疗,如胺碘酮 150 mg 于 10 分钟内静脉注射,必要时可重复,然后 1 mg/min 静脉滴注 6 小时,再 0.5 mg/min 维持静脉滴注;亦可应用利多卡因。③频发室性期前收缩、成对室性期前收缩、非持续性室性心动过速:可严密观察或利多卡因治疗(使用不超 24 小时)。④偶发室性期前收缩、加速性室性自主心律:严密观察,不予特殊处理。

(3)缓慢心律失常的治疗。①无症状窦性心动过缓:可暂作观察,不予特殊处理。②症状性窦性心动过缓、二度Ⅰ型房室传导阻滞、三度房室传导阻滞伴窄 QRS 波逸搏心律,患者常有低血压、头晕、心功能障碍、心动过缓<50 次/分等,可先静脉注射阿托品 0.5 mg,3~5 分钟重复 1 次,至心率达 60 次/分左右。最大可用至 2 mg。③二度Ⅱ型房室传导阻滞;三度房室传导阻滞伴宽 QRS 波群逸搏心律、心室停搏;症状性窦性心动过缓、二度Ⅰ型房室传导阻滞、三度房室传导阻

滞伴窄 QRS 波群逸搏心律经阿托品治疗无效及双侧束支传导阻滞患者需行临时起搏治疗。

4.其他治疗

(1)β受体阻滞剂:通过减慢心率,降低体循环血压和减弱心肌收缩力使心肌耗氧量减少,对改善缺血区的氧供需失衡,缩小心肌梗死面积,降低急性期病死率有肯定的疗效。在无禁忌证的情况下应及早常规使用。用药过程中需严密观察,使用剂量必须个体化。常用美托洛尔 25～50 mg,口服,2～3 次/天;或阿替洛尔 6.25～25 mg,口服,2 次/天。前壁急性心肌梗死伴剧烈胸痛或高血压者,可静脉注射美托洛尔5 mg,间隔 5 分钟后可再给予 1～2 次,继之口服维持。

(2)血管紧张素转换酶抑制剂:近年研究认为,心肌梗死时应用血管紧张素转换酶抑制药有助于改善恢复期心肌的重构,降低心力衰竭的发生率,从而降低死亡率。前壁心肌梗死伴有心功能不全的患者获益最大。在无禁忌证的情况下,溶栓治疗后血压稳定即可开始使用,但剂量和时限应视患者情况而定。通常应从小剂量开始,逐渐增加剂量。如卡托普利 6.25 mg,口服,作为试验剂量,一天之内可加至 12.5 mg 或 25 mg,次日加至 12.5～25 mg,2～3 次/天。有心力衰竭的患者宜长期服用。

(3)羟甲基戊二酸单酰辅酶 A 还原酶抑制药:近年的研究表明,本类调脂药可以稳定斑块,改善内皮细胞的功能,建议早期使用,如辛伐他汀 20～40 mg/d,普伐他汀 10～40 mg/d,氟伐他汀 20～40 mg/d,阿托伐他汀 10～80 mg/d。

(4)葡萄糖-胰岛素-氯化钾溶液:研究结果提示,在急性心肌梗死的早期使用葡萄糖-胰岛素-氯化钾静脉滴注及进行代谢调整是可行的。目前不主张常规补镁治疗。

5.右心室心肌梗死的院内急诊处理

治疗措施与左心室梗死略有不同。右心室心肌梗死引起右心衰竭伴低血压,而无左心衰竭的表现时,宜扩张血容量。在血流动力学监测下静脉滴注输液,直到低血压得到纠正或肺毛细血管压达 2.0～2.4 kPa(15～18 mmHg)。如输液 1～2 L 低血压未能纠正可用正性肌力药,以多巴酚丁胺为优。不宜用利尿剂。伴有房室传导阻滞者可予临时起搏。

6.非 ST 段抬高的急性心肌梗死院内急诊处理

(1)危险性分层:对非 ST 段抬高的急性心肌梗死进行危险性分层的主要目的是为迅速做出治疗决策提供依据。临床上主要根据症状、体征、心电图以及血流动力学指标对其进行危险性分层。

低危患者:无合并症、血流动力学稳定、不伴有反复缺血发作的患者。

中、高危患者(符合以下一项或多项):①心肌坏死标志物升高。②心电图有 ST 段压低(<2 mm)。③强化抗缺血治疗 24 小时内反复发作胸痛。④有心肌梗死病史。⑤造影显示冠状动脉狭窄病史。⑥经皮冠状动脉介入治疗或冠状动脉旁路移植术后。⑦左心室射血分数<40%。⑧糖尿病。⑨肾功能不全(肾小球滤过率<60 mL/min)。

极高危患者(符合以下一项或多项):①严重胸痛持续时间长、无明显间歇或>30 分钟,濒临心肌梗死表现。②心肌坏死标志物显著升高和/或心电图 ST 段显著压低(≥2 mm)持续不恢复或范围扩大。③有明显血流动力学变化,严重低血压、心力衰竭或心源性休克表现。④严重恶性心律失常:室性心动过速、心室颤动。

(2)非 ST 段抬高的急性心肌梗死多是非 Q 波性,此类患者不宜溶栓治疗。低危患者以阿司匹林和肝素尤其是低分子肝素治疗为主。对中、高危患者行早期经皮冠状动脉介入治疗(72 小时内)。对极高危患者行紧急经皮冠状动脉介入治疗(2 小时内)。其他治疗与 ST 段抬高的患者相同。

九、急救护理

(一)护理目标

(1)患者了解自身病情,预防或减少心梗并发症的发生。

(2)患者及家属相信安全和正确的护理,有助于减少进一步的损害。

(3)提高护士对心梗的相关知识和实践技能。

(4)为患者提供更优质的护理。

(二)护理措施

急性心肌梗死患者来院后应立即开始治疗,重点是监测和预防急性心肌梗死不良事件和并发症。

1.心理护理

急性心肌梗死患者病情危急,疼痛剧烈,伴有濒死感,常有恐惧心理,家属也十分紧张。护士应做好患者和家属的安慰工作,关心体贴患者,并重视患者及家属的感受。保持环境的安静,避免不良刺激。不要在患者面前讨论其病情,用积极的态度和语言开导患者,帮助其树立战胜疾病的信心。

2.监测

持续心电、血压监测,及时发现和处理心律失常、血流动力学异常和低氧血症。

3.卧床休息

血流动力学参数稳定且无并发症的急性心肌梗死患者一般卧床休息1~3天,病情不稳定极高危患者卧床时间应适当延长。采取平卧位或半坐卧位,患者进食、洗漱、翻身等活动由护士完成。1周后可逐渐过渡到床边活动,有并发症者酌情延长卧床时间。2周后可由床边、室内活动再过渡到室外活动。在活动过程中应监测心率、血压、询问其感受,观察其反应。

4.吸氧

给予鼻导管吸氧(2~4 L/min)。持续吸入3~5天后,可按病情间断或停吸氧。

5.镇痛

应迅速给予有效镇痛剂,可给吗啡3 mg静脉注射,必要时每5分钟重复1次,总量不超过15 mg。注意观察有无恶心、呕吐、低血压和呼吸抑制等不良反应。

6.饮食和通便

疼痛剧烈时禁食。最初2~3天以流质饮食为主,以后逐渐过渡至半流饮食、软食和普食。食物应低脂、低胆固醇、易消化,禁止摄取太冷或太热的饮料。宜少食多餐,忌饱餐。保持大便通畅,切忌大便用力。适量进食水果和蔬菜,常规给予缓泻剂(如:果导0.1 g,每晚)。

7.症状护理

(1)疼痛:①遵医嘱及时给予止痛药物,如肌内注射哌替啶、吗啡或罂粟碱。②吸氧,以增加心肌氧的供给。③溶栓疗法和急诊经皮经腔内冠状动脉成形术是解除疼痛最根本的方法。

(2)心律失常:持续监测心电示波情况,出现异常情况及时报告医师并随时做好急救准备。前壁心肌梗死易出现室性心律失常,下壁心肌梗死易出现缓慢型心律失常,在溶栓治疗和经皮经腔内冠状动脉成形术治疗后,容易出现再灌注心律失常。

8.再灌注治疗的护理

(1)溶栓治疗的护理:①溶栓前介绍溶栓的目的、注意事项,给予用药指导。②采血查凝血象,活化凝血活酶时间维持在 60～80 秒。③尿激酶 150 万单位静脉滴注,30 分钟内完成,或输液泵泵入。④溶栓过程中观察出血情况:注意观察并记录溶栓效果及皮肤黏膜、消化道、呼吸道、泌尿道出血情况,尤其是脑出血。记录出血程度及出血量。⑤溶栓开始后 3 小时内每半小时记录 1 次 ECG,每 2 小时抽血查心肌酶学检查至酶峰值后 2 小时,观察 ST-T 回落及酶学情况。倾听患者主诉,了解胸痛缓解情况。

(2)介入治疗护理。

术前护理:①检查所需的各项检查是否完备,如血常规、生化Ⅱ、凝血象、免疫组合、心电图等。②术前宣教:介绍手术目的、穿刺点的部位,手术的简要过程,手术中配合的要点及术后的注意事项。③训练床上排便。④备皮:备双侧腹股沟及外阴部皮肤(选择桡动脉穿刺除外)。⑤遵医嘱行抗生素、碘过敏试验,服用抗凝剂(波立维 300 mg 口服)。⑥正常饮食,少饮水。⑦排空大小便,左侧肢体建立静脉通路(尽量使用静脉留置针和可来福,以备术中急用)。

术后护理。①术后即刻护理:协助搬运患者,给予患者舒适卧位。测血压、心率、呼吸,触足背动脉搏动情况,做十二导联心电图,观察切口敷料情况及患者返回病房时间。②1 次/0.5 小时×4 次观察记录心率、呼吸、切口敷料有无渗出及足背动脉搏动情况,如均平稳,则 1 次/2 小时观察记录至 24 小时。③高危患者需持续心电监护,观察有无心律失常及 ST-T 变化。④术侧肢体制动,防止鞘管滑出及出血。⑤拔除鞘管即刻护理:活化凝血酶时间测定(<140 秒);心电监护;测血压;观察患者面色、神志、有无恶心、呕吐等迷走神经亢进表现;鞘管拔除后,手指压迫穿刺点局部止血 20～30 分钟(压迫至止血为止),然后用四层纱布和弹性绷带加压包扎,沙袋压迫 6 小时,术侧肢体制动 12 小时,卧床休息 24 小时。桡动脉穿刺者,穿刺侧前臂及手腕制动 6～12 小时,术后患者可室内自由活动。⑥观察患者排便情况,及时解除尿潴留。术后多饮水或在心功能允许情况下大量输液,使造影剂尽快排出体外,同时注意观察尿量、颜色和性质。沙袋去除后,遵医嘱协助患者下床活动。⑦遵医嘱应用抗生素 3～5 天,口服抗凝剂,观察体温的变化,凝血酶原时间及活动度测定结果。⑧协助患者进食、排便等,下蹲动作宜缓慢,防止伤口出血,满足生活需要。⑨注意倾听患者主诉,观察并发症:经皮冠状动脉介入治疗后最严重的并发症是冠脉的急性闭塞、心律失常、迷亢、股动脉并发症(栓塞、血肿、出血等)。桡动脉穿刺者观察血液回流情况。

9.健康教育

(1)饮食调节:适度饮酒、限制钠盐、重视水果、蔬菜和低脂奶类食品。要求饱和脂肪占总热量的 7% 以下,胆固醇少于 200 mg/d。

(2)康复指导:建议运动以达到最大心率的 60%～65% 的低强度长期锻炼为安全有效。最好的运动方式是步行、慢跑、骑自行车等有氧运动。最低目标:每周 3～4 次,每次 30 分钟;理想目标:每天运动30～60 分钟。个人卫生活动、家务劳动、娱乐活动对个人也是有益的。无并发症患者心肌梗死 6～8 周可以恢复性生活。

(3)戒烟:戒烟是心肌梗死后二级预防的重要措施。积极劝导患者戒烟。

(4)心理健康:保持乐观平和的心情,正确对待疾病可以有效地防止心梗再发。动员家庭和社会力量的支持,可为患者创造良好的休养氛围,利于康复。

(5)用药指导:告知患者药物的作用和不良反应,并教会患者定时测量脉搏,定期随诊。

(刘春燕)

第三节　急性心力衰竭

急性心力衰竭(acute heart failure,AHF)又称急性心衰综合征,是指心力衰竭的症状和/或体征的急剧发作或在平时症状、体征基础上急剧恶化,常危及生命、需要立即予以评估和治疗,甚至急诊入院。AHF 既可以是急性起病(先前不知有心功能不全的病史)、也可以表现为慢性心力衰竭急性失代偿(acute decompensated heart failure,ADHF),其中后者更为多见,约占 80％。临床上最为常见的 AHF 是急性左心衰竭,而急性右心衰竭较少见。

急性左心衰竭是指急性发作或加重的左心功能异常所致的心肌收缩力明显降低、心脏负荷加重,造成急性心排血量骤降、肺循环压力突然升高、周围循环阻力增加,从而引起肺循环充血而出现急性肺淤血、肺水肿,以及伴组织器官灌注不足的心源性休克的一种临床综合征。急性右心衰竭是指某些原因使右心室心肌收缩力急剧下降或右心室的前后负荷突然加重,从而引起右心排血量急剧减低的临床综合征。

AHF 已成为年龄>65 岁患者住院的主要原因,严重威胁生命,需紧急医疗干预;AHF 预后很差,住院病死率为 3％,6 个月的再住院率约 50％。

一、病因和诱因

AHF 一般为原处于代偿阶段的心脏由某种或某些诱因引起突然恶化、或原有不同程度心功能不全者病情突然加重,但原来心功能正常者亦可以突然发生(如首次发生大面积急性心肌梗死、急性重症心肌炎、外科手术后等)。急性右心衰的常见病因为急性右心室梗死或急性肺栓塞。

AHF 的常见诱发因素包括感染、心律失常、输液过多或过快、过度体力活动、情绪激动、治疗不当或依从性不好、贫血、妊娠与分娩等。是最常见的诱发因素,其中以肺部感染尤为多见,这不仅由于呼吸道感染是多发病,更由于多数充血性心力衰竭患者有程度不同的肺淤血,易于发生肺部感染。

(一)感染

房颤是慢性心脏瓣膜病、冠心病等器质性心脏病最常见的并发症之一,而快速房颤同时也是诱发心力衰竭或使充血性心力衰竭急性加重的重要因素,这不仅因为心室率增快,心室充盈不足,也由于心房失去规律性收缩,从而失去对心脏排血量贡献的 20％～30％血量。其他快速性心律失常由于心率突然加快,使心脏的负荷、心肌的耗氧量急剧增加,心排血量减少。严重的缓慢心律失常如二度或三度房室传导阻滞,心排血量也有明显的下降,均可诱发或加重心力衰竭。

(二)心律失常

由于对患者潜在的心脏病或其边缘心功能状态认识不足,在治疗其他疾病时,静脉输入液体过多、过快,使心脏在短时间内接受高容量负荷的冲击,易于诱发或加重心力衰竭甚至出现急性肺水肿。饮食中盐量不适当的增加,摄入钠盐过多,也是增加血容量的原因。

(三)血容量增加

过度体力活动是常见的突然发生心力衰竭的诱因,这种情况多发生在原来不知道自己有心脏病,或者虽然知道有心脏病但平时症状不多的患者。

（四）过度体力活动或情绪激动

情绪激动致交感神经兴奋性增高，心率增快，心肌耗氧增加，也是并不少见的诱因。停用洋地黄是充血性心力衰竭反复或加重的常见原因之一，这种情况多见于出现洋地黄毒性反应，停服后未能及时恢复应用。停用抗高血压药更是高血压治疗中存在的常见且重要的问题，在高血压心脏病或伴有心力衰竭者，不恰当停用治疗药物可使血压重新升高，心脏负担加重。

（五）治疗不当或依从性不好

原有心脏病变加重如慢性风湿性心脏瓣膜病出现风湿活动，或并发其他疾病如甲状腺功能亢进、贫血等。妊娠与分娩也是重要的诱发因素。

二、分类

既往根据临床表现将 AHF 分成 6 类。此外，Alexandre 等人根据靶器官的病理生理改变和 AHF 的初始临床表现，分为"血管性"和"心脏性"AHF。

2016 欧洲心脏病学会（ESC）《急、慢性心力衰竭诊断和治疗指南》（简称 2016 ESC 指南）给出 AHF 的分类方法主要有：①根据血压水平分类，大多数 AHF 患者表现为收缩压正常[12.0～18.7 kPa（90～140 mmHg）]或升高[＞18.7 kPa（140 mmHg），高血压性 AHF]，仅有 5%～8% 患者表现为低收缩压[＜12.0 kPa（90 mmHg），低血压性 AHF]，该类患者预后不良，特别是同时伴有组织低灌注者。②根据需要紧急干预的病因分类，如急性冠脉综合征、高血压急症、心律失常、急性机械性因素及急性肺栓塞。③AHF 的临床分级，主要基于床旁对于充血（即"干"或"湿"）和/或外周组织低灌注（即"暖"或"冷"）相关症状和体征的综合评估，共分 4 组：暖/湿（最常见）、冷/湿、暖/干、冷/干，该分类有助于指导 AHF 的早期治疗及预后评估。④急性心肌梗死合并心力衰竭可采用 Killip 分级方法。

2016ESC 指南重新强调以 AHF 的症状和体征等临床资料来定义和分类，未重申"伴血浆脑钠肽（BNP）水平的升高"，这提示在 AHF 的诊断中要重视患者的临床症状和体征，迅速给予初步诊断和分类，以指导早期治疗及预后评估。

三、病理生理

正常心脏有丰富的储备力，使之能充分适应机体代谢状态的各种需要。当心肌收缩力减低和/或负荷过重、心肌顺应性降低时，心脏储备力明显下降，此时机体首先通过代偿机制，包括 Frank-Starling 机制（增加心脏前负荷，回心血量增多，心室舒张末容积增加，从而增加心排血量及提高心脏做功量）、心肌肥厚、神经体液系统的代偿（包括交感-肾上腺素能神经兴奋性增强和肾素-血管紧张素-醛固酮系统激活）等，从而增加心肌收缩和心率来维持心排血量。此外心房利钠肽（ANP）和脑利钠肽（BNP）、精氨酸升压素和内皮素等细胞因子也参与了心力衰竭的发生与发展。

虽然在心衰发生时心脏有上述代偿机制，但是这些代偿机制所产生的血流动力学效应是很有限的，甚至在一定程度上可能会有害，当心脏出现失代偿状态时即发生心力衰竭。正常人肺毛细血管静水压一般不超过 1.6 kPa（12 mmHg），血浆胶体渗透压为 3.3～4.0 kPa（25～30 mmHg），由于二者压差的存在，有利于肺毛细血管对水分的重吸收，肺毛细血管的水分不能进入肺泡和肺间质。当急性左心衰竭发生时，左心室舒张末压（LVEDP）和左心房平均压升高，当肺静脉压＞3.4 kPa（18 mmHg）时，产生肺淤血；当肺毛细血管压超过血浆胶体渗透压时，血液中的水分即可从肺毛细血管渗透到肺间质。开始时通过淋巴流的增加引流肺间质内的液体,但是随着肺毛细血管压的继续升高,肺间质的淋巴循环不能引流过多的液体,此时的液体积聚于肺间质,在终末支气管和肺毛细血管周围形成间质性肺水肿;当间质内液体继续聚集,肺毛细血管压继续增加>3.3 kPa(25 mmHg)以上时,肺泡壁基底膜和毛细血管内皮间的连接被破坏,血浆和血液中的有形成分进入肺泡,继而发生肺水肿。原有慢性心功能不全的患者如二尖瓣狭窄,其肺毛细血管壁和肺泡基底膜增厚,肺毛细血管静水压需>5.3 kPa(40 mmHg)才发生肺水肿,此类患者肺毛细血管静水压突然升高可因一时性体力劳动、情绪激动或异位性心动过速(如房颤)引起肺循环血流量突然增多。在肺泡内液体与气体形成泡沫后,表面张力增大,妨碍通气和肺毛细血管从肺泡内摄取氧,可引起缺氧;同时肺水肿可减低肺的顺应性,引起换气不足和肺内动静脉分流,导致动脉血氧饱和度减低,组织乳酸产生过多而发生代谢性酸中毒,使心力衰竭进一步恶化,甚至引起休克、严重心律失常而致死。

急性左心衰竭时,心血管系统的血流动力学改变包括:①左心室顺应性降低、dp/dt 降低,LVEDP 升高(单纯二尖瓣狭窄例外);②左心房压(LAP)和容量增加;③肺毛细血管压或肺静脉压增高;④肺淤血,严重时急性肺水肿;⑤外周血管阻力(SVR)增加;⑥肺血管阻力(PVR)增加;⑦心率加速;⑧心脏每搏输出量(SV)、心排血量(CO)、心脏指数(CI)降低;⑨动脉压先升高后下降;⑩心肌耗氧量增加。

四、诊断

(一)病史

病史可提供与急性左心衰竭病因或诱因有关的信息。患者先前有较轻的充血性心力衰竭的症状如易疲劳、劳力性呼吸困难或阵发性夜间呼吸困难、或体循环淤血如双下肢水肿的征象,遇有感染、慢性阻塞性肺疾病急性加重、心律失常、输液过多或过快等因素,致使心衰短时间内恶化或加重,即慢性心力衰竭急性失代偿;原无症状者"突然"发生 AHF 常提示冠心病急性心肌梗死或其机械并发症如腱索断裂、急性重症心肌炎、快速心律失常等。

(二)临床表现特点

AHF 发作迅速,可以在几分钟到几小时(如急性心肌梗死引起的急性心力衰竭),或数天至数周内恶化。患者的症状也可有所不同,从呼吸困难、外周水肿加重到威胁生命的肺水肿或心源性休克,均可出现。急性心力衰竭症状也可因不同病因和伴随临床情况而不同。大多数患者有各种心脏疾病史,存在引起急性心力衰竭的各种病因。老年人中主要病因为冠心病、高血压和老年性退行性心瓣膜病,年轻人中多由风湿性心瓣膜病、扩张型心肌病、急性重症心肌炎等所致。

1.基础心血管疾病的病史和表现

原来心功能正常的患者出现原因不明的疲乏或运动耐力明显减低,以及心率增加 15～20 次/分,可能是左心功能降低的最早期征兆。继续发展可出现劳力性呼吸困难、夜间阵发性呼吸困难、不能平卧等;检查可发现左心室增大、舒张早期或中期奔马律、P2 亢进、两肺尤其肺底部有湿啰音,还可有干啰音和哮鸣音,提示已有左心功能障碍。

2.早期表现

起病急骤,病情可迅速发展至危重状态。突发呼吸困难、呼吸浅快、频率达 30～40 次/分或以上,端坐呼吸、咳嗽、咳大量白色或粉红色泡沫样痰,甚至可从口腔或鼻腔中涌出,烦躁不安或有恐惧感,口唇发绀、皮肤湿冷、大汗淋漓、湿啰音始于肺底部,迅速布满全肺,具有"突然发生、广泛分布、大中小湿啰音与哮鸣音并存、变化快"的特点。心音快而弱,心尖部闻及第三和/或第四心音奔马律。

3.急性肺水肿

主要表现:①持续性低血压,收缩压降至 12.0 kPa(90 mmHg)以下,且持续 30 分钟以上,需要循环支持。②血流动力学障碍:肺毛细血管楔压(PCWP)≥2.4 kPa(18 mmHg),心脏指数≤2.2 L/(min·m²)(有循环支持时)或 1.8 L/(min·m²)(无循环支持时)。③组织低灌注状态,可有皮肤湿冷、苍白和发绀,尿量显著减少(<30 mL/h)、甚至无尿,意识障碍,代谢性酸中毒。

(三)辅助检查

1.生物学标志物

(1)血浆 B 型利钠肽(B-type natriuretic polypeptide,BNP)或 N-末端利钠肽原(N-terminal pro-brain natriuretic peptide,NT-proBNP):血浆 BNP/NT-proBNP 水平能够很敏感的反映血流动力学变化,并且能在急诊室或床旁快速检测,操作便捷,BNP/NT-proBNP 水平升高在急性心源性(心力衰竭)与非心源性呼吸困难的诊断与鉴别诊断中作用日益突出,具有卓越的应用价值。需要强调的是,年龄、体重指数、肾功能、严重脓毒症和肺血栓栓塞性疾病等都是影响 BNP 或 NT-proBNP 水平的重要因素,诊断 AHF 时 NT-proBNP 水平应根据年龄和肾功能不全分层:50 岁以下的成人血浆 NT-proBNP 浓度>450 ng/L,50 岁以上血浆浓度>900 ng/L,75 岁以上应>1 800 ng/L,肾功能不全(肾小球滤过率<60 mL/min)时应>1 200 ng/L。相对于 BNP/NT-proBNP 水平升高有助于诊断心力衰竭,BNP/NT-proBNP 水平不高特别有助于除外心力衰竭,BNP<100 ng/L、NT-proBNP<300 ng/L 为排除 AHF 的切点。

BNP 或 NT-proBNP 还有助于心力衰竭严重程度和预后的评估,心力衰竭程度越重,BNP 或 NT-proBNP 水平越高;NT-proBNP>5 000 ng/L 提示心力衰竭患者短期死亡风险较高,>1 000 ng/L 提示长期死亡风险较高。尽管从总体上讲,不同心功能分级病例的 BNP 或 NT-proBNP 升高幅度有较大范围的交叉或重叠,难以单次的 BNP 或 NT-proBNP 的升高水平来对个体心力衰竭的程度做出量化判断,但连续动态的观察对于个体的病情与走势的判断是有很大帮助的,甚至于有指导临床治疗的作用。当然,BNP 或 NT-proBNP 也不能判断心力衰竭的类型属收缩性(EF 降低)或舒张性(EF 保留)心力衰竭。一种心脏疾病状态时常会有多种病理与病理生理变化。充血性心力衰竭时,长期慢

(2)心肌肌钙蛋白 I 和肌钙蛋白 T(cTnI/cTnT):性的心肌缺血缺氧必然导致心肌损伤,这种损伤会在诸多应激状态下急性加重,因此 AHF 患者 cTnI 和 cTnT 多有增高;重要的是,心肌细胞损伤与心功能恶化或加重往往互为因果。研究认为,cTnI 和 cTnT 也是心力衰竭独立预后因素,与低的 cTnT 患者相比,增高的 cTnT 患者的病死率和再住院率明显增高,治疗期间 cTnT 水平增加的患者与 cTnT 水平稳定或降低的患者相比有更高的病死率。若是联合检测 cTnT 和 BNP 则更有助于充分地评估心力衰竭患者的危险。ST2 属于白细胞介素-1 受体家族的新成员,作为白细胞介素-33 的诱骗受体,可以与白细胞介素-33 结合,从而阻断白细胞介素-33 与 ST2L 结合,继而削弱白细胞介素-33/ST2L 信号通路的心血管保护作用。在心肌受到过度牵拉造成损伤的过程中,大量可溶性 ST2(sST2)生成使心肌缺乏足够的白细胞介素-33 的保护,从而加速心肌重构和心室功能障碍,导致死亡风险增高。

一项研究对 600 例因呼吸困难急诊入院患者进行了血清 sST2 分析,结果显示 sST2 浓度在因急性收缩性心力衰竭引起的呼吸困难患者中明显升高,sST2 水平对于鉴别急性呼吸困难是否

为心源性病因具有相当高的敏感度。新近的一个研究报告了因胸痛而急诊的995例患者,评价sST2对于心力衰竭诊断的效能和对18个月预后(死亡和心力衰竭)的效能。结果显示,sST2增高对于AHF诊断的敏感性为73.5%、特异性为79.6%;增高的ST2预测18个月的死亡风险经调整后的危险比为1.9。

(3)可溶性ST2(sST2):有研究证实,中段心房利钠肽前体(MR-proANP,分界值为120 pmol/L)用于诊断AHF,其效能不差于BNP或NT-proBNP,也是一个较好的生物学标志物。

伴有肾功能不全的AHF或是AHF治疗中出现急性肾损伤是预后不良的危险因素。与血肌酐(Scr)相比,半胱氨酸蛋白酶抑制剂C(Cystatin C,简称胱抑素C)不受年龄、性别、肌肉含量等因素的影响,能更好地反映肾小球滤过率以及敏感地反映早期肾损害,是评价急、慢性肾损伤的理想生物学标志物之一。近期的研究还证明,中性粒细胞明胶酶相关脂质运载蛋白(NGAL)也是急性肾损伤的早期标志物,对急性肾损伤的早期有良好价值。

疑似急性肺血栓栓塞需检测D-二聚体。

(4)其他生物学标志物:对急性左心衰竭的诊断颇有价值。胸部X线片显示肺淤血(肺上野血管纹理增多、粗乱,肺门角平直)、间质性肺水肿(Kerley B线)、肺泡性肺水肿(两肺门见大片云雾状蝶翼形阴影),心影增大;可以伴有少量胸腔积液。

2.胸部X线检查

特别有助于了解有无心律失常、急性心肌缺血或梗死等表现,也可提示原有基础心脏病情况,以及严重电解质紊乱如低钾或高钾血症等。

3.心电图检查

可准确评价心脏结构与功能变化,如室壁变薄或增厚、左心室舒张末径增大或容量增加、心室壁运动幅度减弱或不协调,左心室射血分数减低或保留,以及基础心脏病表现等。

4.超声心动图

床旁胸部超声可发现肺间质水肿的征象(B线);腹部超声可检查下腔静脉直径和腹水。

5.胸部与腹部超声

急性左心衰竭时,PaO_2常不同程度降低,并且由于组织缺氧产生无氧代谢,致代谢性酸中毒;$PaCO_2$在病情早期多因过度换气而降低,但在病情晚期$PaCO_2$升高可

6.血气分析

出现混合性酸中毒。血气分析对于AHF的诊断价值不如其评价病情严重程度的意义大。

2016 ESC指南:动脉血气分析不需要常规检测,除非SpO_2异常;静脉血气分析也可接受(pH和PCO_2)。适用于血流动力学状态不稳定、病情严重且治疗效果不理想者,尤其是伴肺水肿或心源性休克的患者。主要方法有右心导管、连续脉搏波心排血量测定等。不推荐常规有创血流动力学监测。

7.血流动力学监测

(1)降钙素原:用于AHF与肺部感染的鉴别和指导抗生素的应用。

(2)肝脏功能:AHF患者因血流动力学异常(心排血量降低、静脉回流受阻)导致肝功能异常,预后不良。

(3)甲状腺功能:甲状腺功能异常可导致AHF,新发AHF应注意检查。

(4)其他生化指标:如血常规、肾功能、电解质、血糖等,必要时复查。

(四)病情评估与严重程度分级

根据上述临床表现与检查,对患者病情的严重程度进行评估,评估时应尽快明确:①容量状态;②循环灌注是否不足;③是否存在急性心力衰竭的诱因和/或并发症。强调动态观察、动态评估。

急性左心衰竭严重程度分级主要有临床程度床边分级(表11-2)、Killip 法(表11-3)和 Forrester 法(表11-4)3种。Killip 法主要用于急性心肌梗死患者,根据临床和血流动力学状态分级。Forrester 法适用于监护病房,及有血流动力学监测条件的病房、手术室。临床程度床边分级根据 Forrester 法修改而来,主要根据末梢循环的观察和肺部听诊,无须特殊的监测条件,适用于一般的门诊和住院患者。以 Forrester 法和临床程度床边分级为例,自Ⅰ级至Ⅳ级的急性期病死率分别为 2.2%、10.1%、22.4%和55.5%。

表 11-2　AHF 的临床心功能分级

分级	皮肤	肺部啰音
Ⅰ级	温暖	无
Ⅱ级	温暖	有
Ⅲ级	寒冷	无/有
Ⅳ级	寒冷	有

表 11-3　急性心肌梗死的 Killip 分级

分级	表现	近期病死率
Ⅰ级	无明显心功能损害,肺部无啰音	6%
Ⅱ级	轻-中度心衰,肺部啰音和 S3 奔马律,X 线肺淤血	17%
Ⅲ级	重度心衰,肺部啰音大于两肺野的 50%,X 线肺水肿	38%
Ⅳ级	心源性休克,伴或不伴肺水肿	81%

表 11-4　AHF 的 Forrester 分级

类型	心脏指数(CI)(L/min/m²)	肺毛细血管楔嵌压(PCWP)(kPa)	临床表现
Ⅰ级	≥2.2	≤2.4(18 mmHg)	无周围灌注不足及肺淤血
Ⅱ级	≥2.2	>2.4(18 mmHg)	无周围灌注不足出现肺淤血
Ⅲ级	<2.2	≤2.4(18 mmHg)	有周围灌注不足及肺淤血
Ⅳ级	<2.2	>2.4(18 mmHg)	有周围灌注不足出现肺淤血

五、治疗

急性左心衰竭的抢救治疗目标是迅速改善氧合(纠正缺氧),改善症状,稳定血流动力学状态,维护重要脏器功能,同时纠正诱因和治疗病因,避免 AHF 复发,改善远期预后。

应当明确,"及时治疗"的理念对 AHF 极其重要。一些诊断和治疗的方法可以应用于院前阶段(救护车上),包括 BNP 的快速检测、无创通气(可降低气管插管的风险,并改善急性心源性肺水肿的近期预后)、静脉应用呋塞米及硝酸酯类药物。

2016 ESC 指南将 AHF 治疗分为 3 个阶段,各有不同的治疗目标。①立即目标(急诊室、心血管内科监护室或重症监护室):改善血流动力学和器官灌注,恢复氧合,缓解症状,减少心肾损伤,预防血栓栓塞,缩短重症监护室停留时间。②中间目标(住院期间):针对病因及相关并发症给予优化规范的药物治疗,对适宜辅助装置治疗的患者应考虑机械装置治疗并进行评估。③出院前和长期管理目标:制订优化药物治疗的时间表,对适宜辅助装置治疗者的实施进行再评估;制订长期随访管理计划。纳入疾病管理方案,进行患者教育并启动和调整适宜的生活方式,防止早期再住院,改善症状、生活质量和生存率。

2016 ESC指南强调:在首次就医紧急阶段,对疑诊为急性心力衰竭患者的管理应尽可能缩短所有诊断和治疗决策的时间;在起病初始阶段,如果患者存在心源性休克和/或通气障碍,需尽早提供循环支持和/或通气支持;在起病60~120分钟内的立即处理阶段,应迅速识别合并的威胁生命的五个临床情况和/或急性病因(简写为CHAMP),并给予指南推荐的相应特异性治疗。包括①急性冠脉综合征:推荐根据STEMI和NSTE-ACS指南进行处理。②高血压急症:推荐采用静脉血管扩张剂和袢利尿剂。③心律失常:快速性心律失常或严重的缓慢性心律失常,立即应用药物、电转复或起搏器。电转复推荐用于血流动力学不稳定、需要转复以改善临床症状的患者。持续性室性心律失常与血流动力学不稳定形成恶性循环时,可以考虑冠脉造影和电生理检查。④急性机械并发症:包括急性心肌梗死并发症(游离壁破裂、室间隔穿孔、急性二尖瓣关闭不全),胸部外伤或心脏介入治疗后,继发于心内膜炎的急性瓣膜关闭不全,主动脉夹层或血栓形成,以及少见的梗阻性因素(如心脏肿瘤)。心脏超声可用于诊断,外科手术或经皮冠状动脉介入治疗常需循环支持设备。⑤急性肺栓塞:明确急性肺栓塞是休克、低血压的原因后,立即根据指南推荐予以干预,包括溶栓、介入治疗及取栓。

(一)一般处理

允许患者采取最舒适的体位。静息时明显呼吸困难者应半卧位或端坐位,双腿下垂以减少回心血量,降低心脏前负荷。端坐位时,两腿下垂,保持此种体位10~20分钟后,可使肺血容量降低约25%(单纯坐位而下肢不下垂收益不大)。

1.体位

适用于低氧血症和呼吸困难明显,尤其指端血氧饱和度<90%的患者。无低氧血症的患者不应常规应用,这可能导致血管收缩和心排血量下降。如需吸氧,应尽早采用,使患者SaO_2≥95%(伴慢性阻塞性肺疾病者SaO_2≥90%)。可采用不同方式进行吸氧。①鼻导管吸氧:是常用的给氧方法,适用于轻中度缺氧者,氧流量从1~2 L/min起始,根据动脉血气结果可增加到4~6 L/min。②面罩吸氧:适用于伴呼吸性碱中毒的患者。③消除泡沫:严重肺水肿患者的肺泡、支气管内含有大量液体,当液体表面张力达到一定程度时,受气流冲击可形成大量泡沫,泡沫妨碍通气和气体交换,加重缺氧。因此,可于吸氧的湿化器内加入50%的乙醇以降低泡沫张力,使之破裂变为液体而易咳出,减轻呼吸道阻力。经上述方法给氧

2.吸氧(氧疗)

吸氧后PaO_2仍<8.0 kPa(60 mmHg)时,应考虑使用机械通气治疗。肺淤血、体循环淤血及水肿明显者应严格限制饮水量和静脉输液速度。无明显低血容量因素(大出血、严重脱水、大汗淋漓等)者,每天摄入液体量一般宜在1 500 mL以内,不要超过2 000 mL。保持每天出入量负平衡约500 mL,严重肺水肿者水负平衡为1 000~2 000 mL/d,甚至可达3 000~5 000 mL/d,以减少水钠潴留,缓解症状。3~5天后,如肺淤血、水肿明显消退,应减少水负平衡量,逐渐过渡到出入量大体平衡。在负平衡下应注意防止发生低血容量、低钾血症和低血钠等。同时限制钠

摄入＜2 g/d。

(二)药物治疗

药物治疗是治疗急性左心衰竭肺水肿的有效药物,其主要作用是抑制中枢交感神经,反射性地降低周围血管阻力,扩张静脉而减少回心血量,起"静脉内放血"的效果;其他作用有减轻焦虑、烦躁,抑制呼吸中枢兴奋、避免呼吸过频,直接松弛支气管平滑肌改善通气。急性左心衰竭患者往往存在外周血管收缩情况,吗啡从皮下或肌内注射后,吸收情况无法预测,宜每次 3～5 mg 缓慢静脉注射,必要时每 15 分钟重复1次,共 2～3 次。同时也要注意,勿皮下或肌内注射后,短期内又静脉给药,以免静脉注射后可能与延迟吸收的第一剂药同时发挥作用而致严重不良反应。吗啡的主要不良反应是低血压与呼吸抑制。神志不清、伴有慢性阻塞性肺病或 CO_2 潴留的呼吸衰竭、肝功能衰竭、颅内出血、低血压或休克者禁用,年老体弱者慎用。

急性失代偿心衰国家注册研究(ADHERE)中,147 362 例 AHF 患者应用吗啡者(14.1％)机械通气比例增多、在重症监护室时间和住院时间延长、病死率更高,加之目前没有证据表明吗啡能改善预后,因而不推荐常规使用,需使用时应注重个体化。

2016 ESC 指南:AHF 不推荐常规应用阿片类药物,但出现严重呼吸困难伴肺水肿时可考虑应用,其是否潜在增加死亡风险仍存在争议。

1.吗啡

抗焦虑和镇静药物:用于伴有焦虑和谵妄的 AHF 患者,可考虑使用小剂量苯二氮䓬类(地西泮或劳拉西泮)。选用高效利尿剂(袢利尿剂)。呋塞米在发挥利尿作用之前即可通过扩张周围静脉增加静脉床容量,迅速降低肺毛细血管压和左心室充盈压并改善症状。静脉注射后 5 分钟出现利尿效果,30～60 分钟达到高峰,作用持续约 2 小时。一般首剂量为 20～40 mg 静脉注射,继以静脉滴注 5～40 mg/h,其总剂量在起初 6 小时不超过 80 mg,起初 24 小时不超过 160 mg;对正在使用呋塞米或有大量水钠潴留或高血压或肾功能不全的患者,首剂量可加倍。应注意由于过度利尿可能发生的低血容量、休克与电解质紊乱如低钾血症等。也可以用布美他尼 1～2 mg 或依他尼酸 25～100 mg 静脉注射。伴有低血容量或低血压休克者禁用。

新型利尿剂托伐普坦是血管升压素受体拮抗剂,选择性阻断肾小管上的精氨酸血管升压素受体,具有排水不排钠的特点,能减轻容量负荷加重的患者呼吸困难和水肿,并使低钠血症患者的血钠正常化,特别适用于心力衰竭合并低钠血症的患者。推荐用于充血性心力衰竭、常规利尿剂治疗效果不佳、有低钠血症或有肾功能损害倾向患者。

2.快速利尿

低钠的患者能降低心血管病所致病死率。建议剂量为 7.5～15.0 mg/d 开始,疗效欠佳者逐渐加量至 30 mg/d。其不良反应主要是血钠增高。本品具有:①扩张支气管改善通气,特别适用于伴有支气管痉挛的患者。②轻度扩张静脉,降低心脏前负荷,增强心肌收缩力。③增加肾血流与利尿作用。成人一般首剂 0.125～0.25 g 加入 25％葡萄糖液 40 mL 内,10～20 分钟内缓慢静脉注射;必要时 4～6 小时可以重复1次,但每天总量不宜超过 1～1.5 g。因其会增加心肌耗氧量,急性心肌梗死和心肌缺血者不宜使用。老年人与肝肾功能不全者用量酌减。常见不良反应有头痛、面部潮红、心悸,严重者可因血管扩张致低血压与休克,甚至室性心律失常而猝死。目前临床已相对少用。

3.氨茶碱

(1)主要作用机制:可降低左、右心室充盈压和全身血管阻力,也降低收缩压,从而减轻心脏负荷,但没有证据表明血管扩张剂可改善预后。

(2)应用指征:此类药可用于急性心力衰竭早期阶段。收缩压水平是评估此类药是否适宜的重要指标。收缩压>12.0 kPa(90 mmHg)即可在严密监护下使用;收缩压>14.7 kPa(110 mmHg)的患者通常可安全使用;收缩压<12.0 kPa(90 mmHg),禁忌使用,因可能增加急性心力衰竭患者的病死率。此外,HF-PEF患者因对容量更加敏感,使用血管扩张剂应小心。

(3)注意事项如下。下列情况下禁用血管扩张药物:收缩压<12.0 kPa(90 mmHg),或持续低血压伴症状,尤其有肾功能不全的患者,以避免重要脏器灌注减少;严重阻塞性心瓣膜疾病,如主动脉瓣狭窄或肥厚型梗阻性心肌病,有可能出现显著低血压;二尖瓣狭窄患者也不宜应用,有可能造成心排血量明显降低。

4.血管扩张剂

其作用主要是扩张静脉容量血管、降低心脏前负荷,较大剂量时可同时降低心脏后负荷,在不减少每搏排出量和不增加心肌耗氧的情况下减轻肺淤血,特别适用于急性冠脉综合征伴心衰的患者。硝酸甘油用法如下。①舌下含化:首次用0.3 mg舌下含化,5分钟后测量血压1次,再给0.3~0.6 mg,5分钟后再测血压,以后每10分钟给0.3~0.6 mg,直到症状改善或收缩压降至12.0~13.3 kPa(90~100 mmHg)。②静脉给药:一般采用微量泵输注,从10 μg/min开始,以后每5分钟递增5~10 μg/min,直至心力衰竭的症状缓解或收缩压降至12.0~13.3 kPa(90~100 mmHg),或达到最大剂量100 μg/min为止。硝酸异山梨醇静脉滴注剂量5~10 mg/h。病情稳定后逐步减量至停用,突然终止用药可能会出现反跳现象。硝酸酯类药物长期应用均可产生耐药。

(1)硝酸酯类:能均衡的扩张动脉和静脉,同时降低心脏前、后负荷,适用于严重心衰、有高血压及伴肺淤血或肺水肿患者。宜从小剂量10 μg/min开始静脉滴注,以后酌情每5分钟递增5~10 μg/min,直至症状缓解、血压由原水平下降4.0 kPa(30 mmHg)或血压降至13.3 kPa(100 mmHg)左右为止。由于具有强的降压效应,用药过程中要密切监测血压,调整剂量;停药应逐渐减量,以免反跳。通常疗程不超过72小时。长期用药可引起氰化物和硫氰酸盐中毒。

(2)硝普钠:主要阻断突触后α1受体,使外周阻力降低,同时激活中枢5-羟色胺1A受体,降低延髓心血管中枢的交感反馈调节,外周交感张力下降。可降低心脏前、后负荷和平均肺动脉压,改善心功能,对心率无明显影响。通常

(3)乌拉地尔:静脉注射25 mg,如血压无明显降低可重复注射,然后50~100 mg于100 mL液体中静脉滴注维持,速度为0.4~2 mg/min,根据血压调整速度。它是一重组人BNP,具有扩张静脉、动脉和冠脉,降低前、后负荷,增加心排血量,增加钠盐排泄,抑制肾素-血管紧张素系统和交感神经系统的作用,无直接正性肌力作用。多项随机、安慰剂对照的临床研究显示,AHF患者静脉输注奈西立肽可获有益的临床与血流动力学效果:左心室充盈压或PCWP降低、心排血量增加,呼吸困难和疲劳症状改善,安全性良好,但对预后可能无改善。该药可作为血管扩张剂单独使用,也可与其他血管扩张剂(如硝酸酯类)合用,还可与正性肌力药物(如多巴胺、多巴酚丁胺或米力农等)合用。给药方法:1.5~2 μg/kg负荷剂量缓慢静脉注射,继以0.01 μg/(kg·min)持续静脉滴注,也可不用负荷剂量而直接静脉滴注,给药时间在3天以内。收缩压<12.0 kPa(90 mmHg)或持续低血压并伴肾功能不全的患者禁用。

(4)奈西立肽:是一种血管活性肽激素,具有多种生物学和血流动力学效应。RELAX-AHF研究表明,该药治疗AHF可缓解患者呼吸困难,降低心力衰竭恶化病死率,耐受性和安全性良

好,但对心力衰竭再住院率无影响。

(5)重组人松弛素-2:①应用指征和作用机制如下述。适用于低心排血量综合征,如伴症状性低血压[≤11.3 kPa(85 mmHg)]或CO降低伴循环淤血患者,可缓解组织低灌注所致的症状,保证重要脏器血液供应。②注意事项:急性心力衰竭患者应用此类药需全面权衡。是否用药不能仅依赖1、2次血压测量值,必须综合评价临床状况,如是否伴组织低灌注的表现;血压降低伴低心排血量或低灌注时应尽早使用,而当器官灌注恢复和/或循环淤血减轻时则应尽快停用;药物的剂量和静脉滴注速度应根据患者的临床反应做调整,强调个体化治疗;此类药可即刻改善急性心力衰竭患者的血流动力学和临床状态,但也可能促进和诱发一些不良的病理生理反应,甚至导致心肌损伤和靶器官损害,必须警惕;用药期间应持续心电、血压监测,因正性肌力药物可能导致心律失常、心肌缺血等情况;血压正常又无器官和组织灌注不足的急性心力衰竭患者不宜使用。

5.正性肌力药物

主要适应证是有快速室上性心律失常并已知有心室扩大伴左心室收缩功能不全的患者。近两周内未用过洋地黄的患者,可选用毛花苷C 0.4~0.6 mg加入25%~50%葡萄糖液20~40 mL中缓慢静脉注射;必要时2~4小时后再给0.2~0.4 mg,直至心室率控制在80次/分左右或24小时总量达到1.2~1.6 mg。也可静脉缓注地高辛,首剂0.5 mg,2小时后酌情0.25 mg。若近期用过洋地黄,但并非洋地黄中毒所致心力衰竭,仍可应用洋地黄,但应酌情减量。此外,使用洋地黄之前,应描记心电图确定心律,了解是否有急性心肌梗死、心肌炎或低钾血症等;床旁胸部X线片了解心影大小。单纯性二尖瓣狭窄合并急性肺水肿时,如为窦性心律不宜使用洋地黄制剂,因洋地黄能增加心肌收缩力,使右心室排血量增加,加重肺水肿;但若二尖瓣狭窄合并二尖瓣关闭不全的肺水肿患者,可用洋地黄制剂。

(1)洋地黄类制剂:死后24小时内宜尽量避免用洋地黄药物,此时宜选用多巴酚丁胺[5~10 μg/(min·kg)]静脉滴注。常用者为多巴胺和多巴酚丁胺。

多巴胺小剂量[<3 μg/(kg·min)]应用有选择性扩张肾动脉、促进利尿的作用;大剂量[>5 μg/(kg·min)]应用有正性肌力作用和血管收缩作用。个体差异较大,一般从小剂量起始,逐渐增加剂量,短期静脉内应用。可引起低氧血症,应监测SaO_2,必要时给氧。

多巴酚丁胺主要通过激动β_1受体发挥作用,具有很强的正性肌力效应,在增加心排血量的同时伴有左心室充盈压的下降,且具有剂量依赖性,常用于严重收缩性心力衰竭的治疗。短期应用可增加心排血量,改善外周灌注,缓解症状。对于重症心力衰竭患者,连续静脉应用会增加死亡风险。用法:2~20 μg/(kg·min)静脉滴注。使用时监测血压,常见不良反应有心律失常、心动过速,偶尔可因加重心肌缺血而出现胸痛。但对急重症患者来讲,药物反应的个体差异较大,老年患者对多巴酚丁胺的反应显著下降。用药72小时后可出现耐受。正在应用β受体阻滞剂的患者不推荐应用多巴酚丁胺和多巴胺。

(2)儿茶酚胺类:选择性抑制心肌和平滑肌的磷酸二酯酶同工酶Ⅲ,减少cAMP的降解而提高细胞内cAMP的含量,发挥强心与直接扩血管作用。常用药物有米利农、依诺昔酮等,米力农首剂25~75 μg/kg静脉注射(>10分钟),继以0.375~0.75 μg/(kg·min)滴注。常见不良反应有低血压和心律失常,有研究表明米力农可能增加不良事件和病死率。

(3)磷酸二酯酶抑制剂:属新型钙增敏剂,通过与心肌细胞上的TnC结合,增加TnC与Ca^{2+}复合物的构象稳定性而不增加细胞内Ca^{2+}浓度,促进横桥与细肌丝的结合,增强心肌收缩力而不增加心肌耗氧量,并能改善心脏舒张功能;同时激活血管平滑肌的 K^+ 通道,扩张组织血管。其正性肌力作用独立于 β 肾上腺素能刺激,可用于正接受 β 受体阻滞剂治疗的患者。多项随机、双盲、平行对照研究结果提示,该药在缓解临床症状、改善预后等方面不劣于多巴酚丁胺,患者近期血流动力学有所改善,并且不增加交感活性。左西孟旦宜在血压降低伴低心排血量或低灌注时尽早使用,负荷量 12 $\mu g/kg$ 静脉注射(>10 分钟),继以 0.1~0.2 $\mu g/(kg \cdot min)$ 滴注,维持用药 24 小时。左西孟旦半衰期长达 80 小时,单次 6~24 小时的静脉注射,血流动力学改善的效益可持续 7~10 天(主要是活性代谢产物延长其效)。对于收缩压<13.3 kPa(100 mmHg)的患者,不需负荷剂量,可直接用维持剂量,防止发生低血压。应用时需监测血压和心电图,避免血压过低和心律失常的发生。

(4)左西孟旦:有关 β 受体阻滞剂治疗 LVEF 正常的心力衰竭的研究资料缺乏,其应用是经验性的,主要基于减慢心率和改善心肌缺血的可能益处。

尚无随机临床试验使用 β 受体阻滞剂治疗 AHF 以改善急性期病情。若 AHF 患者发生持续的心肌缺血或心动过速,可考虑谨慎地静脉使用美托洛尔或艾司洛尔。

6.β 受体阻滞剂

对外周动脉有显著缩血管作用的药物,如去甲肾上腺素、肾上腺素等,多用于尽管应用了正性肌力药物仍出现心源性休克,或合并显著低血压状态时。这些药物可以使血液重新分配至重要脏器,收缩外周血管并提高血压,但以增加左心室后负荷为代价。

7.血管收缩药物

血管收缩药物也有类似于正性肌力药的不良反应。2016 ESC 指南指出:除非有禁忌证或不必要(如正在口服抗凝药物),推荐使用肝素或其他抗凝药物预防血栓形成。

8.预防血栓药物

AHF 患者除合并血流动力学不稳定、高钾血症、严重肾功能不全以外,口服药物应继续服用。2016ESC 指南指出,服用 β 受体阻滞剂在 AHF 发病期间(除心源性休克)仍然是安全的,停用 β 受体阻滞剂可能增加近期和远期的病死率。

(三)非药物治疗

可改善氧合和呼吸困难,缓解呼吸肌疲劳、降低呼吸功耗,增加心排血量,是目前纠正 AHF 低氧血症、改善心脏功能的有效方法。

1.机械通气治疗

当患者出现较为严重的呼吸困难、辅助呼吸肌的动用,而常规氧疗方法(鼻导管和面罩)不能维持满意氧合或氧合障碍有恶化趋势时,应及早使用无创正压通气。临床主要应用于意识状态较好、有自主呼吸能力的患者,同时,患者具有咳痰能力、血流动力学状况相对稳定,以及能与无创正压通气良好配合。不建议用于收缩压<11.4 kPa(85 mmHg)的患者。

采用鼻罩或面罩实施 0.7~1.3 kPa(5~10 mmHg)的持续正压通气治疗,可以改善心率、呼吸频率、血压以及减少气管插管的需要,并可能减少住院病死率;也可以考虑采用双水平正压通气作为持续正压通气的替代治疗,不过有关双水平正压通气使用和心肌梗死间的关系怎样尚不清楚。

2.血液净化治疗

(1)适应证:出现下列情况之一时可采用超滤治疗:高容量负荷如肺水肿或严重的外周组织水肿,且对利尿剂抵抗;低钠血症(血钠<110 mmol/L)且有相应的临床症状如神志障碍、肌张力

减退、腱反射减弱或消失、呕吐以及肺水肿等。超滤对 AHF 有益，但并非常规手段。UNLOAD 研究证实，对于心力衰竭患者，超滤治疗和静脉连续应用利尿剂相比，排水量无明显差异，但超滤治疗能更有效地移除体内过剩的钠，并可降低因心力衰竭再住院率；但 CARRESS-HF 研究表明在急性失代偿性心力衰竭合并持续淤血和肾功能恶化的患者中，在保护 96 小时肾功能方面，阶梯式药物治疗方案优于超滤治疗，2 种治疗体重减轻类似，超滤治疗不良反应较高。

2016 ESC 指南指出：尚无证据表明超滤优于利尿剂成为 AHF 的一线治疗。不推荐常规应用超滤，可用于对利尿剂无反应的患者。

(2)肾功能进行性减退，血肌酐＞500 μmol/L 或符合急性血液透析指征的其他情况可行血液透析治疗。可有效改善心肌灌注，降低心肌耗氧量和增加心排血量。适应证：①急性心肌梗死或严重心肌缺血并发心源性休克，且不能由药物纠正。②伴血流动力学障碍的严重冠心病（如急性心肌梗死伴机械并发症）。③心肌缺血或急性重症心肌炎伴顽固性肺水肿。④作为左心室辅助装置（LVAD）或心脏移植前的过渡治疗。对其他原因的心源性休克是否有益尚无证据。

2016ESC 指南指出：心源性休克患者在多巴胺和去甲肾上腺素联合基础上加用左西孟旦可改善血流动力学，且不增加低血压风险，但对主动脉内球囊反搏不推荐常规使用。

3.主动脉内球囊反搏

AHF 经常规药物治疗无明显改善时，有条件的可应用该技术。此类装置有体外模式人工肺氧合器、心室辅助泵（如可置入式电动左心辅助泵、全人工心脏）。根据 AHF 的不同类型，可选择应用心室辅助装置，在积极纠治基础心脏疾病的前提下，短期辅助心脏功能，也可作为心脏移植或心肺移植的过渡。体外模式人工肺氧合器可以部分或全部代替心肺功能。临床研究表明，短期循环呼吸支持（如应用体外模式人工肺氧合器）可明显改善预后。

(四)病因和诱因治疗

诱因治疗包括控制感染、纠正贫血与心律失常等，病因治疗如极度严重的二尖瓣狭窄或主动脉瓣狭窄，或急性心肌梗死并发严重二尖瓣反流的患者可能需要外科治疗才能缓解肺水肿，可行急诊手术治疗。

(五)急性心力衰竭稳定后的后续处理

入院后至少第 1 个 24 小时要连续监测心率、心律、血压和 SaO_2，之后也要经常监测。至少每天评估心力衰竭相关症状（如呼吸困难），治疗的不良反应，以及评估容量超负荷相关症状。

(1)无基础疾病的急性心力衰竭：在消除诱因后，并不需要继续心力衰竭的相关治疗，应避免诱发急性心力衰竭，如出现各种诱因要及早、积极控制。

(2)伴基础疾病的急性心力衰竭：应针对原发疾病进行积极有效的治疗、康复和预防。

(3)原有慢性心力衰竭类型：处理方案与慢性心力衰竭相同。

六、病情观察与评估

(1)监测生命体征，观察有无心率、呼吸增快或减慢，血压降低等表现。

(2)观察有无呼吸困难、咳嗽、咳痰、咯血、疲乏、无力、头晕、心悸及消化道症状。

(3)观察患者能否平卧、心肺有无湿啰音或哮鸣音、有无颈静脉曲张，以及水肿部位和程度、有无胸腔积液及腹水等。

七、护理措施

(一)体位与活动

绝对卧床休息,根据患者心功能情况给予高枕卧位或半卧位。急性左心衰竭时,取端坐位,双腿下垂。

(二)氧疗

予以吸氧6～8 L/min,可于湿化瓶中加入50%乙醇湿化,若患者不能耐受,可降低乙醇浓度或间歇使用。乙醇可使肺泡内泡沫表面张力降低而破裂、消散。病情严重者采用无创或有创机械通气,观察吸氧后患者呼吸困难改善程度。

(三)用药护理

1.洋地黄制剂

常用毛花苷C 0.2～0.4 mg稀释后缓慢静脉推注,心率或脉搏<60次/分时停止用药。使用过程中观察不良反应,当出现食欲减退、恶心、心悸、头痛、黄绿视、视物模糊、心律从规则变为不规则,或从不规则变为规则时,应立即停药并告知医师。

2.利尿剂

常用呋塞米静脉推注,观察患者症状有无缓解及尿量有无增多,准确记录24小时尿量,监测血钾变化和心律。

3.血管扩张剂

常用硝普钠和硝酸甘油静脉滴注。硝普钠现配现用,避光输注,控制速度,严密监测血压变化,根据血压调整剂量。

4.镇静剂

常用吗啡皮下或静脉注射,注意观察患者有无呼吸抑制、心动过缓、血压下降。呼吸衰竭、昏迷、严重休克者禁用。

(四)饮食护理

进食高维生素、低热量、少盐、少油、富含蛋白质和适量纤维素的食物。根据心功能限制食盐或钠的摄入:心功能Ⅰ、Ⅱ级<5 g/d、心功能Ⅲ级<3 g/d、心功能Ⅳ级<1 g/d。

八、健康指导

(1)根据心功能分级指导活动与休息,保证充足的睡眠,避免情绪激动或精神过度紧张。①心功能Ⅰ级:避免爬山、跑步等剧烈活动。②心功能Ⅱ级:限制体力活动,增加休息时间,选择步行、慢跑、打太极拳。③心功能Ⅲ级:卧床休息,日常生活自理。④心功能Ⅳ级:绝对卧床休息,被动活动。

(2)教会患者及家属自测脉搏。脉搏<60次/分停服洋地黄类药物,立即就诊。

(3)告知患者避免受凉、感染、剧烈运动、劳累等诱因,以免诱发心力衰竭。

(刘春燕)

第十二章 手术室护理

第一节 手术室护理的发展趋势

手术室护理的发展趋势必将呈现更显著的专业特性,体现在知识特性、技能特性和专业自主性等多个方面。手术室护理人员要具备更丰富、更全面的专业知识,以便为临床工作提供依据和指导。手术室护理人员应掌握更多技能和方法,配合手术的顺利进行,为患者提供全方位的围术期护理,同时发现问题、解决问题,不断提高护理质量。手术室护理将不断专业化、独立化,在外科治疗领域承担起独特的功能和作用。

一、完善围术期护理的职能

自 1975 年美国手术室护理协会和美国护理协会共同出版了《手术室护理实施基准》,即明确了手术室护理工作已经转向围术期的护理。患者在护士眼中不再是分离的器官,而是整体的人;手术室护理不再是简单的准备和传递器械,而是包括了在术前、术中和术后整个过程中,给予患者生理和心理全方位的支持和照顾。

近年来,许多医院实行了包括术前访视、术中配合和术后随访 3 个环节的工作模式,并根据患者的实际情况制订具体的、个性化的整体护理措施,取得了良好的效果。其中,术前访视成为非常重要的环节之一,并受到越来越多的重视。术前访视的内容主要为患者手术相关信息的收集、各种手术注意事项的宣教,以及手术室护士与患者的熟悉和沟通。形式主要为口头讲解,配合知识图片和文字说明,以及手术室现场的参观等。通过有效的术前访视,缓解了手术患者的心理压力,增加了患者对手术室护士的信任和配合,能够帮助患者顺利渡过手术期。在术前访视的实施过程中,还需要进一步统一术前访视的程序,增加专科化知识内涵,提高护患沟通技巧,达到最佳的护理效果。

术后随访是手术室护理工作的延伸,其方式和内涵也不断发展。其中,由手术室或者麻醉科的护理人员在术后进入病房,了解患者精神状况、切口、有无发热及其他异常情况,询问患者疼痛及其他的感受,是否有疑问或者心理困惑等,并进行健康教育,解决存在的问题。同时,对于手术室护理工作的满意度调查也可借助这种方式开展。通过术后随访,可以进一步了解和掌握相关

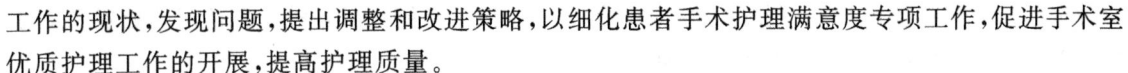

工作的现状,发现问题,提出调整和改进策略,以细化患者手术护理满意度专项工作,促进手术室优质护理工作的开展,提高护理质量。

二、加强多学科间的团队协作

手术室作为医疗诊疗工作的重要部门,是医院进行多科协作、集中治疗的特殊科室。手术团队是指手术医师、麻醉师及手术室护士。团队成员从准备手术、术前核对、到术中配合及术后随访,都必须密切联系,相互合作。手术室护士不再是"外科医师助手"的角色,而是逐渐转变为"手术合作者"的角色。通过有效的团队协作,有效缩短手术时间,提高手术效率。加强成员间的相互理解和沟通,把团队的任务化为自己的任务,增强凝聚力和战斗力。降低医疗不良事件的发生,整合现有资源,相互支持,以灵活积极、集思广益的方法解决复杂的问题。

手术室护士的参与意识和团队概念应逐步加强,不再是被动、盲目、机械地传递手术器械,而是主动积极地参与手术,包括术前的病例讨论和方案制订、术中突发情况的处理以及术后辅助支持工作。在与医师的协作中,如何相互信任、有效沟通、建立自信心是关键。手术室护士需要不断学习新知识、新技术、新设备,掌握手术进展,满足医师需求。在与麻醉医师的协作中,除了分工明确,还需发展多种形式的相互配合,包括麻醉前患者的安抚、麻醉中体位的配合、监测中各项指标的观察、手术中相关情况的沟通,进一步保证手术顺利、安全地进行。在与护理人员、实习学员及其他工作人员的相互协作中,需增强主动意识,相互尊重,以诚相待,取长补短,相互补充,将手术室护理工作作为一个整体来完成。

总之,手术医疗工作是一个共同整体,手术医师、护士、医技人员和其他辅助人员、行政人员共同合作,缺一不可。作为一个团队,需探讨和建立以患者为中心的"共同目标",加强"领头雁"的领导和协调作用。在科技不断发展、患者法律意识不断增强的现状下,无论临床、科研和教学工作都要求大家整合团队优势,发挥团队精神,充分调动全体人员的积极性和创造性,使手术室护理工作更为整体化和系统化。

三、拓展和细化专科护理内涵

随着现代外科医疗分科越来越细,在手术室也出现了各个不同专业领域的专科护士。手术室专科护士是指在特定的外科领域能深入掌握相关知识和技能,熟练配合各个专科领域的特殊手术,如骨科专科护士、神经外科专科护士、心外科专科护士、泌尿外科专科护士等。手术室护士的专科化是配合手术技术不断发展、器械设备迅速更新的必然趋势;在一些医院试行手术室护士专科化的经验证明,专科化的护理使护士能够更快熟悉高、新仪器的使用和保养,更快掌握各种特殊手术的配合技巧,更好了解外科医师的习惯和方法,这使手术配合更为默契,提高了护理工作质量,增加了医护合作的满意度。

手术室专科护士的运作模式和培训方式目前尚未统一;各家医院正在积极摸索和探讨中。对于专科护士的培养,需采取阶段式、分层次的计划,建立多种形式结合的培训课程,迅速地提高专业技能,以应对专科知识不断细化和深入、手术方式不断创新、各种专科仪器设备更新换代的发展现状。在运作模式上,需建立完整的认证、考核、奖励机制,从而规范地培养和使用专科护士,确保其工作效果,鼓励更多的护士努力学习钻研技术,促进手术室护理专科化、专业化的进程。

在专科护士的培养和使用中,还需要解决好"专才"和"通才"的问题,以全科轮转和专科提升交替进行的方式排班,以最大限度节约人力资源,保证护士既能完成各种应急情况的处置和急诊手术的任务,又能在专科层面提供更优质的服务。

四、继续强化手术室风险管理机制

手术室是一个比较复杂的环境,随处可能存在安全隐患。手术安全是医疗质量的重要环节之一。手术虽然分大小,但风险无处不在。在2007－2010年发布的"患者安全目标"中,将手术安全作为重要内容,其中包括严格执行查对制度、提高患者身份识别的准确性、严格防止手术患者手术部位错误等。

风险管理机制是一套循环的科学方法,包括对潜在的危险因素进行识别、评估,采取正确行动的一系列过程。手术室护理人员应该不断强化风险意识,防患于未然,最大限度保证患者及其他人、财、物的安全。对于任何一台手术,护理人员均应采取严谨的工作态度,严格执行各项规章制度和操作规范,做到细致入微,严禁马虎从事。手术室护士要以科学的工作态度,加强观察和总结,开展调查和研究,发现手术室护理工作的特点、难点,引进和采用先进的方法,才能从根本上发现和解决安全隐患。

制订手术室应急处置预案,并进行培训和演习均具有重要的意义。手术室突发各种意外情况时,如停水、停电、失火、有害物质泄漏等,应根据事先制订和演练的应急预案立即处置。对于手术患者突发的重大病情变化,如患者心搏骤停、大出血、变态反应等,应根据医疗指南迅速采取有效急救措施。因此,预案的制订应科学、实用,有预见性,并简明、易懂、易记、易操作,经过反复演习和培训,做到分工清楚,各司其职,人人掌握,才能最大限度减少突发事件的危害,保护生命及财产的安全。

五、实现多种方式的教学和培训

手术室教学工作是保持专业可持续发展的重要环节。一直以来,手术室带教多采取"师徒式"的传统模式。由于手术室工作性质和环境较为特殊,涉及理论知识面广,操作专科性强,无菌技术要求高,加上工作节奏快,造成了手术室教学工作的困难。另外,随着手术室护理专业的发展,对于专业自主性、评判性思维、综合运用知识解决问题能力等的培养越来越重视,给传统教学方式带来更大的挑战。因此,需要发展科学、有效的教学和培训方式,以迅速提高年轻护士及实习学生的工作能力,帮助他们尽快进入工作角色,承担起手术室护理的重任。

临床能力的培训是教学工作的重点。除了各个单项的操作技能,还应特别注重模拟情景下的训练,结合有条件时的实地演练,使接受培训的对象能够感受到真正的场景和氛围,并能综合、灵活运用多种技能,理解护理的动态性和现实的多变性,实现与临床工作的无缝衔接。

各种"软技能",即非技术技能,主要包括合作、领导、管理、决策等能力,也是手术室护士非常重要的培训内容之一。护理软技能反映个人的基本素质和经验的积累、表达。具体的培训内容包括合作技能、沟通技能、礼仪规范、观察思维、心理素质等,通过概念的建立、意识和态度的改变、具体方法的传授、模拟训练和演示等,使手术室护士不但具备扎实的理论知识和技术能力,还善于团队协作、调节人际关系、组织协调、自我管理,建立护士良好的内外兼修的形象。

(江璐璐)

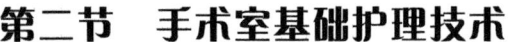

第二节　手术室基础护理技术

一、手术室着装要求

（1）所有进入手术室清洁和洁净区的人员服装必须符合穿着规定。

（2）所有人员应穿着上下两件式衣裤或单件式裙装，不得套穿个人长内衣裤，穿着两件式手术衣时应将上衣扎进裤内，非刷手人员须穿长袖外套时系好全部纽扣。

（3）鞋的管理。进入手术室人员须在污染区脱去外穿鞋，在清洁区换穿拖鞋。手持外穿鞋进更衣室，将外穿鞋放入更衣柜内。穿鞋套外出返回手术室时，须在污染区除去鞋套后跨入清洁区；由外走廊返回时，须脱掉鞋套进入内走廊。

（4）在清洁和洁净区内必须戴手术帽，手术帽应同时覆盖所有头面部的毛发，长发者应先将长发固定好再戴帽子，可重复使用的帽子应在每次用后清洗干净。

（5）所有进入洁净手术区的人员必须戴口罩，口罩潮湿或污染时应及时更换。

（6）所有进入清洁和洁净区的人员佩戴的饰物须被手术衣所覆盖或摘除。

（7）手术衣一旦弄脏或潮湿，必须及时更换以减少微生物的传播。

（8）手术衣不能在手术室以外区域穿着，外出时必须外罩一件背后打结单次使用的长袍（外出衣），回到手术室后必须将外出衣脱掉放入污衣袋内。

（9）注意使用保护性防护用具，如手套、眼罩、面罩、鞋套、防水围裙等。

（10）工作人员必须注重个人卫生和形象。每天洗澡，勤修指甲、不可涂指甲油或戴人工指甲，注意洗手，不浓妆艳抹，不佩戴首饰，眼镜于手术前要清洗擦拭。

（11）手术衣每次穿着后放于指定位置由专人收集、打包，在洗衣房集中清洗。

二、无菌技术操作

（一）手术室刷手法

1.准备工作要点原则

（1）整理仪容，包括刷手服、帽子和口罩。

（2）剪短指甲，使指甲平整光滑。

（3）除去手表及手部饰物。

2.刷手步骤

（1）用消毒液、流动水将双手和前臂清洗1遍。

（2）取无菌手刷浇上消毒液，自指尖至上臂上1/3，用手刷毛刷面彻底无遗漏刷洗手指、指间、手掌、手背和手腕部，双手交替用时2分钟，用手刷海绵面无遗漏刷手臂，用时1分钟。

（3）流动水冲洗手和手臂，从指尖到肘部，向一个方向移动冲洗，注意防止肘部水返流到手部。

（4）流动水冲洗手刷，再用此刷按步骤（2）刷洗手及手臂2分钟，不再冲洗，将手刷弃入洗手池内。

(5)手及前臂呈上举姿势,保持在胸腰段水平进入手术间。

(6)刷手期间至戴手套后,若手及前臂被污染,应重新按以上步骤刷手。

(二)手术室擦手法

(1)一手从无菌手术衣上抓取一块擦手巾。

(2)将擦手巾从抓取侧展开,分别以擦手巾两面擦干双手,两面不得交换。

(3)按对角线方向对折擦手巾,下层长于上层,置于一侧手腕上,底边朝向肘部方向。

(4)另一手抓住两底角,从腕向肘部交互转动擦拭,擦干手臂。

(5)该手抓内侧底角,沿手臂外侧取下擦手巾。

(6)保持底边及两底角不变,打开擦手巾,沿反面对角线方向对折,按步骤(3)(4)擦干另一侧。

(三)自穿手术衣

(1)抓取手术衣。

(2)向后退,远离无菌台面,双手持衣领处,内面朝向自身,在与肩同齐水平打开手术衣。

(3)将手伸入袖管,向前平举伸展手臂插进袖管。

(四)自戴手套闭式技术

1.原则

未戴手套的手不得触及无菌面及无菌物品。

2.常规戴手套法

(1)一手捏住手套内面的反折部,提起手套。

(2)戴右手时左手捏住手套内面的反折部,对准手套五指,插入右手。

(3)戴左手时右手指插入左手套反折部的外面,托住手套,插入左手。

(4)将双手反折部分向上翻,套扎住手术衣袖口。

3.闭式自戴手套法

(1)双手保持在手术衣的袖口内,不得露出。

(2)隔衣袖取出一只手套,与同侧手掌心相对,手指朝向身体肘关节方向置于袖上。

(3)双手隔衣袖打开手套反折部,对准五指,翻起反折,套扎住手术衣袖口。

(4)同法戴好另一只手套后,双手调整舒适。

4.注意事项

(1)未戴手套的手不可触及手套外面。

(2)已戴手套的手不可触及未戴手套的手。

(3)手套的末端要严密地套扎住手术衣袖口。

(五)术野皮肤消毒

(1)消毒前检查皮肤清洁情况。

(2)消毒范围原则上以最终切口为中心向外 20 cm。

(3)医师应遵循手术室刷手法刷手后方可实施消毒。

(4)消毒顺序以手术切口为中心,由内向外、从上到下。若为感染伤口或肛门区消毒,则应由外向内;已接触消毒边缘的消毒垫不得返回中央涂擦。

(5)医师按顺序消毒一遍后,应更换消毒钳及消毒垫后继续消毒。

(6)使用后的消毒钳应放于指定位置,不可放回器械台。

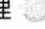

(7)若用碘酊消毒,碘酊待干后应用乙醇彻底脱碘 2 遍,避免遗漏,以防皮肤烧伤。

(六)铺无菌巾

(1)铺无菌巾应由穿戴好无菌手术衣和手套的器械护士和已刷手的手术医师共同完成。

(2)第一层手术铺单应由医师刷手后完成,不需穿手术衣、戴手套。

(3)第一层手术单应距离手术切口 2～3 cm,切口周围手术单不得少于 4 层,外围不少于 2 层。

(4)第一层铺巾顺序遵循从较干净一侧－对侧－干净一侧－近侧的原则。

(5)接取无菌单或手术巾时,应保持在胸腰段,消毒医师的手不可触及器械护士的手套,铺放前不得接触非无菌物体。

(6)铺巾时必须对准手术部位,无菌巾一旦放下,便不得移动,必须移动时,只能由内向外。

(7)第二层以后的铺单应由器械护士和穿手术衣、戴手套的医师共同完成。

(8)消毒医师需重新消毒手臂一遍后,方可穿手术衣。

(七)无菌持物钳的使用

(1)保持无菌持物钳的无菌,用后及时放回容器内。

(2)不可碰容器的边缘。

(3)若到远处拿取物品时,应连同容器一起搬走。

(4)无菌持物钳每 4 小时更换 1 次。

(八)术中无菌技术

(1)手术台面以下视为污染。

(2)作为无菌台面的无菌包内第二层用无菌持物钳打开。

(3)器械应从胸前传递,不可从医师头上或身后传递。

(4)无菌物品一经取出,即使未使用,也不能再放回无菌容器内,必须重新消毒。

(5)无菌巾被无菌液体浸湿,应立即原位加铺 4 层以上小手巾或更换,发现手套破损,立即更换。

(6)手术人员更换位置,先由一人双手放于胸前,与交换者采用背靠背形式交换。

(7)口罩潮湿要及时更换,手术人员打喷嚏或咳嗽应将头转离无菌区。

三、护士基本技术操作

(一)各种手术的基础包和敷料

(1)基础包:眼科包、耳科包、整形包、开台包。

(2)敷料:软垫、显纱、骨纱、棉片、纱鱼。

(3)还有棉垫、整形纱、线头。

(二)常用外科器械

(1)手术刀:刀片有 22#、20#、10#、15#、11#,4 号刀柄安装 20#～22# 刀片,3 号和 7 号刀柄安装的刀片相同(10#、15#、11#)。

(2)手术剪:分为组织剪和线剪。

(3)手术镊:分为平镊、尖镊、齿镊。

(4)缝合的针线:缝针分为角针和圆针,缝线分为可吸收线和不可吸收线。

(5)血管钳:有直弯、长短、全齿和半齿之分。

（6）针持：用来夹持缝针，根据组织的深度来决定针持的长短。

（7）其他特殊器械：根据手术部位有不同的特殊器械，如用于夹闭肠腔而不损伤肠黏膜的肠钳，用于夹持肺叶的肺钳以及骨科常用的牵开器及咬骨钳等。

（8）拉钩：用于显露术野，根据手术部位、深浅来决定拉钩的形状、深浅和大小。

（9）吸引器头：通过吸引器管连于负压吸引器瓶上，用于及时吸出术野内出血及体液，以便暴露术野。

术后器械处理：清洗（90 ℃的压力锅清洗1分钟）→烤干（90 ℃,15 分钟）→涂液状石蜡（涂在器械的关节部位）→高压蒸锅灭菌（132 ℃,7 分钟）。

（三）基础操作

（1）安取刀片宜用针持夹持，避免割伤手指。

（2）穿线引针法要求做到3个1/3，即缝线的返回线占总线长的1/3；缝针被夹持在针尾的后1/3处，并稍向外上；持针器开口前端的1/3夹持缝线，传递时，用环指、小指将缝线夹住或将缝线绕到手背，使术者接线时不致抓住缝线受影响。

（3）血管钳带线法：血管钳尖部夹线头约2 mm。

（4）手术台准备：①选择宽敞的区域打开开台包，检查胶带灭菌是否合格，是否在有效期内。②徒手打开外层包布，先对侧、后近侧，用无菌持物钳开内层包布。打开后先检查灭菌标记。③弯盘放到开台包的左侧，碗按大、中、小依次摆开，放在开台包左上方，便于倒盐水和消毒液。④向台面上打手术用物，手套、吸引器管等用持物钳夹持，缝针和线直接打到台上，注意无菌操作，倒盐水时先冲洗瓶口，距离碗上20 cm。⑤器械和敷料打开时，除了常规检查外，两层包布都用手打，但要注意手一定要捏角打开，打开后同样检查灭菌标记。⑥刷手穿衣后，原位清点纱布、纱垫，整理台面，清点器械，备好消毒物品。右手边铺一块1/2打开的小手巾，上层呈S状掀开，作为一个相对污染区，放手术用过的器械。

（四）常用的手术体位

（1）水平仰卧位：适用于腹部、下肢、正中开胸的手术。

（2）仰卧位（颈伸位）：适用于甲状腺、腭裂修补等手术。

（3）上肢外展仰卧位：适用于乳腺、上肢手术。

（4）侧卧位：适用于肺、食管、侧胸壁、肾的手术。

（5）膀胱截石位：适用于膀胱手术、阴道手术、经阴道子宫切除术及直肠的手术。

（6）俯卧位：适用于颈椎、腰椎的手术。

（7）头低脚高位：常用于妇科腹腔镜。

（8）头高脚低位：适用于腹腔镜胆囊等手术。

（五）安置手术体位的注意事项

（1）避免受压部位损伤，神经、肌肉、骨突处应垫棉垫加以保护。

（2）使用约束带时，不要过紧，以一手的厚度为宜。

（3）固定时应注意肢体不可过度外展及出现其他不当压力。托垫要稳妥，不能悬空。

（4）避免眼部受压，并涂眼药膏保护。

（5）俯卧位时，注意保护面部、腹部、会阴部及手臂关节处避免受压，保持呼吸通畅。

（江璐璐）

第三节　手术室常见手术配合

一、胆囊切除术手术配合

(一)特殊用物准备

扁桃体血管钳、长剪刀、直角钳。

(二)手术配合

(1)常规消毒皮肤,铺巾。取右上腹直肌切口或右肋缘下斜切口,切开皮肤及皮下组织,用直血管钳止血。

(2)按切口方向切开腹直肌前鞘及腹外斜肌,分离腹直肌的内外侧缘,依切口方向将其切断。分离腹内斜肌及腹横肌,切开腹直肌后鞘及腹膜,显露胆囊。

(3)探查后,用盐水纱垫保护切口,用深部拉钩和蒂氏拉钩显露肝外胆道和十二指肠韧带,进一步探查肝和胆囊。

(4)用盐水纱垫隔开周围脏器组织,艾力斯钳夹住胆囊底部向上牵引,切开胆囊管前面的腹膜,推开周围的疏松组织,显露胆囊管及其相连的胆总管及肝总管。

(5)分离胆囊管,用直角钳从其后方引过一根4号线,将胆囊管提起,分离胆囊动脉并结扎。

(6)游离胆囊,切开胆囊边缘浆膜,用组织剪、电烧将胆囊从胆囊床上剥下,出血点用中线结扎。切断胆囊管,近端再结扎1次。

(7)用小圆针中线缝合胆囊床两侧腹膜,彻底止血。

(8)清点用物,关闭腹腔,常规逐层缝合,伤口覆盖纱布包扎。

二、胃大部切除术手术配合

(一)特殊用物准备

3-0可吸收线、吻合器、荷包钳及荷包线。

(二)手术配合

(1)常规消毒皮肤,铺巾,取上腹部正中切口,常规进入腹腔,探查病变部位,决定手术方式。

(2)用深拉钩显露手术野,分离大小网膜,游离胃大弯,将胃提起,在大弯稍左处选出一无血管区,剪开胃结肠韧带,切断并结扎胃网膜血管通往胃壁的各分支。

(3)沿大弯向左切断至胃网膜左血管邻近无血管区的最后1或2个分支,再向右切断并结扎胃网膜右血管各分支,直至幽门部。用剪刀将右侧胃后壁与横结肠系膜、胰腺之间及胃结肠韧带与横结肠系膜之间的粘连分开。

(4)将胃向上翻开,切断并结扎走向胃幽门部的各分支。

(5)游离胃小弯,剪开肝胃韧带,结扎胃右动脉,将胃翻向左侧,游离胃小弯及胰腺之间的粘连。

(6)分离十二指肠球部,切断并结扎胃十二指肠动脉的分支,用两把直可可钳在近幽门处夹住十二指肠,并在两钳间切断,用络合碘消毒残端,胃残端用纱垫包裹。

(7)将胃向下方牵引,向左切断肝胃韧带,结扎胃左动脉,清除胃小弯的脂肪约 2 cm,以利于缝合。

(8)在预定切除胃大弯侧夹两把直可可钳,胃小弯侧夹一把直可可钳并用闭合器闭合,两钳间将胃切除,移去标本,用络合碘消毒残端,小弯侧闭合的残端用 1 号线缝合浆肌层。

(9)胃肠道重建:将十二指肠残端用荷包钳及荷包线缝制荷包,将涂有络合碘的吻合器伞形头置入并收紧荷包线,放开胃残端,吸净胃内容物,用络合碘消毒,并用吻合器将胃后壁与十二指肠残端吻合,将大弯侧残端用闭合器闭合,并用 1 号线将肌层缝合。

(10)用 1 号线缝闭后腹膜与肠系膜的空隙。

(11)冲洗伤口,止血,清点用物,常规关闭腹腔。

三、右半结肠切除术手术配合

(一)特殊用物准备

3-0 可吸收缝线、吻合器、引流管。

(二)手术配合

(1)常规消毒皮肤,铺巾,取右上腹直肌切口,切开腹膜,探查病变。

(2)腹腔牵开器显露腹腔,剪开升结肠后外侧的后腹膜,分离结缔组织,向下剪开升结肠后及末端回肠系膜下的腹膜,向上剪开肝结肠韧带,游离右半结肠。

(3)分离回盲系膜血管、升结肠血管,结扎中结肠动脉、静脉及右结肠动静脉。

(4)在末段回肠的近端夹肠钳,下夹直可可钳,切除回肠末端、盲肠、升结肠及右半横结肠。

(5)回肠、横结肠端端吻合,以小圆针细线做间断缝合,3-0 可吸收缝线缝合全层,或用吻合器做功能性对端吻合。

(6)冲洗腹腔,仔细止血,放置引流管,清点物品后常规关闭腹腔。

四、肝切除术手术配合

(一)特殊用物准备

肝针、粗引流管、超声刀、氩气刀、肝拉钩、血管阻断钳。

(二)手术配合

(1)常规消毒皮肤,铺巾,做右肋缘下斜切口或右上腹直肌或正中切口,切口上端至剑突左侧,常规进入腹腔。

(2)保护周围组织,用深拉钩充分显露,进行腹腔内探查。

(3)游离肝:用肝拉钩显露手术野,分离肝周围韧带,用扁桃体血管钳和组织剪依次分离切断肝圆韧带、镰状韧带、冠状韧带、三角韧带和肝胃韧带,用中线缝扎或 7 号线结扎。切缘的预计可通过扪诊和用电灼画出界限。也可同时行胆囊切除。

(4)显露肝门:分离肝、十二指肠韧带上段,分离肝动脉、肝管及门静脉分支,用阻断套管和长气门芯环绕肝门并钳夹气门芯两端准备阻断。用扁桃体血管钳和直角钳先分离和夹住动脉和肝管,切断动脉,近端用 7 号线结扎,切断肝管后用 7 号线缝扎,门静脉分支用 7 号线结扎切断。

(5)结扎肝静脉:分离冠状韧带内侧,显露肝上的腔静脉,用肝针或 7 号线缝扎肝静脉主干。

(6)沿下腔静脉左缘与胆囊右缘的平面用超声吸引装置离断肝,先切开肝包膜,逐步离断肝实质,遇有血管和肝管分支时用蚊式血管钳夹住切断,用 1 号线结扎或缝扎。

（7）肝断面止血：用肝针或 7 号线做褥式缝合，并用氩气刀烧灼肝断面，以大网膜缝合覆盖在肝断面上，左膈下放置引流管于切口旁引出。

（8）仔细止血，清点用物，常规关腹。

五、腹股沟斜疝修补术手术配合

（一）特殊用物准备

布带子、疝补片。

（二）手术配合

（1）常规消毒皮肤，铺巾，自腹股沟韧带中点上方 2 cm 处至耻骨结节做一与腹股沟韧带相平行的切口，切开皮肤、皮下组织，直血管钳止血。

（2）保护切口，铺皮垫，用巾钳固定。甲状腺拉钩牵开显露腹外斜肌腱膜及外环。

（3）用弯血管钳或手指将皮下脂肪组织及筋膜从腹外斜肌腱膜上推开，内达腹直肌前鞘，外至腹股沟韧带。

（4）在外环的外上方切开腹外斜肌腱膜，用弯血管钳在腱膜下潜行分离，剪开腱膜，显露并分离髂腹股沟神经及髂腹下神经。用弯血管钳提起腱膜，在深面分离，内达腹内斜肌与联合肌腱，外至腹股沟韧带。

（5）沿纤维方向切开提睾肌，显露精索及疝囊，疝囊一般在精索的内前方。如果疝囊小，就不用切开疝囊；如果疝囊大且进入阴囊，则自精索中部横断疝囊，远端旷置，近端向上钝性剥离达内环口。小疝囊向内翻转推至腹腔内，大疝囊断端用 4 号线缝扎后推至腹腔内，然后将伞状填充物放入内环口，伞端用 4 号线固定于内环边缘和附近的腹横筋膜上。提起精索将补片平铺于精索深层，补片预留缺口以包绕精索间断缝合缺口，修剪补片，用 4 号线将补片固定于联合肌腱和腹股沟韧带上，还纳精索间断缝合提睾肌。止血，还纳髂腹下和髂腹股沟神经于精索浅层，间断缝合腹外斜肌腱膜达外环口。

（6）缝合皮下、皮肤。

六、阑尾切除术手术配合

（一）特殊用物准备

麻头吸引器、石炭酸、棉棍。

（二）手术配合

（1）常规消毒皮肤，铺巾。取右下腹麦氏切口，切开皮肤及皮下组织，保护皮肤切口铺护皮垫。

（2）切开腹外斜肌腱膜，切开肌膜，甲状腺拉钩牵开肌层。

（3）切开腹膜，直钳将腹膜固定在皮垫上。

（4）用长平镊、卵圆钳找出阑尾，用艾力斯钳提起阑尾，依次切断阑尾系膜，用中线结扎，用小圆针中线在阑尾根部做荷包缝合，阑尾根部用 7 号线结扎。手术刀涂以石炭酸切除阑尾，分别用石炭酸、酒精、盐水棉棍擦拭阑尾残端。将阑尾残端埋入直肠，扎紧荷包线，做褥式缝合。

（5）检查腹腔有无出血，清点物品，关腹。

（6）更换干净的器械，逐层缝合。

七、乳腺癌改良根治术手术配合

(一)特殊用物准备

棉垫、线头、引流管 2 根、头皮针 2 根。

(二)手术配合

(1)常规消毒皮肤,铺巾,做一梭形切口,切皮后用大巾钳依次夹住皮肤边缘,大刀向两侧潜行分离,用干纱垫止血。

(2)显露遮盖腋窝的胸锁筋膜,剪开并清除腋窝的淋巴组织,用干纱垫止血。

(3)切除乳腺组织,止血,放置引流,做减张缝合。

(4)纱布、棉垫、线头覆盖伤口,用弹力绷带包扎。

八、甲状腺次全切除术手术配合

(一)特殊用物

3-0 可吸收缝线、皮片引流、显纱、布带子、扣线。

(二)手术配合

(1)常规消毒皮肤,铺巾,在胸骨切迹上两横指沿颈部皮肤横纹作弧形切口。依次切开皮肤、皮下组织、颈阔肌,出血点用直钳钳夹,行电凝止血。

(2)分离皮瓣:上至甲状软骨,下至胸骨颈静脉切迹,两侧达胸锁乳突肌缘,用弯钳电凝止血。两块干纱垫保护切口。

(3)牵引颈阔肌:直钳钳夹上侧颈阔肌边缘,并用布带子及艾力斯钳将其固定在头部托盘上。

(4)用电刀沿颈白线正中切开颈阔筋膜,上下扩大颈白线切口。

(5)切断颈前肌群,出血点用中线结扎或缝扎。

(6)由上级至下级游离甲状腺组织。用小圆针中线缝扎甲状腺作牵引,弯钳、组织剪分离甲状腺组织,小直角钳分离甲状腺上、下动静脉,用 7 号线结扎并切断,远端用中线结扎,近端用中线缝扎。

(7)切断甲状腺峡部,用中线或 7 号线结扎。

(8)切除甲状腺:用弯钳钳夹甲状腺四周,并切除甲状腺体,用细线结扎,用 3-0 可吸收线缝合包埋腺体残端,止血。

(9)同法切除另一侧甲状腺。

(10)冲洗切口,清点物品。

(11)用中线缝合甲状腺前肌群,并放置皮片引流。

(12)用细线或 0 号线缝合颈阔肌和皮下组织,并清点物品。

(13)用扣线缝合皮肤,切口覆盖纱布及棉垫并加压包扎。

九、大隐静脉高位结扎剥脱术手术配合

(一)特殊用物

大隐静脉剥脱器、绷带、显纱、棉垫、弹力绷带。

(二)手术配合

(1)常规消毒皮肤,铺巾,于卵圆窝处做一平行于腹股沟韧带的斜切口。

(2)切开皮肤及皮下组织,于卵圆窝内下缘找到大隐静脉主干,分离、中线结扎其分支并切断。

（3）用 7 号线结扎并切断大隐静脉，近端用中线缝扎，远端插入剥脱器至膝下，并于该部位做一小切口，用 7 号线将远端静脉与剥脱器绑扎后切断。

（4）拔出剥脱器，同时抽出大隐静脉，用干纱垫压迫止血。

（5）膝部以下静脉需剥脱时，将剥脱器从膝部静脉插入，将曲张静脉全部抽出。

（6）冲洗切口，清点物品，缝合筋膜。

（7）用细线缝合皮下组织及皮肤。

（8）切口覆盖纱布及棉垫，用弹力绷带加压包扎。

十、腹腔镜胆囊切除术手术配合

（一）特殊用物

腹腔镜器械、冲水管、钛夹。

（二）手术配合

（1）常规消毒皮肤，铺无菌巾。

（2）在脐部刺入气腹针并注入 CO_2 气体建立气腹，插入电视镜头。

（3）在剑突部、右肋缘下穿刺，置入穿刺套管针（Trocar），经腹腔镜直视做腹腔探查和胆囊切除术。

（4）分离胆囊管、胆囊血管，用钛夹夹闭并切断。将胆囊从肝床分离，彻底止血，并探查胆总管。

（5）取出胆囊，冲洗腹腔，清点用物，关闭切口。

十一、经腹腔镜乙状结肠癌根治术手术配合

（一）特殊用物

腹腔镜器械、吻合器、闭合器、超声刀、钉仓、钉仓钳、荷包钳等。

（二）手术配合

（1）建立气腹后，置入摄像头，观察腹腔和盆腔情况，是否适合腹腔镜手术。

（2）用超声刀分离乙状结肠和侧腹壁。此过程中同时解剖出左侧输尿管，并注意保护。

（3）剪开乙状结肠系膜前叶并与左侧术野会合后，用超声刀继续向上解剖，直至肠系膜下动脉根部。

（4）向下游离直肠，于拟切断肠管的位置用超声刀游离肠管周围的系膜和脂肪组织，从第 1 穿刺孔内置入钉仓，夹住肠管，切断盲肠。

（5）于脐与耻骨联合水平之间行左下腹 3～4 cm 的腹直肌旁切口，逐层进入腹腔，用直桶型的无菌塑料袋保护切口，将近段结肠提出腹壁外。于腹壁外修剪乙状结肠系膜，并切除、移走病变肠段。用荷包钳夹住结肠近断端，荷包线缝合结肠断端，并于其中置入吻合器的钉砧头，收紧荷包线并打结。将其放回腹腔内，缝合左下腹切口的腹膜及后鞘，重新建立气腹。

（6）助手经患者肛门放入吻合器，腹腔内直视下旋出钻钉，主刀用胆囊抓钳将钉仓与钻钉对合，扣动扳机吻合，确认吻合口无张力后，放置引流管，分别置入吻合口的前后方。

（7）冲洗腹腔，清点纱布器械无误后，分层缝合。

十二、肾切除术手术配合

（一）特殊用物

肾蒂钳、开胸去肋器械。

(二)手术配合

(1)常规消毒皮肤,铺无菌单。取腰部做切口,探查肾。

(2)用纱垫推开腹膜,打开肾周筋膜,用一深直角拉钩将其牵向内侧再用手分离肾蒂脂肪组织,以充分显露肾蒂。

(3)手指钝性分离肾周围脂肪及粘连处,出血点用中线结扎,直至显露肾动静脉,应先处理肾动脉,找到输尿管,用扁桃体钳夹住,待肾蒂处理完后再切断。

(4)肾及上段输尿管全部分离清楚,用3把肾蒂钳夹住肾血管,两把位于近端,一把位于远端,用手术刀在肾蒂间切断,用7号线结扎肾蒂残端,再用7号线缝扎。

(5)切下的肾用纱垫包好,此时只有输尿管与其相连,沿输尿管向膀胱方向分离,用两把血管钳夹住,周围以湿纱垫保护、切断。将离体肾放入弯盘内,输尿管残端用中线双重结扎,缝合。

(6)清点物品,冲洗伤口逐层缝合,盖无菌纱布。

十三、前列腺摘除术手术配合

(一)特殊用物

热盐水。

(二)手术配合

(1)常规消毒皮肤,铺单,取下腹部正中做切口。

(2)用盐水纱布将腹膜反折向上推,显露膀胱,用艾力斯钳提起膀胱从中间切开吸尽尿液。

(3)用组织剪扩大膀胱切口,手指由膀胱插入直至前列腺内,在前列腺体及包膜间做钝性分离。

(4)助手将手指伸入肛门内,向前上顶起前列腺,术者剥离腺体将前列腺摘除的腺体应仔细查看是否完整,如有残缺遗留部分未摘除应进一步摘除干净。

(5)用热盐水纱垫压迫前列腺窝,暂时止血,用3-0可吸收线将膀胱做荷包缝合止血,缝线应穿过前列腺包膜及膀胱壁肌层和黏膜。

(6)放置尿管冲洗伤口,清点用物缝合伤口。

十四、腹腔镜下肾上腺切除术手术配合

(一)特殊用物

20 mL空针、粗引流管、中粗引流管、三通、无菌引流袋、18#(16#)尿管各1根,手套多备一副(用来作水囊)、超声刀、每袋1 000 mL的生理盐水、体位垫。

(二)手术配合

(1)腔镜的手术在进Trocar前需要通过水囊将皮下组织撑开,以免进Trocar时造成损伤。

(2)铺巾:先在胸腰段两侧各铺一小手巾,再以切口为中心铺4块小手巾,然后铺腹单。在铺单完成后,将平车放于与床同一水平线上,并用1块大手巾将平车与手术床连接。

(3)连接腹腔镜镜头、冷光源线、单极线、CO_2通气管、超声刀等。

(4)尖刀自脐与髂前上棘连线与腋前线交点处做第一个切口,依次切开皮肤、皮下、肌层,用弯钳分离筋膜,并把打水囊的一套用物递与医师。

(5)气腹建立后,由于切口大漏气,用皮针7号丝线缝两针到切口直径大约1.5 cm后,置入10 mm套管针,建立人工CO_2气腹,压力为1.7~2.0 kPa(13~15 mmHg),引入摄像头。

（6）腹腔镜监视下于术侧锁骨中线肋缘下约 1 cm 及 7 cm 分别穿刺置入 5 mm、10 mm 套管针作为第 2、第 3 穿刺孔,分别引入器械,腋中线肋缘下建立第 4 穿刺孔。横行切开侧后腹膜及肾上腺筋膜,提起肾周筋膜并行钝性分离。自第 4 穿刺孔引入一钝性器械,牵开肝脾以暴露肾上腺。

（7）提起肾上腺内侧面,仔细分离肾上腺门区,显露肾上腺上、下动脉并用超声刀切断,分离肾上腺中央静脉,置双肽夹闭后切断。右肾上腺静脉较短,只有 1 cm,可置 1 个钛夹。然后用超声刀于近端切断,仔细止血并检查脾、胰、结肠有无损伤,冲洗和清理手术区。

（8）用无菌橡胶手套剪掉手指后用 7 号丝线结扎成兜状,把标本经第 1 穿刺孔从腹腔中取出。

（9）肾上腺窝放置粗引流管,经腋后线套管引出,缝合切口。

十五、全子宫切除术手术配合

（一）特殊用物

双爪钳、有牙血管钳、普通纱布 1 块、可吸收缝线。

（二）手术配合

（1）常规消毒皮肤,铺巾,探查盆腔。

（2）分离子宫两侧圆韧带、阔韧带、主韧带、宫骶韧带,并用胖圆针 7 号丝线缝扎或结扎。

（3）切断宫颈阴道穹隆处,将半块酒精纱布放入阴道残端内,用可吸收缝线封闭残端。

（4）常规关闭伤口,取出阴道内纱布。

十六、卵巢癌细胞减灭术手术配合

（一）特殊用物

深部手术器械 1 套。

（二）手术配合

（1）常规消毒皮肤,铺巾,探查腹腔。

（2）按全子宫切除术切除子宫。

（3）切除大网膜,用 4 号线结扎,清扫腹腔各淋巴结,用 1 号线结扎。

（4）按常规方法切除阑尾。

（5）放置引流管,常规关闭腹腔。

十七、卵巢囊肿剔除术手术配合

（一）特殊用物

0 号可吸收缝线,3-0 可吸收缝线,弯有齿血管钳。

（二）手术配合

（1）常规消毒皮肤,铺巾,铺护皮膜及无菌单,探查腹腔。

（2）将囊肿拉出腹腔,用 10 号刀片在囊肿上划一小口,蚊式钳夹住小口边缘,以纱布钝性分离并取出囊肿,用 3-0 可吸收缝线缝合切口。

（3）探查对侧卵巢。

（4）清点用物,常规关腹,覆盖伤口。

十八、阴式子宫切除及阴道前后壁修补术手术配合

(一)特殊用物

重锤、阴道拉钩 2 个、窥具、海绵钳、宫颈钳。

(二)手术配合

(1)消毒会阴和阴道。第 1 块络合碘海绵消毒会阴部皮肤,第 2 块络合碘刷洗阴道。

(2)用三角针 1 号线将小阴唇缝于小手巾上,螺旋拉钩拉开阴道后壁,用艾力斯钳夹住宫颈向外牵引,用金属导尿管排尿并测定膀胱底部位置。

(3)游离膀胱腹膜反折并做标记。20 ﹟刀片在膀胱子宫颈交界下方的阴道膜上做 1 横切口。环形延长后分离阴道黏膜,将膀胱向上推开,暴露膀胱宫颈韧带并剪开,用 7 号线结扎。拉钩牵开可见膀胱腹膜反折,用弯血管钳提起腹膜,用剪刀剪一小口,向两侧延长。在腹膜中点用小圆针 1 号线缝 1 针,用蚊式钳固定末端,剪开后穹隆进入子宫直肠陷窝,在腹膜处剪小口延长并缝 1 针固定。

(4)切开双侧宫骶韧带及主韧带。双爪钳夹主宫颈作牵引,暴露宫骶韧带用妇科有牙血管钳或弯血管钳夹住切断,用小胖针 7 号线缝扎,4 号线加固,主韧带处理同上。

(5)分离并切断双侧子宫动脉和静脉、圆韧带、卵巢固有韧带,切下子宫,并以 0 号可吸收缝线缝合残端。

(6)修补前壁。在阴道前壁用手术刀做三角形切口,用剪刀和盐水小纱布将阴道黏膜剥离。用 4 号刀柄 20 ﹟刀片背面分离膀胱表层及筋膜,并剪去多余的阴道黏膜,再用 3-0 可吸收缝线缝合阴道黏膜。

(7)关闭后腹膜。用小圆针 1 号线将阴道前壁及前壁腹膜与韧带残端做荷包状缝合,使韧带残端固定于腹膜两侧。呈两个半环状,在中间放置 T 型管引流。

(8)修补后壁。在后壁及皮肤交界处切口,用剪刀及纱布将阴道后壁向上做钝性分离,再用 3-0 可吸收缝线缝合后壁,用三角针 1 号线缝合会阴部皮肤。

(9)用油纱卷填塞阴道,压迫止血,置尿管。

十九、腹腔镜卵巢囊肿剔除术手术配合

(一)特殊用物

妇科腔镜器械。

(二)手术配合

(1)消毒腹部、会阴和阴道。第 1 块络合碘海绵消毒会阴部皮肤,第 2 块刷洗阴道,更换卵圆钳及消毒垫,用碘酒、酒精消毒腹部皮肤。

(2)导尿,消毒宫颈,上举宫器。

(3)用 11 ﹟刀片切开脐部皮肤,用大巾钳夹并提起脐周皮肤,用气腹针行脐部穿刺,建立人工气腹。于左下腹、右下腹、脐部 3 个小切口分别放置 3 个打孔器。

(4)切开卵巢囊肿表面包膜、囊皮,吸净内容液体。剥离卵巢囊肿之囊壁,取出囊壁及内容物,卵巢剥离面行电凝止血,冲洗。

(5)缝合腹部切口。

(江璐璐)

第十三章　公共卫生护理

第一节　避孕药具的咨询与随访

避孕药具的使用是人口与优生优育工作重要的组成部分之一,是完成人口计划,作出避孕节育措施的物质基础和有力保障。

很多育龄群众对如何正确选择和使用避孕药具存在很多错误的认知。譬如:许多年轻育龄人群在一月内领取几次紧急避孕药具——毓婷,把它当作常备避孕药来服用,有些因妇科肿瘤暂不能行节育环置放术者或乳腺疾病者,毫无选择性地要求口服避孕药避孕,甚至于口服药和避孕套交替使用。有些打算怀孕的妇女也盲目的服用口服避孕药,认为停药就可以怀孕,大多数妇女漏服后不知补服,有的竟然服用毓婷时只服用一片,造成避孕失败,给生理上造成不必要的痛苦。还有相当多数的育龄人群在使用避孕药具时因为耐受不了不良反应,突然停止服用,造成生理周期的紊乱,也有的夸大避孕药具的不良反应不敢服用,而多次做人工流产。总之,因为对避孕药具知识的匮乏,给广大育龄妇女造成的伤害是不容忽视的。

一、概述

(一)咨询

1.咨询的概念和目的

咨询者就咨询对象提出的问题给予解答,并提供有针对性的信息,供服务对象选择的过程,即为咨询。咨询的目的,是经过咨询,使咨询对象在获得信息后,能结合自已的情况认真考虑,并为自己作出最佳的选择。

2.药具咨询的主要内容

(1)首先告知服药者适应证,指导群众选择适合自己避孕方法。

(2)知道这种方法的作用、有效性利弊和不良反应。

(3)懂得如何使用。

(4)掌握失败时补救方法。

3.咨询记录

要求每名基层药具发放人员必须有咨询记录本一个,每次咨询必须有记录,以便随访时使用情况。

(二)随访

1.随访的概念

随访是跟踪服务对象访问并进行指导服务的一种工作方式。开展药具随访是药具管理主要工作内容,是药具管理人员对被服务对象提供信息和技术服务后对效果、适应性等结果跟踪并进行继续服务的过程。

2.药具随访的对象

已婚育龄妇女人群中,凡采用了避孕药具的育龄妇女,都是随访工作的对象。

以下对象必须进行重点随访:心脏病、肺病、妇科病患者;聋哑育人对象;新使用避孕药具者;服药长达10年左右的人员;哺乳期用药具对象;更换节育措施或避孕药具品种者;使用避孕药具已发生不良反应者;药具使用后失败者。

3.药具随访的形式

上门随访;约定随访;书面随访;电话随访;

4.药具随访的方法

(1)村(居)委会药具管理员每月对全村(居)委会药具使用对象上门随访一次,乡(镇)药具管理人员每2~3个月进村入户随访一次。

(2)村(居)委会对重点随访对象应在每月开始使用药具后10天左右为宜。

(3)边随访边做好记录。一人一卡的避孕药具"发放、查访"登记卡,要按月逐栏目进行填写,记录要及时、情况要真实,而且应有随访对象本人的签名。

二、宫内节育器(IUD)具不良反应的随访

使用IUC避孕,不良反应中常见的为月经异常、疼痛、腰酸、阴道分泌物增多等。手术并发症:术时出血、子宫损伤、心脑综合征和术后感染,节育器具异位、断裂、变形等。要熟知宫内节育器的相关知识,做好随访工作,指导使用者处理宫内节育器使用的相关问题。

(一)月经异常

月经异常是IUC主要的不良反应,其发生率为5%~10%。世界卫生组织(WHO)的资料,未用任何避孕措施妇女的月经出血量,正常范围为31~39 mL;中国妇女为47~59 mL。目前常将经血量>80 mL作为月经过多;经期>7天作为经期延长;月经期外的出血,量少者为点滴出血,量偏多者为不规则出血。

1.临床表现

(1)月经异常表现为月经量增多或过多或过少、流血时间延长、点滴或不规则出血,而月经周期较少改变。

(2)含铜IUD放置后6~12个月内,常可伴有经血量的增加,一般比放置前增加40%~50%。一般在2年内好转,少数持续4~5年逐渐接近正常。

(3)左炔诺孕酮IUS,可使经血量减少。使用早期点滴阴道出血常见,少数闭经等。

(4)出血严重者,血浆铁储备及血红蛋白检查低于正常。

2.处理

放置左炔诺孕酮－IUS 后:常见的点滴阴道出血和少见的闭经无需治疗。点滴阴道出血,多为间断发生,随着使用时间的延长,其发生的概率降低程度减轻或缓解。闭经一般在取出 IUS 后月经即可恢复。

放置含铜 IUD 后:出现月经过多时,可在经前期开始预防用药或经量多时用药至出血量明显减少;经期延长,常于经前期预防用药。可选用以下药物。

(1)抗纤溶药物。①氨甲环酸(AMCA):口服片剂,2～4 次/天,≤4.5 g/d;或注射液每次 0.2 g,2 次/天,肌内注射。静脉用药,0.75～2.00 g/d,静脉注射液以 5%葡萄糖液稀释,静脉滴注液以 5%～10%葡萄糖液稀释。②氨甲苯酸(止血芳酸,PAMBA):每次 0.25～0.50 g,2～3 次/天,口服;或注射液每次 0.1～0.3 g,≤6 g/d,静脉注射或滴注。③氨基己酸(EACA):首次 3 g,以后每次 1 g,4 次/天,口服;注射液每次 4～6 g,1 次/天,静脉滴注。

(2)酚磺丁胺(止血敏):每次 1 g,3 次/天,连服 10 天;或注射液每次 0.5 mg,2～3 次/天,肌内注射或静脉注射。

(3)前列腺素合成酶抑制剂(有消化道溃疡者慎用)。①吲哚美辛(消炎痛):每次 25～50 mg,3～4 次/天,口服。②氟芬那酸:每次 200 mg,4 次/天,口服。③甲芬那酸:每次 250～500 mg,4 次/天,口服。④萘普生:每次 200 mg,2～3 次/天,口服。

(4)其他止血药物:如云南白药、宫血宁等均有一定疗效。

(5)甾体激素的应用:复方短效口服避孕药周期治疗,可减少经期出血量、经期延长或经前出血发生。

(6)抗生素的应用:由于放置术为上行性操作,同时可能存在轻度损伤及放置后的组织反应,或因长期出血使宫口开放,破坏了正常宫颈的保护屏障,易于诱发感染。因此,在止血的同时宜应用抗生素预防感染。

(7)对长期放置后出现异常出血者,应考虑 IUC 的位置下移、部分嵌顿、感染或因 IUC 质量变化等因素,若经保守治疗无效则应取出,同时进行诊断性刮宫,刮出物送病理检查。

(8)如出血多难以控制或出现明显贫血,给相应治疗同时应取出 IUC。

3.注意事项

(1)正确选择 IUC:①根据宫腔大小及形态,选择合适形态和大小的 IUC。②月经量偏多者,可选择左炔诺孕酮 IUS。③同时含吲哚美辛的带铜 IUD 可以在使用第一年中减少一定的经量,亦可减少经期延长和点滴出血的发生。④严格掌握适应证及禁忌证,根据手术操作常规选择对象。

(2)把握放置技巧,稳、准、轻巧地把 IUC 放至正确位置。

(3)说明 IUC 可能发生的不良反应,增加耐受性。

(二)疼痛

与 IUC 有关的疼痛包括下腹与腰骶部疼痛、性交痛。其发生率在 10%左右,因疼痛的取出率仅次于子宫异常出血。

IUC 引起的疼痛可能是生理性的或病理性的。病理性疼痛可由于损伤、继发感染等原因引起;引起生理性疼痛指非 IUC 并发症引起的下腹痛和腰骶部坠痛及性交痛,一般取器后疼痛即消失。根据疼痛出现时间不同,又可分为早期疼痛、延迟性疼痛和晚期疼痛。

1.临床表现

(1)早期疼痛:发生在放置 IUC 过程中和术后 10 天以内,多为生理性疼痛。由于 IUC 进入宫腔使宫颈内口的疼痛感受器受到机械刺激、子宫体受到机械和化学性(内膜释放的前列腺素)作用,而产生宫缩致痉挛样疼痛和宫底部的弥散性疼痛。也可因受术者精神紧张、痛阈低下而倍感疼痛。

(2)延迟性疼痛:指疼痛持续 10 天以上者。如 IUC 与子宫大小、形态不相适合,可对子宫产生明显的机械性刺激,使前列腺素的合成和释放持续增加,致子宫收缩延续可引起钝痛。延迟性疼痛,一般提示了 IUC 与宫腔不匹配。疼痛时间持续愈长,可能说明 IUC 与宫腔的一致性愈差。

(3)晚期疼痛:指放置 IUC 后或早期和延迟性疼痛缓解后 4 周以上出现的疼痛。多数为病理性,应进一步查明原因。应重点排除感染或异位妊娠,尚需考虑 IUC 变形、嵌顿、下移、粘连等。

(4)性交痛:常因 IUC 过大、子宫形态和 IUC 不相容或 IUC 下移引起,也可因带尾丝 IUC 的尾丝过硬、过短或过长末端露于宫口,性交时可刺激男方龟头引起疼痛。

2.处理

(1)保守治疗:给予小剂量抗前列腺素合成药物治疗,如甲芬那酸、吲哚美辛(消炎痛)等。

(2)取出 IUC:如放置 IUC 后持续疼痛,经药物治疗无效时可取出。根据具体情况调整 IUC 类型或改用其他避孕措施。

(3)可改换含左炔诺孕酮 IUS,其疼痛发生率低。亦可放置固定式带铜节育器,因无支架,减少机械性压迫,疼痛也可较轻。

(4)性交痛者需检查尾丝位置和长度,短而硬的尾丝或无法改变尾丝方向者,宜取出 IUC 或剪去外露的尾丝。

3.注意事项

(1)放置前后对 IUC 使用者进行咨询和随访,讲解放置的过程,以减轻放置早期的疼痛。

(2)选择种类、形态大小合适的 IUC,减少对子宫壁的刺激。

(三)阴道分泌物增多

IUC 在宫腔内对子宫内膜刺激,引起无菌性炎症可使子宫液分泌增加。有尾丝者尾丝刺激子宫颈管上皮也可能引起宫颈分泌物增加。一般经数月,组织适应后方能逐渐减少。多数不需治疗。

(四)变态反应

目前常用的带铜活性 IUD 其金属铜多以铜丝、铜套或铜块形式存在,在宫腔、宫颈、输卵管液中有较高铜离子浓度。近年来常有个案报道,放置带铜 IUD 后出现与其他变应原致敏相似的临床症状。多数出现皮疹、全身瘙痒,个别出现心慌、腹痛等。如临床上怀疑铜过敏者应及时取出 IUD,并给予抗过敏治疗。有临床病例报道,放置带铜 IUD 后引起速发性严重变态反应,病情类似青霉素所引起的过敏性休克临床表现,抢救休克同时立即取出所放置带铜 IUD,病情才可以快速控制。

三、复方短效口服避孕药的随访

目前国内外常用的复方短效口服避孕药(combined oral contraceptives,COC),是含有低剂量雌激素和孕激素的复合甾体激素制剂。避孕原理是通过抑制排卵、改变子宫颈黏液性状、改变子宫内膜形态及功能、改变输卵管功能等多环节共同作用。其优点是具有高效、简便、可逆等优势,且可在早期人工流产后、中期妊娠引产后或感染性流产后立即使用。正确使用时,其避孕有效率可达99%以上。掌握复方短效口服避孕药的服用的相关知识,做好随访工作,指导使用者处理药物服用的相关问题。

(一)适应证

要求避孕的健康育龄妇女,无使用甾体避孕药的禁忌证者,均可选用。

(二)绝对禁忌证

(1)血栓栓塞性疾病或病史。

(2)脑血管、心血管及其他血管疾病。

(3)高血压:血压≥21.3/13.3 kPa(160/100 mmHg)或伴血管疾病。

(4)乳腺癌。

(5)确诊或可疑雌激素依赖性肿瘤(子宫肌瘤除外)。

(6)良、恶性肝脏肿瘤。

(7)糖尿病伴肾、视网膜、神经病变及其他心血管病,或患糖尿病20年以上。

(8)重度肝硬化、病毒性肝炎急性期或活动期。

(9)妊娠。

(10)产后6周内母乳喂养。

(11)每天吸烟≥15支且年龄≥35岁的妇女。

(12)有局灶性神经症状的偏头痛,或年龄≥35岁的妇女无局灶性神经症状的偏头痛。

(13)经历大手术且长期不能活动者。

(14)已知与凝血相关的突变者(如Ⅴ因子雷登;凝血酶原突变,蛋白s、蛋白c和抗凝血酶缺乏)。

(15)复杂性心脏瓣膜病,并发肺动脉高压、房颤及有亚急性细菌性心内膜炎病史者。

(16)系统性红斑狼疮 抗磷脂抗体阳性或不清。

(17)具有冠状动脉疾病多重风险因素:高龄、吸烟、糖尿病、高血压、血脂异常。

(三)相对禁忌证

(1)高血压:血压在(18.7～21.2)/(12.0～13.2)kPa[(140～159)/(90～99)mmHg]。

(2)高血压病史(不包括妊娠期高血压,目前血压测量正常)。

(3)胆道/胆囊疾病,或有与服用口服避孕药相关的胆汁瘀积症病史。

(4)吸烟每天<15支,但年龄≥35岁。

(5)持续的无局灶性神经症状的偏头痛、年龄<35岁;或初发的无局灶性神经症状的偏头痛、年龄≥35岁。

(6)服用利福平、巴比妥类及拉莫三嗪抗癫痫药。

(7)产后42天内,未哺乳。

(8)哺乳:产后6周～6个月。

(9)乳腺癌病史,近5年来未发病。

(四)注意事项

(1)告知可能的不良反应,权衡需求和风险后知情选择。常见的不良反应通常较轻,一般坚持正确服药几个月后可缓解或消失;严重不良反应较罕见。

(2)使用前应有相关体检,包括测量血压、体重、乳房检查、妇科检查等,必要时宫颈细胞涂片等相关实验室检查。

(3)建议每天相对固定时间服用,应注意不可随意更改服药时间,以保障避孕效果。

(4)药片潮解或有裂隙时不宜服用,需服用同样的未受损的药片,以避免影响避孕效果或引起不规则子宫出血。

(5)漏服、迟服者发生妊娠可能性增加,应及时补服。

(6)如有呕吐或腹泻,会影响药物的吸收,可能导致避孕失败,宜暂时加用其他避孕方法。

(7)使用利福平、抗惊厥药会降低复方口服避孕药的效果,如长期使用这些药物建议改用其他避孕方法;如短期使用,可在服用复方口服避孕药的同时加用其他避孕方法。

(8)不必定期停止使用,只有规律的服药才能预防妊娠。

(9)服药妇女可定期随访或常规健康体检,包括测量血压及乳房检查、妇科检查、宫颈细胞涂片检查,必要时做相关实验室检查。

(10)吸烟妇女服药,应劝告戒烟。

(11)出现可疑严重不良反应早期危险信号,包括下肢肿胀疼痛、腹痛、胸痛、头痛、眼睛问题(视力障碍、复视、视盘水肿、视网膜血管病变等)等,及时停药,暂用其他避孕方法,并做相应检查,待明确诊断后再考虑是否重新开始服用。

(12)因手术或其他原因使得下肢制动1周以上,应停药(如果为择期手术,需至少提前4周),暂用其他避孕方法。恢复走动2周后可重新开始服用。

(13)服药妇女出现右上腹痛,应考虑做肝脏影像学检查及肝功能检查,发现异常,建议停药。

(14)如在服药期间妊娠,应告知目前无已知风险,是否继续妊娠自行决定。

(15)相对禁忌证者,服药期间应加强随访,如有异常及时诊治。

(五)漏服或迟服处理

(1)延迟服用1片含激素药物<24小时,在任一周迟服:尽快补服1片含激素药物并继续每天1片用药直至本周期用药结束。

(2)漏服1片以上含激素药物。①在第1周,漏服≥1片:尽快补服1片含激素药物并继续每天1片用药直至本周期用药结束。使用备用避孕方法7天,如果近5天内有无保护性生活,考虑紧急避孕。②在第2或第3周,漏服<3片:尽快补服1片含激素药物并继续每天1片用药直至本周期药结束。丢弃所有不含激素药物,开始新的一个服药周期。③在第2或第3周,漏服≥3片:尽快补服1片含激素药物并继续每天1片用药直至本周期用药结束。丢弃所有不含激素药物,开始新的一个服药周期。使用备用避孕方法7天,如果反复或持续漏服,可考虑紧急避孕。

四、阴道避孕环的随访

阴道避孕环是将甾体激素避孕药放在无活性的环形载体中,由妇女自行放置于阴道穹隆处,通过恒定释放一定剂量的避孕药物,经阴道黏膜吸收,达到避孕的目的。属药物缓释系统中的一种。

目前使用最广泛的复方阴道避孕环为核心型(贮库型)载药阴道环,环外径为54 mm,横截面直径为4 mm,每环内含合成孕激素依托孕烯11.7 mg和炔雌醇2.7 mg,在3周的使用期间每

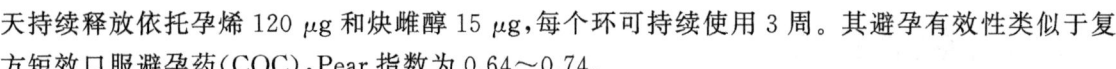

天持续释放依托孕烯 120 μg 和炔雌醇 15 μg,每个环可持续使用 3 周。其避孕有效性类似于复方短效口服避孕药(COC),Pear 指数为 0.64～0.74。

掌握阴道避孕环使用的相关知识,做好随访工作,指导使用者处理阴道避孕环使用的相关问题。

(一)适应证

健康育龄妇女,对雌孕激素无禁忌证者。

(二)禁忌证

(1)雌孕激素相关禁忌证,同复方短效口服避孕药。

(2)子宫脱垂。

(3)阴道前后壁膨出。

(4)尿失禁、反复泌尿系统感染。

(5)慢性咳嗽。

(6)严重便秘,有腹内压增高。

(7)阴道宫颈炎症。

以上(2)～(6)情况放置阴道避孕环时容易脱落。

(三)用法及注意事项

(1)使用前做好咨询工作,向服务对象详细介绍阴道避孕环的作用和优缺点,以及可能发生的不良反应和注意事项。

(2)于月经周期的第 1 天用拇、中两指将阴道避孕环捏扁,向上向后置入阴道。如果感到不适,可以轻推阴道避孕环,直到不适感消失。阴道避孕环将持续使用 3 周,3 周后从阴道中取出,保持 1 周无环期,1 周后开始使用一个新的阴道避孕环。首次使用应有医务人员指导。

(3)性交时不必取出,如性交有不适感可以取出,在性交后尽快重新放入阴道,离开阴道不能超过 3 小时。

(4)新的阴道避孕环植入时间应与第一个环的植入时间相同,如果植入晚于 3 小时,则在随后 7 天内应使用避孕套避孕。

(5)如果无环期超过 7 天,则在此后的 7 天内性交时应当使用避孕套。

(6)如环脱出阴道口,可用手指推入阴道深部。如环自行脱落出阴道,可用冷开水冲洗后尽快放入阴道。如果阴道避孕环脱出阴道超过 3 小时,则在随后 7 天内应使用避孕套避孕,且阴道避孕环保持在阴道内至少 7 天。

(7)出现下列情况应警惕意外妊娠:①阴道避孕环在使用的第 1 周内脱出阴道且超过 3 小时;②无环间期超过 7 天;③阴道避孕环持续在阴道内超过 4 周;④连续 2 个周期没来月经。

(四)不良反应及处理

1.不规则出血

不规则出血多发生在 3 个月内,处理以咨询为主,一般不需特殊治疗,随着使用时间的延长多会自然好转。若持续存在则需要排除恶性疾病或妊娠。

2.环脱落、性交问题和异物感

处理见本节注意事项。

3.阴道分泌物增加

除外生殖道感染则不需治疗。

五、紧急避孕药的随访

紧急避孕是指在无保护性交后的一定时间内,采用服药或放置含铜宫内节育器,以避免非意愿妊娠。无保护性交包括:未使用任何避孕方法、避孕失败或使用失误、遭到性强暴。紧急避孕是一种补救性避孕措施。

由于应用药物紧急避孕只能对此次无保护性生活起保护作用,而本周期再发生性交时必须采用避孕套等其他避孕方法;同时研究表明,反复使用紧急避孕药的妇女比持续使用其他避孕方法的妇女更有可能发生非意愿妊娠,所以紧急避孕药不能作为常规避孕方法使用。

紧急避孕药物(ECPs)主要通过阻止或延迟排卵发挥避孕作用。目前应用种类包括:单孕激素(左炔诺孕酮)、雌孕激素复合制剂(国内使用含左炔诺孕酮复方短效避孕药)、米非司酮(仅限于我国及周边少数国家使用)。

(一)适应证

(1)未采用任何避孕措施。

(2)避孕套破裂、滑脱或使用不当。

(3)安全期计算错误、易受孕期禁欲失败。

(4)阴道隔膜或宫颈帽放置位置不当、破裂、撕脱或取出过早。

(5)体外排精失误,如阴道内或阴道口射精。

(6)外用杀精剂起效前性交或性交时间超过 30 分钟。

(7)复方短效口服避孕药漏服。

(8)单纯孕激素避孕针注射时间延误 2 周以上,如醋酸甲羟孕酮(DMPA)。

(9)雌孕激素复合避孕针注射时间延误 3 天以上。

(10)阴道避孕环脱落超过 3 小时,复方阴道避孕环未按说明使用。

(11)IUC 脱落。

(12)遭受性暴力的伤害。

(二)禁忌证

(1)已确诊妊娠。紧急避孕药对已妊娠的妇女无作用。

(2)左炔诺孕酮制剂紧急避孕药的禁忌证与单纯孕激素避孕药相似。

(3)紧急避孕药防止意外妊娠的作用大于对身体的潜在不利影响,但有心血管、肝脏疾病、偏头痛等情况,应在咨询后确定是否使用。频繁重复使用,建议进行评估。

(三)种类和用法

1.单方孕激素制剂

包括左炔诺孕酮片(每片 0.75 mg 或 1.5 mg)、左炔诺孕酮肠溶胶囊(每个胶囊 0.75 mg 或 1.5 mg):性交后 72 小时内口服 0.75 mg,12 小时后重复 1 次;或者单次口服 1.5 mg。

2.雌孕激素复合剂

复方左炔诺孕酮短效口服避孕药(炔雌醇 0.03 mg＋左炔诺孕酮 0.15 mg):首次在性交后 72 小时内服用 4 片,相隔 12 小时再服用 4 片。

3.米非司酮

性交后 72 小时内口服 1 片(10 mg 或 25 mg)。

（四）不良反应及处理

1.恶心和呕吐

常发生在服药3天内,持续时间一般不超过24小时。通常不必特殊处理。米非司酮的发生率最低。左炔诺孕酮肠溶胶囊可减少胃肠道不良反应。如在服药后3小时内呕吐,应补服1次。

2.乳房胀痛、头痛、头晕、乏力

常发生在服药后1～2天,持续时间一般不超过24小时,通常不必特殊处理。严重者可用止痛药对症处理。

3.不规则子宫出血

通常为点滴状,一般不必特殊处理。但应让服药者了解这不是月经来潮,也不意味着紧急避孕成功,应警惕异位妊娠的风险。

4.月经提前或延迟

服用紧急避孕药物后,月经通常会在预期月经日的前后1周之间来潮。使用左炔诺孕酮紧急避孕药后月经提前的发生率明显高于米非司酮;而使用米非司酮紧急避孕药后月经延迟比较常见。如果月经延迟1周,应行妊娠试验,以明确是否为避孕失败。

（五）注意事项

（1）紧急避孕药越早使用避孕效果越好。

（2）紧急避孕药不增加异位妊娠的发生,但对紧急避孕失败者应排除异位妊娠。

（3）服用紧急避孕药的周期,不应再有无防护措施的性生活,因紧急避孕药只对距离服药最近的一次无保护性交产生避孕作用,对服药后发生的性交无避孕作用。

（4）按规定、按剂量服药,不必多服。多服或同1个月经周期多次服药不能提高紧急避孕的有效率,只会增加不良反应的发生率和严重程度。

（5）与常规避孕方法相比,紧急避孕药激素含量大、避孕有效率低,因此不能替代常规避孕方法。服用紧急避孕药后应尽快落实常规避孕措施。

（6）如与其他药物(尤其是苯巴比妥、苯妥英钠、卡马西平、利福平、大环内酯类抗生素、咪唑类抗真菌药、西咪替丁以及抗病毒药等)同时使用,可能会发生药物相互作用,影响避孕效果。

（7）紧急避孕药不能治疗和预防性传播疾病。

（8）含左炔诺孕酮紧急避孕药失败的妇女可以知情选择继续妊娠。

六、避孕药具随访面临的问题与解决措施

（一）避孕药具随访面临的问题

1.孕龄信息难以掌握

生育行为具有隐蔽性,农村流动人口数量多、素质低、时间长,就业行为具有随意性,育龄信息难以掌握,在很大程度上增加了管理难度、服务难度,现行的药具管理体制不能适应新时期需求。

2.药具管理水平低

药具干部队伍整体素质低,人员更换频繁,随访服务不到位,导致药具管理水平低,不能向深层次、全方位发展,此外,许多群众对药具服务不知情,不能及时与药具干部沟通自身遇到的问题。

3.管理体制欠协调,职能部门联动性弱

近年来,国民经济发展迅速,外出经商、进城务工的农民越来越多,人户分离现象严重,直接

导致药具管理体制不能满足新时期发展需求；公安部在申报户口登记、办理暂住证时已经取消了查验计划生育的相关证明，给外出人员掌握信息增添了困难。

(二)避孕药具管理的完善措施

1.突出重点，明确职责

加强药具工作领导，组织避孕药具工作领导小组，配齐配强专职药管员，明确专人职责，保证计划生育避孕药具管理工作协调、顺利发展；应争取领导重视，加大资金投入，保证各镇备有足够用量的药，满足群众需求。

2.增加投入，夯实工作基础

各级工作者应掌握各乡镇药具使用情况，发放随访登记卡，确保药具发放、随访到位。首先，应加大基础建设力度，加强县、乡、村三级网络建设，建立健全计划生育技术服务机构；其次，应加大业务培训力度，对药具管理员进行培训，让其了解药具的基本性能、避孕节育的基本知识，药具基本性能、使用方法及毒副作用；再次，应加大宣传力度，充分利用报刊、电视、广播的宣传工具，大力宣传药具免费发放政策，让广大群众了解基本避孕节育知识。

3.整合资源，强化管理意识

避孕药具的服务、管理、发放是一项社会系统工程，需社会上各部门共同完成，计划生育部门应协调药监、卫生、公安等管理部门，用科学发展的态度对待避孕药具工作，充分挖掘各方优势，全面提高避孕药具服务水平，保持低生育水平的持续稳定。

4.改革管理模式

药具管理工作是一项系统工程，应与其他工作互为平台、互相配合，应按照全国、全省、全市有关药具改革的文件精神，结合本地实际，制定相适应的改革方案，为药具改革任务、措施落到实处提供参考。首先，应与法规联合，建立良好秩序，整顿市场管理，建立良好的工作秩序；其次，应与技术联合，做好孕前管理工作，降低非意愿妊娠发生率；再次，应与规划统计联合，充分利用平台互通信息，加强宣传，提高群众对药具知识的接受率；此外，药具管理工作还应与计划生育协会相联合，发挥群众队伍的作用，实现自我督促、自我服务、自我教育。

5.强化服务意识

家庭是药具服务对象，人是药具服务主体，药具管理工作人员应以人为本，强化服务意识。首先，应规范乡村二级药具卡册，做好药具发放对象清、药具进、发、存、数量清，药具使用效果清；其次，应建立药具使用反馈制度，及时收集育龄群众意见，整合意见并由专家进行分析研究，提出合理化建议；再次，建立避孕药具随访制度，确保药具按月发放，按月随访，真正做到送药到户、宣传到户、随访到户。

6.其他应对措施

加大对医药零售市场的监管力度，采取属地辖区管理模式进行医疗门诊、性保健品店、医药零售点的督查工作，与各商家签订"不销售国家免费提供避孕药具"的承诺，明确利、权、责，每月清理检查医药零售市场，每季度联合清理清查性保健品店、医药零售点、医药批发部，净化医药零售市场，保证免费避孕药具发放渠道通畅；药具管理是一项实践性和理论性都很强的工作，应充分考虑广大群众的需求变化，从大局出发，加强学习和调查研究，提供队伍整体素质。

（潘玉仙）

第二节　孕产妇保健

一、孕期卫生指导

(一)精神方面

母体在怀孕期间受精神压力而影响胎儿发育问题,一直被社会所关注。精神刺激可诱发流产和早产。母亲情绪的变化可直接激起自主神经系统活动的变化,并释放出肾上腺素及乙酰胆碱等化学物质,这些物质会经胎盘、脐带而达到胎儿,影响其发育。长期的情绪应激会使胎动次数增加,胎儿出生后则常常有躁动不安、睡眠少或频繁哭闹等行为表现。孕期应多听轻快悦耳的音乐,不可听刺激强的摇滚音乐,应培养对养花、养金鱼的兴趣爱好来分散不良情绪,陶冶情操。

(二)饮食

妇女怀孕以后,无疑需要比普通人为多的食物。孕妇的食物应该是多方面的,要时时更换,不要单吃两三种食物,这样才能得到较多的维生素和矿物质。

(三)大小便

怀孕时容易便秘,尤其平时已经有便秘习惯的人更易发生。孕期中肾脏的工作增加了很多,所以对它要特别注意保护。应该喝足够的水分,比没有怀孕时要多喝一些。不要吃或尽量少吃刺激性的食物,如蒜、辣椒、酒等。

(四)睡眠及休息

怀孕期间比平时更容易感到疲劳,所以每天的睡眠要充足,时间可以因人而异,最好是晚上感到困倦时就入睡,早晨睡到自然醒来。对于平时晚睡晚起的孕妇来说,每晚 12 点之前一定要睡觉,这样早晨可以在 8 点左右起床,尤其是在孕早期有晨呕反应的准妈妈,一定要早点睡,让自己睡足。在条件许可的情况下,白天最好能午睡 1~2 小时。从睡眠姿势上来说,早期妊娠主要是采取舒适的体位,如仰卧位、侧卧位均可。此期胎儿在子宫内发育仍居在母体盆腔内,外力直接压迫或自身压迫都不会很重,因此睡眠姿势不必很在意。但随着胎龄的增加,胎儿体积变大,子宫也增大及右旋,此时孕妇采取左侧卧位为宜。仰卧位可使增大的子宫压迫子宫后腹主动脉,影响子宫动脉的血流量,还能引起下肢和外阴部的静脉曲张。而右侧卧位使右侧输尿管受到挤压,以致尿液积滞,由于右侧的肾脏与邻近的升结肠和盲肠之间有淋巴管相通,因而肠道细菌侵入右肾的机会也较左肾为多,这样,就容易发生右侧肾盂肾炎。

(五)衣着

一般从妊娠 5 个月以后,孕妇就需要特制的"孕妇服"了。孕妇服可选用颜色明快、质地轻柔、容易洗灌的衣料,腹部宽松,腹围最大为 99~110 cm,胸部及腹部为筒式,保温适度,穿脱方便。胸罩应该选用质地轻柔的宽带型,借以托住乳房,但不压迫它。袜子应该选用弹性大的,有利于血液循环,减少下肢和足部水肿,不宜使用窄紧的袜带。孕妇不宜穿高跟鞋。鞋跟超过 3 cm 的高跟鞋会使孕妇重心不稳,容易跌倒,还会增加腹坠和腰酸等不适。过于平薄的鞋底也容易使人疲惫。皮鞋过于板脚,一般以布鞋、运动鞋为好,鞋要有点后跟(约 2 cm),尺寸合脚,穿着舒服平稳。

(六)乳房卫生

妇女怀孕后,乳房进一步发育长大,这就要求选择合适的胸罩来支持它,孕期不宜穿过紧的上衣,以免由于压迫乳房而妨碍其发育;应佩戴合适的乳罩,防止乳房下垂。孕妇的皮脂腺分泌旺盛,乳头上常有积垢和痂皮,强行清除可伤及表皮,应先用植物油(麻油、花生油或豆油)涂敷,使之变软再清除。有乳头内陷者应每天用手指将乳头向外牵拉,以免哺乳时吮吸困难,有早产倾向者不宜使用此方法。

(七)洗澡

怀孕时皮肤的功能加强,因为这时水分和废料的排泄增加了,所以必须要保持皮肤清洁卫生。怀孕以后应淋浴,一般不主张盆浴,孕期阴道内具有灭菌作用的酸性分泌物减少,体内的自然防御功能降低,盆浴会导致上行性感染。孕妇洗澡温度不能太高,特别是早孕的时候,温度对胚胎的发育是有影响的,水的温度应掌握在 38 ℃以下。时间不宜太长。因为孕妇的汗腺是开放的,容易出汗,开放了以后,与外界热量交流的多了,再加上她本身的免疫力是低下的,时间长了很容易感冒,每次的时间应控制在 20 分钟以内。

(八)口腔护理

由于性激素分泌增加,牙龈组织血管扩张,会导致血液淤滞,口腔卫生保持不好,有利于细菌生长繁殖,孕妇比常人更容易患牙周疾病。怀孕期间的口腔卫生应该做得比平时更好,除了正常的一天三次刷牙外,最好每次吃东西后都漱口。在牙膏的选择上,应该尽量避免使用含有药物成分的牙膏、牙粉产品,一般的清洁牙齿产品就可以了。

(九)性生活

怀孕期间应合理安排性生活。妊娠头 3 个月和临产前 2 个月不宜性生活。孕早期会导致流产,临产前性生活会引起子宫收缩,就可能导致早产、早期破膜、感染和增加新生儿死亡率。孕期应该减少性交次数即使性交,应注意性交姿势,避免压迫孕妇腹部,性交动作要轻柔,不能过于频繁和粗暴,还要注意性生活前后的清洁卫生。对有习惯性流产史、早产史、孕期有阴道流血、妊娠高血压综合征,以及妊娠合并心脏病高血压和糖尿病者,在孕期还是应该避免性生活。

(十)旅行

多数孕妇在旅行时并没有出什么危险,但是在火车或船上出现临产情况的也不少见。所以在孕期中应当尽量避免长途旅行,一定要去时,也应尽量选择比较平稳的途径。

(十一)吸烟

不管是主动吸烟还是被动吸烟,对胎儿均有危害,吸烟导致胎儿畸形、流产、低体重儿、早产发生率增高。孕前吸烟的妇女应戒烟,丈夫吸烟的应避免在孕妇前吸烟。

(十二)饮酒

孕期应禁止饮酒。酒精对胎儿影响极大,有致畸作用,且可导致胎儿生长受限,胎儿酒精综合征。

二、孕期营养

母体是胎儿热量和营养供给的唯一来源。妊娠期对热量、蛋白质、脂肪、碳水化合物、维生素、矿物质等各种营养素需要量均较非孕期增加。从妊娠的 3 个时期来说:妊娠早期(1～3 个月)胎儿生长缓慢,体重平均每天增加 1 g。这段时期孕妇的营养需求与正常人相近或略增。妊娠中期(4～6 个月),胎儿生长发育加快。平均每天增重 10 g,热能和各种营养素的需求相应增加。

妊娠晚期(7～9个月),胎儿生长发育加快,尤以妊娠32～38周胎儿生长更加迅速。此时母体还需要贮备更多的营养素为分娩和产后哺乳做准备。因此应特别注意孕中后期营养素的补充。要保证供应足够的热能和各种营养素,才能达到优生的目的。此外必须强调在妊娠期应给予合理的营养和平衡的膳食。平衡膳食是指各种营养素的供给量足够,而且营养素之间的比例适宜。妊娠期的营养不仅关系到孕妇本身的健康,而且直接影响胎儿和婴儿的体格发育和智力发育。孕期营养不足可造成胎儿宫内发育迟缓,影响智力发育,且容易诱发妊娠并发症,如妊娠期高血压疾病、早产、胎膜早破、感染等。孕期营养过剩则可能造成妊娠期糖尿病,胎儿过大增加难产率、手术产率和产后出血率,巨大儿成年后患肥胖、糖代谢异常、高血压等潜在因素。因此加强妊娠期营养对保证孕妇和胎儿的身体健康、实现优生优育、提高人口素质有着十分重要的意义。

(一)推荐的孕期体重增加标准

(1)孕前体重正常,产后哺乳,孕期体重增加12 kg。孕中、后期每周增重400 g。

(2)孕前体重正常,产后不哺乳,孕期体重增加10 kg。孕中、后期每周增重约350 g。

(3)孕前体重大于标准体重的120%,孕期体重增加7～8 kg。孕中、后期每周增重约300 g。

(4)孕前体重低于标准10%,孕期体重增加14～15 kg。孕中、后期每周增重500 g。

(5)双胎孕期体重增加18 kg。孕中、后期每周增重650 g。

体重增加过多或过少均对孕妇健康和胎儿生长不利。孕期体重增加偏低可造成胎儿生长受限,围生期危险性增加。孕期体重增加过多则可造成胎儿头部过大引起头盆不称而导致产妇死亡危险性增加,因此保证孕期体重适当的增加很重要。

(二)热量

热量是能量之源。通过膳食摄入足够的热量对孕妇十分重要。特别是怀孕中后期,胎儿生长速度加快,所需的热量就更多。有研究结果表明,膳食的热量摄入与新生儿体重密切相关,在营养补充试验中观察到热量摄入的增多能增加新生儿的出生体重。孕妇从妊娠中期至末期,基础代谢比正常人增加10%～20%。即在孕妇体力活动与平时相同的状态下,每天需增加418.68～1 256.04 kJ(100～300 kcal)。

(三)蛋白质

人体各种组织组成均需要蛋白质。孕期孕妇本身组织增长和胎儿发育均需要摄入大量的蛋白质。丰富的氮储存可使孕妇产后功能恢复加快,防止产后贫血,还可以刺激乳腺分泌,增加乳汁分泌量。孕妇孕期摄取蛋白质不足可导致胎儿脑细胞分化缓慢,影响智力,且出生后发病率及死亡率均增高。我国建议孕妇蛋白质供应量为妊娠中期每天增加15 g,妊娠7～9个月每天增加25 g。动物蛋白质为优质蛋白质,能提供最佳搭配的氨基酸,如肉类、鸡蛋、奶酪、鸡肉和鱼等。

(四)脂肪

胎儿的生长发育需要脂肪,脂肪能帮助脂溶性维生素吸收。胎儿发育期间,体内脂质的比重增长很快。在胎龄20周时脂质占体重的0.5%,到出生时达16%。在妊娠的最后6周,体内开始大量蓄积脂肪以备生产和哺乳期的需要。胎儿的神经系统发育也需要中性脂肪、磷脂和胆固醇。神经组织是脂肪含量和种类最多的组织。所以应重视必需脂肪酸的供给。亚油酸、亚麻酸在体内能合成花生四烯酸(AA)和二十二碳六烯酸(DHA),而AA、DHA是胎儿、婴儿脑及视网膜的功能脂肪酸。对婴儿的视力和智力发展非常重要。推荐的孕期每天脂肪摄入量为60～70 g/d。其中,必需脂肪酸(亚油酸、亚麻酸)3～6 g。脂肪来源主要是肉类食品和烹调油。

(五)维生素

1.维生素 A

维生素 A 可维持正常视力和上皮组织健康。孕期缺乏维生素 A 可导致胎儿畸形、早产、宫内发育迟缓及低出生体重。我国维生素 A 的营养素参考摄入量(DRI)900 μg/d(3 000 U/d),可耐受最高摄入量(UL)2400 μg/d(8 000 U/d)。维生素 A 主要存在于动物性食物中,如牛奶、肝等。

2.维生素 D

维生素 D 包括维生素 D_2 和维生素 D_3。维生素 D 可促进钙的吸收和在骨骼中的沉积。缺乏维生素 D 可使孕妇和胎儿钙代谢紊乱,胎儿骨骼发育异常。我国孕期维生素 D 的 DRI 为 10 μg/d,UL 为200 μg/d,妊娠期间应多晒太阳。鱼肝油含量最多,其次是肝、蛋黄和鱼。

3.叶酸

叶酸是甲基转移酶的辅酶。参与同型半胱氨酸转化为蛋氨酸的代谢。参与血红蛋白、肾上腺、胆碱、肌酸的合成。孕期缺乏叶酸可引起流产、早产、巨幼红细胞贫血等症。怀孕初期缺乏叶酸可引起同型半胱氨酸血症,影响胎儿早期心血管发育,增加母体血管疾病的危险。补充叶酸应从计划怀孕或可能怀孕前开始。神经管的形成在妊娠的头 28 天。如缺乏叶酸即可发生畸形。孕期叶酸 DRI 为600 μg/d,UL 为1 mg/d。叶酸最重要的来源是谷类食品。

4.维生素 B_{12}

维生素 B_{12} 是体内的重要的甲基转移体,与叶酸共同参与同型半胱氨酸转化为蛋氨酸的代谢。如果缺乏维生素 B_{12} 可导致神经系统和血管系统病变。世界卫生组织建议供给量为4 pg/d。

5.维生素 B_1

维生素 B_1 缺乏能导致新生儿脚气病。孕期推荐摄入量(RNI)为 1.5 mg/d。

6.微量元素

(1)钙:胎儿需要钙构成骨骼和牙齿。成熟胎儿约积累 30 g 钙。在孕早、中、晚期日均积累量分别为 7 mg、110 mg、350 mg。由于中国人饮食中钙含量普遍不足,母体内钙储存量也不多,孕期低钙供应可使母体骨密度降至同龄非孕妇女的 85%。孕期缺钙可影响胎儿及产后的泌乳。孕期钙 DRI 为1 200 mg/d,UL 为 2 000 mg/d,可于妊娠 4 个月后服用钙剂。食物中牛奶、奶制品及鱼含钙量高,且容易吸收。

(2)铁:铁是构成血红蛋白的原料。铁缺乏可引起缺铁性贫血。孕期贫血是孕妇一种常见疾病。孕早期贫血与早产,低出生体重儿、胎儿和孕妇死亡相关。贫血影响心理、智力发育,导致行为改变,降低免疫、抗感染能力。孕期铁潴留量为 1 g。其中胎儿储铁 30 mg,可满足出生后 4 个月的需要。中国营养学会推荐的 DRI 为 35 mg/d,UL 为 60 mg/d,因很难从饮食中补充,故主张从妊娠 4 个月开始口服硫酸亚铁0.3 g 或富马酸亚铁 0.2 g,每天 1 次。含铁丰富食物有猪肝、瘦肉、蛋黄等。

(3)锌:锌是体内多种酶的成分。参与热能代谢和蛋白质、胰岛素的合成。有研究资料表明孕早期严重缺锌可导致先天性畸形。我国建议孕妇锌供应量为 20 mg/d。动物肝脏、花生、鱼、蛋、奶、肉等含锌丰富。

(4)碘:碘是甲状腺素的组成成分。妊娠期甲状腺功能旺盛,碘的需要量增加。孕妇缺碘可导致母亲甲状腺功能减退,也可导致胎儿甲状腺功能低下,从而引起以智力发育迟缓为标志的克汀病。我国推荐的孕期碘 DRI 为 200 μg/d,UL 为 1 000 μg/d,提倡在孕期服用加碘盐。

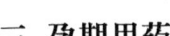

三、孕期用药

药物可透过胎盘屏障直接作用于胎儿,也可通过母体间接作用于胎儿,孕期用药不当可对胚胎产生损害,包括流产、致畸、生长发育迟缓及视听缺陷、行为异常等,而胎儿发育异常、致畸等又与药物的剂量、用药时间及胎盘的通透性有关。所以孕期用药对母儿的安全性历来为医师和孕妇所关心。在整个妊娠期孕妇难免使用药物,孕期用药不仅要考虑药物对母体的不良反应,同时更须考虑药物对胎儿的作用。

(一)孕期药物代谢特点

妊娠早期半数以上的孕妇会出现不同程度的恶心、呕吐等早孕反应。孕期胃分泌活动减弱相应地导致胃液 pH 上升。随着孕激素水平的逐渐增加,对全身的平滑肌产生普遍的松弛作用,胃肠道也与子宫、输卵管及血管一样受到影响而致张力下降,导致胃排空延迟、肠动力减弱及胃肠通过时间延长。上述变化可以导致药物的实际摄入剂量减低、吸收延迟。但是与肠黏膜的接触时间增加可能使药物吸收增加,综合影响药物的吸收。孕期循环血容量自妊娠 6~8 周起持续增加,至妊娠 32~34 周时达到高峰并维持至分娩结束。因此药物的浓度会降低,理论上某些药物需要增加给药剂量,才能达到治疗效应的血浆药物浓度。

大多数药物都能通过胎盘转运到胎儿体内,也能从胎儿体内再转运回母体,胎盘是一代谢活性组织不仅含有维持细胞生命的必需酶体系,而且还包含有物质跨膜转运活性的酶、中介代谢酶和药物代谢酶胎盘具有无数绒毛,胎血在绒毛内循环,孕妇血在绒毛外的绒毛间隙循环,其间有绒毛上皮和胎儿微血管的内皮细胞作间隙,这是所谓的胎盘屏障,它具有生物膜的一般物性。有报道分子量在 600 以下非离子型的高脂溶性药物易胎盘扩散,大部分药物穿越胎盘的方式是简单扩散。但某些物质如维生素和氨基酸等可通过主动转运和胞吞作用转运进入胎儿体内。事实上任何药物在母体血中只要有充分高的浓度均可透入胎儿组织。药物在胎儿的肝脏和脑部相对较多;胎儿缺氧时,脑血流量相对较多,药物相对更加集中胎儿的肝、肾功能发育不完善,因此,胎儿对药物的解毒能力极低,其药物排泄主要靠胎盘将药物转运回母体内。

(二)用药时的胎龄

不同发育阶段的胚胎及胎儿对药物的敏感性不同。一般认为:受精后 2 周内孕卵着床前后,药物对胚胎的影响是"全"或"无"的。"全"表现为胚胎早期死亡导致流产,"无"则为胚胎继续发育不出现异常受精后 3~8 周(即停经 5~10 周)为胚胎器官分化发育阶段,胚胎细胞开始分化发育,此时,受到有害药物作用后,即可产生形态上的异常而形成畸形,此期被称为"致畸高度敏感期"。如神经组织于受精后 15~25 天心脏于受精后 20~40 天,肢体于受精后 24~46 天最易受药物影响。受精后第 9 周至足月是胎儿各器官生长发育、功能完善的阶段,但神经系统、生殖器官和牙齿仍在继续分化,特别是神经系统的分化、发育和增生在妊娠晚期和新生儿期达最高峰,在此期间受到药物作用后,仍可对上述三系统造成影响。对中枢神经系统的损害还可表现为宫内发育迟缓、低出生体重和功能行为异常等。妊娠晚期,胎盘变薄,有利于药物的吸收运输,例如服用磺胺类药物,可通过胎盘到胎儿体内蓄积,加重新生儿黄疸。庆大霉素在妊娠早期不引起致畸作用,只有在妊娠后期,才有可能引起胎儿耳聋。

(三)药物对胎儿的危害性等级

美国食品和药物管理局根据药物对胎儿的致畸情况,将药物对胎儿的危害等级分为 A、B、C、D、X 5 个级别。

1.A 类

早孕期用药,经临床对照研究未见对胎儿有损害,其危险性极小。分类 A 级的药物极少,维生素属于此类药物,如各种 B 族维生素、维生素 C 等,但是在正常范围用量的维生素 A 是 A 类药物。而大剂量的维生素 A,每天剂量 2 万单位,即可致畸,而成为 X 类药物,还有绝大部分抗贫血药属 A 类,治疗甲状腺疾病的药物中碘赛罗宁、左甲状腺素、甲状腺干粉、甲状腺球蛋白、复方甲状腺素均属 A 类。麻醉药与骨骼肌松弛药中的氧化亚氮、乙醚、氟烷、硫喷妥钠、氯胺酮、普鲁卡因、氯琥珀胆碱、氯唑沙星亦属 A 类。还有妇产科常用于治疗子痫和抑制宫缩保胎的硫酸镁也属 A 类,小檗碱也属 A 类。

2.B 类

动物实验未见对胎仔有危害,但尚缺乏临床对照研究,或动物实验中观察到对胎仔有损害,但在早孕妇女的对照中并不能肯定其不良反应。分类 B 级的药物亦不很多,但是日常用的抗生素均属此类。如所有的青霉素族及绝大多数的头孢菌素类药物都是 B 类药物,常用的氨苄西林、头孢拉定、头孢曲松和重症感染时抢救用的头孢拉定等都是 B 类药。另外,林可霉素、克林霉素、红霉素、呋喃妥因、克霉唑、制霉菌素、两性霉素 B、吡哌酸也是 B 类药。

3.C 类

动物实验中发现对胎仔有不良影响,但在人类还缺乏充分证明或动物实验中亦缺乏充分的对照研究,药物仅在权衡对胎儿的利大于弊时给予。抗生素类的喹诺酮类药物、大部分镇痛药、镇静催眠药及抗精神障碍药,β 肾上腺素受体阻滞剂、α 肾上腺素受体阻滞剂、抗病毒药属于 C 类。部分抗癫痫药和治疗免疫性神经肌肉疾病的药物、拟胆碱药、抗胆碱药、血管扩张药、肾上腺皮质激素类药物、钙通道阻滞剂均属 C 类。

4.D 类

药物对人类胎儿有危害,但临床非常需要又无替代药物,应充分权衡利弊后使用。血管紧张素转化酶抑制剂、胺碘酮、治疗甲状腺疾病的药物(丙硫氧嘧啶、甲巯咪唑、卡比马唑)、抗生素中氨基糖苷类药物、四环素、抗肿瘤药、雌激素、孕激素中的己酸羟孕酮、炔诺醇、炔孕酮、部分镇静催眠药及抗精神障碍药均为 D 类。在中枢神经系统药物中的镇痛药,小剂量使用是 B 类药,大剂量使用则为 D 类药,利尿剂中氢氯噻嗪、依他尼酸、苄噻嗪早期使用为 C 类,晚期使用则为 D 类。

5.X 类

对动物和人类均有明显的致畸作用,而且该药物对孕妇的应用,其危险明显地大于任何有益之处,这类药物在妊娠期禁用或将妊娠的妇女禁用。在常用药物中此类药物并不多,但因致畸率高,或对胎儿危害很大,孕前期及孕期禁用。此中最具有代表性的是沙利度胺。此外镇痛剂中的麦角胺;镇静剂中艾司唑仑、夸西泮、替马西泮、三唑仑;抗凝血药中香豆素衍化物、茴茚二酮、苯茚二酮;抗病毒药;抗肿瘤药氨基蝶呤;雌激素;维生素 A 的衍化物阿维 A 酯属 X 类;维生素 A 大剂量口服也可致畸,它也是 X 类药物。

(四)孕期用药的基本原则

为降低药物对胎儿可能造成的不良影响,妊娠期用药必须十分慎重。应遵循以下基本原则。

(1)凡生育年龄妇女用药时需注意月经是否过期,孕妇在其他科诊治应告诉医师自己已怀孕和孕期,以免"忽略用药"。

(2)应在医师指导下用药,不要擅自使用药品,用药必须有明确的指征,避免不必要的用药。

（3）妊娠早期若病情允许，则尽量推迟到妊娠中、晚期再用药。

（4）参照美国食品和药物管理局（FDA）拟订的药物在妊娠期应用的分类系统，在不影响治疗效果的情况下，选择对胎儿影响最小的药物。

（5）新药和老药同样有效时，应选用老药。

（6）对于病情危重的孕妇，虽然有些药物对胎儿有影响，应充分权衡利弊后使用，根据病情随时调整用量，及时停药，必要时进行血药浓度监测。

四、孕期运动训练

产后运动在产褥期保健中早已受到重视及开展，但是孕期的运动训练对妊娠及分娩有着重要的作用，却在我国孕期保健中做得较少，有待加强。

（一）孕期运动训练的好处

1.增强心脏功能

妊娠使心脏负担加重。通过运动增强心脏功能，就能保证供给胎儿充足氧气，有利胎儿发育，并减缓怀孕期间出现的心跳气短，呼吸困难，下肢水肿等症状。

2.增强肌肉和骨力量

运动能使全身的肌肉血液循环得到改善，肌肉组织的营养增加，使肌肉储备较大的力量。增强的腹肌能防止因腹壁松弛造成的胎位不正和难产，腹肌、腰背肌和骨盆肌得到锻炼将为日后顺利地自然分娩创造有利条件。

3.增强神经系统功能

增强神经系统功能能帮助母体各个系统在妊娠期间发生一系列适应性变化，更能有效地协调工作。另外，体育运动可增加抵抗力，减少疾病的发生。

（二）孕期运动训练的目的

孕期运动训练的主要目的是增强与分娩关系密切的腹直肌和后背相应肌肉的肌力，增加盆底肌肉的活动。

（三）孕期运动训练的原则

孕期运动训练的原则是适量适度。所谓适度，是以运动不令孕妇感到疲倦为标准。孕期适当的活动有利于优生，也能减少孕妇孕期不适的反应。如果不参加体育运动，或活动量太小，会使胃肠的蠕动减少引起食欲缺乏、消化不良、便秘等，对母婴健康不利。因此，孕妇应该适当参加体育运动，避免一味休息要避免高强度的体力劳动，这会使孕妇过度疲劳，容易导致流产。应避免抬举重物和会导致受伤的任何劳动，以免引起流产及早产。不要从事任何从未做过的重体力劳动。

如果孕妇平时不喜爱运动，妊娠后只要每天做10分钟的体操并步行半小时即可，避免过度运动影响胎盘血液供给，对胎儿不利。如果孕妇原来就一直习惯于从事某项运动，妊娠期间可以在绝对避免高强度及过量运动的前提下继续这些活动。一般情况下，以步行、游泳、骑自行车等运动方式比较适宜。在妊娠早期，孕妇可参加一些不剧烈的活动，如骑自行车、跳交谊舞等。到妊娠中晚期，则应选择一些节奏缓慢的运动项目，如打太极拳、散步等。散步可以提高神经系统和心肺等脏器的功能，促进新陈代谢，并且可以使腿肌、腹壁肌、胸廓肌、心肌加强，是适合在整个孕期进行的运动。

(四)运动时的注意事项

运动时除应掌握上述原则外,还应注意选择好运动的地点和时间。如条件许可,尽可能到花草茂盛绿树成荫的地方,这些地方空气清新、氧气浓度高、尘土和噪声都较少,对母体和胎儿的身心健康大有裨益。城市下午四点到七点之间空气污染相对严重,孕妇要注意避开这段时间锻炼和外出,以利于母亲和胎儿的身体健康。运动时不要空腹,运动中多饮水,如果出现不适感应及时停止。孕妇如在孕期已有不适或有呼吸急促、头晕、心率加快、发热等情况不宜锻炼。有合并症、并发症等时应遵医嘱。

(五)运动的内容

1.全身关节活动

肢体的伸屈、抬举、后伸、扭转及举肩转腕等动作使全身关节灵活。但要根据不同孕期活动程度适当改变。

2.手的小关节活动

如握拳、伸开等动作运动指关节。

3.头颈部活动

低头、抬头、左右转动、后仰等动作。

4.全身运动

向前走、向后退、向左、右走、向侧滑步、转圈、原地踏步等,但不追求速度。

5.腹直肌的训练

不同孕期有所不同,一般在孕 4 个月以前可采用仰卧位,腹式呼吸、收缩腹部肌肉 4～5 分钟,仰卧时可手抱头向前胸靠拢,或抬肩,使肩离开卧垫,然后放松休息。如果在 4 个月以后可采用左侧卧位或骑坐在椅子上,将双肘放在椅背上训练腹肌收缩动作。

6.训练背部肌肉

站立弓背,肌肉收缩及放松交替进行。放松时选好姿势同样如左侧卧位或骑坐椅上双肘放椅背上,最好闭目养神、深呼吸,全身彻底放松。这样深呼吸及放松,在产程中是两次宫缩间极好的休息方法,会休息才能有力配合分娩。

7.锻炼盆底肌肉

肛缩运动可以训练盆底肌肉,盆底肌肉有力可以减轻分娩造成的盆底肌肉损伤减轻产后阴道松弛。

五、产时保健指导

临产前使产妇理解分娩是一个生理过程。"十月怀胎,一朝分娩"是长期不变的规律,解除对分娩的恐惧和焦虑心理情绪,树立自然分娩信心,在产程中做到以下几方面。

(一)第一产程

(1)懂得产痛主要是子宫收缩所引起,从而能以积极的、乐观的态度和情绪对待分娩。

(2)少卧多动:采取自由体位,如果没有特殊情况不要早早地躺在床上。

(3)注意休息和正常饮食,保存体力:分娩将会消耗很多的体力,所以应该抓紧宫缩的间隙多休息。为保证有足够的体力完成分娩的全过程,可以吃一些容易消化的食物,如面条、饼干、蛋糕、牛奶等补充能量。切忌大喊大叫,以免消耗过多体力,同时造成肠胀气。

(4)定时排尿有利产程顺利进展。

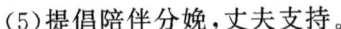

(5)提倡陪伴分娩,丈夫支持。

(二)第二产程

(1)采用合适的体位:分娩时不要平躺在床上。目前一般都采用半卧位,即产妇仰卧,头及上半身垫高,双腿屈曲,双足蹬在床上,双手握住产床两边的把手。

(2)用力屏气:掌握了正确的屏气方法,就能起到事半功倍的效果,可使胎儿更快娩出。当每次宫缩来临时,产妇先用嘴吸足一口气屏住,双手抓住产床两边的扶手,然后像排便一样向肛门口用力屏,并尽量延长屏气时间。如果一口气屏完,宫缩还未结束时,可以再吸一口气,做第二次屏气。争取每阵宫缩屏2~3次。当胎头快娩出时,要根据助产人员的指令,宫缩时不必再使猛劲,而是采取哈气,以免胎头娩出过快造成会阴撕裂。

产妇切忌大喊大叫,以免将空气吞入引起肠胀气而影响宫缩,产后还会造成腹胀和排尿困难。同时还要避免来回翻动,这样不但消耗体力,使自己筋疲力尽、产程延长,还可能导致胎儿宫内缺氧。

(3)可饮牛奶、果汁、运动饮料、能量合剂、参粉、鸡精等,提供能量。

(三)第三产程

(1)应以充满母爱的心情来迎接新生儿,在产后30分钟内与新生儿实行"早吸吮"和"早接触"。

(2)产妇双腿尽量分开,以方便助产人员缝合会阴伤口。

（张雪梅）

参 考 文 献

［1］张俊英,王建华,宫素红,等.精编临床常见疾病护理［M］.青岛:中国海洋大学出版社,2021.

［2］郝娜,李旭静,李超,等.护理综合临床实践［M］.开封:河南大学出版社,2023.

［3］唐现华.内科护理与健康教育［M］.汕头:汕头大学出版社,2021.

［4］郑进,蒋燕.基础护理技术［M］.武汉:华中科技大学出版社,2023.

［5］邵秀德,毛淑霞,李凤兰,等.临床专科护理规范［M］.济南:山东大学出版社,2021.

［6］刘爱杰,张芙蓉,景莉,等.实用常见疾病护理［M］.青岛:中国海洋大学出版社,2021.

［7］任丽,孙守艳,薛丽.常见疾病护理技术与实践研究［M］.西安:陕西科学技术出版社,2022.

［8］王蓓,彭飞,洪涵涵.常见慢病护理评估与技术［M］.上海:上海科学技术出版社,2021.

［9］袁菲,杨翠翠,张金荣,等.临床护理思维与实践［M］.上海:上海科学普及出版社,2023.

［10］吴雯婷.实用临床护理技术与护理管理［M］.北京:中国纺织出版社,2021.

［11］潘红丽,胡培磊,巩选芹,等.临床常见病护理评估与实践［M］.哈尔滨:黑龙江科学技术出版社,2022.

［12］臧正明.常见疾病护理观察要点［M］.北京:中国纺织出版社,2023.

［13］杨青,王国蓉.护理临床推理与决策［M］.成都:电子科学技术大学出版社,2022.

［14］高淑平.专科护理技术操作规范［M］.北京:中国纺织出版社,2021.

［15］张锦军,邹薇,王慧,等.临床实用专科护理［M］.哈尔滨:黑龙江科学技术出版社,2022.

［16］朱艳玲,邹薇,王忠丽,等.临床护理实践与护理思维［M］.哈尔滨:黑龙江科学技术出版社,2021.

［17］宋鑫,孙利锋,王倩,等.常见疾病护理技术与护理规范［M］.哈尔滨:黑龙江科学技术出版社,2021.

［18］兰洪萍.常用护理技术［M］.重庆:重庆大学出版社,2022.

［19］张文娇,宗娜,梁文静,等.临床护理规范与护理管理［M］.哈尔滨:黑龙江科学技术出版社,2021.

［20］李艳.临床常见病护理精要［M］.西安:陕西科学技术出版社,2022.

［21］黄浩,朱红.临床护理操作标准化手册［M］.成都:四川科学技术出版社,2021.

［22］秦月玲,古红岩,朱林林,等.实用专科护理技术规范［M］.哈尔滨:黑龙江科学技术出版社,2022.

［23］马英莲,荆云霞,郭蕾,等.临床基础护理与护理管理［M］.哈尔滨:黑龙江科学技术出版社,2022.

［24］章志霞.现代临床常见疾病护理［M］.北京:中国纺织出版社,2021.

［25］苏文婷,赵衍玲,马爱萍,等.临床护理常规与常见病护理［M］.哈尔滨:黑龙江科学技术出版社,2022.

［26］肖芳,程汝梅,黄海霞,等.护理学理论与护理技能［M］.哈尔滨:黑龙江科学技术出版社,2022.

［27］王艳秋,玄春艳,孙健,等.现代临床护理实践与管理［M］.重庆:重庆大学出版社,2021.

［28］赵雪莲.综合护理技术与专科实践［M］.北京:中国纺织出版社,2022.

［29］于红,刘英,徐惠丽,等.临床护理技术与专科实践［M］.成都:四川科学技术出版社,2021.

［30］韩典慧,王雪艳,冯艳敏,等.常见疾病规范化护理［M］.哈尔滨:黑龙江科学技术出版社,2022.

［31］张翠华,张婷,王静,等.现代常见疾病护理精要［M］.青岛:中国海洋大学出版社,2021.

［32］朱婧,李时捷,王付花,等.实用外科学与疾病护理［M］.哈尔滨:黑龙江科学技术出版社,2022.

［33］洪慧,刘金艳,夏红月,等.护理学研究与护理新进展［M］.哈尔滨:黑龙江科学技术出版社,2022.

［34］王霞,李莹,连伟,等.专科护理临床指引［M］.哈尔滨:黑龙江科学技术出版社,2022.

［35］张晓艳.临床护理技术与实践［M］.成都:四川科学技术出版社,2022.

［36］陈怡.针对性护理在呼吸内科患者中的应用效果分析［J］.中国社区医师,2023,39(11):134-136.

［37］周露萍.支气管哮喘患者雾化吸入治疗中综合护理的干预效果分析［J］.中国冶金工业医学杂志,2022,39(3):334-335.

［38］于晓.人文关怀在产科病房护理中的应用价值［J］.中国城乡企业卫生,2023,38(3):4-6.

［39］张金.精细综合护理对老年慢性肺源性心脏病合并呼吸衰竭患者的影响［J］.中国冶金工业医学杂志,2022,39(2):170-171.

［40］陈妍,黄振华,罗宋宝.奥卡西平联合丹参多酚酸盐治疗脑梗死后癫痫的疗效［J］.吉林医学,2023,44(8):2231-2234.